U0359229

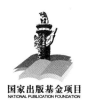

国家出版基金项目
NATIONAL PUBLICATION FOUNDATION

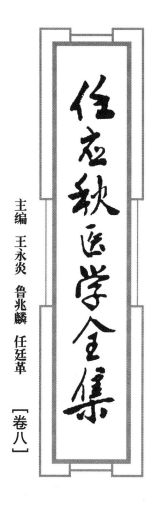

任应秋医学全集

主编 王永炎 鲁兆麟 任廷革 [卷八]

中国中医药出版社
·北京·

图书在版编目（CIP）数据

任应秋医学全集/王永炎，鲁兆麟，任廷革主编．—北京：中国中医药出版社，2015.1

ISBN 978 - 7 - 5132 - 2115 - 3

Ⅰ．①任⋯　Ⅱ．①王⋯　②鲁⋯　③任⋯　Ⅲ．①中国医药学 - 文集
Ⅳ．①R2 - 53

中国版本图书馆 CIP 数据核字（2014）第 253130 号

中 国 中 医 药 出 版 社 出 版

北京市朝阳区北三环东路 28 号易亨大厦 16 层

邮政编码　100013

传真　010 64405750

北京天宇万达印刷有限公司印刷

各地新华书店经销

*

开本 710 × 1000　1/16　印张 456.75　字数 7600 千字

2015 年 1 月第 1 版　2015 年 1 月第 1 次印刷

书号　ISBN 978 - 7 - 5132 - 2115 - 3

*

定价　1980.00 元（全 12 册）

网址　www.cptcm.com

总目录

■■■■ 卷一 ■■■■

《内经》研究
黄帝内经讲稿·素问

■■■■ 卷二 ■■■■

《内经》研究
黄帝内经讲稿·灵枢经
内经十讲
阴阳五行
运气学说

■■■■ 卷三 ■■■■

仲景学说研究
伤寒论语译
金匮要略语译

■■■■ 卷四 ■■■■

仲景学说研究
伤寒论证治类诠
中国医学史研究
中国医学史略
通俗中国医学史讲话
通俗中国医学史话
文献校勘
医学启源
濒湖脉学白话解

■■■■ 卷五 ■■■■

中医各家学说研究
中医各家学说及医案选讲义·宋元
　明清
中医各家学说及医案选·中级讲义
中医各家学说讲义

卷六

中医各家学说研究
中医各家学说·中医专业用

卷七

中医各家学说研究
中医各家学说讲稿

卷八

临床医学著作
任氏传染病学·上卷
中医各科精华·内科学
中医各科精华·内科治疗学
中国小儿传染病学

卷九

临床医学著作
病机临证分析
经验小方选集
任应秋医案实录
中医诊断学研究
脉学研究十讲

中医病理学概论
中医舌诊（1960 年）
中医舌诊（1976 年）

卷十

医论文集
医学小议
教育学习
医学史论

卷十一

医论文集
医理讨论
典籍研究
医学流派

卷十二

医论文集
方药琐言
争鸣碎语
证治撷英
序言评语
诊余诗文

临床医学著作

任氏传染病学
上　卷

自　序 ……………………………………………… 4286

凡　例 ……………………………………………… 4289

第一编　总　论 …………………………………… 4291

　第一章　绪　论 ………………………………… 4291

　第二章　病毒之侵害及感染 …………………… 4292

　第三章　病毒之存在及传播 …………………… 4294

　第四章　人体之感受性 ………………………… 4295

　第五章　发病论 ………………………………… 4296

　第六章　免疫论 ………………………………… 4297

　第七章　一般疗法 ……………………………… 4300

　第八章　传染病预后概说 ……………………… 4303

第二编　各　论 …………………………………… 4303

　第一章　伤　寒 ………………………………… 4303

　第二章　副型伤寒 ……………………………… 4336

　第三章　发疹伤寒 ……………………………… 4338

　第四章　痢　疾 ………………………………… 4340

　第五章　疫　痢 ………………………………… 4355

　第六章　霍　乱 ………………………………… 4359

第七章　鼠　疫 ……………………………………………… 4369

第八章　白　喉 ……………………………………………… 4380

第九章　流行性感冒 ………………………………………… 4391

第十章　百日咳 ……………………………………………… 4401

第十一章　流行性脑脊髓膜炎 ……………………………… 4406

第十二章　丹　毒 …………………………………………… 4415

第十三章　破伤风 …………………………………………… 4423

第十四章　脾脱疽 …………………………………………… 4429

第十五章　马鼻疽 …………………………………………… 4437

第十六章　败血症 …………………………………………… 4441

第十七章　急性粟粒结核 …………………………………… 4446

第十八章　马尔他热简介 …………………………………… 4451

第十九章　猩红热 …………………………………………… 4451

第二十章　麻　疹 …………………………………………… 4465

第二十一章　风疹及第四病 ………………………………… 4481

中医各科精华
内科学

任　序 ………………………………………………………… 4489

第一章　总　类 ……………………………………………… 4491

第二章　传染病 ……………………………………………… 4494

第三章　呼吸器病 …………………………………………… 4500

第四章　消化器病 …………………………………………… 4504

第五章　循环器疾病 ………………………………………… 4510

第六章　血液及造血器官之疾病 …………………………… 4513

第七章　泌尿生殖器疾病 …………………………………… 4515

第八章　神经系疾病 ………………………………………… 4519

第九章　内分泌腺之疾病 …………………………………… 4526

第十章　新陈代谢之疾病 …………………………………… 4528

第十一章　运动器之疾病 ································· 4529

第十二章　中　毒 ····································· 4530

编后记 ··· 4535

中医各科精华
内科治疗学

序　言 ··· 4539

编辑大意 ··· 4541

第一章　传染病 ····································· 4542

  1. 伤　寒 ··· 4542

  2. 副伤寒 ··· 4543

  3. 斑疹伤寒 ······································· 4543

  4. 疟　疾 ··· 4544

  5. 赤　痢 ··· 4544

  6. 霍　乱 ··· 4545

  7. 癫　病 ··· 4545

  8. 急性全身粟粒结核 ······························· 4546

  9. 肺结核 ··· 4547

  10. 流行性脑脊髓膜炎 ······························ 4548

  11. 大叶性肺炎 ···································· 4548

  12. 小叶性肺炎 ···································· 4549

  13. 丹　毒 ·· 4549

  14. 败血症 ·· 4550

  15. 猩红热 ·· 4551

  16. 麻　疹 ·· 4551

  17. 白　喉 ·· 4552

  18. 黄疸出血性螺旋体病 ····························· 4553

  19. 回归热 ·· 4553

  20. 鼠　疫 ·· 4554

21. 破伤风 ……………………………………………………… 4554

22. 百日咳 ……………………………………………………… 4555

23. 流行性感冒 ………………………………………………… 4556

24. 梅　毒 ……………………………………………………… 4556

25. 黑热病 ……………………………………………………… 4557

26. 天　花 ……………………………………………………… 4557

27. 沙虱病 ……………………………………………………… 4558

28. 流行性脑炎 ………………………………………………… 4558

29. 淋　病 ……………………………………………………… 4559

第二章　呼吸器疾病 ………………………………………… 4560

1. 急性鼻炎 …………………………………………………… 4560

2. 慢性鼻炎 …………………………………………………… 4560

3. 鼻　衄 ……………………………………………………… 4561

4. 急性咽炎 …………………………………………………… 4562

5. 慢性咽炎 …………………………………………………… 4562

6. 急性扁桃腺炎 ……………………………………………… 4563

7. 急性喉炎 …………………………………………………… 4563

8. 慢性喉炎 …………………………………………………… 4564

9. 声门水肿 …………………………………………………… 4564

10. 喉软骨膜炎 ………………………………………………… 4565

11. 急性支气管炎 ……………………………………………… 4566

12. 慢性支气管炎 ……………………………………………… 4566

13. 纤维素性支气管炎 ………………………………………… 4567

14. 支气管扩张 ………………………………………………… 4568

15. 气管及支气管狭窄 ………………………………………… 4568

16. 支气管哮喘 ………………………………………………… 4569

17. 肺水肿 ……………………………………………………… 4570

18. 肺栓塞 ……………………………………………………… 4570

19. 支气管肺炎 ………………………………………………… 4571

20. 慢性间质性肺炎或肺硬化 ………………………………… 4571

21. 尘肺或肺尘埃沉着病 ················ 4572

22. 肺脓肿 ················ 4572

23. 肺坏疽 ················ 4573

24. 肺气肿 ················ 4574

25. 肺膨胀不全 ················ 4574

26. 肺　癌 ················ 4575

27. 胸膜炎或肋膜炎 ················ 4576

28. 气　胸 ················ 4576

29. 水　胸 ················ 4577

第三章　消化器疾病 ················ 4578

1. 卡他性口炎 ················ 4578

2. 溃疡性口炎 ················ 4578

3. 滤泡性口炎 ················ 4579

4. 鹅口疮 ················ 4579

5. 急性舌炎 ················ 4580

6. 慢性舌炎 ················ 4580

7. 流涎病 ················ 4581

8. 食道炎 ················ 4581

9. 食道狭窄 ················ 4582

10. 食道癌 ················ 4582

11. 食道扩张 ················ 4583

12. 食道憩室 ················ 4583

13. 食道痉挛 ················ 4584

14. 急性胃炎 ················ 4584

15. 蜂窝织炎性胃炎 ················ 4585

16. 慢性胃炎 ················ 4585

17. 胃溃疡 ················ 4586

18. 胃　癌 ················ 4587

19. 胃下垂症 ················ 4587

20. 胃肌衰弱症 ················ 4588

21. 胃扩张 …………………………………………… 4588

22. 神经性胃痛 ……………………………………… 4589

23. 神经性呕吐 ……………………………………… 4590

24. 胃酸过多症 ……………………………………… 4590

25. 胃酸缺乏症 ……………………………………… 4591

26. 神经性消化不良症 ……………………………… 4591

27. 下　利 …………………………………………… 4592

28. 便　秘 …………………………………………… 4593

29. 急性肠炎 ………………………………………… 4593

30. 慢性肠炎 ………………………………………… 4594

31. 溃疡性结肠炎 …………………………………… 4594

32. 盲肠炎 …………………………………………… 4595

33. 阑尾炎 …………………………………………… 4595

34. 十二指肠溃疡 …………………………………… 4596

35. 肠结核 …………………………………………… 4597

36. 肠　癌 …………………………………………… 4597

37. 痔　核 …………………………………………… 4598

38. 肠狭窄及肠闭塞 ………………………………… 4598

39. 肠神经痛 ………………………………………… 4599

40. 肝脏瘀血 ………………………………………… 4600

41. 肝脏充血 ………………………………………… 4600

42. 急性肝炎 ………………………………………… 4601

43. 萎缩性肝硬化 …………………………………… 4601

44. 肥大性肝硬化 …………………………………… 4602

45. 瘀滞性黄疸 ……………………………………… 4602

46. 卡他性黄疸 ……………………………………… 4603

47. 胆石病 …………………………………………… 4604

48. 门静脉血管栓塞症 ……………………………… 4604

49. 胰腺囊肿 ………………………………………… 4605

50. 腹　水 …………………………………………… 4605

51. 腹膜炎 ·· 4606

第四章　循环器疾病 ···························· 4607

1. 急性血液循环机能不全 ······················· 4607

2. 慢性血液循环机能不全 ······················· 4607

3. 急性及亚急性心内膜炎 ······················· 4608

4. 急性心肌炎 ································· 4608

5. 慢性心肌炎 ································· 4609

6. 脂肪心 ···································· 4609

7. 心绞痛 ···································· 4610

8. 心脏神经症 ································· 4610

9. 发作性心动过速症 ··························· 4611

10. 心包炎 ···································· 4612

11. 缩窄性心包炎 ······························· 4612

12. 心包积水 ·································· 4613

13. 动脉硬化症 ································· 4613

14. 原发性高血压病 ····························· 4614

15. 动脉低血压症 ······························· 4614

16. 动脉瘤 ···································· 4615

17. 动脉血塞 ·································· 4616

18. 静脉炎 ···································· 4616

19. 静脉瘤或静脉扩张 ··························· 4617

20. 静脉血栓 ·································· 4617

第五章　血液及造血器官之疾病 ·················· 4618

1. 贫　血 ···································· 4618

2. 萎黄病 ···································· 4619

3. 红血球增多症 ······························· 4619

4. 白血病 ···································· 4620

5. 紫斑病 ···································· 4620

6. 血友病 ···································· 4621

7. 脾肿大 ···································· 4622

8. 肉芽肿样淋巴腺疾病 ·················· 4622

9. 淋巴肉芽肿 ························· 4623

第六章　泌尿生殖器疾病 ·················· 4623

1. 血　尿 ··························· 4623

2. 无尿症及寡尿症 ···················· 4624

3. 浮　肿 ··························· 4625

4. 尿毒症 ··························· 4625

5. 急性肾炎 ························· 4626

6. 慢性肾炎 ························· 4626

7. 肾萎缩 ··························· 4627

8. 化脓性肾炎 ······················· 4628

9. 肾瘀血 ··························· 4628

10. 肾脏梗塞 ························· 4629

11. 游走肾 ·························· 4629

12. 肾脏肿瘤 ························· 4630

13. 肾脏囊肿 ························· 4630

14. 肾脏积水 ························· 4631

15. 肾结石 ·························· 4631

16. 肾盂肾炎 ························· 4632

17. 膀胱炎 ·························· 4632

18. 结核性膀胱炎 ····················· 4633

19. 膀胱感觉过敏症 ···················· 4633

20. 膀胱痉挛 ························· 4634

21. 膀胱麻痹症 ······················ 4634

22. 阳　痿 ·························· 4635

23. 遗精症 ·························· 4635

第七章　神经系疾病 ····················· 4636

1. 脑贫血 ··························· 4636

2. 脑充血 ··························· 4637

3. 脑出血 ··························· 4638

4. 脑梗塞 ………………………………………………………… 4638

5. 脑积水 ………………………………………………………… 4639

6. 脑脓肿 ………………………………………………………… 4640

7. 脑性痉挛性小儿麻痹 ………………………………………… 4640

8. 脑肿瘤 ………………………………………………………… 4641

9. 脑梅毒 ………………………………………………………… 4641

10. 麻痹性痴呆 …………………………………………………… 4642

11. 进行性延髓（球）麻痹 ……………………………………… 4643

12. 脑膜出血 ……………………………………………………… 4643

13. 浆液性脑膜炎 ………………………………………………… 4644

14. 流行性小儿麻痹 ……………………………………………… 4644

15. 脊髓炎 ………………………………………………………… 4645

16. 脊髓痨 ………………………………………………………… 4646

17. 进行性肌萎缩 ………………………………………………… 4646

18. 急性脊髓蛛网膜炎 …………………………………………… 4647

19. 慢性脊髓蛛网膜炎 …………………………………………… 4648

20. 脊髓肥厚性硬膜炎 …………………………………………… 4648

21. 震颤瘫痪症 …………………………………………………… 4649

22. 舞蹈病 ………………………………………………………… 4649

23. 手足徐动症 …………………………………………………… 4650

24. 嗅神经障碍 …………………………………………………… 4650

25. 视神经炎 ……………………………………………………… 4651

26. 视神经萎缩 …………………………………………………… 4652

27. 动眼、滑车、外展等神经疾病 ……………………………… 4652

28. 三叉神经麻痹 ………………………………………………… 4653

29. 三叉神经痛 …………………………………………………… 4653

30. 听神经障碍 …………………………………………………… 4654

31. 迷走神经麻痹 ………………………………………………… 4654

32. 舌下神经麻痹 ………………………………………………… 4655

33. 后头神经痛 …………………………………………………… 4655

34. 横膈膜神经麻痹 ……………………………… 4656

35. 横膈膜痉挛 ……………………………… 4656

36. 桡骨神经麻痹 ……………………………… 4657

37. 坐骨神经麻痹 ……………………………… 4658

38. 腓肠肌痉挛 ……………………………… 4658

39. 坐骨神经痛 ……………………………… 4659

40. 神经炎 ……………………………… 4659

41. 疱　疹 ……………………………… 4660

42. 指端感觉异常 ……………………………… 4660

43. 对称性坏疽 ……………………………… 4661

44. 皮硬化 ……………………………… 4661

45. 局部浮肿 ……………………………… 4662

46. 头　痛 ……………………………… 4662

47. 偏头痛 ……………………………… 4663

48. 癫　痫 ……………………………… 4664

49. 书　痉 ……………………………… 4664

50. 歇斯底里症 ……………………………… 4665

51. 神经衰弱 ……………………………… 4665

52. 外伤性神经官能病 ……………………………… 4666

第八章　内分泌腺疾病 ……………………………… 4666

1. 黏液性水肿 ……………………………… 4666

2. 克汀病 ……………………………… 4667

3. 突眼性甲状腺肿 ……………………………… 4668

4. 手足搐搦症 ……………………………… 4668

5. 爱迪生氏病 ……………………………… 4669

6. 肢端肥大症 ……………………………… 4669

7. 宦官病 ……………………………… 4670

8. 性腺功能不全 ……………………………… 4670

9. 松果腺肿瘤 ……………………………… 4671

10. 胸腺淋巴体质 ……………………………… 4672

第九章　新陈代谢疾病 ……………………………………………… 4672

  1. 糖尿病 …………………………………………………………… 4672

  2. 尿崩症 …………………………………………………………… 4673

  3. 肥胖症 …………………………………………………………… 4673

  4. 痛　风 …………………………………………………………… 4674

  5. 眼干燥症及角膜软化症 ………………………………………… 4674

  6. 脚气病 …………………………………………………………… 4675

  7. 坏血病 …………………………………………………………… 4676

  8. 佝偻病 …………………………………………………………… 4676

  9. 骨质软化 ………………………………………………………… 4677

第十章　运动器疾病 ………………………………………………… 4678

  1. 肌痛及肌肉偻麻质斯 …………………………………………… 4678

  2. 皮肌炎 …………………………………………………………… 4678

  3. 急性关节偻麻质斯症 …………………………………………… 4679

  4. 偻麻质斯病 ……………………………………………………… 4680

  5. 畸形性骨关节炎 ………………………………………………… 4680

  6. 畸形性骨炎 ……………………………………………………… 4681

  7. 胎儿软骨营养不良症 …………………………………………… 4681

中国小儿传染病学

任　序 ………………………………………………………………… 4685

沈　序 ………………………………………………………………… 4687

凡　例 ………………………………………………………………… 4688

第一章　概　论 ……………………………………………………… 4689

第二章　分　论 ……………………………………………………… 4696

  一、麻　疹 ………………………………………………………… 4696

  二、风　疹 ………………………………………………………… 4700

  三、天　花 ………………………………………………………… 4701

  四、水　痘 ………………………………………………………… 4705

五、白　喉 ……………………………………………………… 4706

六、猩红热 ……………………………………………………… 4708

七、百日咳 ……………………………………………………… 4711

八、流行性感冒 ………………………………………………… 4713

九、大叶性肺炎 ………………………………………………… 4716

十、支气管肺炎 ………………………………………………… 4718

十一、流行性脑脊髓膜炎 ……………………………………… 4720

十二、伤　寒 …………………………………………………… 4723

十三、斑疹伤寒 ………………………………………………… 4725

十四、杆菌痢疾 ………………………………………………… 4727

　　附：阿米巴痢疾 …………………………………………… 4730

十五、疫　痢 …………………………………………………… 4731

十六、霍　乱 …………………………………………………… 4732

十七、破伤风 …………………………………………………… 4734

十八、流行性腮腺炎 …………………………………………… 4736

十九、疟　疾 …………………………………………………… 4737

二十、回归热 …………………………………………………… 4739

二十一、黑热病 ………………………………………………… 4741

二十二、鼠　疫 ………………………………………………… 4743

二十三、丹　毒 ………………………………………………… 4746

二十四、狂犬病 ………………………………………………… 4748

二十五、结核病（痨病）……………………………………… 4750

第三章　免疫制剂要义 …………………………………………… 4754

第一节　自动免疫制剂 ………………………………………… 4756

一、牛痘疫苗 …………………………………………………… 4756

二、伤寒疫苗 …………………………………………………… 4756

三、霍乱疫苗 …………………………………………………… 4756

四、伤寒副伤寒霍乱混合疫苗 ………………………………… 4757

五、卡介苗 ……………………………………………………… 4757

六、鼠疫疫苗 …………………………………………………… 4757

七、鼠疫活菌疫苗 ……………………………… 4757

八、百日咳疫苗 ………………………………… 4758

九、百日咳白喉类毒素混合疫苗 ……………… 4758

十、斑疹伤寒疫苗 ……………………………… 4758

十一、狂犬病疫苗 ……………………………… 4758

十二、郭霍氏结核菌素 ………………………… 4759

十三、白喉类毒素 ……………………………… 4759

十四、明矾沉淀白喉类毒素 …………………… 4759

十五、破伤风类毒素 …………………………… 4759

十六、明矾沉淀破伤风类毒素 ………………… 4760

第二节 被动免疫制剂 …………………………… 4760

一、白喉抗毒素（白喉抗毒血清） …………… 4760

二、破伤风抗毒素（破伤风抗毒血清） ……… 4761

三、猩红热链球菌抗毒素 ……………………… 4761

四、抗赤痢血清 ………………………………… 4761

五、人类麻疹免疫血清 ………………………… 4762

临床医学著作

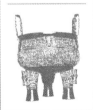

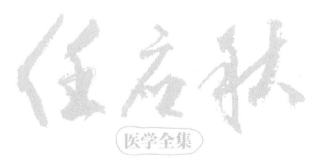

医学全集

任氏传染病学

上卷　　1943年

谨以本书纪念益恒老人八周年忌辰。

余初不志于医，今幸得以医闻于海内者，先王父益恒老人促成之也。老人少贱多能，凡筮卜命数堪舆之学，无不涉历精湛。医学尤酷嗜之成癖，笃好修园理论。守其中庸，故用时方而不杂，探经方而不泥，虽金元四大家弗称于口。壬申夏四月，先君病痞，喘息不得卧。老人审其欲得按，断为心脏病。请先师刘有余夫子处治心之方，师以"桂枝甘草汤"应，覆杯而愈。夫先君病阅月矣，诸医未审其在心，匪特诸医未及审之，即《素问》"至真要大论""太阴阳明论""阳明别论""逆调论"，《灵枢》"经脉"篇等论"喘"，亦未尝言及心者。惟西医有心脏性喘息病，为心机能不健全之初期征候，主用吗啡、樟脑剂、咖啡剂等皮下注射。"桂枝甘草汤"，既为强心剂，复能收缩其浅层血管，使心压不致低落，而健全心脏机能以平喘息，并无"吗啡"剂之副作用。斯时，适为余治医之第一年，心无点墨，不赞一词，痛定思痛，始悟老人与刘师之诊治均出于《伤寒论》"发汗过多，其人又手自冒心，心下悸，欲得按者，桂枝甘草汤主之"一文。例此，即足以知老人治学之精审也。老人晚年医名益噪，惠而不费，叩者踵接，足称寓医事于慈善之中者。乙亥九月四日，以天年终，享年六十有九云。

孙　鸿宾沐手敬志

自　序

任启林 医学全集

或难余曰：知病之能传染者，国医与西医谁先？余曰：国医先得之也，非特吾书所历言者，皆可考而证也，即西医盛负泰斗之名如余云岫者，亦得而言之也。

余氏之言曰："《外台秘要》骨蒸方引崔知悌《别录》曰：骨蒸病者……无问少长，多染此疾，婴孺之流，传注更苦。以今日言之，骨蒸即痨瘵，即今之结核病。其传染之初，多在小儿期，最为危险，唐代崔氏已观察及此矣。又曰：'其为状也，发干而耸或聚或分，或腹中有块，或脑后近下两边有小结，多者乃至五六。'此言大有价值，盖自今日学者所研究言者，结核之传染多在小儿之时，结核菌既入体内，即营成初期病窟，初期病窟多在肺表面膜下，此为传染之第一期；随即蔓延于血液道、淋巴道，能令淋巴腺肿大或小结（小儿瘰疬，即属此症），故谓之结核，迨此期终熄，为全身过敏期，最为危险，结核性腹膜炎、脑膜炎，皆发于此时者也，是为第二期；至第三期，则全身之传染终熄，独归于肺，而为肺结核之初期，即成肺痨，故痨瘵与瘰疬其病同也。崔氏所谓腹中块者，肠间膜淋巴腺之结核也；所谓脑后近下两边之小结，即瘰疬也，颈淋巴腺之结核也；而与骨蒸同论，是唐代已知瘰疬与痨瘵同源矣。欧西之言此者，始于林匮克（Laennec）氏（法兰西人，1781－1826），姓名喧赫，知医者谁不仰慕，而崔氏《别录》乃能发之于1200 年前，虽林氏以解剖而得，崔氏以观察而知，然慧眼、慧心，自足千古。此疾此论，崔氏当得优先权也。"

或又难曰：国医抑知病原体之有细菌乎？余曰：有，读吾书者，类能知之，今复以出于西医之口者，用实吾言。

陈方之（著《急慢性传染病学》，商务印书馆出版；每述一病之末，均有旧医之回顾一则，足称近代西医籍中之翘楚）氏曰："我之称葛稚川为医圣者，不在其漠然之理论，而重其认病之深刻。葛称马鼻疽，乃因人体上先有疮而乘马，马汗及毛入疮中；急性奔马痨，死复传之旁人，乃致灭门；沙虱病乃因沙虱钻入皮里。皆与事实相符，切确不磨。"

吾之辞不足以塞西医之众口，今西医余、陈两氏如是说也，吾不知国中之业西医者，如是我闻乎！西医之目染耳濡，惟外人鼻息是承，其鲜知此者，尚无足怪，乃吾国之医界林林总总，胶执五行生克之说，大开倒车，南辕北辙，愈行愈远，夸大之心未灭，人己之见不除，罕从古人之真理实在处痛下工夫，寝浸焉于金元诸子之说，美其名曰尊经，实则相继作俑，故弄虚玄，卒贻人以口实，宁非咄咄怪事！

夫医籍之称经者，《本草》及《内》《难》是也，其书或出于后汉，或出于周秦，或出于南宋，皆为伪托之记载。伪纪虽一，而知其执伪笔其人者，各有见地。《本草》重于实验，惟仲景知之；《内经》实验与理学参半，亦为仲景能择其从舍，超然出乎其上；《难经》凭空臆说，列于医外；金元诸子读而守之笃，信而泥之深，愈辩而愈晦，愈说而愈玄，将晋唐以上医学之本来面目完全失去。此仲景之所以大过人也，亦金元诸子之卒为金元诸子也。

陈立夫先生曰："西洋文化，始盛希腊，其时正为吾国春秋战国之顷，而其医学亦仅肇其端，殆未尝盛于我也。乃三百年中，人才辈出，于是突飞猛进，发展如神。"吾国医学与之适成反比，不惟三百年中未得仲景其人者，反被金元诸子披上玄学符号，日益趋下，此中西医近年来所由判上下也。

虽然，百川派别，咸归于海，群言淆乱，折宗诸圣，通古今之变，极中外之长，镕治于心，允执厥中，吾知其自今以往，必有其人也，医学所归，必出其路也。惜余心雄力薄，不克胜此，且就积年经验所得传染病若干篇，集成上卷，潦草付梓。自惭后进，强学野人，然犹未敢穿凿附会，复蹈金元诸子覆辙，或如守旧侏儒，故谓电学出于周易，几何本自冉求，化学肇于洪范，代数出于四元等，牵强措辞而为通人笑。

盖医学之目的所以疗疾，中西虽各异趣，而取效则一。所以异其趣者，各有其不同之出发点也，而其通达之理论仍一也。例如有北平、古巴各籍一人，均以武汉为旅行之目的地，在北平者，必由平汉路上行，在古巴者，必飘舟率江而下，一上一下，均可达其地，别无异焉。西医之肠窒扶斯者，国医之伤寒（《伤寒论》之一部分）、湿温、温疫（吴又可）病也；西医之发疹伤寒者，国医之阴阳毒（《金匮》）也；西医之赤痢者，国医之卒澼（《名医别录》）、赤滞（《千金方》）、大注痢（《外台》）、湿毒肠澼（《兰室秘藏》）也；西医之虎列拉者，国医之湿霍乱（《万病回春》）、瓜瓤瘟（《温疫论》）、瘟毒痢（《医林改错》）也；西医之鼠疫者，国医之恶核（《千金方》)、时疫痒子（《药园随笔》）也；西医之白喉者，国医之马喉痹（《诸病源候论》）、马脾风（《医学纲目》）、缠喉风（《幼幼新书》）也；西医之脾脱疽者，国医之疔（《素问》）也。余如胃扩张、胃溃疡、脑充血、脑溢血等，均有会通之处，各详余之专著，不暇列举，此国医与西医病名之可贯通者也。

西医之郁血疗法者，即国医之角法也（以火纳竹筒内，覆盖患处，筒内之空气烧尽，则患处压力减轻，俗谓之"拔火罐"）；西医之温罨法者，国医之熨法、灸法也；西医之冷罨法者，国医之噀水法也；西医之灌肠术者，国医之蜜煎导法也；西医之所谓导尿术者，即国医之用葱尖利尿法也。余如解剖、生理诸事，国医无不可以融而贯之，天衣无缝，抑事之偶合欤，抑理之有常轨欤！

本书每病辨理、穷源、论治，中西汇参，不作奴主之见，惟于治疗用药，概用吾国古今名剂验方，信手拈来，桴鼓应效。不愿为国人宣扬与推销西药也，治验所著，利权所关，岂足讥余如许行之流哉。

神农降生五千百五十九年先王父益恒公八周年忌辰
四川任应秋序于江津医室

凡　例

1. 国医新旧书籍多自成一家言，不适于教材之应用，故本书之编著惟求其教科化。

2. 本书适用于专科以上学校及供各医家之应用，故虽旁参博引凡百数十种书籍皆不注释。

3. 中国医学正历于新旧交替之过渡时期，崇旧者失之陋，趋新者恶其偏，本书于新旧学理中但取其是，决不作入主出奴之见。

4. 病名之不统一，中西医皆然，民国二十二年，中央国医馆学术整理会施今墨氏曾主张径用西名，引起多数学者反对，故本书于每一病名，经三为考虑之后自行订立标准于下：①尊重国体，不滥用译名，如"霍乱"仍名"霍乱"，不名"Cholera"；②同一病症，而名称各代各书互异庞杂纷歧者，则径取民众易知而意义较博者，例如"痢疾"，古今书籍所载凡有百种之不同名称，其义皆狭不足以代表本病，即西医书中所称"赤痢"系译自日本，其失也与我国等，故皆不用，而名之曰"痢疾"，余仿此；③我国固有之病名，不显著及不普遍于民众，而西医现行之名亦非完全译音，或译出之音于中国字义亦颇有涵义者，则径用西名，如"破伤风"是也。

5. 中西医学汇通之声甚嚣尘上，然有所著述皆未及汇通之能事。如以中医学为主者，则以西说稍为点染之；以西医学为主者，则以中说稍为附丽之。本书于此痛下工夫，凡中说之可通者必证之以西说，西说之可通者亦必证之以中说，汇参融洽相得益彰。

6. 本书处方用量以瓦（格兰姆）为主，如1瓦即合我国二分六厘，10瓦即比1瓦大十倍，0.1瓦即为1瓦的十分之一。兹详录如下：0.1瓦（二厘六毫），0.2瓦（五厘二毫），0.3瓦（七厘八毫），0.4瓦（一分零四毫），0.5瓦（一分三厘），0.6瓦（一分五厘六毫），0.7瓦（一分八厘二毫），0.8瓦（二分零八毫），0.9瓦（二分三厘四毫），1瓦（二分六厘），2瓦（五分二厘），3瓦（七分八厘），4瓦（一钱零四厘），5瓦（一钱三分），6瓦（一钱五分六厘），7瓦（一钱八分二厘），8瓦（二钱零八厘），9瓦（二钱三分四厘），10瓦（二钱六分），20瓦（五钱二分），30瓦（七钱八分）

……余类推，文中"瓦"均省略。

7. 各方所用分量，略示其规矩耳，加减出入犹凭读者之心得焉。

8. 古人用药，非但煎法讲求甚精，即服食之法亦甚考究。今之医师，书就药方即算完事，未免潦草。著者临床处方，除必详列煎服之法外，复用量杯服药，非故为鹜新，取其准也。

9. 本书插入图表多种，惟因战时印刷困难关系，概未刊入，俟抗战胜利，增订再版时一一分别精印之。

第一编 总 论

第一章 绪 论

"传染"云者，即病毒侵入于动物体内而递相侵袭之意。因此而引发之疾病，曰"传染病"。《素问·玉机真藏论》中曰："传，乘之名也。""乘"即"相克"之称。故传染病虽为传染之结果，然未必皆能引发病也。盖乘之而胜，则被乘者必不得幸免于病；乘之而不胜，固各不相浼也。

西医称传染病为其病原者，系既知或未知之微生物，约分为植物性微生物、原虫、滤过性病原体三大类。属于植物性微生物者，曰"分裂菌"，杆菌、球菌、螺旋菌、丝状菌、分歧菌、芽生菌等皆属之。属于原虫者，变形虫、鞭毛虫、螺旋虫、胞子虫等皆属之。属于滤过性病原体者，凡于显微镜下所不能视之极小，可穿越细菌所不能通过之滤过器，或为寄生细胞内微生物之总称。

要言之，西医舍细菌，必不能谈传染也，更不能言病也。中医非不知病之有传染者，特无具体传染病之名耳，中医亦非不知细菌之能使人病也，特不若西医所论之详，与疾病之形影不相离耳。例如，古籍所载"传尸劳病"，"劳"即指"虫"而言，"传尸"即传染他人之意。《说文》云："疫，民皆疾也。"若"疫"不能传染，民众何以皆有疾。《论语》曰："乡人傩。"注曰："傩，所以逐疫。"若"疫"不能传染，乡人乌得联合厉行防疫运动。《后汉书·锺离意传》云："建武十四年，曾稽大疫，死者数万。"魏文帝与吴质书云："昔年疾疫，亲故多罹其灾。"又与王朗书曰："疫疠多起，士人凋落。"《陈思王集》说疫气曰："家家有僵尸之痛，室室有号泣之哀，或阖门而殪，或举族而丧者。"足证当时疫疾传染之惨酷，实不次于1885年欧洲之虎疫也。

中医对于传染病之原因，可约分以下数项。

一曰"鬼神作祟"。《论语》所载之乡人用傩逐疫，《陈思王集》记载建安二十二年疠气流行，或以为"疫"者鬼神所作皆是也。

二曰"瘴疠之气"。《吕氏春秋》记载:"孟春行秋令,季春行夏令,仲夏行秋令,则民疾疫。"《淮南子》记载:"暑气多夭。"《后汉书·顺帝纪》云:"上干天和,疫疠为灾。"皆是也。

三曰"胎毒"。陈文中《痘疹方论》云"小儿在胎之时,乃母五脏之液所养成形也,其母不知禁戒,纵情厚味,好啖辛酸,或食毒物,其气传于胞胎之中,此毒发为疮疹,名三秽液毒"是也。

四曰"虫菌"。章太炎先生曰:"按《素问》言,人清静则腠理闭拒,虽有大风苛毒勿能害,依《说文》,'苛'为小草,'毒'为害人之草,小草害人者,非细菌云何。"宋玉(战国后期楚国辞赋作家)《风赋》中云:"以为庶人之雌风,动沙堁,吹死灰,骇混浊,扬腐余。故其风中人,驱温至湿,生病造热,中唇为胗,得目为蔑,是则风非能病人,由风之所挟者以病人。""混浊""腐余"即是细菌,"沙堁""死灰"即细菌所依,"风"则为传播之,以达人体。义至明白矣。又古书记载"传尸劳",有第一代、第二代、第三代、第四代、第五代、第六代"虫"之分,形状各异,传染各别,皆是也。

今之学者,多责中医学无细菌之说,实不足一辩。缘上四因,除"鬼神"之说不足凭外,余三者皆足为致病之原。故不可偏废也。

第二章 病毒之侵害及感染

前述传染病可靠之原因,不外瘴疠、胎毒、细菌三种。《辞书》释瘴疠曰:"内病为瘴,外病为疠,南方暑湿之地有之。"又曰:"瘴,山川湿热蒸郁之气。"陆游《避暑漫抄》中云:"岭南或见异物纵空坠,始如弹丸,渐如车轮,遂四散,人中之即病为瘴母。"

"疠"之说有二。《礼记·月令》篇中记载:"仲冬,行春令,民多疥疠。"疠,"恶疮"也。《史记·豫让传》中云:"漆身为厉。"注曰:"人体着漆多生疮,'疠'与'厉'通,证诸外病为疠之说恰是。"《左传·昭公四年》有曰:"疠疾不降。"注:"恶气也。"又顾野王《大广益会玉篇》曰"疫气"也,与痾同。则"疠"又泛指不祥之气而言。要之,"瘴疠"皆为空气之不洁,足致人病者,已无疑义。故日本亦以"风湿"及"偻麻质斯"等瘫痪病，谓之"瘴毒"。惟云南至今流行之"瘴气"，半皆为恶性疟疾。

至于细菌，为自然界产物。高士其先生创"生物三元论"，以细菌为菌物界之祖宗，直与动物、植物鼎立而三。而细菌之祖宗又属伊谁? 则将曰"自然界"。因细菌可随自然界气候之不同，而产出各种形形色色之菌类，散布全球、弥漫六合、逢山开路、遇水作桥，无处不可以凭为安居。其他星球有无细菌，虽未能断论。德国一科学家，曾坐氢气球上升天空去探察细菌，尚能于离地面四千米之高处发现细菌在空中徘徊。则细菌子孙之繁衍，实非蚑蚑虫斯之所能喻也。细菌既无处不有，则人类谁能与其割席。气候与人类息息相通，举欲生存者乌得而屏弃之，天阴雨晦、寒暖不时，南离北距气候迥殊，孰可维持其平衡而使其无偏盛者? 苟不能，则瘴疠之发生势所难避，独南方也哉!

《金匮要略》中曰："夫人禀五常，因风气而生长。风气虽能生万物，亦能害万物，如水能浮舟亦能覆舟。若五藏元真通畅，人即安和；客气邪风，中人多死。"故人类虽自豪为高等动物，亦仅能适乎气候之常，必难应乎气候之变，若气候变化过于急剧而成病毒，纵竭其调节机能（即"元真"）之力，犹不足以资应付，是疾病之所由生矣。

西医固持"细菌"之说，而于气候无所介怀。仅指身体之外皮（即皮肤）或内皮（即气道、消化管、泌尿器等黏膜）为细菌侵入之径路。然日本医学博士小泽修造氏《内科学》有云："病原体（指细菌）仅附着于内皮或外皮，不可遽断其立能侵入感染以发病。例如，口唇、鼻液、指尖等部，多有连锁球菌、葡萄球菌存在，而发生丹毒者不过少数；鼻腔之内，除上述两种球菌外，更有肺炎双球菌、流行感冒菌或结核菌，而仍为健康体；又健康体口腔内有种种病原菌，或并不与白喉病者接体，而有25%之多数可发见毒性猛烈之白喉菌；又如健康之眼睑结膜，约40%可见肺炎双球菌之类；更就消化系统观之，偶有发挥毒力，诱起病证之大肠菌，无论何人肠内均有无数发育，非啻毫不为害，而于生理的消化发酵上反有多少贡献之类；又如普通之酿脓菌，如连锁球菌、葡萄球菌等，每见于健康者之肠内容中；复如草食动物肠内，纵有破伤风菌、恶性水肿菌存在，而亦不致发生本病；余如霍乱盛行之际，粪中纵有霍乱菌存在，而人则依然无恙之类。均所习见而不鲜者也。"小泽修造氏自知细菌为病原有如此之不可靠，故又为之说曰："病原菌只存在于皮肤或黏膜上，未必即足致病，故寄生发育于此而现起固有之病征者，必须有其他要约，不待言矣。"以言"要约"，任何人皆可料及者，为皮肤或黏膜之损伤（肉眼可见的或超肉眼可见的）。但此理甚微，不足取信于吾人也。若证以德医古甫尔氏，曾吞咽纯粹培养之霍乱菌一大杯，其结果仅微下痢，并不发霍乱症状。则"细菌"非绝对病原，其理益彰。

由此观之，病毒之侵害人体，固不必如西医之机械，更不必如巳亥之岁君火升天、子午之岁太阴升天、丑未之岁少阳升天，某病应太白星、某病应荧惑星之舛讹蹭驳，而令人不可索解。达尔文进化论曰："动植诸物，适者生存，气候之于生杀，无所容心。"较诸《金匮》"人禀五常"之说，虽一偏于哲理一偏于物质，同时纳之于医学上，均足为病毒侵害及感染之一折衷解释。

若夫"病毒"之名，虽属创见，揆诸情理，适为持"气候"与"细菌"两说之调解名词。盖事实之昭示，有菌者未必即病，是徒有菌而不能布毒，于病无与；而病者未必皆菌，是有病而无菌，必另有毒在。气候已恶化而害人者，已失其气候之常，称之"病毒"未为厚诬。

至以有是病而有是菌者，与有是菌而有可能但不必普通。故西医认为病原体（细菌）能否经由胎盘自母体以入于胎儿，至今尚为未决之问题。虽Baumarten、Artner二人关于结核之遗传，谓为可能，而多数学者则谓细菌不能通过健康之胎盘；反之，则不健康之胎盘，未必不能通过也。《金匮》的"五藏元真通畅人即安和"之说，含义甚广，胎毒之有效无效，当于此卜之。

第三章　病毒之存在及传播

病毒侵害于人体，一时调节机能不克应付之，则病毒当然存在吾人周围之某处；苟有一人已感染病毒，为病毒之保持者，于是由直接而传于他人者有之；斯时病毒存于某处，则某处已被据而为病灶，病灶处之分泌物俱有病毒存在，故是种分泌物直为病毒之传播媒介物矣。有时，病者之血液、尿、粪、分泌物、皮肤落屑等之一项或多项，以存有病毒之故，附着于病者所用之衣服、卧具、食品、玩具等，或混入饮食物，或随医师看护人等携至他处，与以侵袭他人之机会，故传染之大多数均以是种路径而传播。

尤有数种间接传染，常为一般人所忽视，而卒致病于不知不觉者。

一曰：水。河水、井水，往往为传染病者之病毒所污，辄受大流行之惨害者不少。例如，最初"虎列拉"之侵袭欧洲，竟被德国科学家发现于水中。今日大都市水道设备虽渐臻完善，而于广大民众所处之乡村仍无与焉。

二曰：昆虫兽类。高士其先生有云，细菌效苍蝇附骥尾日行千里、老鼠伏船舱竟从欧洲到亚洲之故事。诸如蚊子、苍蝇、臭虫、跳蚤、鱼蟹蛤之类，皆为彼辈之飞机、火车、轮舟等交通工具也；甚至个人谈话，口沫四溅，皆为其旅行之好机会。例如狂犬病与黑死病，本为犬属与鼠族之流行病，一旦人类为其所咬，或间接波及于人类，即能发生其该项同样之病状是也。

三曰：创伤与杞忧。例如破伤风菌，必侵入于受损伤之皮肤内方可布其毒素，为祸于人。又如临丧哭泣，偶有患与死者同样之疾病，或至夫死传妻、妻死传夫而遭灭门之祸者，是其例也。《经》云，鼻气通于天，故阳中雾露之邪从鼻息而上入于阳；口气通于地，故阴中水上之邪、饮食浊味，从口舌而下入于阴。是则，病毒之传播路径，古人已确认为由口鼻而入，与今之西医所谓接触传染、空气传染、饮水传染、土壤传染、食饵传染、下等动物之传染等，大略相同，但不逮其明确耳。

第四章　人体之感受性

病毒侵害人体，未必人人俱病，是盖"感受性"之不同也。故凡因中毒而受病者，其人体必先有适于病毒繁衍之感受性存在，换言之即元真失其通畅而不能安和也。

"感受性"之为物，不惟因人而有强弱，即同一人也，亦因时因地而差异。例如，当传染病流行之时，食饵之不摄生，对于流行之杞忧，精神及身体之过劳，甚至感冒、润湿、杂居等项，均足以增高感受性之因子。

兹就小泽修造氏之举例如下：一是年龄，初生儿罹传染病者较少，小儿期反是，尤易犯急性发疹性疾患之类是也；二是性别，两性传染病之罹病率，男比女高，或以男子与外界交涉特繁，故多传染之机会，在女子于产褥、授乳期内，似易感染病毒；三是职业及生活状态，劳役者与夫下级社会者，每多罹传染病，是盖过劳既可增高其感受性，而衣食住均不卫生，与夫保健思想之缺乏，一旦传染病流行，其传播速而且广，所恒见也。

更有曾患某种传染病之病人，对于该种传染病之感受性，或有增加或有减少，或全消灭者。前者如肺炎、赤痢、流行感冒、白喉、再归热、淋疾等是其实例；后者如天然痘、风痘、猩红热、百日咳、腮腺炎、伤寒等，是其实例。《金匮》曰："客气邪风，中人多死。千般疢难，不越三条。一者，经络受邪，入脏腑，为内所因也；二者，四时九窍，血脉相传，壅塞不通，为外皮肤所中也；三者，房室、金刃、虫兽所伤。以此详之，病由都尽。"陆渊雷氏云：第一条，即伤寒卒病；第二条，乃拘挛瘫痪疯痹之病；第三条，文意自明，不烦解释。陈无择亦言：百病不外乎三因，而以六淫所感为外因，七情所伤为内因，房室金刃虫兽等为不内外因。此与《金匮》不同，而立意更为完密，此皆古人明示感受病毒之三大来源。《金匮》又云："若人能养慎，不令邪风干忤经络；适中经络，未流传脏腑，即医治之；四肢才觉重滞，即导引吐纳，针灸膏摩，勿令九窍闭塞；更能无犯王法、禽兽灾伤；房室勿令竭乏，服食节其冷热、苦酸辛甘，不遗形体有衰，病则无由入其腠理。腠者，是三焦通会元贞之处，为血气所注；理者，是皮肤脏腑之文理也。""腠""理"者，系指淋巴组之罅隙也。由此观之，人能如《金匮》所言，则感受性必不致于增加，感受性低减则自然之免疫性增强。时人多责中医无卫生之学，其信然耶。

第五章　发病论

人体即已感受病毒，然未给以适其发育之条件，或仅有一小部分条件，而尚未具备时，仍不能发出病征。是病毒虽已寄居于人，犹必乘机待发也。《医学大辞典》中云："寒季伏于经络之邪，随时令温热而发出，但所发之因不同；有感非时暴寒而发者，有饥饱劳役而发者，有交媾作力而发者，所感之客邪既殊，发出之经络亦异……至交夏至后而发者，则为热病，大抵兼暑者居多，以伏邪乘天暑汗泄，从包络、三焦一齐发出三阳也。"此说虽不免有术语参杂其间，而气候或生活状态与发病有关系，事属无疑。

西医于各种疾病发作期，统计颇详。例如，软性下疳，平均一至二日；炭疽及白喉，平均二日；霍乱，二至四日；流感及黄热，三至四日；破伤风，二至五日；淋疾性角膜炎及再归热，三至五日；猩红热、丹毒、鼠疫，四至六日；淋病，五至七日；百日咳，八日；疟疾，六至十二日；麻疹，八至十二日；发疹伤寒及天花，十二日；伤寒，十四日；水痘，十四至十五日；耳下腺炎，十五日；风疹，十八日；梅毒，二十至三十日；咬病，二十至六十日。

准上中西两说较之，虽各有其立场，病毒必经潜伏之距离而始发出者一也。又西医之论病毒也，谓由细菌或微生物之新陈代谢所产毒物，曰"体外毒"；由细菌或微生物之破坏溶解而产出之毒物，曰"体内毒"。不可谓不详矣，特忽略于气候，诚九仞之亏一匮憾焉。无论其为何种病毒，于局部组织及细胞，均足与以障碍，同时起全身反应，即所谓"中毒症状"。其主要者，为体温升腾（体温中枢受刺激现象，即所谓发热）、精神障碍。其中毒症状之最剧者，西医称之曰"电掣型"，中医名之曰"暴病"。征候一现，立起精神混浊，陷于昏睡，或更有发厥、出血诸险状，二十四至四十八时内，或竟有发心脏麻痹而死者。然《金匮要略》有云："适中经络，未流传脏腑，即医治之。四肢才觉重滞，即导引吐纳、针灸、膏摩，勿令九窍闭塞……病则无由入其腠理。"即使病毒虽欲漫延而发病，势亦难也。

第六章　免疫论

"免疫"之法，吾国发明最早，西人研究颇详。

《素问遗篇·刺法论》中记载有入疫室辟传染法。文曰："黄帝曰：余闻五疫之至，皆相染易，无问大小，病状相似，不施救疗，如何可得不相移易者？岐伯曰：不相染者，正气存内，邪不可干，避其毒气，天牝从来，复得其往，气出于脑，即不邪干……五气护身之毕，以想头上如北斗之煌煌，然后可入于疫室。"

文天祥《正气歌·自序》云："余囚北庭，坐一土室，室广八尺，深可四寻。单扉低小，白间短窄，污下而幽暗。当此夏日，诸气萃然：雨潦四集，浮动床几，时则为水气；涂泥半朝，蒸沤历澜，时则为土气；乍晴暴热，风道四塞，时则为日气；檐阴薪爨，助长炎虐，时则为火气；仓腐寄顿，陈陈逼人，时则为米气；骈肩杂还，腥臊污垢，时则为人气；或圊混，或毁尸，或腐鼠，恶气杂出，时则为秽气；叠是数气，当之者鲜不为厉。而予以孱弱，俯仰其间，于兹二年矣。幸而无恙，是殆有养致然尔。然亦安知所养何哉？孟子曰：吾善养吾浩然之气。彼气有七，吾气有一，以一敌七，吾何患焉！况浩然者，乃天地之正气也。"

谓"正气"者，即西医所谓溶菌素、醯菌素、抗毒素之总称也。正气不衰，而存于体中，则抵抗力必强，纵有细菌侵入体内，而溶菌素能杀灭溶解，醯菌素亦能使细菌发生变化而易为白血球所吞噬，抗毒素更能中和细菌所产之毒素。不然，气候骤然失其常度，体温调节亦同时受其影响，各脏器作用亦因之发生障碍，更有水旱兵燹之后、饥馑劳役、起居失宜，营养难以均衡，则抗毒溶菌之力量不能不随之减退，细菌乘机肆虐，疫疾至而不可免矣。

苟以为正气之说不足凭，则西医对细菌抗力（Die antioakt rielle Resistenz）之餐细胞说（Pnaozytenlehte）、防御素说（Euchner，sche Alexinetheoric）、调理素说（Opsonintheorie nac hwriht）及对毒素抗力（Die antitoxische Resistenz）等说，均可废。

其对细菌抗力说，曰"抵抗性"，即感受性之消失。一方面，由于组织脏器之状况对于微生物之发育极多不便者。例如温度、含盐度、碱度、碱气性、好气性等，与细菌发育要约未必一致者不少；在他方面，则生活组织或脏器均有杀菌力。杀菌力之一部，不能不归功于白血球之捕杀、消化细菌。餐细胞说，盖即此也。

除餐细胞于细菌侵入具有捕捉细菌营养以纳于体内而消化之功能外，继又发现多类动物（包含人类）体内之血清，虽在试验管内亦有杀菌力，故称此力曰"防御素"。继又在自然与后天免疫之血清内，发现有一种物质，予细菌以一定之变化，促进白血球餐尽之事实，故名之曰"调理素"，意即谓调理细菌以供白血球之餐尽者也。

夫三者皆属于对细菌抗力。对毒素抗力云者，亦犹对细菌之抗力，无非"气"指毒素而言也。是其说虽精，而中医学早在数千年前已用"正气"二字括之。后进诸说，直如注疏耳。

虽然，此仅就自然免疫或先天免疫而言也，更进而论后天免疫。盖传染病后之可有免疫性获得，固为周知之事实，然其免疫期间之长短则颇有参差。猩红热、麻疹等急性发疹性传染病之免疫性，几可终生；伤寒、黑死病等免疫性，亦可数年至十数年；霍乱之免疫期间较短，而白喉、肺炎、流行感冒之免疫期间更短，每有不出数月而再感者，若夫肺炎、丹毒之类，其感受性似反增进。

此种后天免疫性之关系，小泽修造氏曾为说明如下。一则，由于向有之先天抵抗力因感染而大为昂进者；二则，因感染而与之抵抗之特别物质在血内新生，因以战胜再感者。

新生之防御性物质，曰"抗体"或"免疫体"；促进抗体发生之感染物质，则曰"抗原"或"免疫原"。抗体可由用抗原（如伤寒菌之类）注射于动物而使之发生，盖与自然感染时所见相等。而抗原发生免疫体，必需之期间，初不问其为感染或注射也。足为免疫原者（或抗原），在化学上为蛋白质及与之近似之胶质体，即细菌或其抽出物，或毒素、酵素、血球、细胞等是也。以细菌为免疫原，则于试验动物之血清中，发生杀菌素（抗菌素或溶菌素）、凝集素、调理素，以至沉淀素等免疫体；如以细菌所产之毒素为免疫原，则于动物之血清内发生抗毒素。抗毒素与该毒素结合，有中和毒力之作用，不待言也。

西医注射抗原之研究，不可谓不精，特全国防疫之设施，除少数省市略具规模外，其余县区尚未计及，为效终属有限。中医学免疫方法，首重保存正气，而于特效药品虽有发明，惜试验未广，成效未著，果能积极研求，切实推行，不患无与世界人士相见之一日。况先贤养生之道，以戒酒色、薄滋味、慎风寒、持清洁、饮食有时、起居有节为要务，此为精神上之最好免疫方法。苟徒以药物为能事，而置精神免疫于度外，则免疫之道终有时而穷。据作者临床之经验，曾种十数次牛痘，而终未免天花之患；注射霍乱疫苗六日后，而竟不能脱霍乱之危者；此岂药石之未尽哉，抑养生之道有所缺欤。

此外西医尚有自动免疫、受动免疫、联合免疫诸法。自动免疫云者，注射细菌（活菌或死菌）或其产生毒素于动物，该动物体内由此生出足使该菌死灭、破坏之杀菌素，或使该毒素中和无毒之抗毒素者是也；受动免疫云者，由自动免疫而发生抗体之动物血清，以之注射于其他动物，俾得一定之短期内亦能赋予免疫性之谓；联合免疫云者，免疫原（细菌或毒素）与免疫体（免疫血清）二者，在同时或短时日内先后用之，即自动免疫与受动免疫同时并用之谓。三者，皆属于人工免疫法，在西医实为传染病特种疗法之基础，而开疫苗疗法、血清疗法之先河者也。

中医学虽无是种技能，而张华《博物志》中云：汉武帝时，西域月氏国贡还魂香三枚，大如鸡卵，黑如桑椹，值长安大疫，西使请然一枚辟之，宫中病者，闻之立起，香闻百里，数日不歇。此方虽无传，而其免疫之功能尚非今之西医所能望其项背。又《千金方》辟瘟之"虎头杀鬼丸""雄黄丸"等，皆为免疫良方，惜今之为医者未能善用之也。

第七章　一般疗法

第一节　看护法

传染病患者，不问其已得确诊或尚在可疑之程度，均须送入相宜医院或隔离之，藉免传播而图安静。如前文所述，《素问》中已有"辟疫室"之设，无论其设备如何，而合于现在之隔离疗法一也。

病室必须宽阔，阳光、空气均应留意；病室周围，力求静肃，缘杂音可为发热时幻觉之基。

经过略久者，常注意发生褥疮，苟一不慎则接近床褥部之营养障碍而起变化，甚则侵及深部之肌肉及骨组织，更有病可愈而疮不可愈者，亦数见不鲜。预防之法，除留意病者褥被之柔软、清洁而外，患者身体尤应保持清洁，与床褥接触之皮肤，每日用酒精拂拭二次，患者之卧位，亦须常时变换，以避同一皮肤面之压迫也。

患者之口腔，日必以生理盐水或普通净水之含漱数次，用保持清洁，匪独可防其口腔炎、腮腺炎等疾患，亦足以减轻其臭气也。

此固皆为西医之常法，而吾人应采用者。然回溯中学医亦有如是之消毒法耶？曰：有！如《肘后备急方》之"六味薰衣香"，衣服消毒法也；《千金翼方》之"小金牙散"，鼻腔消毒法也；《外台秘要》之辟瘟病"粉身散""雄黄散"等，皮肤消毒法也；《景岳全书》之"福建香茶饼"，口腔消毒法也。今为中医者反置之不讲，而让西医之专美独步，惜哉！

第二节　食饵疗法

疾病固可用手术或其他治疗法以治之，而与饮食亦大有关系。就中因食养法适当而奏治疗之功者，为数亦殊不少。其法为何，一言以蔽之，即为保全或增进身体之营养起见，使摄取适当之食饵是也。

中医学虽不十分明白食物与身体成分、体温、活力之关系，但总以食欲强者之病人为欲愈之吉兆，故李东垣专主脾胃之说，未可厚非。盖身体营养佳良则体力强健，食饵疗法者，即保全或补给体力之一法也。凡治愈疾病之根源力，对于病毒之抵抗力及扑灭力，不使病势增恶之力，或补给病灶部新组织、新机能而使其治愈之力，皆适当之食饵疗法间接所致也。

《伤寒论》"桂枝汤方"注云：服已须臾，啜热稀粥一升余，以助药力。而"桂枝加葛根汤方"又明注曰：不须啜粥。又第 403 条（现 398 条）云："病人脉已解，而日暮微烦，以病新差，人强与谷，脾胃气尚弱，不能消谷，故令微烦，损谷则愈。"是古人对于食养法，觉有分寸之谨严也。

中医学治时行感冒必戒以素食，而于虚弱诸疾患虽厚味无惮。意即感冒病为有余，体温上升，再进以油腻脂肪之品徒增其发热也，故忌之；虚弱病者，脏器之营养不足，食以厚味，则足增其活力，而助药石之不逮。

总之，病人食物之注意，须从疾病之种类而异。例如，神经衰弱者，宜多用鸡卵、兽脑等含有磷质之食物；肺痨病人，宜用鱼肝油、落花生等油质而易消化之食物；患心脏病者，忌酒与葱、蒜、姜等刺激性食物；患肾脏病者，忌鸡卵、鱼、肉，及刺激性食物，及多饮牛乳；患急性胃肠痛或发热痛者，忌硬固之食物，须用流动质食物；患脚气病者，宜少米食，改用麦或赤豆等。尤须注意者，凡病人厌恶之物，虽所含滋养分极多，不能振其食欲，于是唾液不能多分泌，胃液亦殆不分泌，唾液与胃液均为食物消化所必需者，如唾液与胃液不多，食物即难以消化，未经消化之滋养分即不能吸收，仍由大便泄出。若遇嗜好之物，滋养分虽不多，其食欲兴奋，唾液与胃液分泌旺盛，其中之滋养分尽行消化而吸收之，病人之受益，反胜于富有滋养分之厌恶品。然，病中应须禁忌之食物，则切不可用。若今西医，不顾病人之嗜好与厌恶，只用牛乳、鸡卵、肉汁类者，是不知今日医学之进步，亦不能活用医术者也。

第三节　解热剂之应用

发热，为各种传染病之全身症状，其特征为体温升高。体温升高之原因，为延髓中之体温生产中枢受毒素之刺激而亢奋之故。斯时体温调节中枢，责任上不能漠视而欲调节之。调节之法，即令其所属，陆续输送满含毒素之血液于皮肤表面而努力放散体温，使其出于体外，而减轻对脏器之侵害。故称，发热为身体对于毒素之一种驱逐作用，亦无不可也。然其放散有限，不得不借药物之力以助之，是解热药之所由尚也。

故解热药云者，即用药物能减退病人体热之谓。准此以推，解热药对于生理之作用，实不外下列七点。一则，规整体温之中枢神经；二则，增加体温之放散；三则，减退组织细胞之酸化机能，以减少体温之发生；四则，使由热而来之他种症状可以缓解；五则，扑灭发热所由之有机体内发酵素；六则，原因于发疹者，可以早透；七则，有发汗之作用。非此者，当不可滥施。

及近今之西医，不问其热之所由来，热之所由去，往往贴以冰囊，而阻止发汗之机，甚或引起加答儿性肺炎者，非独此也。对于热剂之假象体温升腾，亦同出一辙，使病者陷于死地。非所当施而施之，岂非矛盾卤莽之甚哉。

中医学对于传染病解热剂之应用，当顺乎抗力之自然，而使病毒之有所从出。凡察其造温增加而散温机能衰减者之表证，则用"葛根汤""麻黄汤""大青龙汤"等之发汗解热剂，以补助自然疗能作用之不及处，使集于皮肤面之毒素驱逐于体外也。若体温调节中枢疲劳，不能如前之输送多量血液于体表，徒亢盛于体内部，当于表证转入，舌尚白苔时，宜处以"小柴胡汤"或"小柴胡加石膏汤"；白苔少变黄色时，宜处以"小柴胡加大黄汤"或"小柴胡加石膏大黄汤"；白苔全变黄色，上腹部有紧满压痛时，宜处以"大柴胡汤"或"大柴胡加石膏汤"，此又为与麻葛诸方独具别义之发表解热剂，在自呼吸器、泌尿器、消化器诸器官排除毒素之可能性也。更有毒素不间断之刺激，与持久之高热，体温调节机能搅乱极度之结果，毒素无外出之途，反深集于体内消化管，而酿出狂躁不安诸现象者，则随毒素集积之程度与病者体质之差别，而选用"调胃承气汤""桃核承气汤""小承气汤""大承气汤"等方，从下利而排泄毒素，以达到解热之目的。表里先后，程序井然，固非机械疗法、局部疗法之所能企及。

第八章　传染病预后概说

欲卜传染病之预后如何，为医生自当多方虑而断定之，方不至于有所失误。略如下列：第一，流行时病原毒力之强弱，应由流行时死亡率之大小测之；第二，患者先有其他疾患，今又重染病毒，其生命之危险，当较常人益甚；第三，幼儿、老人、虚弱者，以抵抗与反应两皆薄弱，遂使免疫体发生綦迟，经过荏苒，因衰弱而死，其数盖远在向来强壮者之上；第四，患者之环境恶劣，其预后亦多不良。

《金匮要略》中云："唇口青，身冷，为入脏即死；如身和，汗自出，为入腑即愈。"又曰："浸淫疮，从口流向四肢者，可治；从四肢流入来口者，不可治；病在外者，可治；入里者，即死。"古人谓，"脏"藏而不泻，"腑"泻而不藏，入腑则病毒有去路故可愈，入脏则病毒深陷泥淖，故不治。其间虽不免近乎想象术语之词，而邪（病毒）正（抗力）之强弱，病机之顺逆，皆为预后之总关键也。真理所在，固不可以辞害意。

第二编　各　　论

第一章　伤　　寒

"伤寒"一词，远见于《素问》，至后汉张仲景出，始专有"伤寒病"之记载，然其所论之"伤寒"，系包括多数疾病而言，大约所有发热病均概其中，正与希腊古时之"持续热病"如出一辙，与西医所言之"伤寒"相差霄壤。即专以仲景之《伤寒论》而论，亦有广狭义之辨。如书名《伤寒杂病论》之伤寒，是广义的，包括多数急性热病而言，该论第3条："太阳病，或已发热，或未发热，必恶寒，体痛呕逆，脉阴阳俱紧者，名曰伤寒。"这是狭义的伤寒，是指肌表之病，略同于流行性感冒，单指寒邪之外袭而言，如《难经·五十八难》云："伤寒有五，有中风、有伤寒、有湿温、有热病、有温病。"陆渊雷氏云："《难经》虽系伪书，然伤寒之中又有伤寒，即是广义、狭义之别，可见伤寒之名，自古相传有广狭二义也。"

陈邦贤氏云：唐以前的医书中所说的"伤寒"，是包括中风、伤寒、湿温、热病，而为热病的总称；清初温病之说甚嚣尘上，吴鞠通《温病条辨》言温病者，有风温、温热、温疫、温毒、暑温、湿温、秋燥、温疟等，其实都是一种疾病；要之，古人对于"伤寒"之称，虽漫无准则，而其中实有流行性传染病含义之存在；据仲景自序，可以灼知。又据《后汉书》记载，建宁四年（171）至光和二年（179），八年之间大疫流行凡三次；据所记，孙权围城合肥时，疫疠流行，士卒多死事，正与仲景自序相应。

兹本节所论之"伤寒"，虽未必与肠窒扶斯针对，而究为传染病之一种，列于传染病篇，亦无不合法处。况仲景之《伤寒论》，集内科治疗之大成，本节阐而述之，即用作内科一切治疗之纲领看，亦无不可。然中医学之"伤寒"，从广义言，则肠窒扶斯亦在其中，换言之，肠窒扶斯仅为中医学伤寒病之一。故本书所论者，亦当以中医学伤寒之称为主体焉。

第一节　伤寒病因

伤寒既有中西医之不同，其病因亦当自各异。西晋王叔和解《伤寒论》，谓冬季为寒冷所伤者为伤寒，感非时之气而发者为时行气。然"伤寒"与"时疫"，其名义与病症实相互混同，议论纷纭而从无一致。或依发生之时季，以为春三月以至夏至以前发生者为"伤寒"，或以秋分以后以至冬三月发生者为"真伤寒"；或以春、夏、秋所发生者为"温病"，而以冬期发生者为"伤寒"。

宋代医家疏于外感之义，故于伤寒之论别无发明之说。然至金元时代所谓四大家之一人李东垣出，主张伤寒之因内伤者极多，外感则亦间有，因劳役而内伤元气所发症候，则别立"劳疫感冒"一证。据明代虞抟所著《医学正传》，称本证为阴证伤寒，颇与今日"肠窒扶斯"近似。至吴又可区别伤寒、温疫二事，则曰伤寒为风寒入自毛孔由络传经者，温疫为一种厉气入自口鼻位于半表半里者。此种意见，对于前人之说别成一解。

西医之论伤寒也，纯由于"窒扶斯菌"侵入肠淋巴组织而起，以小肠为尤然，其侵入之途径概自口腔咽下，至于是否能藉空气媒介自呼吸道侵入虽属疑问，其由扁桃体或咽喉淋巴侵入似是可能。以其菌及毒素好犯体内淋巴器官及肠系膜淋巴腺、脾脏、骨髓以及皮下组织等等，致发肠溃疡、脾肿大、蔷薇疹等变化也。至传染径路之最要者，厥为病菌所污之饮水或食物，以牛乳、蔬菜为尤然，或污水附着器物而入于体内。

综上中西两说观之，一者无鉴别病菌之能力，但持"风寒"之说为依归；一者但凭器械之考察，而固守病菌之说为秘诀。实则两说皆可互为因果而发病也，苟谓风寒之说真不可从，则中风得"桂枝汤"而可愈，伤寒用"麻黄汤"而起卧者何也？况据西医之调查，谓伤寒病者约有40%可见咽峡炎，且每由扁桃体证明本菌，斯即为病菌亦有藉空气作媒介自呼吸道侵入之一明证；苟谓病菌十分可靠，则有本病痊复而本菌仍生存于胆囊之中，随粪便排泄，可经数月数年之久，而称为带菌者亦事之或有也，反之，有是菌而无是病者亦非理之所必无，此皆西医专册历有所载，敢妄述哉？

第二节　伤寒诱因

伤寒与年龄与免疫虽无关系，但本病发生以15~40岁者为最多，而强壮者尤甚，盖由强壮者接触病菌之机会较多，亦未可知。余如感冒等类，亦可视作诱因。又本病在大都会中之流行也，几至四时不绝，以秋季为最多，夏季次之，春季又次之，夏初最少。无自来水、阴沟等设备，致污水污物聚积各处之不洁区域，流行最盛。至仲景《伤寒论·自序》言："余宗族素多，向逾二百，自建安纪年以来，犹未十稔，其死亡者三分有二，伤寒十居其七。"则证明家族之罹患者，尤易为本病之素因矣。

第三节　伤寒症状

伤寒初起，症见头痛、项强、恶寒、发热，是为必有之表现。盖本病初受风寒之刺激，不问其当受刺激时有无细菌、原虫侵入体内，首先引起头部充血，三叉神经受压迫，故引起"头痛"；斯时项部末梢神经亦因充血之刺激，陷于初步痉挛状态而出现"项强"；病由抵抗风寒之刺激而起，血管收缩，体温输入减少，故见"恶寒"；血管收缩而汗孔闭，体温已不能正常放散，司血行之神经反因肌表感觉寒冷之故，血液愈挟高温以向外，而呈"发热"。这些症状即《伤寒论》所称之"太阳病"也。亦有造温中枢因病毒之刺激而兴奋，同时散温机能亢盛，浅层动脉不收缩而肌腠疏，形成发热、汗出而恶风者，即《伤寒论》所称之"中风"是也，亦即俗所谓"伤风"耳。

更有神经易于兴奋之人，一受风寒刺激，而造温机能之亢盛甚速，始病即不恶寒、发热而渴或汗出者。不恶寒、发热而渴者，《伤寒论》称之曰"温病"；汗出、发热者称之曰"风温"。然则，发热、恶寒，已成为本病之关键。若无热而恶寒者，则为造温机能衰减，体温来源不足之象，将陷于衰弱证候。仲景谓发热恶寒者发于阳也，无热恶寒者发于阴也，盖此之谓。

仲景论之寒热，犹有真假虚实之分，虽近世之量温器亦难以计测之。例如，《伤寒论》中云："病人身大热，反欲得近衣者，热在皮肤，寒在骨髓也；身大寒，反不欲近衣者，寒在皮肤，热在骨髓也。""皮肤""骨髓"，无非以别表里而言。表热里寒，为虚性兴奋，治常温里；表寒里热，是热聚于里，体温不得外达，治当清里。前者称为真寒假热，后者称为真热假寒。表里顺逆，岂可不辨。

病者经过四五日之太阳期病型，有从肩胛关节部沿锁骨上窝之上缘，向颞颥骨乳嘴突起部一带出现肌肉挛急，病人自诉"颈项强"。胁下满、胸腹部热重烦闷而口渴者，是病机已较太阳期更深一层，而《伤寒论》所谓"少阳"也。《伤寒论》第104条（现99条）云："伤寒四五日，身热，恶风，颈项强，胁下满，手足温而渴者，小柴胡汤主之。"是其例。

或已经过十余日之太阳期，寒热复间歇而作，胸胁苦满、大便不通者，是病毒蕴结于肠部，病势亦较少阳期更进一筹。《伤寒论》第143条（现136条）云"伤寒十余日，热结在里，复往来寒热者，与大柴胡汤"其是例。

若病者身体素弱，经过太阳期五六日，头部出汗、微恶寒、胸胁胀满、食欲不振、大便不快利，虽脉搏极度沉细，甚至手足厥冷者，此为非无表证且有肠胃充实之里证，特因其心脏衰弱而沉细厥冷耳。于《伤寒论》第156条（现148条）称之曰"阳微结"，并主以"小柴胡汤"。反之，其人正气不衰，抵抗既起，则机能亢盛，体温升高，放汗愈多，胃肠受灼，而蠕动缓慢，食毒壅结，内而大便难，外而身热、汗出、不恶寒反恶热者，《伤寒论》则名之曰"阳明病"。而病热更重于太阳、少阳两期矣，斯时口干、饮水（或漱而不咽）、衄血，亦为常有之症。原因即汗出多而水液减，充血盛而内热炽，鼻黏膜脆弱而不胜充血之高压力故也。阳明期之热型，本为弛张热，即古人所谓潮热。少阳期之热型，本为间歇热，即古人所谓寒热往来，若病虽进阳明期，而发出弛张型之热，但大便溏泄，小便自若，病者诉肋膜腔部有满闷不快之自觉病状，在医师之触诊方面，亦觉患者之肋骨内有抵抗物之他觉症状，而形成古人所谓"胸胁满"者，仍当以少阳病论。故《伤寒论》第236条（现229条）曰："阳明病，发潮热，大便溏，小便自可，胸胁满不去者，与小柴胡汤。"

以上皆为阳证一类病例，是正气抵抗病毒之力有余，而显机能亢盛之现象也。今所欲言者，则为阴症一类病例，换言之，即是正气抵抗病毒之力不足，而显机能衰减之现象也。正气不足之原因有二：一为秉质素弱，不堪与病毒一战；一为医生误治，而一败涂地，几不可收拾。二者有一于此，皆足为陷于阴证之可能性。阳证则必以热为本位，阴证则竟无热，有之，亦属于虚性兴奋也。

今有病者，且不问其有无阳证之经过，惟腹满按之而软、吐利、食不下、时腹自痛、脉搏衰弱，而无真确之热型者，即足以证明其为阴证之征。盖肠胃虚寒，消化失职，残余之水谷，发酵为瓦斯乃令"腹满"，腹虽满按之软，固不若阳明之有燥屎而坚实矣；吐利食不下，亦由肠胃机能消失而起（阳证亦有此表现，但当以脉舌腹候辨之）；阳证虽有腹痛，而痛无已时，今则时痛时止者，得寒则肠蠕动亢盛而痛作，得暖则肠蠕动缓静而痛止也，《伤寒论》中"太阴病"多有本症，正与阳明针对而成反例。

然此仅就胃肠一端而言，更有阴证而致全身机能衰减者，体温不足而恶寒（与太阳恶寒异），心脏衰弱而脉搏微细，脑神经贫血而致精神萎靡、时欲入寐，四肢之神经肌肉失其煦濡而身疼、蜷卧；肠胃虚寒（机能衰减之意）而自利清谷，其人常畏光静卧，其舌苔常淡白，其腹当软而清。此即《伤寒论》之所谓"少阴病"也，其病势尤笃于太阴。

若缘于以上机能之消失，而致液体缺乏，或水分代谢异常，引起循环障碍不能恢复者，其病势则更危急，而为"厥阴病"也。日本森田幸门氏云：

"厥为颠蹶之蹶，倒之意，系生命力陷于倒，不能发挥其力之状态。《伤寒论》之脏厥近之。"

然"厥"非独发于阴也，即阳明期中亦可有厥证。其所以然者，因内部之炎症旺盛，发生循环障碍，现出厥状之症候也。《伤寒论》第339条（现335条）曰："伤寒一二日，至四五日而厥者，必发热，前热者，后必厥，厥深者热亦深，厥微者热亦微。"斯即病毒侵入于肠胃或血中，或其他腺脏器，体温失其调节，而血管运动神经麻痹，血液不能透达末梢部，而成里热肢厥也。

总之，伤寒病能愈之于太阳期，为无上妙法；太阳不愈，急当愈之少阳；少阳不愈，急当愈之阳明；于三阳期内得治，犹不失为幸福；若不慎而陷于阴证，则病势愈演愈奇，病状亦愈变愈险，卒成为不可收拾之势，良可慨也；至若初起即形成阴证者，千钧一发，生气系之。然此仅概括一般急性热病之伤寒而言。

若为"肠窒扶斯"，潜伏期不一定，以9~11日为最多，长者可至三星期，前驱症状有全缺者，多数有不快、倦怠、食欲不振、顽固头痛、四肢关节或腰部疼痛等，过此，则频觉恶寒而发热（如下章所述）、头痛、腰痛益甚，复以脾肿之故，于左季肋发生疼痛，可于左季肋部触知之，胸背腹部有蔷薇疹，腹部略呈鼓胀之状，言肠部更可触知压痛与雷鸣。此即下章所述之初期，其余舌苔、热度等，均见下列各章，不赘述之。

第四节　伤寒症候分析及合并症

1. 发热

伤寒病之热型，通例有固有之经过。在发病之一周中，则频觉恶寒而发热，一经发热日增其度，作阶级状上升；一至第二周热稽留于39~40度，日差不及一度；进入第三周，热度大抵开始弛张，日甚一日，泊乎第三周后半，热乃逐渐下降，终于平温。但此外亦有呈种种异型者。

发病之强弱，与并发症之有无及轻重有关。无并发症之轻症，其稽留热之持续甚短，约不过数日，多亦不出一二周便可消退，全无稽留期者亦有之；

若为重症，势之稽留最长，有至一周以上者，一般在 14 ~ 17 天，亦有一时下降而重复上升稽留者，更有稽留期较短，而弛张期延至二三周。

然，此皆为西医调查肠窒扶斯之热型之大略，本书所述伤寒，既非如窒扶斯之狭义，热型演变虽不必如所云云，但相差亦实不远。例如，窒扶斯之初期（即发病之第一周，肠黏膜之淋巴滤胞罹髓样肿胀之时期），多为稽留型定型（即一日中最低热度与最高热度之差在 1 度以下的热候），而《伤寒论》太阳病之发热，亦属于稽留型；惟少阳病则为寒热往来之间歇性定型（即有热和无热互相交替的一种热型），此种热型在窒扶斯之第二期（亦名"极期"，浸润肠淋巴滤胞上形成坏疽及窒扶斯腐痂之时期）确为鲜见；第三期（肠黏膜上形成溃疡之时期）多为弛张型定型（即一日中热度之差在 1 度以上的热候），而《伤寒论》阳明病之潮热，亦属于弛张型。此《伤寒论》与肠窒扶斯热型之同异耳。

尤有进者，吾人于伤寒病不但徒辨其热型，并当别其寒热之乘除。如：太阳期，多恶寒发热；少阳期，则寒已而热，热已而寒；阳明期，但发热不恶寒。三阴证则以无热为本位，若有之，非属于表证未已，则必为虚性兴奋，或亦有由阴证恢复阳证时之发热（回阳发热），病势渐趋缓和，其转归亦必佳也。

2. 消化系统病变

伤寒病初起，舌肿而有白苔，食欲缺乏；一周后舌苔益厚，干燥作微黄色，更进作暗黑色，齿及唇生煤色苔；三周后，舌苔脱落而现浅红色，是曰解缓期；若是时舌苔不退而生芒刺状，色黑益深者，则病无解缓之机，一望可知也。

病者每因热不解而烦躁，更影响于食管黏膜干燥，因而痉挛形成食管狭窄咽物困难者（即膈噎），《伤寒论》第 81 条（现 77 条）名之曰"胸中窒"。因窒而痛者，非食道发炎或癌肿，便为食道痉挛之食道神经痛，其病当更甚于"胸中窒"，《伤寒论》第 82 条（现 78 条）曰"心中结痛"者是也。

有时病者自诉心烦、腹满、卧起不安者，是为混合性胃神经异常之症，每发于神经质之病人，而《伤寒论》第 83 条（现 79 条）谓用"下法"后亦能致本病。

若渴甚饮水多、小便不利、胃部苦闷，是"茯苓桂枝甘草大枣汤证"，盖因肠之吸水机能有障碍，胃中之水不下于肠，胃有炎症之故。亦不能自吸水也，若胃部膨满，有不快之感觉，用触诊方法考之，浅按则濡深按则拒，斯为胃加答儿症，如《伤寒论》第126条（现154条）载之。

至于胃扩张症及胃肠之卡他性炎症，亦为伤寒病之所常见者。《伤寒论》第165条（现157条）云："伤寒汗出解之后，胃中不和，心下痞硬，干噫食臭，胁下有水气，腹中雷鸣下利者，生姜泻心汤主之。"此即伤寒病患者以气血集中于肌表之故，胃机能常比较的衰弱，于是食物停滞发酵分解而成种种瓦斯，凡固体液体变为气体，必增大其容积，则令胃腔扩张而为"心下痞硬"；瓦斯上出于食管，则为"干噫食臭"；患胃扩张者，常因化学、物理的刺激而引起幽门梗阻，于是胃中水分不得下输于肠，胃又无吸收水分之机能，水遂停而不去，是为"胁下有水气"也；停滞之食物腐败发酵，产生种种有机物，刺激胃壁引起胃炎，结果益足减其运动消化机能，而扩张愈益增大，炎灶蔓延至十二指肠、小肠，遂为"雷鸣下利"。

胃溃疡虽非必有之症，亦不能断其绝无。《伤寒论》第181条（现173条）曰："伤寒胸中有热，胃中有邪气，腹中痛，欲呕吐者，黄连汤主之。""胸中有热"，即指食道中有炎症之变化而言；"胃中有邪气"者，即胃内溃疡加答儿性等之疾患也；"腹中痛"，此为胃部之疾患，刺激感觉神经之故；"欲呕吐"，即炎症之渗出物冲动胃部及横膈肌之运动神经引起反射之痉挛也；若小便数、大便硬者，《伤寒论》称之为"脾约"。此"脾"非指脏器而言，据陆渊雷氏之解释，古书所谓"脾"本指小肠之吸收作用，推而广之，一切脏器组织之吸收毛细动脉血以自养、淋巴管之吸收组织液等莫不谓之"脾"。"脾约"云者，肠部吸收肠管中水分之力强，故小便数而大便硬，然其吸收动脉血以自养之力弱，故肠管之自身无液为养，有似乎俭约，于是肠黏膜不能分泌黏液以滑润其大便，又有似约束也，此理甚得。

若真正肠窒扶斯之伤寒，除舌色略同前外，扁桃体在初期往往发疹微红，同时咽喉、胃、十二脂肠亦多发炎症，而现食欲不振、恶心、呕吐等；小肠与大肠之变化尤为特别，肠黏膜之淋巴滤胞充血肿胀，状如髓样隆起于肠面，是谓髓样肿胀期；进入第二周，肿如髓样之淋巴滤胞即坏死而结腐痂，是谓结痂期；第三周，腐痂脱落而溃疡，是谓溃疡期；第四周，溃疡面由肉芽新生而形成瘢痕。上述变化，均以回肠下部及盲肠为最著，于第一周时，在回肠部即可触得雷鸣并有微痛，惟粪便多半无变化；及第二周，则多下利，日泄 2~5 次淡黄粪便（亦称豌豆汁样便），亦有不下利而反便秘者，故"下利"非绝对之症候。最要者，为经过中发生肠出血与穿孔性腹膜炎，皆可于第一周终末或第三周或第四周之初见之，一经出血，而体温急降，汗出，脉搏频小软弱，当防其虚脱；若暴多量出血或反复出血者，亦多主凶；然亦有肠已穿孔出血的同时伴有恶寒战栗，体温更加上升，腹部膨满，有自发痛，或由压诊而诉剧痛，恶心、呕吐均顽固；脉搏愈微弱而死者，脾肿大、肝溃疡诸变化，于解剖上亦不少见。据陆渊雷氏云：肠穿孔与肠出血是两回事，不过穿孔者无有不出血，出血者不必皆穿孔耳，出血间或可救，穿孔无有不死。

3. 呼吸系统病变

大叶肺炎、支气管肺炎、支气管螺旋体病、急性支气管炎、渗出性肋膜炎等，均为伤寒常见之症。此等病之所以异于流行性感冒者（即俗称伤风咳嗽），为病势重笃。《伤寒论》第 42 条（现 40 条）曰："伤寒表不解。心下有水气。干呕发热而咳。"此即指伤寒并发上列各症而言。以此等病初起皆恶寒战栗，继之以高热，故曰"伤寒表不解"；发炎之部常漏出较多浆液性含蛋白质之液体，停留于肺中，故曰"心下有水气"；因此液始则充盈于肺胞或胸腔，继则达于气管支内，以致气管支等部感受刺激，自迷走神经传自延髓中之咳嗽中枢，由运动神经中枢传至末梢，使呼吸肌及喉头肌发生反射作用，故喘咳等症状作矣。

又《伤寒论》"麻黄杏仁甘草石膏汤"之主治的"汗出而喘"，亦何尝不是指毛细气管支及气管支所发生痉挛之症状而言？又如《伤寒论》141 条（现 134 条）"膈内拒痛，胃中空虚，客气动膈，短气躁烦，心中懊恼，阳气内陷，心下因硬，则为结胸"，尤为并发浆液纤维素性肋膜炎之明证。盖肋膜发炎无有不痛，故曰"膈中拒痛"；"胃中空虚"者非空虚也，正因浆液浸润，组织松裂也；"客气动膈"者，亦因浆液停潴，使胸膈牵引而痛也；"短气"，由于疼痛频繁，而致呼吸之浅表之故；"烦躁""心中懊恼""心下因硬"，亦由胸中液量增多，压迫近旁脏器而然；渗出性肋膜炎的尿量，当渗出液存在时概行减少，其原因除发汗外，当缘液体潴留水量不足所致。《伤寒论》155 条（现 147 条）曰："伤寒五六日，已发汗而复下之，胸胁满微结，小便不利，渴而不呕，但头汗出，往来寒热，心烦者。此为未解也。"此尤为浆液性肋膜炎之属于结核性者。《伤寒论》160 条（现 152 条）又曰："太阳中风，下利呕逆，表解者，乃可攻之。其人汗出，发作有时，头痛，心下痞硬满，引胁下痛，干呕短气，汗出不恶寒者，此表解里未和也。"此亦为浆液性肋膜炎。

　　古人分"表邪""里水"为两事，虽是不明病理之说，而治法确有条不紊。而西医诊明肋膜炎后，不复措意于表证，又是不知治法之过也。呼吸道黏膜之炎性变化亦所常见，但以分泌机能多少受有限制，故虽肿胀而分泌物则不见增加。以有鼻黏膜之肿胀，故每衄血，在 1700 例内，可有 0.5% 云。余如喉黏膜，亦生炎症，有发生轻度嘎声者，《伤寒论》13 条（现 12 条）之"鼻鸣干呕"，147 条（现 140 条）之"脉紧者必咽痛"，48 条（现 46 条）之"剧者必衄"，49 条（现 47 条）之"自衄者愈"，50 条（现 55 条）之"不发汗因致衄者"，58 条（现 56 条）之"若头痛者必衄"，均足为例。惟肠窒扶斯在本系病型之最著者。

　　"厥"为第三周所发支气管炎，咯痰、咳嗽较少，或竟缺如，而听诊上常闻显著干性杂音。支气管炎如波及肺实质即发生卡他性肺炎，斯时肺部决有浊音可闻。又以病人绝对安静，久取背位，而复加以呼吸浅表，心肌衰弱所引起之血行徐缓，故在肺背部下叶易发瘀血症。苟病菌侵入，便足发生下垂性肺炎。不论卡他性肺炎还是下垂性肺炎，体温均会上升。亦有偶在伤寒初期，先发大叶性肺炎，后乃渐发固有之伤寒症状者。至于干性肋膜炎及浆液性肋膜炎，本病偶一见之。

4. 循环系统病变

　　本病患者每易发生心脏充血，而呈种种不安状态，《伤寒论》第 80 条（现 76 条）所称之"必反复颠倒""心中懊憹"即指此种现象而言。有时更因热高而成热溶血症者，《伤寒论》第 117 条（现 11 条）曰："太阳病中风，以火劫发汗。邪风被火热，血气流溢，失其常度，两阳相熏灼，其身发黄。

阳盛则欲衄，阴虚小便难。"身热愈高，血液被热灼，致赤血球崩坏，血色素游离分解变化而成一种新物质，名曰"海马吐定"（Hemolobin 译音），溶解于血浆中，即所谓"血气流溢，失其常度"也；黄疸病皆胆汁混入血液所致，海马吐定之化学构造，实与胆汁色素相同，热溶血症之患者，血液中富有海马吐定，由门静脉入于肝脏时，使肝脏生成过量之胆汁，平时向输胆管分泌之胆汁色素，至此因涌溢而入肝静脉，复经肺循环以达全身，遂发溶血性黄疸，即所谓"两阳相熏灼，其身发黄"也，古人以风为阳邪，火劫之邪亦为阳也；"阳盛则衄"，即由充血发生炎症而衄血也；"阴虚则小便难"，即津液受灼而涸也。

又《伤寒论》第120条（现114条）曰："太阳病，以火熏之，不得汗，其人必躁；到经不解，必清血，名为火邪。"此亦热溶血症而血毒自下者也。但此下血，绝非溃疡穿孔可比，更不得以窒扶斯伤寒论。

此外，如心脏性神经衰弱症，偶一有之，其人诉心窝压痛，即《伤寒论》第108条（现102条）所谓"心中悸而烦"者。

至若"手足厥冷"者，亦不外乎血循环所起之病变，盖人类以能保持有相当之体温者，全赖血液，若血液起病理之变态，体素缺乏氧气及养料，则体温不能维持其常度而逐渐下降矣，四肢为距离心脏最远之所，心脏稍有衰减，四肢必先受影响，温之输入亦即减少，故四肢厥冷，为陷入于诸衰弱证之常见征候也。

以脉搏言，伤寒病之太阳期则以浮（排血量充盈，即平波脉）、缓（次于浮脉之谓）、紧（脉管纤维萎缩及变硬者，近于强脉）三者为常见；少阳期之脉多主弦（脉管细而排血量充实者，近于钝脉）；阳明期之脉，每见洪（排血量之充实者）、数（末梢动脉扩张，或心动亢进）；太阴期之脉，沉（脉跃不足或排血量减少）、弱（排血量之小弱者）重取；少阴期之脉则微（脉搏跳跃力之低者）、细（由于僧帽瓣之狭窄，心力衰弱而致，即今之小脉）；厥阴期之脉，脉微而厥，是其大要也。而窒扶斯之脉搏，每以复脉（或谓即中医之牢脉，血压之亢进也）为其特有；若有肠出血、穿孔性腹膜炎等，则脉搏更为频数；血液在重症时，可见中等度贫血，故西医有谓，在伤寒最初期或再发时最初期，白血球反可增至10000以上，及第一周之中途，白血球即减少（2000～4000），一入恢复期其数又复如常。

5. 神经系统病变

伤寒病,病势严重时,其精神未有不呈官能障碍者,尤以在稽留期间发"谵语"者不少。西医所谓"敏捷性神经热",即指患者意识混浊、转辗床褥、呼唤詈骂、离床脱走等状况而言;反乎此者,复有状态茫然,现一种无关态度,对于周围情况不能充分了解,嗜眠稳静,口略牵动喃喃自语,仅可听闻,西医又谓之曰"迟钝性神经热"。前者古人称之曰"阳狂",后者古人名之曰"阴癫"。故《难经》有"重阳者狂,重阴者癫"之记载,而《诸病源候论》亦曰"阳邪并于阳则狂,阴邪并于阴则癫",此虽近乎术语,实亦与今之所谓敏捷性迟钝性相等,时代不同,名遂异耳。

上述精神状态,且多兼有刺激性运动状态,故可见"腱"跳动,即上臂手背等部倏现倏灭之腱跳动,或四肢(上肢尤然)及他部肌肉之颤动,斯时在客观地位虽证明腱反射亢进,然若意识完全混浊而陷入昏睡者,则腱反射消失。要之,关于是等病状,《伤寒论》记之颇详。如第22条(现20条)曰"四肢微急,难以屈伸者",运动神经之中枢或末梢同时失其营养,而起强直挛急之变化也;第69条(现67条)曰"发汗则动经,身为振振摇者",大脑皮质官能受伤而神经衰弱之症;第83条(现76条)曰"虚烦不得眠,若剧者必反复颠倒,心中懊忱",起卧不安者,皆属于神经亢奋,每发于神经质之病人;第112条(现106条)曰"热结膀胱,其人如狂",第131条(现124条)曰"反不结胸,其人发狂者",第132条(现125条)曰"小便自利,其人如狂者",皆为大脑官能发生障碍,而精神丧失常态也;第40条(现38条)曰"筋惕肉瞤",第86条(现82条)曰"头眩身动,振振欲擗地者",一为心力困顿运动神经障碍,一为汗腺神经受刺激影响于大脑官能,以致心脏及神经陷于衰弱之境;第116条(现110条)曰"躁烦,必发谵语",第114条(现108条)曰"伤寒腹满谵语",第223条(现214条)曰"阳明病,谵语,发潮热",第225条(现216条)曰"阳明病,下血,谵语者,此为热入血室",第219条(现210条)曰"夫实者谵语,虚则郑声",第221条(现212条)曰"独语如见鬼状,若剧者,发不识人,循衣摸床,惕而不安,微喘直视",第243条(现237条)曰"其人喜忘"等,此皆病毒之势过剧,侵害神经系统而然。"谵语""独语""如见鬼状"者,感觉神经错乱也；"循衣摸床"者，为运动神经中枢或末梢发生痉挛也；"直视"者，视神经动眼神经滑车神经之麻痹也；"喜忘"者，知觉神经之衰减也。凡人之神经官能受有损伤，是精神必丧失常度，轻者为喜忘，重者为谵语，剧者为昏狂，此固随病毒之深浅及人体之强弱而异，是古人有阴阳之别也。惟"谵语"一症，虽以阳明期为多见，而患者体温升高至 40 度者，多出现神经错乱而发谵语昏矇之症，又神经质者，其热至 39 度许即有之，故"谵语昏矇"不可一概以"承气证"论。例以上举《伤寒论》第 219 条（现 210条）言，"实者"即病毒强剧之谓，精神系统为强剧之病毒侵害，故神志扰乱而不清识为"谵语"；"虚者"即正气虚弱之谓，此神经衰弱，意识不能自主而"郑声"，故续解之曰："郑声者重语也"，自语重叠不休之谓。

更有进而为脑膜炎症状，颈部强直、后弓反张者。《伤寒论》第 138 条（现 131 条）曰"结胸者，项亦强，如柔痉状"是其例。至若窒扶斯，亦与上述者同，无他特异焉。

6. 泌尿生殖系统病变

小便之有无，所影响于病者亦大。如《伤寒论》第 76 条（现 74 条）曰："渴欲饮水，水入则吐者，名曰水逆。"此即肾脏泌尿机能障碍，新陈代谢之产物终不能分泌于外，若再以水饮之，其水液停聚于胃，胃起代偿作用，所以水入而吐也。

又 134 条（现 127 条）曰："小便少者，必苦里急也。"即排尿管障碍，尿液不能通过而潴于膀胱之中，则膀胱扩展而里急也。常有渴而不欲饮者，亦由肾脏分泌机能障碍，水液蓄积不能变化为津液，以致唾腺分泌减少而然。

有时因水液久蓄于体内而引起腹痛者，如《伤寒论》第 30 条（现 28条）曰"心下满微痛，小便不利者，桂枝汤去桂加茯苓白术汤主之"是也。

尤应注意者，市医论小便，皆以"赤"为热以"清"为寒，病之常例故尔。《伤寒论》第 58 条（现 56 条）曰"其小便清者，知不在里，仍在表也"，第 343 条（现 339 条）曰"数日，小便利，色白者，此热除也"，然征之实验，亦有病至少阴期而小便犹短赤者，服"姜""附"而转清者。据陆渊雷氏之报告，小便赤，当是液少不敷溶解尿素诸酸之故。

若小便白如米泔者，多见于小儿之食积，成人除淋浊、糖尿诸病外，并不多见。此外如膀胱炎（《伤寒论》之猪苓汤证多见此症）、膀胱知觉异常（尿意频数、尿意减退、膀胱神经痛等）、尿道炎等，本病亦或有之。若是肠窒扶斯，往往因热性蛋白尿转成急性肾炎。妊娠患者，每致流产或早产。男性有发睾丸炎者，于恢复期每见遗精，即非肠窒扶斯症。

妇人偶罹伤寒病，子宫亦往往引起病变。《伤寒论》第151条（现143条）至153条（现145条）之热入血室证，即指子宫而言。所谓热入血室者，即传染病菌毒素侵害于子宫之谓。学者均得取而参考之。

7. 皮肤表现

患者皮肤有时亦略起变化。《伤寒论》第215条（现206条）曰："阳明病，面合色赤，不可攻之。攻之，必发热，色黄，小便不利也。"可知面部发赤色，多是体温太高，面部充血之故。因误攻而色黄，必为肠发生炎症之病变而酿成黄疸也。

但黄疸亦偶为伤寒病之并发症，不必因误攻而致。如《伤寒论》谓太阴者"身当发黄""小便不利者必发黄"等，均足为例。

有时患者之皮脂腺分泌亢进，而致面色垢晦，所谓"油妆"者，亦原于热高之故。即《伤寒论》第228条（现219条）之所谓"面垢"也。

肠窒扶斯于初期多发蔷薇疹，迨热逐渐下降时蔷薇疹消失，而现结晶粟粒疹。

此外皮肤面亦无多变化，惟久病之最宜注意者，厥为荐骨部之褥疮。

第五节　伤寒诊断

前第三、第四两节所述，俱足以供本病诊断最大的参考。例如患者头痛、项强、恶寒、发热，脉见平波脉，虽无机械之检查，吾人确可断为伤寒之太阳期病，准的放矢，无不奏效立解。

但此时须注意者，即为病人之"有汗""无汗"，而断其生理病变之所在。凡无汗之病人，其皮肤必干燥；若皮肤略觉潮湿，或时时微汗出，即为有汗。两者千万不可作一例看也。

若脉搏忽止忽来、乍数乍疏，形成不整脉或交互脉（即所谓脉结代）而心悸亢进者（《伤寒论》曰"心动悸"），厥为心脏衰弱血液贫乏之铁证。盖血液虚少，血压有低落之虞，心脏发生代偿性搏动兴奋，故一方面自觉心悸亢进，一方面因血液不能充盈其脉管，心房虽大起落，其搏动仍不能依次达于桡骨动脉故也。然，有时大动脉口之瓣膜闭锁不全，或动脉管失去弹力性，皆能使脉结，故单凭此结脉，而不审其病状，不能据断为贫血症。代脉亦多起于代偿机能已障碍之心脏病，搏动或二至而一歇，或三至四至而一歇，秩然不乱，西医所谓二连脉、三连脉者是也。

此外尚有表热里寒证，是属于真正衰减而虚性兴奋者，尤非有精确之诊断不可。是种精确之诊断，亦不属于器械之考察，惟在脉证之仔细参照而心领神悟耳。例如，《伤寒论》曰："病人身大热，反欲得衣者，热在皮肤，寒在骨髓也。"又曰："脉浮而迟，表热里寒，皆是也。"

反之，亦有内真热而外假寒者。例如病人脉搏沉伏而滑，手足温，头汗出，烦躁不眠，或手足厥冷。若以阴证论，则祸如反掌。盖脉搏沉伏（"伏"即沉脉之甚者，僧帽瓣口狭窄，心力衰弱者多见之），虽近于衰减之兆，而滑脉则往来流利，非排血量之充实不能见。血行既畅，而或有手足厥冷者，乃炎症旺盛而发生循环障碍之结果也。《伤寒论》名之曰"热厥"。若手足厥寒，脉细欲绝，殆为心脏衰弱无疑。

同时"舌苔"亦占伤寒病诊断之重要位置。本章第二节（伤寒诱因）已略言之，可以参证。《伤寒论》第136条（现130条）曰："舌上苔滑者，不可攻也。"即示吾人，胃气存者不可剧攻而夺之。第176条（现168条）曰："舌上干燥而烦，欲饮水数升者，白虎加人参汤主之。"此乃津液枯涸之征。第237条（现）曰："舌上白苔者，可与小柴胡汤。"可知，舌苔色白，病毒未剧深入，仍可从表以解之也。肠窒扶斯之诊断，略同于伤寒（急性热病），惟蔷薇疹、脾肿、回盲部之压痛等，是其特征。

类症鉴别之必须注意者，在初期为急性肺炎。肺炎发病多以"战栗"开端；而肠窒扶斯初期，则"反复恶寒"起始。于第二周，可由肺部闻干性杂音，有时尤易与粟粒结核症状相混。然，要以粟粒结核之脉搏频数，系与体温相紧随，而肠窒扶斯脉搏则较少增加；且粟粒结核当不可见蔷薇疹，脾肿亦似肠窒扶斯时显著；粟粒结核绝无恶寒症，设由眼底检查，能见及脉络膜结核结节，而于肠窒扶斯则绝不可能。于此须附注明者，中医之温病，亦但发热而不恶寒，似相当于粟粒结核病，惟粟粒结核是危恶稀有之病，中医之温病则普通流行，无地无有，此又其异也。

斯时设难确诊其为肠窒扶斯，自应进作细菌学之检查，以资判断。

第六节　伤寒预后

《伤寒论》第4条（现4条）曰："伤寒一日，太阳受之，脉若静者，为不传；颇欲吐，若躁烦，脉数急者，为传也。"第5条（现5条）曰："伤寒二三日，阳明少阳证不见者，为不传也。"是指示吾人，关于疾病之预后须从诊断以得之。例如前云"伤寒一日，太阳受之"，当然是言急性热病初起之太阳期，斯时症状即是头痛、项强、发热、恶寒等，若其脉搏并未随热而上升，静若常人者，则病必终止于太阳期而愈也。苟是时发生食管痉挛之呕吐，神经受高热之刺激而躁烦，脉搏亦因之而增快者，是病势犹向前演进，将趋入少阳阳明诸期也。

《伤寒论》第49条（现47条）曰："太阳病，脉浮紧，发热，身无汗，自衄者愈。"是衄虽是病态，而此病之体温竟因其衄血以放散，不藉药力发汗之功而病自可解除，吾人视此等为自然疗能之痊治转归，亦可断其病有良好之预后。倘不识此机势，反从而虚惊，医之庸也。盖疾病痊治之转归有二：一曰天愈，一曰人愈。自然治愈者为天愈，所谓自然疗能是也；以药物或他种疗法，补助自然治疗之不足，或除去病因而短缩疾病之经过，使其及早治愈者，皆为人愈，即医疗之法是也。为医者不识此，奚能为病家言及预后。

《伤寒论》曰："病六七日，手足三部脉（即人迎、寸口、趺阳三部脉。人迎位于颈部结节之旁，即颈动脉；寸口为前膊下端，突起间之动脉；趺阳为下腿胫骨下端突起间之动脉）皆至，大烦而口噤不能言，其人躁扰者，必欲解也。"又曰："若脉和，其人大烦，目重睑内际黄者，此欲解也。"（此二条成本无）两条均为自然疗能之转归。《伤寒论》据其自然之转归，而敢断其良好之预后者，均从"脉皆至"即脉和看出。盖虽"口噤不能言""躁扰"，而脉搏动如常，是组织细胞已有产生抵抗病毒之物，必自然治愈。后条言"目重睑""内际黄"是热解神疲之兆，故亦断其必愈。

又《伤寒论》第291条（现287条）曰："少阴病，脉紧，至七八日自下利，脉暴微，手足反温，脉紧反去者，为欲解也，虽烦下利，必自愈。"此尤为自然疗能获得痊治转归之甚者。"紧"脉为动脉管壁之硬化；"七八日自下利"乃正气驱除病毒，消灭肠间病灶之机转；病毒已去，动脉硬化之原因消除，脉管恢复其弹性，斯时心脏尚弱，故紧去而脉微；若心脏衰弱而不可振之脉微，手足绝不能温，今"手足反温"，是正气将恢复前之微脉也，"必自愈"矣。若粗工庸手，但察其下利、脉微，而以不良之预后断论，岂不大谬。此皆良好预后之一例也。

《伤寒论》第345、346两条（现341、342条）曰："伤寒发热四日，厥反三日，复热四日，厥少热多者，其病当愈；四日至七日，热不除者，必便脓血。伤寒厥四日，热反三日，复厥五日，其病为进。寒多热少，阳气退，故为进也。"此对于预后良与不良之鉴别尤为精确。盖"热"为一切传染病自然疗能之表征，若经四日至七日，热仍未解，则病毒进展无已，必窜透肠间膜，而引起"便脓血"之症，其预后必凶多而吉少；若患者初时先"厥四日，热反三日"，后"厥五日"，此心力不能抗拒病毒，势将衰脱，故曰其病为进也。"阳气"者，心力也，"阳气退"，即心力减退之谓。凡热病经过期间，呈虚脱之状者，是因病毒进展，心力不能支持故也；反之，"厥少热多"，是心力能抗拒其病毒，"其病当愈"，其预后亦良。

《伤寒论》第336条（现332条）曰："伤寒，始发热六日。厥反九日而利。凡厥利者，当不能食；今反能食者，恐为除中，食以索饼。不发热者，知胃气尚在，必愈。恐暴热来出而复去也。后三日脉之，其热续在者，期之旦日夜半愈。所以然者，本发热六日，厥反九日，复发热三日，并前六日，亦为九，与厥相应，故期之旦日夜半愈。后三日脉之，而脉数，其热不罢者，此为热气有余，必发痈脓也。"考"始发热六日"，厥亦六日，至七日仍发热不复厥者，为细胞有战胜病毒之妙机，当自愈也；若其热六日，"厥反九日"，势必心脏衰弱，不能抵御病毒，且复有下利，则衰弱之证尤属显明；盖下利肠病也，当消化不良，今"反能食"，恐为消化机能起一时性之亢奋，瞬即停绝，如灯火将熄一时反明，故称之曰"除中"；但其证究属除中与否，未可预料，特以索饼试之以决其疑，若食后不发热而仍厥者斯为除中，发热者知胃气（消化机能）尚在非除中也；若食后虽暴发热，瞬即热解，俗所谓回光返照，乃垂死之象，仍属除中；故必俟三日后，其热续在不去，且其热之日数与厥之日数相等，可期之旦日夜半愈也；若热三日尚持续而不能者，病毒未彻侵入血液，必续发痈脓。

又《伤寒论》第 221 条（现 212 条）曰："脉弦者生，涩者死。""弦"则为脉管充实，尚有抵抗力之脉搏；若心脏陷于麻痹之境，则搏动不强而脉涩。故病者不问其有若何之危险状态，而尤要审其心脏之强弱，以别其生死之预后判断，是又为预后鉴别法之一例也。

故本病预后之最不良，厥为心脏衰弱、血循环障碍而引起虚脱者。《伤寒论》第 346 条（现 343 条）云："伤寒六七日，脉微、手足厥冷、烦躁，灸厥阴，厥不还者死。"第 348 条（现 344 条）云："伤寒发热，下利、厥逆，躁不得卧者死。"第 349 条（现 345 条）云："伤寒发热，下利至甚，厥不止者死。"第 352 条（现 348 条）云："发热而厥，七日下利者，为难治。"均足为例。

同时犹应注意者，心脏当极度困顿之时多反发生虚性兴奋，欲图背城借一，而现脉搏洪大，卒之心脏愈益罢敝以致于死，古人谓"真脏脉"见者，理不外此，万不可以良预后论焉。

肠窒扶斯之预后，肠穿孔出血，其势急遽者多死；脉搏不整，细小如丝者，心脏麻痹之危险甚大，预后不良；脑症著明者，危险亦甚；呼吸系之合并症，苟不止于支气管炎，进而发生为下垂性肺炎，或卡他性肺炎，则其预后亦凶；其有心病、肺病、肾病、糖尿病之合并者，自较无有是种疾病存在时为危险；老人而发本病，约有半数足以死亡；而在小儿，经过多轻微；妇人在妊娠期中罹本病，则可发生流产或早产，其预后多不良，产褥时染本病，亦复如是；余如淋巴性体质，对于本病抵抗薄弱，特须注意，苟有脚气合并，自可发生冲心危险，纵不如是，亦得于早期发生脉搏频数微弱以致死。要之，本病之丧生者，以肠出血与脚气合并为最多。

第七节　伤寒预防

首先应将伤寒病者送入医院或令其移住别室实行隔离，其排泄物、食具、卧具等类，施以消毒，勿使病毒有散布之虞；复须检查家人大便，以测有无带菌者存在，有则亦应施以隔离，设或不然，每发生家族传染。

如在宿舍、兵营、监狱等处，可行药物预防，曾经是种预防者，不特足以减少罹病率，即使罹病其经过亦必轻而短。所谓药物预防者，在未罹本病以前先服药物以预防之也。如《肘后备急方》之"屠苏酒"，可防伤寒、温病；《素问》之"小金丹"，可使无干疫气；《千金要方》之"辟温杀鬼丸"，可辟百恶等。上皆为解毒杀菌之普通防疫剂。

此外据日人之努力研究，灸法能使白血球增加，同时赤血球、赤血素亦增加，对于人体之有害物及细菌之殁食作用，与免疫体血液之新陈代谢一致旺盛，施于预防尤取宏效。《千金要方》云："宦游吴蜀，体上常须三两处灸之，勿令疮，暂瘥，则瘴疠瘟疟毒不能着。"可知古人早以灸法施之于预防作用也。

今之西医对于肠窒扶斯，多行伤寒预防注射液注射。第一次可用该液0.5cc 注射于胸部皮下；俟历一星期以至十日，更用 1.0cc 施第二次注射；再隔一星期以至十日，乃用 1.0cc 施第三次注射便得。预防注射时所可发生之反应者：一是局部反应，虽有发赤、肿胀、压痛，经 24～48 小时便可消失；二是全身反应，可发生微热，一昼夜即平复，无热者亦不少。总之，二者皆不值多大顾虑。

第八节　伤寒疗法

1. 食养疗法

大凡热病患者，须摄取多量之饮料及液体的食品，以稀释体内之毒素，使由尿及汗中排出，简言之，即藉此洗除体内毒素也。所取食品之温度，与体温大有关系。患者之食品饮料，以冷者为最宜，因其能放散体热故也。《伤寒论》第176条（现168条）云："伤寒若吐若下后，七八日不解，热结在里，表里俱热，时时恶风、大渴、舌上干燥而烦、欲饮水数升者，白虎加人参汤主之。"第230条（现222条）云："若渴欲饮水，口干舌燥者，白虎加人参汤主之。"第231条（现224条）云："汗出多而渴者，不可与猪苓汤。"第250条（现244条）云："病人不恶寒而渴者，此转属阳明也。……渴欲水，少少与之。"均足为例。

然亦有因或吐、或利、或汗而致肠胃黏液排泄过多，津液缺乏，各腺体分泌减少，而欲得饮料者。《伤寒论》286 条（现）云："五六日自下利而渴者，属少阴也，虚故饮水自救。"第 72 条（现 71 条）云："太阳病，发汗后，大汗出、胃中干、烦燥不得眠，欲得饮水者，少少与饮之，令胃气和则愈。"此皆是也，但须知饮料虽为病者所欲，亦必审时而与，与之更不必过量，因患者当发渴之时，往往有并发肾脏泌尿机能障碍，或胃有炎症而吸收机能衰减者，斯时若以大量饮料与之，不立即吐出而为水逆，如《伤寒论》第 76 条（现 74 条）；使胃中发生苦闷膨满，而为心下悸，如《伤寒论》134 条（现 127 条）；甚有因此多量水料之刺激，而引起毛细气管支之反射作用而喘者，如《伤寒论》78 条（现 75 条），不可不注意及之。欲防神经系及心脏之衰弱，则以茶、咖啡、酒等兴奋性饮料最为相宜，吾人尤应知者。

本病常以热型为最著，在稽留型热期（发热）之蛋白分解最为强甚，至弛张期（潮热）急行减少，迫入恢复期蛋白之新陈代谢便得平衡。以是伤寒之食养疗法，既应多给含水碳素（即淀粉类），俾得间接限制蛋白分解，尤须直接以蛋白质补其缺，而蛋白质亦不可与以多量。至于强盛心脏之力，则以糖水为最有效。如辛辣香料以及盐分较多之物，均能刺激肾脏，宜禁止勿用。对于口渴食欲不进或减损，及肠胃消化液分泌减少等消化器之障碍者，可与以流动食品或柔软易消化之食物，毋使消化器负担太重。《伤寒论》第 127 条（现 120 条）曰："三四日吐之者，不喜糜粥，欲食冷饮。"此正因吐后黏膜损伤而起加答儿性之变化，故不喜糜粥等之固形物质也。

通常发热症候消散后，身体均不免疲劳、羸瘦，因其发热时多量之身体成分均为分解燃烧而减少，故恢复之后，务须努力增进身体之营养，但不可骤与以多量之滋养品，至少在三四日内，其食饵须与发热时相同。发热期中可与之食品，如牛乳、粥汁、藕粉、米糊等，或互相混合，或单独与之，务使味美。初期普通一日予以牛乳 600、粥汤 600，其后渐次增加。迨热度降至常温，宜再与以流动食品一周；然后与以半熟卵，一日一枚，次日二枚，再次日三枚，如此连续四五日间，至第二周终；自可给以容易消化之固形物品，米粥、面包而外，更可逐渐加以鱼肉、百合、豆腐、青菜等项；但不可一时多食，每隔 3 ~ 4 小时分给之；如此再隔一周，则可全复常食也。肠窒扶斯同。

2. 药物疗法

药物疗法，不外发汗、清凉、催吐、泻下、兴奋、强壮、利尿、缓和诸剂之应用。兹除关于神经、消化、呼吸诸系之主要症候，可酌用该项下所列之疗法。特分别述之如次。

（1）**发汗法**：凡用药物刺激汗腺神经，或催促血液之循环，以增加皮肤水分之排泄，因此而减退疾病者，统谓之曰"发汗"。多用于伤寒病之前驱期，即《伤寒论》之所谓表证也。

桂枝汤：

发热，恶寒，头痛，微自汗出者，桂枝汤主之。

桂枝9　芍药9　生姜9　大枣9　甘草6

上锉细，以水二合五勺，煎成一合，去滓，一日分三回温服。

桂枝加葛根汤：

同前症状，颈项部兼有强直性之痉挛者，桂枝加葛根汤主之。

桂枝7　芍药7　大枣7　生姜7　甘草4　葛根9.5

煎法用法同前。

桂枝加厚朴杏仁汤：

同桂枝汤证，而患者素有气管支炎病（喘）或胃肠性病（腹满）者，桂枝加厚朴杏仁汤主之。

桂枝7　芍药7　大枣7　生姜7　甘草5　厚朴5　杏仁5

煎法用法同前。

桂枝麻黄各半汤：

体温愈亢进，血压愈升高，而汗腺神经反收缩不汗出，遍身作痒者，桂枝麻黄各半汤主之。

桂枝8　芍药5　生姜5　甘草5　麻黄5　大枣5　杏仁6

煎法用法同前。

桂枝二麻黄一汤：

同桂枝汤证，而有间歇热如疟疾者，桂枝二麻黄一汤主之。

桂枝7　芍药7　生姜7　大枣7　麻黄4　杏仁8　甘草6

煎法用法同前。

桂枝二越婢一汤：

热型弛张，热多寒少，不出汗而烦渴者，桂枝二越婢一汤主之。

桂枝5.5　芍药5.5　甘草5.5　生姜8.5　大枣7　麻黄5.5　石膏20～100

煎法用法同前。

葛根汤：

发热，恶寒，不出汗，自腰部沿脊柱两侧上至后头结节之筋肉有强直性痉挛，自诉疼痛者，葛根汤主之。发热、恶寒、头痛，或无强直性痉挛症，而大便日有2～5次之泄下者，葛根汤主之。

葛根8.5　麻黄6.5　生姜6.5　大枣6.5　桂枝4.5　芍药4.5　甘草4.5

上锉细，以水三合，煎一合，去滓，一日分三回温服。

葛根加半夏汤：

发热，恶寒，头痛，或无下利症而作呕吐者，葛根加半夏汤主之。

葛根8.5　麻黄6.5　生姜6.5　大枣6.5　桂枝4.5　芍药4.5　甘草4.5　半夏11

煎法用法同前。

麻黄汤：

发热，恶寒，头痛，关节疼痛，无汗，气管支痉挛而喘者，麻黄汤主之。

麻黄11　杏仁11　桂枝7　甘草3.5

上细锉为末，以水三合，煎成一合，去滓，一日三回温服。

大青龙汤：

发热，恶寒，关节疼痛（或不疼痛），无汗，体内组织酸化旺盛，病者自诉心胸烦热而躁扰不安者，大青龙汤主之。

麻黄11　桂枝3.5　甘草3.5　杏仁3.5　生姜5.5　大枣5.5　石膏20～100

煎法用法同前。

小青龙汤：

发热，恶寒，头痛，四肢关节或腰部疼痛，咳嗽，哮喘，或胸腔内管有多量浆液性含蛋白质之液漏出而见胀满者，小青龙汤主之。

麻黄3.5　芍药3.5　干姜3.5　甘草3.5　桂枝3.5　细辛3.5　五味子

上细锉，以水二合，煎成一合，去滓，一日分三回温服。

麻黄杏仁甘草石膏汤：

发热，恶寒，头痛，无汗，烦渴喘咳者，麻黄杏仁甘草石膏汤主之。

麻黄 9.5　杏仁 5　甘草 5　石膏 20～100

上锉细，以水二合五勺煎成一合，去滓，一日分三回温服。

上列各方，均以借药物之力驱除病毒俾由汗腺而出，以达治疗之目的。然欲达此目的，必须求得适当之汗量而后可，太过、不及，非其治也。据临床之经验，往往因发汗太过而致漏出不已，因而虚脱者有之；或因水分分泌太过，运动神经失其营养，而起强直痉挛之变化者有之；或因组织中水分减少，而致酸化燃烧亢盛，大烦、大渴、狂言、谵语者有之；或因此血液衰少，而致血压低落者有之。

至若不应汗者，更不可妄用发汗，若犯之，徒伤其津液也。《伤寒论》第 61 条（现 59 条）曰："大下之后，复发汗，小便不利者，亡津液故也。"第 62 条（现 60 条）曰："下之后，复发汗，必振寒，脉微细。所以然者，以内外俱虚故也。"第 227 条（现 218 条）曰："伤寒四五日，脉沉而喘满，沉为在里，而反发其汗，津液越出，大便为难，表虚里实，久则谵语。"此皆为不应汗而汗之的不良转归，吾人于临诊之际必须三为留意者。

故《伤寒论》又提出禁汗七条曰：咽喉干燥者，不可发汗（第 87 条，现第 83 条）；淋家不可发汗，发汗则便血（第 88 条，现第 84 条）；疮家虽身疼痛，不可发汗，汗出则痉（第 89 条，现第 85 条）；衄家不可发汗，汗出必额上陷，脉急紧，直视不能，不得眠（第 90 条，现第 86 条）；亡血家，不可发汗，发汗则寒栗而振（第 91 条，现第 87 条）；汗家复发汗，必恍惚主乱，小便已阴疼，与禹余粮丸（第 92 条，现第 88 条）；病人有寒，复发汗胃中冷，必吐蛔（第 93 条，现第 89 条）。

综其禁例，可知体液之不可轻损，知而犯之是自速其祸也。

（2）**清凉法**：凡用药物以沉静血液之循环，减退体温之亢进，而使神经清快，以达减退疾病之目的者，统谓之曰"清凉"。多用于伤寒病高热之不能外退者，特用此以沉静之，良以本品入于血中，多有减其所含之盐基及组织中之卤性，制止体内之燃烧作用也。

白虎加人参汤：

大汗已出，而体内碳酸燃烧仍亢盛，以致身热不解，脉搏洪大，大烦渴者，白虎加人参汤主之。

知母6　石膏20～100　甘草1.8　粳米12　人参3

上锉细，以水二合，煎一合，去滓，一日分三回冷服。

葛根黄芩黄连汤：

发热、恶寒、汗出、头痛，并发急性肠炎之下利，或呼吸迫促、胸部起充血机转之痞满，或食管有痉挛性之咽下困难，及食道神经痛者，葛根黄芩黄连汤主之。

葛根19　甘草5　黄连7　黄芩7

上锉细，以水三合，煎一合，去滓，一日分三回冷服。

栀子豉汤：

神经亢奋，睡眠不安，心烦意乱而作懊恼之症状者，栀子豉汤主之。

栀子3.2　香豉8

上各别细锉，以水200，煎栀子取150，去滓，入香豉，再煎为100，去滓顿服。

栀子甘草豉汤：

前症而见浅表性呼吸者，栀子甘草豉汤主之。

栀子3.2　甘草3.2　香豉8

煎法用法同前。

栀子生姜豉汤：

前症胃中有恶液质，时起呕吐之反射作用者，栀子生姜豉汤主之。

栀子24　香豉6　生姜6

用法同前。

三物黄芩汤：

头痛、四肢烦热甚，或心胸苦烦者，三物黄芩汤主之。

黄芩8.5　苦参8.5　干地黄17

上锉细，以水三合，煎一合，去滓，一日分三回温或冷服。

白虎汤：

发热、烦渴、汗出，脉搏洪大者，白虎汤主之。

知母7　　石膏20～100　　甘草2.5　　粳米14.5

上锉细，以水二合，煎一合，去滓，一日分三回冷服。

茵陈蒿汤：

发热、不恶寒、无汗，并发加答儿性黄疸者，茵陈蒿汤主之。

茵陈21.5　　栀子7　　大黄7

上细锉，以水二合，煎一合，去滓服。

黄连阿胶汤：

病者营液耗竭，神经失其营养，精神亢奋，而致心烦卧寐不宁者，黄连阿胶汤主之。

黄连4.8　　黄芩1.2　　芍药2.4　　鸡子黄一个之三分之一　　阿胶3.6

上细锉，先三味，以水一合五勺煎五勺，去滓，纳阿胶溶之，内卵黄，搅和顿服。

黄芩汤：

不恶寒但畏热，心烦，头痛，脉搏频数或下利胸胁苦满者，黄芩汤主之。

黄芩11　　大枣12　　甘草7　　芍药7

上锉细，以水三合，煎一合，去滓，一日分三回冷服。

（3）催吐法：凡用药物以刺激延髓之呕吐中枢，而使病毒从口出于体外，而达痊愈之目的者，统谓之曰"催吐"。其区别有二：一为刺激胃之知觉神经，由间接反射回延髓之呕吐中枢，而催呕吐者；一为吸收于血中，直接刺激呕吐中枢。催吐法，多适用于本病痰涎壅甚，或病毒之在胃中者。

瓜蒂散：

胸中痞硬，痰涎涌逆，若有气上冲咽喉不从息者，当从病势驱使上出，瓜蒂散主之；病毒盘踞食道，而现胸部满烦，食入不化者，瓜蒂散主之。

瓜蒂2　　赤小豆2

上为细末混合之，先以热汤七勺，煮香豉9.2作稀粥，去滓，以稀粥和药末服2。

据"恽铁樵"氏之研究，凡为病日浅正气未虚，邪热内攻胃不能容，生理发生反应而呕者，皆可"吐"也。其要点在病须属阳证，正气（自然疗能）未虚，否则禁吐。《金匮要略》曰："病人欲吐者，不可下之。"斯亦贵在利导，此皆吾人在未施吐法前之应切实注意者。例如本病在初期，其消化管腔之上部亦往往有加答儿之症状，如胸痞、嗳气等，若误诊为食道有异物积滞，施以吐剂，其症必剧。盖不知胃加答儿或神经性胃病，虽有膨满等不快之感觉，不可妄施以吐，否则胃液尤伤，炎症之机转亦必增烈也。《伤寒论》第127条（现120条）曰："太阳病，当恶寒发热，今日汗出，反不恶寒发热，关脉细数者，以医吐之过也……此为小逆。"铁证昭然，不可不慎。

(4) 泻下法：凡用药物以刺激肠黏膜，催进大肠之蠕动，逐去肠之内容物，而减轻病毒者，统谓之曰"泻下"。多用于本病之弛张热，即《伤寒论》之所谓阳明病也。

调胃承气汤：

发热，不恶寒，腹满，并发急性肠加答儿者，调胃承气汤主之。

大黄6.4　芒硝3.2　甘草3.2

上以水五合，煎一合，去滓，入芒硝溶之，一日三回冷服。

大柴胡汤：

呕吐、腹部拘急作痛，呈间歇性热型，而郁郁微烦者，是肠中病毒与粪便互结，刺激内脏神经而然，大柴胡汤主之。

柴胡9.5　黄芩3.5　大枣3.5　芍药3.5　生姜6.5　枳实5　半夏7
大黄2.5

上锉细，以水三合，煎一合，去滓，一日分三回，温或冷服。

柴胡加芒硝汤：

热型弛张，胁胸满闷，呕哕不快，大便秘结者，柴胡加芒硝汤主之。

柴胡9.5　黄芩3.5　人参3.5　甘草3.5　大枣3.5　生姜3.5　半夏7
芒硝7

上锉细，以水三合，煎一合，去滓，内芒硝溶之，一日分三回温或冷服。

桃核承气汤：

发热，头痛，小腹拘急，肠出血，时或昏狂如精神丧失状者，桃核承气汤主之。

桃仁7　桂枝6　芒硝6　甘草6　大黄12

上细锉以水二合五勺，煎一合，去滓，内硝溶化，一日三回温或冷服。

抵当汤（抵当丸）：

同是前症，内蓄瘀血，小腹部非独拘急而更硬满者，抵当汤主之。

水蛭 1.6　虻虫 1.6　桃仁 1.6　大黄 4.8

上为细末，以水一合，煎五勺，顿服之。

抵当丸方：

用丸者，缓其药力之意耳。

水蛭 6　虻虫 6　桃仁 6　大黄 6

上为细末，蜂蜜为丸，一回服 4，一日三回用服，时当下血，若不下者，更服之。

大陷胸汤：

热型弛张、舌燥烦渴、大便秘结，以指头轻打胸骨剑状冲起之直下部，病者诉疼痛，或并发渗出性肋膜炎者，大陷胸汤主之。

大黄 6.5　芒硝 4　甘遂 1.2

上细锉，以水一合五勺，先煎大黄，取五勺，去滓，内芒硝，溶后内甘遂末，搅和顿服。

大承气汤：

发弛张型热，自汗出，大便干燥或秘结，狂妄谵语，腹部胀满，大承气汤主之。

大黄 7　厚朴 14.5　枳实 8.5　芒硝 11

上以水五合，煎一合，去滓，入芒硝溶之，一日三回冷服。

小承气汤：

治同前症之轻者。

大黄 4.8　厚朴 3.6　枳实 3.6

上细锉，以水一合五勺，煎五勺，去滓，顿服。初服汤，当更衣，不尔者，尽服之；若更衣者，勿服之。

灌肠剂：

大便干燥或秘结，而其人不耐服泻下药者，可用灌肠剂。

土瓜根汁　蜂蜜　猪胆汁

上任取一品，混入适量沸水中，俟温，用灌肠器注入肠内。

据陆渊雷氏之报告，西人伤寒多肠穿孔出血而死者，当责其下之过早。故吾人于临床欲达到安全泻下之目的，必审其病之机势，是否已入应用泻下之阶段。一味妄下，速其祸也。《伤寒论》关于误下之文，不下 20 余条，足资参考焉。

(5) 利尿法：凡用药物之力以增加其尿量，排除血内之杂质者，统谓之曰"利尿"。其作用概别之可分为三：一曰尿之水分及盐类，因本品之作用而增加排泄者；二曰刺激肾上皮，扩张肾动脉，以呈利尿之作用者；三曰旺盛心力，亢进血压，以呈利尿作用者。

桂枝去芍药加茯苓白术汤：

发热，头痛，小便不利，或并发胸水证者，桂枝去芍药加茯苓白术汤主之。

桂枝7　大枣7　生姜7　茯苓7　白术7　甘草5

上药细锉，以水三合，煎一合五勺，去滓，一日三回温服。

五苓散：

发热，烦渴，小便不利，脉搏浮数，或得水则吐者，五苓散主之。

桂枝1.7　泽泻3.3　猪苓2.7　茯苓2.7　白术2.7

上为细末，一日三回分服；又锉细，以水二合五勺，煎成一合，一日三回分服；得水吐者，仍宜作散服；其他宜增上用量之二倍以上煎服。

茯苓甘草汤：

小便不利，亦不渴，但心下悸动，或呕者，茯苓甘草汤主之。

茯苓14.5　桂枝9.5　生姜14.5　甘草5

上药细锉，以水二合，煎成一合，去滓，一日三回分服。

猪苓汤：

因并发急性膀胱炎，或尿道炎，而引起之小便不利者，猪苓汤主之。

猪苓7　茯苓7　阿胶7　滑石7　泽泻7

上锉，以水二合，煎成一合，去滓，一日三回温或冷服。

(6) 和解法：凡用药物以缓和其病势之前驱，而复不取大吐、大汗、大下之法即达到消失病毒之目的者，统谓之曰"和解"。"和"缓和之意，西医之缓和药，系指凡用以减退物质之刺激性及过敏之知觉者而言，如乳糖、淀粉、汽水、亚拉伯树胶等是。

小柴胡汤：

头痛，目眩，肋膜腔部满闷不快，精神烦恼，或食管起反射痉挛之呕吐，而呈间歇热者，小柴胡汤主之。

柴胡 9.5　黄芩 3.5　人参 3.5　甘草 3.5　大枣 3.5　生姜 3.5　半夏 7

上锉细，以水三合，煎一合，去滓，一日分三回，温或冷服。

柴胡加龙骨牡蛎汤：

同前症，而小便不利，身重不易转侧，时或发如痫状而谵语者，柴胡加龙骨牡蛎汤主之。

柴胡 7　半夏 5.5　大枣 2.8　生姜 2.8　人参 2.8　龙骨 2.8　铅丹 2.8　桂枝 2.8　茯苓 2.8　牡蛎 2.8　大黄 3.5　黄芩 2.8

上锉细，以水三合，煎成一合，去滓，一日三回温服。

桂枝去芍药加蜀漆龙骨牡蛎救逆汤：

同前症，而惊狂益甚，胸满卧起不安者，桂枝去芍药加蜀漆龙骨牡蛎救逆汤主之。

桂枝 5.5　生姜 5.5　大枣 5.5　蜀漆 5.5　甘草 3.5　牡蛎 9　龙骨 7

上锉细，以水四合，煎成一合，去滓，一日分三回温服。

桂枝甘草龙骨牡蛎汤：

发热，大汗出，烦躁不安，胸腹部有动悸而急迫者，桂枝甘草龙骨牡蛎汤主之。

桂枝 14.5　甘草 7　龙骨 7　牡蛎 7

上药锉细，以水二合，煎一合，去滓，一日分三回温服。

柴胡桂枝汤：

发热，恶寒，四肢关节疼痛，微呕，肋膜腔部支满而痛者，柴胡桂枝汤主之。

桂枝 3　黄芩 3　人参 3　芍药 3　生姜 3　大枣 3　甘草 2.2　半夏 6.5　柴胡 8.5

煎法用法同小柴胡汤。

桂枝加芍药汤：

发热，恶寒，头痛，腹部肌肉神经痉挛而拘急痛者，桂枝加芍药汤主之。

桂枝 7　大枣 7　生姜 7　芍药 14.5　甘草 5

上细锉，以水二合五勺，煎成一合，去滓，一日分三回温服。

四逆散：

同前症，并发慢性腹膜炎或痢疾者，四逆散主之。

炙草 3   枳实 3   柴胡 3   芍药 3

上以水二合五勺，煎至一合，去滓，一日三回温服。

和解剂之应用，独于本病少阳期为最多。渊雷陆氏云："太阳之病势集中于肌表，故曰表证；阳明之病势集中于消化管中，故曰里证；少阳则病势集中于膈膜附近，躯壳之内脏器之外，故曰半表半里之证。病在表者可发汗，病在里者可下，病在里之上部者可吐。少阳病既不在表，又不在里，故吐汗下皆所当禁，独取和解之法。"

《伤寒论》第 269 条（现 264 条）曰："少阳中风，两耳无所闻，目赤，胸中满而烦者，不可吐下，吐下则悸而惊。"次条又曰："伤寒，脉弦细，头痛发热者，属少阳，少阳不可发汗，发汗则谵语……"前者，因误施吐下影响于心脏，而现惊悸等之心脏性神经衰弱症；后者，因误施发汗而伤其津液，累及神经系而患病。可知本病于此期中，当知要妥善处置也。

（7）**强壮法**：凡用药物以改良营养，变衰弱而为强壮者，统谓之曰"强壮"。略分健胃、补血、苦味三种。

小建中汤：

发热，恶寒，心窝压痛（心脏性神经衰弱症），是腹中痛而喜按者，衰弱性之腹壁神经痛也，小建中汤主之。

桂枝 5.5   生姜 5.5   大枣 5.5   甘草 3.5   芍药 12   胶饴 55

上药锉细，以水二合五勺，煎一合，去滓，加胶饴溶之，一日分三回温服。

桂枝人参汤：

发热，恶寒，头痛，复兼胃肠肌弛缓之下利，并有胃部膨满之感者，是外实里虚，桂枝人参汤主之。

桂枝 9.5   甘草 9.5   白术 7   人参 7   干姜 7

上以水二合五勺，煎一合，去滓，一日分三回温服。

附子汤：

恶寒，一身关节疼痛，心脏衰弱，消化不良者，附子汤主之。

附子 5   茯苓 7   芍药 7   人参 5   白术 9.5

上细锉，以水二合五勺，煎一合，去滓，一日分三回温服。

乌梅丸：

消化不良，心烦不安，神经衰弱，并发慢性下利，及寄生虫病者，乌梅丸主之。

　　乌梅12　细辛12　附子12　桂枝12　人参12　黄柏12　干姜20　当归8　蜀椒8

　　上细锉，以蜂蜜及米糊为丸，一回服4许，一日三回服用。

　　当归四逆汤：

　　手足厥冷，脉搏细弱，小便频数或不利，神经衰弱者，当归四逆汤主之。

　　当归5.5　桂枝5.5　芍药5.5　细辛5.5　大枣5.5　甘草3.5　通草3.5

　　上细锉，以水二合五勺，煎一合，去滓，一日分三回温服。

　　当归四逆加吴茱萸生姜汤：

　　同前症，患者体质素弱，并有胃扩张症者，当归四逆加吴茱萸生姜汤主之。

　　当归3.5　桂枝3.5　芍药3.5　细辛3.5　大枣3.5　甘草2.5　通草2.5　吴萸1.2　生姜9.5

　　上以酒及水，各一合二勺，煎一合，去滓，一日三回温服，但与他方合用者，皆宜水煎。

　　(8)　**兴奋法：**凡用药物以刺激脑脊髓及末梢神经，而盛其机能，奏兴奋之效者，统谓之曰"兴奋"。兴奋剂之实施，对于生理方面可使心脏机能兴奋，而催进其血行，亢进脑之机能，而刺激神经、活泼神经，而快利其呼吸。于本病陷入失气、虚脱，有疲劳之状态者，均用之。

　　桂枝附子汤：

　　汗出不止，体温低降，四肢挛急，不可伸屈，甚或小便不通者，此是血浆分泌过多，体内营养缺乏，体温不继，细胞之活力因而衰减也，桂枝附子汤主之。

　　桂枝7　芍药7　大枣7　生姜7　甘草5　附子2.5

　　上锉细，以水二合五勺，煎成一合，去滓，一日分三回温服。

　　桂枝去芍药汤：

　　因泻下而致淋巴分泌旺盛，胸胁部苦满，腹力脱弱，无挛急之症者，桂枝去芍药汤主之。

　　桂枝11　大枣11　生姜11　甘草7

上以水二合，煎至一合，去滓，一日分三回温服。

桂枝去芍药加附子汤：

因泻下而致心脏衰弱，造温机能减退，有若不胜其寒者，桂枝去芍药加附子汤主之。

桂枝 11　大枣 11　生姜 11　甘草 7　附子 3

煎法服法同前。

干姜附子汤：

津液内竭，体温减退，脉搏细微，心脏振寒，而有精神愈劳之态者，干姜附子汤主之。

干姜 6　附子 6

上细锉，以水一合五勺，煎五勺，去滓，顿服。

桂枝新加汤：

发汗后，体温已平，惟全身骨节疼痛，脉搏沉迟者，贫血性神经痛也，桂枝新加汤主之。

桂枝 6　大枣 6　人参 6　芍药 9.5　生姜 9.5　甘草 5

煎法用法同桂枝加附子汤。

芍药甘草附子汤：

发汗病不解，反益深其恶寒者，心脏衰弱，体表层之毛细血管收缩故也，芍药甘草附子汤主之。

芍药 14.5　甘草 14.5　附子 5

上细锉，以水三合，煎一合，去滓，一日二回分服。

真武汤：

因发汗刺激汗腺神经中枢，影响大脑官能，以致心脏及神经同陷于衰弱之境，而致心悸、眩晕、全身战栗者，真武汤主之。

茯苓 11　芍药 11　生姜 11　白术 7　附子 3

上细锉，以水二合五勺，煎一合，去滓，一日分三回温服。

桂枝甘草汤：

大出汗后，血液衰少，心房大张大缩以维持血压，患者自诉心悸亢进而欲得按者，桂枝甘草汤主之。

桂枝 24　甘草 12

煎法用法同桂枝新加汤。

四逆汤：

周身肌肉以及骨节，如发偻麻质斯性之神经痛，脉搏沉细，精神萎顿者，大有虚脱之虞，四逆汤主之。

炙草4.8 干姜3.6 附子2.4

上细锉，以水二合五勺，煎一合，去滓，一日分三回温服。

炙甘草汤：

病者脉搏忽来忽止、乍数乍疏，而形成不整脉或交互脉（古人称之曰"结代"，此乃血液不能充盈其脉管，心律虽大起大落，其搏动不能依次传达于桡骨之故），同时起心悸亢进者，炙甘草汤主之。

甘草2.5 生姜2.5 桂枝2.5 大枣2.5 人参1.8 阿胶1.8 生地黄12 麦门冬8.5 麻子仁5.5

上细锉，以酒一合八勺，水一合，煎一合，去滓，入阿胶溶之，一日分三回温服。

麻黄附子细辛汤：

凡心脏衰弱者，初罹本病，麻黄附子细辛汤主之。

麻黄14.5 细辛14.5 附子7

上细锉，以水三合，煎成一合，去滓，一日分三回温服。

通脉四逆汤：

头面发热，手足厥冷，是谓"戴阳"，亦曰"格阳"，脉搏微细，下利汗出，通脉四逆汤主之。

炙草4.8 干姜4.8 附子2.4 葱白3茎

煎法用法同四逆汤。

3. 汉方疗法

伤寒病治疗大略，已如上举。兹再将大冢敬节氏对肠窒扶斯之汉方疗法录之如次，以资借镜。

前兆期通例现太阳病证（老人虚弱人始现阴证），即头痛、恶寒、轻热、全身倦怠，此期中用"桂枝汤""葛根汤""麻黄汤"之类。"麻黄汤"之条下有身疼、腰痛、骨节疼痛云云，此时期所现之症状，与神经病之症状一致。

热如阶段状之上进者，小柴胡汤之证也，此时舌上现白苔，食欲亡失，脾脏、肝脏肿大，耳鸣、头痛等。若舌现黄苔而干燥，舌尖赤，大便秘者，与大柴胡汤；热上稽留，亦所谓潮热，大便秘，谵语，有搜衣摸床之状，亢奋高声骂詈，乱打自己之周围，或从病室逸走等状者，用"承气汤"类；若无宿食停滞之候，热炽而口渴，现如上之症状时，应用"白虎汤"。

迟钝性之发喃语、谵妄，不求饮食物，或膀胱过充而不排尿，或卧不适宜之地位，身体恒数小时不变其体位者，有阴证之意，但亦有阳极似阴，动极则静者，故宜参照脉、腹、舌等，用"真武汤"或"承气汤"之类。

肠管内发生多量之瓦斯，苦腹部胀满时，用"大小承气汤""栀子厚朴汤""厚朴七物汤""厚朴生姜半夏甘草人参汤"之类。

下痢之时，腹部仍坚实，脉沉实者，确为阳实之证，应用"大柴胡汤""承气汤"之类。一日下数回至十数回水样之便，心下痞，小便呈不利之状者，用"人参汤"。若心下痞硬，腹中有雷鸣之状者，用"甘草泻心汤"。已陷于阴虚，脉沉微，恶寒，有手足厥冷之状而下利者，用"真武汤""四逆加人参汤"之类。

肠出血不止者，用"黄土汤""当归胶艾汤""人参汤""四逆加人参汤"。

此外之并发症，可参照各疾病适宜用药。

第二章　副型伤寒

第一节　副型伤寒病因

西医于 1896 年，在所称肠窒扶斯患者之尿与关节腔内，发现一种类似伤寒而实不同之细菌，乃始创用"副型伤寒"之名，并确定此病之传染径路。一如伤寒，由于患者或带菌者之排泄物，直接间接都足以传染；余如肉类为污指所染，未经充分煮沸即供食用时，亦可为传染之源。

中医学断难与细菌接触，对于识别细菌之力自不逮西医远甚，但中医治疗是对症下药，细菌非其治疗之核心，不识之无伤也。

第二节 副型伤寒症候

患之者，有发急性肠胃炎之症状而势颇危殆者；有发伤寒类似症状，在临床方面不易判别者。前者，名曰"副型伤寒胃肠炎"；后者，则曰"伤寒样副型伤寒"。兹分述之。

1. 伤寒样副型伤寒

伤寒样副型伤寒与窒扶斯微可区别者，发热之际，除恶寒而外，多有战栗、呕吐、下利，亦多同时并起；热度自始即可达至39度以上，以视窒扶斯之逐日上升，作阶梯状者略异；热型虽亦间有稽留，而大多则始自弛张；发热期间，且多不出三周；脾肿较窒扶斯为微；蔷薇疹虽以小而多者居多，而间有极少或且全无者；唇葡行疹较为习见；大便多属下利，而往往混有黏液，迨后亦有转成豌豆汁样者；支气管炎虽所习见，而肺炎则极少；肠出血亦极罕觏而间可偶发；因以致命者亦未无之，一旦解热后，时有再发者。

根据上述症状，欲施以完善之根疗法，惟中医能之。在发热开始弛张，出现支气管炎症状，日数下利时，即处以"葛根黄芩黄连汤"，必得良好之结果；若寒热反复而作，呕吐下利，腹部拘急作痛，郁郁微烦者，"大柴胡汤"主之。余当依伤寒法。

伤寒样副型伤寒预后较窒扶斯良好，死亡率约只10%，大都在一两周内即可退热，纵初期热高病重者，亦常随时日之推移渐见轻快。

2. 副型伤寒胃肠炎

副型伤寒胃肠炎由食用为本菌所污染未经充分煮沸之肉类而引起。轻者，不过腹痛及下利数行。重者，则剧烈呕吐，米泔汁样下利，急起衰弱，眼球陷没，眼光减少，四肢厥冷，皮肤易作皱襞，舌干，尿减，体温升腾每及40度（多属于虚性兴奋），意识每欠明了，并可证明腓肠肌痉挛。苟施以适宜治疗，四五日内可轻快，内中间亦有因虚脱致死者，其治疗大略如下。

甘草泻心汤：

初起轻症时，可酌用甘草泻心汤。

甘草7　半夏11　黄芩5.5　干姜5.5　人参5.5　大枣5.5　黄连1.8

上为细末，混合之，水煎，去滓服。

理中汤：

欲起衰弱症状者，理中汤主之。

人参9　甘草9　干姜9

上细锉以水二合五勺，煎一合，去滓，一日分三回温服。

白通加猪胆汁汤：

有虚脱之机势者，白通加猪胆汁汤主之，四逆加人参汤亦主之。

葱白6.8　干姜2.8　附子2.8　猪胆0.8

上细锉，以水一合五勺，煎五勺，去滓和猪胆，顿服。

四逆加人参汤：

甘草4.8　干姜3.6　附子7　人参7

上细锉，以水二合五勺，煎一合，去滓，一日分三回温服。

其中有实证时，无妨用"大承气汤"等下之。

预后不定佳，须慎言。

第三章　发疹伤寒

第一节　发疹伤寒病因

发疹伤寒之病因未明，西医有从患者身上之虱子肠内检查出一种杆菌，拟为本病之病原，但尚未经多数学者之证明。此病惟以发生斑疹为特征，故亦称"斑疹伤寒"，为急性传染病中之最易感染者。发疹伤寒多发于壮年男子，病后可获得免疫性。《金匮要略》称本病曰"阴阳毒"，即指发斑疹之意。其机能亢盛属实热者，为阳毒阳斑；机能衰弱，属虚寒者，为阴毒阴斑。

第二节　发疹伤寒症候

发疹伤寒经8至12日之潜伏期后，出现头痛、倦怠、吐呕、不眠、四肢疼痛、食欲不振等前驱症状；或无前驱症而突然恶寒战栗，体温升至40度以上，伴有头痛、眩晕、谵语、昏蒙等脑症状；并有脾肿及支气管炎，但肠症状则较轻；较固有者，厥为全身起蔷薇疹，在第三日至第七日即有多数急遽发出，或逐渐发见，由躯干延及四肢与颜面，正如《金匮要略》所谓之"面赤斑斑如锦文"也；发疹二三日后，变为出血性疹，面色发红，眼充血，重者或出现谵妄、狂躁；又常并发脓性腮腺炎，故《金匮要略》曰"咽喉痛""唾脓血"，此皆所谓"阳毒"一类病状也。苟于此失治，或患者体质不良，则又最易显衰弱症，出现心搏衰微，血压低减，脉微而数，面目暗晦，瞪目偃卧，循衣摸床者，即《金匮要略》所谓"阴毒"也。

第三节　发疹伤寒治疗

发疹伤寒既有阴阳两性之分，治疗之法亦当各异。属于阳性者，宜清凉，宜泻下；属于阴性者，宜用强壮剂。据陆渊雷氏之实验，俱忌发汗，发汗则斑疹出血溃烂，或致组织坏死也。

1. 阳性发斑之处方

活人阳毒升麻汤：

升麻7　犀角4　射干3　黄芩6　人参4

上细锉，以水三合，煎一合，去滓，一日分三回冷服。

化斑汤：

知母6　石膏20～100　甘草0.8　人参3　粳米11　葳蕤4

煎法用法同前。

升麻鳖甲汤去蜀椒雄黄方：

升麻7　当归3.5　甘草7　鳖甲3.5

上细锉，以水二合，煎一合顿服之。

2. 阴性发斑之处方

附子饮：

附子2.5　桂心5　当归3.5　白术7　半夏7　干姜5.5　生姜3.5

上细锉，以水三合，煎一合，去滓，一日分三回温服。

霹雳散：

附子炮过，以冷灰焙半时许，取出切半个，细锉，入蜡茶 0.5，煎成，入熟蜜半匙，冷服。

正阳丹：

附子 3.5　干姜 2.5　甘草 7　皂角 2.5　麝香 0.3

上锉成细末，一日分三次白汤送下。

升麻鳖甲汤：

升麻 7　当归 3.5　甘草 7　鳖甲 3.5　蜀椒 1.5　雄黄 2

上细锉，以水二合五勺，煎一合，一日分三回服。

第四节　发疹伤寒预后

发疹伤寒预后由发热之高低，及合并症之有无而异，死亡数为 6% ~ 12%。

此外尚有一种名"满洲伤寒"者，由日俄之役，以我国满洲作战场，此际日人堀内氏等，于满洲就呈伤寒症（肠窒扶斯）状之一患者，发现一具鞭毛有固有运动之杆菌，较伤寒菌为细长。临床症状，发病以反复强度之恶寒战栗为特征，骤然体温升至 39 度至 40 度，屡伴呕吐，诉头痛、倦怠、四肢痛，体温为稽留型，越九至十五日而渐次退热，大多数有玫瑰疹样发疹，起于第三四日，至退热前二三日则消退，余症略同伤寒。治疗法亦准用伤寒之疗法，即西医至今亦尚无特殊之细菌学的制剂，然死亡率亦甚少。

第四章　痢　疾

我国古来"痢疾"之异名甚多，其原因即系同一病证，倘其症候稍异，而称呼即略加以区别，以志不同。《名医别录》曰"卒"；《诸病源候论》曰"赤痢""带痢""天行痢""休息痢""白带痢""赤白痢""鱼脑痢""血痢""脓血痢""冷痢""热痢""杂痢""肠虫痢""风下"；《肘后备急方》有"水谷痢"及"热毒痢"之别；《千金要方》曰"赤滞""热毒痢""白滞利""下血痢""久冷利""积冷痢""洞痢""泄清痢""暴痢""毒痢""痊痢";《外台秘要》曰"大下痢""脓痢""休息痢""肠澼痢";《古今验方录》分"痄湿痢""热渴痢"两种;《三因方》曰"风痢";《直指方》曰"气利";《简易方》曰"禁口利";《局方指南》曰"续利";《兰室秘藏》曰"温毒肠";《幼幼新书》曰"药毒利""时行利""血瘕利""瘕积利""脏毒利";《证治要诀》有"刮肠"及"劳利"之称;《锦囊秘录》曰"利"。若再上溯到《内经》《难经》诸书,则更有"肠便血""肠下脓血""后泄""肠下""迫立""大瘕泄""肠泄""下重"等诸不同之名称。近世沈其震氏曰:我国中世医家之论赤痢病者,仅因症候略异各附特别名称,而大体实系同一疾病,即发热、腹中绞痛里急后重、脓黏液及血液下利三种主要症候,聚合之一症候群,亦即今日所谓赤痢。此论可谓要言不烦。今之西医称"赤痢"者,为日本译名,统为细菌性及原虫性痢疾而言,非古人仅指下物或黄、或赤,甚时下血之狭义而言也。

第一节　痢疾病因

《素问·六元正纪大论》曰:"太阳司天,风湿交争,民病注下赤白。"《素问·至真要大论》曰:"少阳司天,火淫所胜,民病注下赤白。"《素问·太阴阳明论》曰:"食饮不节,起居不时,则阴受之,则入五脏,入五脏则满闭塞,下为飧泄,久为肠澼。"张景岳曰:"痢疾之病,多发于夏秋之交,古法相传,皆谓炎暑大行,相火司令,酷暑之毒,蓄积而为利。"吴立本曰:"凡利初起,有因暑湿而得者,有喜食生冷瓜果,或坐凉亭水阁,或露坐当风,皆虚者得之。"据此可知,古人所说"赤痢"病因,非寒热风暑湿所引起,即为饮食不节所由生。《金匮要略》曰:"大肠有寒者,多鹜溏;有热者,便肠垢;小肠有寒者,其人下重便血。"《丹溪心法》中曰:"赤痢乃自小肠来,白痢乃自大肠来,皆湿热为本。"是又论痢原之多重于内伤者也。

迨1875年,刘喜氏在俄都彼得堡,于一慢性下利之农人便内,证明多数变形虫,死得剖检,复于空肠下部大肠上部发现溃疡,但犹未以变形虫为病原。后于1883年,埃及又发现变形虫深入肠组织。1887年,又在赤痢续发之肝脓疡内,发现多数变形虫,乃于变形虫之病原性,始得略植根基,是时更判明非病原性与病原性二种之区别，于是变形虫赤痢之存在始告确定。他若流行性赤痢之病原，系志贺洁氏于 1898 年，日本赤痢大流行时所发现，为杆菌之一种；其后志贺氏于 1900 年，在德国亦见同样之杆菌，以是细菌性赤痢之存在亦遂确定。故知，向所谓赤痢，盖发自二种相异之原因，一为细菌性赤痢，一为变形虫赤痢。

然古人对于痢疾病原，除上述外感、内伤论而外，亦非不知有细菌、原虫者。如蛲虫痢之发生于蛲虫（蛲虫，古说为九虫之一，肠胃间寒湿之气宛结所化，形细微如菜虫，居胴肠之间，实则属蠕行动物圆虫类线虫类蛔虫科，体呈长纺锤形，色白，一端有口，口下有食道及肠等，而通于近尾之肛门，体长约三分余，雄性更细小，寄生于人类大肠中，往往成群自肛门匐出），虫疰痢之成于蛊疰（蛊疰，即指痢疾之有菌者而言，故古人对本病多用乌梅等杀虫剂），特不逮今日细菌学者之精进耳。

于此，吾人应得一强有力之结论者，痢疾之原于菌类作祟，中外古今学者咸为之认定，菌类侵入人体之途径，当责于饮食不节，盖赤痢变形虫，常附着于蔬菜以及井水、河流中，而苍蝇尤为吾人吃进病原体之媒介，若气候转变，起居不时，亦不得不为本病之诱因也。

1. 细菌性赤痢病因

细菌性赤痢之病原体称之曰"痢疾杆菌"，为与伤寒菌之大小近似之中等大杆菌，菌之两端钝圆，或孤立或两个连结，无鞭毛，故乏固有运动，以有著明之分子运动为特征，发育于碱性培养基，在马铃薯上发育微弱。本病之病原自志贺氏菌发现后，犹有多数酷似而有异点可识之菌，接踵相见，命曰"副型赤痢菌"，以示有别。

本病分布，虽不似伤寒之普遍，然在大都会之每年夏季，多少必可见其流行，时亦发生大流行。志贺氏之病菌发现，即在 1898 年日本大流行之时。其罹病率与死亡率，关于流行时之毒性及个人之素质，大凡体质薄弱者，或幼儿老人之类，不特易为本病所犯，且经过亦多荏苒。

本病传染泉源，实在赤痢病者。然发赤痢症状者易于注意，故其危险反不甚大。若夫不现赤痢症状而有赤痢菌自粪便排泄者，则其流行传染之危险甚大，即所谓带菌者是也。次如赤痢症状既已痊愈，而犹有细菌排出则曰

"排菌者"，自亦存有传染危险。是种关系，在伤寒（窒扶斯）、赤痢、霍乱，盖相同也。

细菌之所以能侵入健体，除前述饮食、苍蝇之媒介而外，关系之最大者，莫过于直接传染，故在贫户宿舍等人群猬集之所，对室内外清洁最需注意，梅雨期秋冷时尤属重要，此古人对于饮食起居气候之特别注意者也。

2. 变形虫性赤痢病因

人肠寄生变形虫有二种，一为非病原性，一为变形虫性赤痢之病源。前曰结肠变形虫，后曰赤痢变形虫，亦曰痢疾伪足虫（阿米巴）。赤痢变形虫之发现以刘喜氏为嚆矢，其后此种伪足虫广为发现于各地，除寄生于人之大肠外，复寄生于肝，引起肝脓疡，尤以热带地方为多，如我国南部、埃及、中央阿美利加、意大利及巴尔干半岛等，以其限于地方，故又有地方性病赤痢之称，然其毒素不如赤痢菌之剧烈，故所呈之症状亦较前者为轻。

第二节　痢疾症候

赤痢之固有症状，厥为血液黏液（脓）混有之频繁下利，难堪之里急后重与夫腹痛；每兼有水泻样下利，四肢倦怠等前驱症状；粪便在初期仍带便臭，稍有血丝血斑与黏液，数小时或一二日后则排泄混血之纯粹黏液，血量多时现鲜红或暗红色，不背所谓赤痢之名称；脓量多时则带黄白或黄赤色，发出黏液样臭气。

唐宋以后诸家不识此理，主张赤痢为热、白痢为寒之说，后起者不察，和而唱之，同然一词，赤热白寒几成为本病之定论。岂知《金匮要略》明载有"小肠有寒者，其人下重便血"之文，而《素问》亦曰"少阳司天，火淫所胜，民注下赤白"，《伤寒论》第310条（现306条）曰："少阴病下利便脓血者，桃花汤主之。""桃花汤"用赤石脂6.4、干姜0.4、粳米4，并无一味寒凉之品。兹且不就吾人科学眼光所观察者而言，即以经释经其说亦无立锥之地也。

痢疾患者之粪便苟施以镜检，则除病原菌及大肠菌（二者在形态方面本难分别）而外，可见黏液、肠上皮细胞、赤血球、脓球等物，大便成分几不可见。轻症者，日不过五六行；中等度者，日可二三十次；重者六七十次，不暇稍离便器者有之。每次所泄，量本甚微，大多不足一食匙。通便之际，腹中多雷鸣与刺痛，里急后重之显著者苦闷不可名状，于直肠有强烈变化时尤然。以故不能排泄黏液血便，反发生直肠黏膜翻转以致脱肛者有之。体温在疾病之初期为39度至40度，大多经二三日其热始解，但须持续至一周或一周以上始复平温，亦有自始即不见体温显著之上升者。即行治愈者，因持续下利与里急后重，病人颜面迅速枯瘦，眼睑深陷，带灰色之阴影状。舌干燥，生舌苔，脉搏频数，口中发恶臭，食欲亡失，同时口渴增进，往往恼嗳气、恶心、呕吐。

唐孙思邈之《千金要方》论本病之粪便有四种，曰冷利、热利、疳利、虫利。"冷利"谓下利物为白色；"热利"谓下利物为黄色或红色；红白相杂者为"疳利"；下瘀血者为"虫利"。此外则在血液下利更分别为赤利、血利、脓血利，名称枝节徒足自扰耳。

兹再将两性痢疾之病变及症候分述如下。

1. 细菌性赤痢病变表现

细菌性赤痢之病灶为浅在性，黏膜下组织多无病变，即或有之亦不过续发的间接之病变，故过一二周便内即可重现粪成分，血液黏液均皆退减，里急后重亦复消失，下利次数减少，即入恢复期，时或再发复排出血液黏液者。若历二三周而下利次数不见减少，里急后重依然如故，食思不振，营养大衰者，每致四肢冷感，体温过度下降，脉搏弱小，或出现昏睡、谵语、情绪不稳等神经中毒症而死亡，凡老人小儿等尤然。

病初腹部则屡屡膨胀，但因频繁下利，兼以食欲减退之故，继又渐次陷没，触诊至左肠骨窝S字状弯曲之部觉有一致之压痛，且每常证明有硬固之索状样之肿块，此肿块在初期为有痉挛性之收缩肠管之表征。经日则为有浸润之情形者为多，最适宜于本菌之发育者，厥为大便停积之处，肠黏膜及膜下组织往往因被毒素之刺激，现出浆液性或出血性之浸润而浮肿，重者肠黏膜表面附着糟糠状之沉着物，而渗出黏液或脓血，于是黏膜之上皮细胞陷于坏死，表面破坏而成溃疡。病至此，所以纯为脓血内含多量之白血球及腐败之黏膜片，如毒素被吸入血循环中而周布全身，则病机将愈陷于重笃。

他如本病最易发之合并症，吾人亦不可不知者。一是关节炎，在恢复期约有39%的患者可并发本症，足关节、膝关节、股关节等，最易犯及，肩关节及其余上肢关节偶亦发生，关节腔内有浆液渗出，关节周围组织起炎症，故亦有关节肿胀及运动时之疼痛，但其后不致贻留强直。二是神经系统受损，出现半身不遂、对侧麻痹、偏侧麻痹、神经炎等亦可发生，宛如伤寒时所见，然属稀有。

2. 变形虫性赤痢

变形虫痢疾之病灶为深在性，因其破坏组织力强之故。其溃疡多达黏膜下组织或浆膜层，甚则穿破浆膜而成疏散有潜性边缘之特异溃疡，此病灶乃局限于大肠，而尤以乙字状弯屈部及直肠为最多见，次则为结肠盲肠蚓突部等。

痢疾变形虫体略似白血球，受75度之热则伸出伪足（所谓伪足者，即该虫之移动器，一名虚足，或名根足，由体之外肉上部突出，能自由伸缩，除移动本体外又为捕取食物之用），其运动异常活泼，在某种时期往往经过肠管达十二指肠，通过十二指肠乳头部由门脉血管之介侵入肝脏，形成肝脓疡。此外肺脏及脑，亦有见形成转移性脓疡，每为致死之并发症。此病经过极缓，每自二三周至数月，往往因治不得法而反复发作，经年累月而成慢性，且在经过中复时时逆转为急性。如是一进一退，历有年所营养衰落，出现皮肤苍白、腹部陷没、下肢羸瘦性浮肿。

变形虫痢疾大便次数日一二次，混有少量黏液与血液，匪特不易救治，且因为逆转所袭而致死者有之。吾人所称"休息利"者，即属此也，虽然是种慢性症状，亦每由急性及亚急性转来。

关于急性者，多无前驱症。而亚急性者，则于一二日前，有腹内不快、食欲不振、四肢倦怠、轻度头痛、哕气、呕吐等症，且每好于夜间忽发下腹疼痛；下利初为水样黏液便，混有粪便，一至翌日即不见粪便成分，纯为黏液便或黏液血便，并有腐肉样之臭气（细菌性者少此臭气），里急后重，日可十余次至七八十次之多，尤以夜阑人静时为甚；是时体温除仍同上述而外，惟多为弛张型热型，病症增恶时则弛张益甚，脉搏随之频数；或全无热型者亦有之，但易转成慢性。本病之合并症有：上述之肝脓疡，普通在肝右叶触知大小不同之硬块；弛张热时，多发黄疸；易发穿孔性腹膜炎。

第三节　痢疾诊断

依据便意频数、里急后重、黏液血便等固有症候，痢疾诊断原不困难，其发病较速，兼有多少发热者，尤觉易易。

西医对痢疾之诊断，首则注意排除直肠癌（主征为排泄黏液、出血、疝痛样疼痛、狭窄症状及恶液质等）、直肠梅毒（肛门溃疡，并发生小结节状之丘疹，或扁平潜疣，或形成胶皮肿，渐次溃疡，若起里急后重，排便疼痛及多量之黏液脓汁分泌）、直肠淋（肛门瘙痒疼痛灼热，且排血液脓样之分泌物，肠黏膜发赤肿胀）等病症。其鉴别之法，系用手指插入肛门内触检肠壁，次则实行细菌检查。吾人除对此机械式之诊断，亦有采用之必要外，仲景氏犹遗有较此进一步之精确诊断法，试分述之。

《伤寒论》第 370 条（现 365 条）曰："下利脉沉弦者，下重也；脉大者，为未止；脉弱数者，为欲自止，虽发热不死。"

陆渊雷氏曰：病在里，故脉沉；肠神经及腹直肌皆挛急而痛，故脉应之而弦；脉大者，病势方进，正气方大起抵抗，故为未止；脉微弱而数者，邪去而正亦惫，心脏亦因而稍弱，故为欲自止；欲自止则虽发热而不死也。据"汤本求真"氏之研究：血气收敛筋脉拘急者，脉必弦；脉大者，其排血量必充实；弱即大之反，故弱脉当属排血量之小弱者；数脉，多半由于心动之亢进。陆汤二氏所说虽是，究为病毒之亢进，渐由弦脉而转为大者，正陆氏所云也。

吾人于诊断本病患者之时，其脉沉者，当知其为因下利频数之受损，当里急后重之际而脉弦者。脉沉，非因脉跃不足便是排血量之减少而沉着；若脉管细而排血量充实者，其脉乃弦。本病之发热，既无新感，当为血液中进入有害物质，攻击热中枢而然。下利至二三周而犹未已，心脏往往陷于衰弱，脉搏自当随之而弱小，虽弱小而心脏犹能继续亢进者，是正气未衰，即自然疗能不灭，体温虽犹未复原，然决无死证之转归也。

《伤寒论》第 374 条（现 369 条）曰："伤寒下利日十余行，脉反实者，死。"

陆渊雷氏曰凡病脉症不相应者难治，事实上诚有之；但旧说"阴症见阳脉者，生；阳症见阴脉者，死"，是迷信脉法之言，殊非事实。即如此条，"下利""脉实"，非阴症见阳脉乎？何以主死？暑病"人参白虎证"，其脉弦细芤迟（见《金匮要略·痉湿暍》），非阳症见阴脉乎？何以可治？其不足信明矣！"下利""脉实"，乃心脏起虚性兴奋，以图背城借一，卒之心脏愈益罢敝以死。愚所经验，但觉血液在血管中劲疾直前，不复有波动起落，盖脉管已失弹力，而心脏之虚性兴奋未已也，若是者，其死不出一周时。所谓真脏脉见者，盖亦不外此理，若《内经》所言真脏之象，竟未一遇，殆古人想当然之说，非纪实也。

潘澄濂氏曰：下利日十余行，正气当虚，今脉反实者，是因肠中病毒蔓延，血压增高，结果必使血管破裂，出血过多，以至无可救也。

陆潘两氏之说均有至理可据，但必须详察其当时之见症，方可下此预后良否之判断。前贤张介宾氏曰："实脉有真假，真实者易知，假实者易误。故必问其所因，而兼察形证，则必得其神，方是高手。"假实者，即陆氏之所谓虚性兴奋；真实者，即潘氏之所谓病毒蔓延，血压增高，将来有血管破裂之虞也。两者不得其治，均足以致死亡。

《伤寒论》第 366 条（现 362 条）曰："下利，手足厥冷无脉者，灸之不温，若脉不还，反微喘者，死。"第 373 条曰："下利脉绝，手足厥冷，晬时脉还，手足温者生，脉不还者死。"

潘澄濂氏曰："下利手足厥冷无脉，是乃亡阳之候，虽用白通四逆辈，恐有鞭长莫及之势，宜灸厥阴或少阴以通其阳，力较峻耳；若灸后脉仍不还，反微喘者，小循环亦绝，为必死也；若灸后其脉时而还，手足亦暖，则阳回厥返，为有生机之望也。"

"下利，手足厥冷无脉"，即前云四肢冷感、体温过度下降、脉搏弱小之候。潘氏指此为"亡阳"，即是言患者失去生活机能之意。"灸"者，据承淡安氏之定义，是以特制之艾，在身体皮表一定之部位，所谓一定之经穴点上，燃烧之，发生艾特有之气味与温热之刺激，以调整生活机能之状态，且增进身体之抵抗，是病之治疗及预防之一种医术也。据日本桴田、原田两氏之研究，谓施灸后白血球显著增加，几达平时之两倍，同时赤血球、赤血素亦增加，旺盛最良之营养。又宫人氏之研究，竟谓与紫外线有共通作用，可知病在不及施治方药时，固无妨用灸术图急救之。陆渊雷氏谓本病当灸"关元""气海"，考两穴俱属任脉，"关元"在脐下三寸，适当下股动脉及下肢神经，"气海"在脐下寸半，适当小肠动脉及交感神经丛枝。

《伤寒论》第360条（现361条）曰："下利有微热而渴，脉弱者，今自愈。"

潘澄濂氏曰："下利热微而渴、脉弱者，为病势减轻，体力渐复，故自愈也。"

"微热"，即体温已平复，无非相差一度或半度也；"渴"者，当是因下利体液耗伤，欲引以自救也。于此可占患者之胃机能并未完全亏败。"脉弱"，本为排血量弱小之征，患者经一度病毒之肆虐，脉搏宜其弱小。正谓为邪去正复之机，故能断定其佳良之预后，故"自愈"。

《伤寒论》第365条（现362条）曰："下利脉数，有微热，汗出，今自愈，设复紧，为未解。"

脉搏见"数"，本由于血循环亢进，亦是抵抗病毒之表现。血循环亢进，宜其有高热，但因散温机能亦同时亢盛而汗出之故，故仅有"微热"；病毒因血循环抵抗之故而受挫折，热中枢并未受其影响，此亦为体温未至过高之原因，宜其因此而愈也。假若脉搏突现"紧"象者，是由于汗出过多，脉管纤维萎缩及变硬之故，必因其人营养不良，将转为慢性痢疾也。

《伤寒论》第372条（现367条）曰："下利脉数而渴者，今自愈，设不差，必圊脓血，以有热故也。"

潘澄濂氏曰：下利脉数而渴者，为内热将清，惟液腺分泌未复元状，是亦为有自然疗能之力，故曰今自愈也；若下利不止，其后必圊脓血，此病毒迫于肠管之常有症状也。

吾人诊断疾病，虽无西医器械之精良，但能将脉症仔细参合，亦必无误。例如，本条患者，脉数而渴，下利次数减少，是病毒已无再行亢进之势；若脉数而渴，下利次数并未同时减少，或反加圊血者，是病毒正在亢进之趋势中。若但凭脉搏，而便足以诊断其预后之良否，揆诸情理殊属不合。

《金匮要略·第六卷》曰："下利，脉反弦，发热身汗者，自愈。"

陆渊雷氏曰：脉弦，因腹痛里急重后之故，赤痢之脉本多弦者，今云反弦，故赵氏释为初不弦后乃弦，差为近是；赤痢发热，因菌毒散布血液中所致，热愈高，可知菌毒愈重，故古人以痢疾发热为危症；发热有表候，知正气欲驱菌毒于肌表，故治法亦宜解表，葛根汤所以为治痢要药也；若发热微，则知菌毒不盛，自汗出，则知毒能自泄，故本经及伤寒厥阴篇，皆以微热、汗出为欲愈之候。

脉管细而排血量充实者，其脉搏动乃弦；脉管粗而排血量充实者，其脉搏动则洪。故洪与弦，同属于一类之脉波，惟因人脉管之粗细而异耳。患者脉搏初不弦后乃弦，是体力因得药石之助而转弱为强也，宜其自愈。

此外，《医学大辞典》对于本病诊断，亦颇有明确之记，注录于下以资参考。

"此虽变证多端，然皆不外乎表里寒热，而虚实尤甚详辨。大抵邪在表者（正气欲驱菌毒于肌表者），必有表证（如发热等是），但从其表疏散之（助正气以驱除其病毒也），表邪解则痢自愈。若无表证，则悉属内伤矣（多属于正气衰弱者）。以寒热言，古多以赤痢为热，白痢为寒，殊不知痢多起于夏秋，本于湿蒸热郁（包括今之细菌而言）或过食生冷（即细菌传染之路径）。气壮者郁热居多（指体力强，造温之旺盛者），气弱者阴寒为甚（指体力弱，生活机能之衰减者），不可但凭粪色。若更辨其虚实，则寒热之性质愈明。如头疼、身热、筋骨疼痛者（近乎并发关节炎），实也；胀满、恶食、急痛拒按者（胃肠炎），实也；烦渴引饮、喜冷畏热者（内有炎症），热也；脉强而实者（排血量充盈），实也；脉数而滑者（血行亢进，血管扩张者，数而滑），热也；外此，则无非虚寒矣（机能减退）。至于二者相似之际，尤当审察。如以口渴为实热，似矣。不知凡下痢必亡津液（体液耗散，水分缺乏），液亡于下则津涸于上，安得不渴，必当于喜热冷辨之（喜冷者内有炎病，喜热者多属胃寒）。以腹痛为实热，似矣。不知下痢则肠胃必伤（肠组织肠黏膜破坏），脓血稠黏，安得不痛，更当于痛之缓急、按之可否、腹之胀与不胀、脉之有力无力而辨之（胀痛俱是内有炎症，缓急拒按与否诊其炎症病变之轻重耳，脉之有力者属于亢奋，无力者属于虚弱）。以小便之黄赤短少为实热，似矣。不知水从痢去，溲必不长，溲以阴亡，溺因色变，必当于便之热与不热、液之涸与不涸、色之泽与不泽而辨之（关于尿之色泽说，见伤寒病之泌尿生殖器系统病，西医重于尿之检查，及定性量试验，亦可为诊断之一助）。以里急后重为实热，似矣。不知气陷则食廪不藏（指肠胃机之衰减），阴亡则门户不闭（指肛门括约肌之弛张），更当于病之新久、质之强弱、脉之盛衰而辨之。"

第四节　痢疾预后

细菌性赤痢之预后，视流行性质之良恶及病者身体之强弱而异，但非可乐观。在变形虫性赤痢，往往易成慢性，可因衰弱或并发肝脓疡以致死。古人对于本病之预后，往往随其诊断与经验而决定之。

除前引《伤寒论》各条，亦足为预后断定之参考外，前贤多谓下痢白沫初起，脉小滑能食者易治（胃机能不衰，血循环未受障碍也）；脉洪大急疾，四肢厥冷者难治（体温低降，血行图作最后之兴奋）；久利脉微弱小细者易愈（脉与病合故吉）；下利脓血初起，脉小弱或弦软，身不热者易治（菌毒未盛而抵抗力犹强也）；数实滑大而身热者，势虽甚犹可治（菌毒虽炽，而抗力亦不衰）；数实或虚大无根者危（虚性兴奋）；若不热，五六日后反发热，脉大者必死（菌毒日益亢进故也）；若身热不止，口噤不食者死（菌毒不衰，并发舌炎者）；久利而反不能食，脉见有余者死（体力已耗而胃机能亦败退，脉搏徒作虚性兴奋也）；小儿出痘而利者死（毒盛体弱）；妇人新产，利者危（体力未复，而病毒反炽也）。

第五节　痢疾疗法

1. 痢疾的食饵疗法

关于痢疾患者之食物，应选流动食物而富于滋养者；每日可多饮沸水，以促进其菌毒之排泄；当发热、疝痛、里急后重时，尤以粥汤藕粉之类为宜；又半熟或生鸡卵一二个，卵白卵黄均可食之。如此继续食养，十二天至二周，至前记症状消失，然后渐次与以浓粥、鱼及肉类，鱼类须择色白而肉软者，肉类则用鸡肉、鸽肉、雏鸡肉，白色柔软者细锉烧煮而与之，最后乃移于普通食物。

2. 痢疾的药物疗法

痢疾之药物疗法，务以除去肠内之刺激物，及求其疏通，以防便粪之停滞，控制病势之亢进，为先决问题。故西医于初期，常用甘汞、蓖麻子油等下剂，以通其大便。而古人亦主张"痢无止法宜荡涤"之说。不过古人之荡涤法，每随见症不同而不同，不若西医之机械式也。在溃疡期以后，西医常用吐根、阿片、石榴根皮等收敛剂，以求固涩，虽与吾人"久利虚寒宜用温补止涩"之说相同，然仅限于局部，而不逮吾人所用收涩之面面俱到也。至其赤痢血清之病因治疗，虽时或有中和毒素与杀菌之能力，尚不能称为特效。兹将吾人日常临诊经验之特效方胪列于后，以供选用。

桃花汤：

腹痛，便脓血，四肢冷感，脉搏微弱，小便短少，欲虚脱者，宜桃花汤。

赤石脂6.4　干姜0.4　粳米4

上细锉，以水一合五勺，煎一合，去滓，内赤石脂4，顿服之。若一服愈，余勿服。

大承气汤：

腹部胀满，热型弛张，大烦渴，腹痛拒按，或谵语者，宜大承气汤。

方见伤寒病。

小承气汤：

同前症，病型稍轻者，宜小承气汤。

方见伤寒病。

白头翁汤：

腹作疝痛，里急后重，肛门灼热，口渴思水者，宜白头翁汤。

白头翁9　黄连9　黄柏9　秦皮9

上以水三合，煎一合，去滓，一日三回温服。

栀子豉汤：

睡眠不安，心烦意乱者，宜栀子豉汤。

方见伤寒病。

通脉四逆汤：

手足冷感，汗出如洗，脉微欲绝者，宜通脉四逆汤。

甘草4.8　干姜4.8　附子2.4

上细锉，以水一合五勺，煎一合，去滓，顿服之。

诃梨勒散：

诃梨勒五枚

上一味，研为细粉，和粥汤吞之。

山阴倪氏方：

痢疾初起，里急后重，脉搏亢进，舌苔黄色，发热，烦渴，食欲不振，腹挛急而痛者，宜山阴倪氏方。

黄连4　黄芩5　白芍7　楂肉3　枳壳4　厚朴7　青皮5　槟榔5　当归3　地榆4　甘草3　红花4　木香4　桃仁4

上药细锉，用水六合，煎一合五勺，去滓，一日分三回服。如无脓血者，可勿用"桃仁""红花""地榆"。如内黏液滞涩者，加大黄5。

陈氏厚肠固胃方：

久利不愈腹痛，后重，日数十行，排泄混血之纯粹黏液者，宜陈氏厚肠固胃方。

炒白芍6　南木香3　炒佛手3　姜厚朴2　樗白皮2　姜黄连1　金樱子1　炒槟榔1

上药细锉，以水三合五勺，煎一合，去滓，一日分三次服。

葛根黄芩黄连汤：

痢疾初起，发热，头痛，心胸痞塞，或兼有外感表证者，宜葛根黄芩黄连汤。

方见伤寒病。

大柴胡汤：

口渴，口臭，舌见黄苔而干燥，胃部痞硬，胸胁有苦满之状者，用大柴胡汤。

方见伤寒病。

小半夏加茯苓汤：

嗳气，恶心，呕吐者，宜小半夏加茯苓汤。

半夏7.2　生姜4.8　茯苓2.4

上细锉，以水一合五勺，煎五勺，去滓，放冷，微量频服之。

此外，关于痢疾并发症之治疗甚多，应参照各疾病条下活法施治。据大冢敬节氏之研究，在发病之初期与"葛根汤"，务要使其发汗，可奏意外奇效。里急后重，肛门括约筋有痉挛的收缩倾向之际，触于 S 字状弯曲之部，屡屡有一致之硬固之索状物，对于触压过敏者，此际与"桃核承气汤"（见伤寒病），能缓解窘迫的症状。

张锡纯氏曰：治利之药品虽有多种，其治利之偏热者，当以"鸦胆子"为主要之药，其利之偏寒者，当以"硫黄"为最要之药，以此二种药皆有消除痢中菌毒之力也。经本书著者之临床实验，"鸦胆子"确为治赤痢之特效药。惟吞服时当以西药适中之胶囊盛之吞下，方无致吐之虞，以其味苦极，在胃中之刺激力颇强也。

兹再附录 15 痢疾有效方，以供读者临床之活用焉！

芍药加芒硝汤：

痢疾，便脓血，里急后重，宜用芍药加芒硝汤。

芍药 3.5　当归 1.5　黄连 1　黄芩 1.5　木香 1　肉桂 0.5　槟榔 1.5　甘草 0.5　大黄 0.5　芒硝 0.5

上细锉，以水三合，煎一合，去滓，一日分三次服。

行和芍药汤：

痢疾初起，频下圊而里急后重，腹微痛者，宜用行和芍药汤。

芍药 1.5　当归 0.5　黄连 0.5　黄芩 0.5　大黄 0.1　槟榔 0.3　木香 0.3　肉桂 0.3　甘草 0.3

上细锉，以水二合，煎一合，去滓，一日分三次服之。

调和饮：

痢疾渐转为慢性者，宜调和饮。

芍药 1.3　当归 0.7　川芎 0.5　黄连 0.5　黄芩 0.5　桃仁 0.5　升麻 0.1

上细锉，以一合五勺，煎半合，频服之。

和中汤：

痢疾通用剂。

芍药 1.5　枳壳 1　厚朴 1　青皮 1　藿香 1　缩砂 0.5　木香 0.3　干姜 0.3　甘草 0.5

上细锉，以水一合五勺，煎一合，去滓，一日分三次服。

如神丸：

痢疾通用剂。

阿片 3.5　黄连 0.5　沉香 0.5　砂仁 0.5　黄柏 0.5　甘草 0.5

上锉为粉末，小麦糊丸如梧子大，衣以朱砂，沸水吞服。

黄连丸：

痢疾通用剂。

黄连 3.5　茯苓 7　皮胶 3.5

先将黄连、茯苓和研为粉末，用水少许和胶为丸。

香连丸：

痢疾通用剂。

木香 1　黄连 2

上研为粉末，水糊为丸。

三奇散：

痢疾通用剂。

枳壳 3.5　黄芪 7　防风 3.5

上研为粉末，每服 1。

苍术地榆汤：

痢疾，下脓血，后重者，宜用苍术地榆汤。

苍术 9　地榆 3.5

上先将地榆炒黑，用水二合，煎一合，去滓，一日分三次服。

清凉四黄汤：

痢疾，炎症甚剧，里急后重者，宜用清凉四黄汤。

黄连 1.8　黄芩 1.8　栀子 1.8　柏仁 1.8　连翘 1.8　通草 1.8　瞿麦 1.8　乌梅 1.8　神曲 1.8　滑石 3.5　大黄 1　海金沙 1　羌活 0.7

上锉细，以水五合五勺，煎二合，频服之。

玄白散：

痢疾通用剂。

大黄 1　生地 1　芍药 1　当归 1　槟榔 1　牵牛 1　枳壳 1　莪术 1　黄连 1

上细锉，以水二合五勺，煎一合，去滓，一日分三次服。

轻车汤：

痢疾，下鲜血者，宜用轻车汤。

黄连 10　干姜 9　当归 9　阿胶各 9

上细锉，以水五合，煎二合五勺，去滓，频服之。

厚朴汤：

慢性痢疾，宜用厚朴汤。

厚朴 1.5　干姜 1.6　阿胶 1.5　黄连 1.9　石榴皮 1.7　艾叶 1.7

上细锉，以水二合五勺，煎一合，去滓，一日三次服。

参苓芍药汤：

久利身体衰弱者，宜用参苓芍药汤。

芍药 1.5　人参 1.5　当归 1.5　茯苓 1.5　山药 1.5　陈皮 1.5　砂仁 3

甘草 1　乌梅 1　莲肉 1　灯心草 0.6

上细锉，以水三合五勺，煎一合，去滓，一日分三次服。

黄连汤：

痢疾通用剂。

阿胶 2　黄连 1　当归 1　炮姜 0.8　黄柏 0.8　甘草 0.8　石榴皮 1

上锉细，以水三合，煎一合，去滓，入胶烊化，一日三次温服。

第五章　疫　痢

"疫痢"最易急剧侵袭小儿，故又有"小儿赤痢"之名。罹疫痢者，即排泄黏液，伴有恶寒、身痛、发热，甚至出现脑症候、心肌衰弱、出血等中毒症状，病程经过急速，取死亡或治愈之转归。《中国医学大辞典》曰："疫痢，利之易于传染者，此症多见恶寒、身痛、发热、呕吐，传染急速，与天行时疫相似。"因此"疫痢"之名，并不为西医专属矣。

第一节　疫痢病因

疫痢病原为赤痢菌或大肠菌之类似菌，或另有独立而可以称为疫痢菌之菌种。虽历经日人箕田博士等之累次报告，惜至今仍未十分明了。吾国医学之立场，向不侧重于细菌，故吾人时至今日，虽欲发前人所未发，深惭力有未能。特是病多犯于小儿，对于小儿之体质、生活环境，吾人不可不特加注意也。

第二节　疫痢诱因

疫痢多发于温暖地域，特频见于都市，概以初夏至初秋七八九月之间为最多，自十月著明减少，但冬季亦非绝无。与伤寒赤痢似无大差异，而于年龄与本病有绝大关系，凡二岁至六岁之儿童，较成年人罹致为易，且男多于女。东邦学者，略谓男儿食饵、游戏不卫生等机会较为频繁也，其实此可以为儿童多于成人之解释，不足以释男孩多于女孩也。

总之，疫痢由于食饵之不摄生，确系事实。例如，枇杷、桃、梨、葡萄、柿、西瓜等，果物之过食或不新鲜都会是诱因。又如，冰凝结等冷食物，均足诱发。且当盛夏，消化机能负担较重之际，虽属普通食物而过量摄取，或在污水中游泳而无意吞咽污水，亦常引发本病。再腹部之冷，却亦为诱因之一云。

第三节　疫痢症候

疫痢多无著明之前驱症状而突然发病，先发高热，间或微有恶寒，伴有头痛、呕吐、痉挛；经一二次之不消化便排泄之后，乃泄混黏液之绿色便，并无腹痛及里急后重；腹部紧张减退，概甚柔软，呈所谓握泥状；脉搏初强实而频数，每随发脑症状之病变次见弱微；四肢厥冷，于痉挛益甚，终至麻痹而死；凡健康活泼之小儿，一经罹本病，即渐觉沉闷而静卧，设行检温，为38度左右，经二三小时，便达39度以上；其粪便本为有形且甚整饬，此时则带恶臭，量多而柔软，其排出也，或一次多量，或量少而频数，内混不消化物，或仅少量黏液，嗣经五六时许，体温升至40度以上，则粪便亦变为黏液性，或混微量血液，下利普通一昼夜不出四五次，而达十余次者亦间有之；苟病重者，自发病达死亡，最速十二小时，迟者四十八小时，平均一昼夜前后；幸经四十八小时者则多有再生之望，同时体温亦渐次平复，痉挛休止，精神明确，脉搏强实，下利平静，食机复振者，早则四五日，迟则不出二周，遂告痊愈。

第四节　疫痢诊断

本属健康之小儿，骤现沉闷、静卧，微有热候，出现呕吐及排泄软便时，则可认为疫痢之初期，十九无误。

西医于此时，则主张频施排便灌肠，以求证明些须之黏液而确定其诊断，又常在尿中证明醋酮之存否，据云本病在热候未著，粪便变化尚轻时，而醋酮反应已往往彰明现出故也。醋酮为无色澄明挥发性之液，有特异之臭，吾人欲证其尿中有无醋酮之存否，当取患者新排出之尿，加入精制卤化高铁液于尿中，如两液接触部现赤褐色乃至紫红色者，则为阳性。然则，吾人即不用检查，但闻患者之尿有异臭时，其中亦大有醋酮存在之可能。

其所以必须于先期获得本病之确实诊断者，便于及早施治而免陷于不起也，若坐待定型的症候具备，虽确定诊断，将无治愈之余地。其他可参照赤痢所云。

第五节　疫痢预后

疫痢病变经过短促，其预后之断定殊非易事。据小泽修造氏《内科学》云：痉挛频发，脉数而弱，并现绀斑及脑症状著明者，预后不良，特以三岁至六岁者死亡率颇高，夏季最为不良。著者之经验，曾于夏秋之际，诊得疫痢患者28人，结果不治者7人，余21人均各于十日内痊治。不治者7位小儿，一系先患疟疾，一则正在出天花中，余5小儿均不出五岁而身质孱弱者。可知夏季预后之不良，亦当以并发症之轻重、流行性之良恶、体质之强弱为断，未可概论也。

第六节　疫痢预防

宜依前疫痢诱因项所述，竭力避免。特频发于夏季，且致重症，故以转地山居最属上策。健儿食物，摄用前除须充分煮沸外，尤宜严禁生冷水果。若家有患儿，宜立行严重隔离，排泄物须经消毒，始可舍弃，否则易致家族传染，不可不注意及之。

第七节 疫痢治疗

西医对疫痢治疗之法，初期即内服蓖麻子油，或以甘油充分洗肠，冀将内容物清除干净以预防毒素之吸收；对于心肌衰弱者，辄用肾上腺素；痉挛时，多用生理食盐水之皮下注射；同时亦留意于饥饿疗法，吾人对于是种疗法，固未能剧然加以反对，但因其太注重于病灶，而忽略于病之机势趋向，反觉其治疗过简，不足以应对病之变化。兹就临床所验，列方如下。

仓廪汤：

凡发热，自汗出，脉搏强实，下黄绿色粪，或微有黏液者，宜用仓廪汤，或葛根汤。

人参 1　茯苓 1　甘草 1　前胡 1　川芎 1　羌活 1　独活 1　桔梗 1　柴胡 1　枳壳 1　陈仓米 100 粒

上锉细，以水三合，煎成一合，去滓，一日分三次温服，呕吐甚者，可加入生姜 0.3。

葛根汤： 见伤寒病。

加味人参败毒散：

人参 1　茯苓 1　甘草 1　前胡 1　川芎 1　羌活 1　独活 1　桔梗 1　柴胡 1　枳壳 1　陈皮 1　厚朴 1

上先将枳壳用麸面炒黄，共研为细粉，以水四合，煎一合，不去滓，一日分三次重调服；当暑热之际，可勿入煎，仅先用薄荷 3 煎成薄荷汤，临服时用汤送药粉吞下。

加味平胃散：

胸次不宽，便黏液粪者，用加味平胃散。

厚朴 1.7　陈皮 2　苍术 1.7　枳实 1　甘草 0.7　羌活 0.9　独活 0.9　柴胡 0.9　黄芩 2

上细锉，以水三合，煎一合，去滓，一日分三回服。

黄金汤：

疫痢初起，完全无他症者，宜用黄金汤。

黄柏 3.5　甘草 3.5　黄连 1.5

上先去黄柏粗皮，用生蜜润透，烈日晒干，再涂蜜晒，凡十数次，再共锉细，以水二合五勺，煎一合，频服之。若用粉剂，可勿入煎。

除照上列各方处置外，余可参照赤痢所处各方。本病既多流行于夏季，则病者之卧室当以清凉为原则。病者不自求食，勿轻强以食，无论昼夜务须保持其安静。口渴，但少予以清茶，不宜冷热乱投。如幸经一昼夜以上，则可与以稀释之藕粉或米汤。

据著者之经验，凡体质营养不良之患儿，经过本病两日，频予以人参茯苓粥，每得佳良之效果，尤能增加痊治之速度。方用：人参 1.5、茯苓 2.7，研为细粉，同粳米半合，熬成稀薄之粥。服时可先以淡盐汤将口漱净，然后食之。但在初病一日中，不可轻与也。

第六章　霍　　乱

陈邦贤氏曰："霍乱，是言其病于挥霍之间便致撩乱（语出《诸病源候论》）。"求诸我国古典，《灵枢》《素问》均有"霍乱"之名。《素问·六元正纪大论》曰："土郁之发，民病呕吐霍乱。"又曰："太阴所至，为中满霍乱吐下。"《灵枢·五乱》中曰："清气在阴，浊气在阳，营气顺脉，卫气逆行，清浊相干，乱于肠胃，则为霍乱。"《灵枢·经脉》中曰："厥气上逆，则为霍乱。"

余云岫氏考证，中国之有霍乱，约在 1817 年由印度经陆地传入中国，前此虽有记载，皆不能确定其为真正的霍乱。伍连德的《霍乱概论》称中国有霍乱之记载，始于清嘉庆二十五年，即 1820 年。然唐王焘《外台秘要》中述霍乱症状，有吐利、腹痛、手足冷、烦躁、干呕、转筋等，完全是真性霍乱的症状表现，并非急性胃炎。故余伍二氏之说，犹不得称为确据。

我国历代颇有霍乱异名甚多。例如明代：《万病回春》中区别霍乱为干湿二种，称"干霍乱"为绞肠痧，"湿霍乱"为狼虎病；《温疫论》中谓之"瓜瓤温"；《张氏医通》谓之"番痧"；王勋臣的《医林改错》中，谓道光

任氏传染病学·上卷

4359

元年（1821）京师流行温毒痢，死者无以为殓，由政府拨万金施以棺木，亦实指霍乱而言；降及近世，犹有"霍乱转筋"或"吊脚痧"之名。及西洋医学输入以来，译为"亚细亚霍乱"，又有附以"霍乱吐泻"或"肠痧"名称者。其他如博医学会，则称"亚细亚霍"，又有单称"霍"者。日本医学输入我国后，译霍乱为"虎列拉"，其语本来自希腊，有"吐痢"之意，或又附以"亚细亚虎列拉"别名。

据此而论，今人多谓《伤寒论》呕吐而利名曰霍乱之说，非真性霍乱，而曰急性胃炎；则虎列拉亦仅言吐痢之意，并未闻非虎列拉为真性霍乱者，是何诬古人之甚哉。

我国霍乱，在清光绪十四年流行最盛，最近以民国二十一年流行最广，感染城市达 306 处，患病达 100666 人，死亡者达 31974 人。感染城市以河北、江苏、河南、山西、山东、安徽、陕西、浙江、湖北等省为最多，死亡率以北平、绥远、福建、广西、湖北、安徽、江西、广东等省市为最高。至若 1854 年的英国伦敦，1892 年的德国汉堡，各处之流行，犹为目不忍睹。

第一节　霍乱病因

1883 年，经德医柯克氏之研究，始发现霍乱之病原菌。霍乱菌呈弧形，故名之曰"霍乱弧菌"。本菌为短小稍曲之螺旋菌，其形略同标点符号之逗号，但亦每因其种类之不同而各异其形态，凡长厚及屈曲度均不一致，惟尾端具有一条鞭毛，故其运动甚为活泼，其传染于人全属经口，常附着于饮食物而入于消化管，然对于"酸"的抵抗力异常薄弱，遇 20% 盐酸便行死灭，故多被胃液所破坏，但如菌在食物中心，不致受胃液之影响，或因胃有障碍而胃酸分泌缺乏，或冷却食料迅速自胃输出，一入碱性反应之肠内，于是繁殖而发病。

然则，霍乱弧菌既发明于 1883 年，而我国在周秦之际早已认识本病，是时推察本病之病原者，其说奚似。《肘后备急方》中云："凡所以得霍乱者，多起于饮食，或饱食生冷物，杂以肥鲜酒胳，而当风履湿，薄衣露坐，或夜卧失覆之所致也。"《诸病源候论》中曰："霍乱者，由人温凉不调，阴阳清浊二气有相干乱之时，其乱在于肠胃之间者，因遇饮食而变。"又曰："亦有饮酒食肉，腥脍生冷过度，因居处不节，或露卧湿地，或当风取凉，而风冷之气，归于三焦，传于脾胃，脾胃得冷则不磨，不磨则水谷不消化，亦令清浊二气相干，脾胃虚弱则吐利，水谷不消，则心腹胀满，皆成霍乱。”《备急千金要方》中云：“原夫霍乱之为病，皆因饮食，非关鬼神。夫饱食肫脍，复餐乳酪，海陆百品，无所不啖，眠卧冷席，多饮寒浆，胃中诸食，结而不消，阴阳二气，拥而反戾，阳气欲升，阴气欲降，阴阳乖隔，变成吐利，头痛如破，百节如解，遍体诸筋，皆为回转。论时虽小，卒病之中，最为可畏，虽临深覆危，不足以谕之也。”

综上诸说，皆以饮食不节、寒暖失调为本病之原。据陆渊雷氏之经验曰：“今验之病者，起于暴饮恣食者，十常七八。”盖霍乱之病，胃肠症候最剧，若仅染螺菌而胃肠无他弱点，则正气能自起抗毒，不致成病，若加以饮食不节、胃肠气弱，霍乱乃成；反之，若仅伤食，不染病菌，充其量不过伤食而已。是古人以饮食不节为本病之最大原因，与今之细菌说亦无相抵触处，特是时无显微镜之观察，不能窥见物质上之病原体而已。至气候之说，是否能与细菌学说并存，自为当前之一大问题。不过，当风取冷，恒足使吾人之生理机能失其调理，而间接适于病菌之发育，斯为学理上之所通过者。据“俞凤宾”氏之报告，立乏师氏欲试验欧洲医学家沛登考否氏之学说（即霍乱三因鼎立说：霍乱菌潜入胃肠；气候不适于人而适于病菌之发育；人体自身之抵抗力薄弱不能抗御疾病），择气候爽快之日，饮霍乱菌培养液一小杯，翌日健旺如常，于晚间仅泻三次，此外毫无所感，此则气候之说，亦不能谓为完全无理由也。

第二节 霍乱症候

霍乱潜伏期，通常达二十四小时以上，长者七日至八日，而短者仅二时半至五时许便足以发病。在潜伏期，已有下利表现，所谓“前兆下利”者。嗣见固有之吐泻，下利日数次至二三十次，兼顽固之呕吐。粪便初尚带黄色，未几变成特有米泔汁样，全属水样便，有多数细菌存在故颇混浊，且有肠黏膜上皮细胞群成小絮片浮游其中。呕吐亦甚频繁，初为食物之残余，渐混胆汁，少时便成与下利相似之米泔汁样液体。大都一滴之饮料、一片之食饵亦难下咽，下利及呕吐交互而至，体内水分极告空乏而不遑补充，故患者口渴如焚、颜貌陷没、眼珠深入眶内、睑肌衰弱呈不全闭锁作半开状，所谓"霍乱兔眼"是也。瞳孔概散大，故诉弱视，角膜干燥混浊，眼睑亦干燥，睑缘带暗色，颧骨及鼻梁均向前突隆，此所谓"霍乱面"是也。全部皮肤干燥，失其弹性，试撮举之不易复原而长留皱襞，手指尤甚，俗谓之"瘪瘰痧"者即指此状态而言。因水分缺乏，血液随之黏稠，脉管内血液不足，皮肤因呈苍白色，且甚厥冷，试于皮肤特在腋下检温则示常温以下，甚者降至32度至30度，而直肠内检之，则每见其升腾。脉搏微弱，虽殆尚可触知。腹部常作雷鸣。汗腺、泪腺、唾腺之分泌亦著明减退。同时肾之排泄，亦大减少，殆成无尿。神经纤维及肌肉实质之水分缺乏，多于腓肠肌发生掣痛性痉挛，是俗称"吊脚痧"之所由来也。《金匮要略》载"转筋之为病，其人臂脚直，脉上下行，微弦，转筋入腹者，鸡屎白散主之"，即言霍乱之有痉挛状态者。脉上下行微弦，亦无非是脉管神经同时挛急之故。惟臂则不常疼，据著者之经验，历年来仅诊得一人，但亦不甚。患者意识常多少混浊，在酒客尤易呈谵妄状态，然亦有至死而清明知恒者。

以上状态持续一二日，病势仍不衰退，吐泻尚依然如故，遂达假死期或厥冷期，其时脉微小绝不触知，全身作苍白色至铅样灰白色，皮肤完全冷却如抚死尸，患者陷于深度昏睡，毫无疼痛之感觉，此期约经一二时至五六时遂至殒命；反之，如能耐过吐泻之发作。或渐减其度，口渴止，皮肤复平温，筋痛消失，脉搏复故，下痢轻快，身体水分丧失不甚，能摄取食物，尿分泌增加者，自可渐趋良善之域。

然亦有吐泻一时虽归镇静，而霍乱菌体毒素随破坏而游离，遂补体内所吸收，起中毒症状，转成"霍乱伤寒"者，竟可由常温以下之体温复行上腾。《伤寒论》第388条（现383条）曰"霍乱自吐下，又利止，复更发热也"，即此类症状。此时意识多不明确，脉搏微弱不整，屡于颈部、躯干，现广泛性或斑点样发疹。更因霍乱毒素之作用，并发急性肾炎，加以血液黏稠，故尿量愈益减少，终以全身或一部之痉挛，以及呕吐、深昏睡等急性尿毒症而毙者有之。

以上所载，均为重症一类症候。而更较剧烈者，特称为"电掣霍乱"，不见固有之吐泻症状，于数小时内因剧甚之细菌毒素中毒，以四肢厥冷、腹满、烦乱、绞痛、昏睡、吸呼困难、心脏麻痹而死。此特多见诸小儿，又名之曰"干性霍乱"，所以别于真性重症霍乱之吐泻者也。

又有所谓轻症霍乱者，前兆下利或有或无；初见食欲不振、四肢倦怠、恶心等前驱症；而急起下利，初混粪便，次带胆汁色，后呈固有之米泔汁样；呕吐亦瞬即继至，先混食物残渣，终成淡绿色液体，而作米泔汁样者则鲜，呕吐较为轻度，而下利则强剧持续；脉搏弱小，皮肤虽厥冷，而体温则上升，尿量减少，腓肠部多诉紧急感觉。治疗适当，经数日至一周而愈。然亦有转为重症者，亦名之曰"单纯霍乱"。

至若霍乱下利者其固有症候，为具强度粪臭带胆色素稀薄黏液水样便之下利，别无腹部之疼痛与肠鸣等，舌附厚苔，口渴剧甚，胃部感压重，食思缺乏，并伴有头痛、倦怠及微热，遂至就褥，尿量与下利成反比例而减少，此外腓肠肌之紧引感乃可至挛挛，下利每日一次至二十次。《伤寒论》第391（现386条）曰："霍乱头痛，发热，身疼痛，热多欲饮水者，五苓散主之。"又第393条（现388条）曰："吐利汗出，发热恶寒，四肢拘急，手足厥冷者，四逆汤主之。"两条合看，恰是此类证治。

第三节　霍乱诊断

霍乱在临床上据以诊断之事项：①频发吐泻，特为米泔汁样粪便；②固有颜貌；③皮肤所起之皱纹，不易复旧。此三者为依归，霍乱之必有症状，固为吐泻，但不得单凭吐泻遽为本病之诊断也。如若慎重态度，必行粪便及吐物之细菌学检查，而后再下最后之断定。

霍乱之脉搏，总是细弱难凭，若强实者百分之一二耳，据著者之经验，毕年未得其一。如《伤寒论》第389条（现384条）曰："伤寒，其脉微涩者，本是霍乱……"第394、395两条（现389、390两条）均言"脉微细欲绝"，是本病之脉搏细微，古今一例。同时心音亦微弱，每因身体水分缺乏之故，心囊浆液不足，能听得心囊之摩擦音，在胸部亦因之听取肋膜摩擦音；声音因声带之干燥及贫血，成嘶哑而乏调，即所谓"霍乱声"；腹部肠蠕动活泼，腹壁下各处可见肠管之隆起，但不伴疼痛，触诊上有振水音，宛如囊中之充满动摇之液体者然。此外，随肠蠕动伴有腹鸣，尿每含蛋白，镜检上于沉渣中见玻璃圆柱、颗粒圆柱（圆柱状物，则因血管结缔织之玻璃样变性或玻璃样分泌物之蓄积而生者，颗粒之成因或系参与细胞生机之物，或为细胞之废颓产物）、肾实质细胞等。至若轻症霍乱及霍乱下利，每与单纯肠胃卡他或大肠卡他不易鉴别，尤不得不借重于细菌之检查而下确定之诊断。

第四节　霍乱预后

轻症霍乱及霍乱下利，如施适当治疗多得痊愈。而电掣霍乱（干霍乱）之预后，自可谓为绝对不良。然古人对本病用吐利急救法（详后疗法）亦往往获效。著者于临床实验，曾得十分之四之效果，故吾人对于本病，切不可以其预后多不良而忽治之。

诉定型性的症候者，预后亦多不良，其死亡率与流行性之毒性的关系颇巨，通常占罹病者之 60% ~ 80%。但当其初发之际，除见症治疗外，能如西医施以生理食盐水之注射，俾水分不致有过甚之缺乏，亦可为治疗之一助。

第五节　霍乱预防

霍乱发病之经过最速，既病而求治疗，大有远水不救近火之虞，故古人亦称"上工治未病"也，欲治未病，舍预防莫属。

预防之道，当分药物预防与清洁预防两种。药物预防，在西医多用霍乱预防接种液之注射，以增加人体之免疫性，是种免疫性，至少亦须六个月后乃行消失。该液之制造法，系以霍乱菌移植于琼脂培养基，充分发育后，搅拌于 10 毫升之灭菌生理食盐水中，56 ~ 58 度加热 1 小时之后，以 0.5% 之比例加入石碳酸所成，亦名曰"霍乱疫苗"。注射约以七日之间隔，第一次用 1 毫升，第二次用 2 毫升，注射于肩胛间部等皮下。注射后有恶寒、发热、头痛及局部肿痛浸润等反应，经一二日即消失，但反应强者亦可持续至四五日，惟有心肾疾患及脚气病者、妊妇病弱者及腺病性体质者（腺病质为小儿虚弱之体质，腺病质之小儿各种抵抗力减弱，有易犯结核之素质，兼有淋巴体质及渗出质，易起淋巴腺肿胀及湿疹），均忌之。还有一种预防药，系用稀盐酸 10，每日数回各数滴混于煮过之水中饮用。

至古人对于霍乱亦有相当之预防法。一方用"红茶叶""绿茶叶""陈皮""香橼"四物，任取一种，清晨沸水泡饮；一方用"土木香""南木香"二味研末，热茶调服。但均非绝对的，仅见死亡率与罹病率低下而已。

倘因曾受上列各种预防，遂误信已绝对获得免疫性，而忽于清洁养生，其对于公私卫生上之危险诚有不堪言者也。

清洁预防之法，第一要保持清洁卫生，禁止在河畔、井侧洗涤病人衣服，禁止倾倒污水粪溺于河中，食前、便后、入厨，必须先洗手；第二要注意饮食卫生，切忌暴饮暴食，改良水井饮料，勿喝生水，勿吃用生水浸过之瓜果生菜，勿食经苍蝇止之食物，勿吃街摊切售之瓜果及糖果类，一切食物均须贮藏于纱橱、纱罩或冰箱内；第三要防蝇，住室、厨房、饭厅应装设纱门、纱窗、竹帘，以防苍蝇飞入，购用捕蝇器、粘蝇纸、蝇拍等杀蝇，改良厕所，每日清除粪坑，洒盖炉灰或石灰；第四要隔离，已患霍乱得病者应送往医院疗治，即万不得已在家中治疗者，亦应求竭力与健康人隔离；第五要消毒，消毒的作用即是杀死病菌，凡病人便溺吐物，应用石灰等消毒药充分消毒，病人衣服、用具等应用沸水煮过，在病疫流行地，井水应加漂白粉消毒；第六要注意携菌者，病人家族或侍疾者，须常常检验大便，病人治愈之后，须检其大小便中不含病菌后，方能解除其隔离。

第六节 霍乱疗法

1. 霍乱食养法

霍乱病人应给以流动食物，择其不刺激胃肠者而食之，如粥汤、藕粉、水饴、茶、咖啡、肉羹汁等最为相宜，而燕麦煎汁、西谷米煎汁加少量赤葡萄酒亦可用之。对于小儿患者，可加卵白于水或牛乳中，充分搅拌而后与之，或浑与卵白亦可。至恢复期有后遗症之胃肠疾患者最多，食饵须久用流食，然后渐次粥、半熟鸡蛋，或淡泊之鱼肉、雏鸡肉、鸽肉，或其他野禽肉之白色柔软者，经锉煎煮而后与之。至胃肠功能恢复，始渐用普通食品。

2. 药物疗法

葛根加术汤：

日人大冢敬节氏曰：初期不论腹痛寒热之有无，如见其机，宜早用葛根加术汤，温覆之，使十分发汗，则呕吐不发；若已见呕气者，葛根加半夏汤中用加倍之生姜，发汗则愈；毒不甚者，始终用葛根加术汤，自能恢复。汤本求真氏亦常用此方治疗霍乱，经著者之临床实验，虽未必如大冢敬节所述之神，而施用于有此汤之症候者，如下痢、身疼、头痛、恶寒、小便少、呼吸困难等，辄效。

葛根 8.5　麻黄 6.5　生姜 6.5　大枣 6.5　桂枝 4.5　芍药 4.5　甘草 4.5　白术 7

上锉细，以水三合，煎一合，去滓，一日分三回温服。

葛根加半夏汤：

下利呕吐，而兼有前方所述各症者，葛根加半夏汤主之。

葛根 8.5　麻黄 6.5　生姜 6.5　大枣 6.5　桂枝 4.5　芍药 4.5　甘草 4.5　半夏 11

上锉细，以水三合，煎一合，去滓，一日分三回温服。

圣济附子丸：

吐利颇甚，颜貌渐趋陷没，欲现厥冷者，圣济附子丸主之。

附子 3.5　干姜 2.5　黄连 3.5　乌梅 3.5

上先研黄连、附子、干姜为粉剂，捣乌梅肉成泥，稍入淡盐水和药粉为丸，每隔三小时服七粒。

小半夏加茯苓汤：

呕吐甚，不得入药者，小半夏加茯苓汤主之。

半夏 7.2　生姜 4.8　茯苓 2.4

上细锉，以水一合五勺，煎五勺，去滓，放冷，微量频服之。

四逆加人参汤：

脉搏微弱，四肢冷感，有虚脱之象者，四逆加人参汤主之。

甘草 4.8　干姜 3.6　附子 2.4　人参 3.6

上细锉，以水一合五勺，煎五勺，去滓，顿服。

微有热型，口舌干燥，渴好饮冷，水入即吐，小便不通者，五苓散主之。方见伤寒病。

理中丸：

胃部痞满，小便不利，腹痛，好热饮者，理中丸主之。

人参9　甘草9　白术9　干姜9

上为粉末，以蜂蜜为丸，一日分三回服。欲求速效，不如煎汤，将药细锉，以水二合五勺，煎一合，去滓，一日分三回温服。

四逆汤：

四肢冷感，腓肠肌痉挛疼痛，面色青，肉脱，眼凹声嘶者，四逆汤主之。方见伤寒病。

通脉四逆加猪胆汁汤：

水分耗散已甚，脉搏微细，干呕烦躁，腓肠部挛急，手足厥冷，或出汗欲虚脱者，通脉四逆加猪胆汁汤主之。

甘草4.8　干姜4.8　附子2.4　猪胆0.8

上细锉，先以水一合五勺，煎三味，成五勺，去滓，内猪胆（熊胆尤佳）和之，顿服。

真武加半夏汤：

腹中水鸣，腹痛，小便不利，四肢冷感，腓肠部挛痛者，真武加半夏汤主之。

茯苓11　芍药11　生姜11　白术7　附子7　半夏7.2

上细锉，以水三合，煎一合，去滓，一日分三次服。

通脉四逆汤：

转筋益甚（腓肠肌挛急），厥冷过臂膝，精神衰弱，脱汗如缀珠，脉搏微细者，通脉四逆汤主之。

甘草4.8　干姜4.8　附子2.4

上细锉，以水一合五勺，煎五勺，去滓，顿服。

茯苓四逆汤：

若下利与干呕均止，四肢厥冷，烦躁，转筋，自汗，呃逆不止，小便不利者，茯苓四逆汤主之。

茯苓4.8　人参1.2　甘草2.4　干姜1.8　附子1.2

上细锉，以水一合，煎五勺，去滓，顿服。服此汤后，若小便通利，大便带粪汁，诸症渐次退者，回生之机也。

石膏黄连甘草汤：

吐下厥冷均退，但发烦热，渴而好饮冷水者，石膏黄连甘草汤主之。

石膏 10　黄连 5.5　甘草 5.5

上细锉，以水一合五勺，煎一合，去滓，分三次温或冷服。

盐汤吐法：

不吐不痢，但腹满烦乱，绞痛难忍者，每于数小时内即行殒命，宜急用盐汤吐之，或急备丸及桂枝加大黄汤下之。

食盐 1.3

上食盐一味，炒红泡汤，热饮，不吐再服，吐后复饮，三吐乃佳，或用矾水饮之，亦能取效。

急备丸：

巴豆 1.3　干姜 2.6　大黄 3.5

上将巴豆去皮心膜油，研如脂，干姜亦须将皮去尽，大黄用湿纸裹煨，再以大黄干姜研为细粉，入巴豆霜，合捣千杵，和蜜为丸，如绿豆大。

桂枝加大黄汤：

桂枝 7　大枣 7　生姜 7　芍药 14.5　甘草 5　大黄 2.5

章太炎氏曰："霍乱之为病也，其界甚严，若但举形式，则夫饮食过差、小有感冒而致吐利者，或亦滥以霍乱名之。自《名医别录》《千金》《本草》，已重香薷、薄荷、橘皮、厚朴等药能治霍乱。近代徐灵胎、王孟英辈，竟谓霍乱不可以热药疗，入口即死，然试质其病状，腹果不痛乎？下粪如米汁乎？手足果厥冷乎？则未然也。盖前者所指，即寻常之吐利；后者所见，亦伤寒之类，本非霍乱，而强以霍乱命之者也。名实爽负，朱紫混淆，医师之不辨真伪者，遂定以二说为主。若所遇非真霍乱，虽少差误未为害；若遇真霍乱，厥逆脉脱之候，虽理中汤辈犹无所济，而可以表散清导清凉之药，促其心之绝乎？……方今天灾流行，民命危如朝露，苟治之不误，无论其为中医西医，十必可以救六七。为中医者，耻吾术之不若人，固也！然苟观西医强心之术，用之多效，退而求之于吾之经方，有与冥然相契者。且川东、夔府、湘西、辰沅一带，三伏日即以生附子猪肉合煮饮之，以防霍乱；北方直隶山东之民，常啖生蒜，亦无霍乱病，此皆强心健胃之热剂也。是因四逆法推之四裔而皆准，考之民俗而不惑，医者何故不信经方，而信徐王之歧说耶？"

著者目睹今之医生，对于霍乱每多以"藿香正气散""香薷饮"等，贻误病机，危人生命，特录章氏之说以纠正焉。

第七章 鼠 疫

我国自隋唐以降，即有"鼠疫"之病，名之曰"恶核"。《备急千金要方》中曰："恶核病者，肉中忽有核累如梅李核，小者如豆粒，皮肤磣痛，壮热瘰索，恶寒是也，与诸疮根瘰疬相似。其疮根瘰疬，因疮而生，是缓无毒；恶核病卒然而起，有毒，若不治，入腹烦闷杀人。皆由冬月受温风，至春夏有暴寒相搏，气结成此疹也。"又曰："凡恶核初似被射工毒，无常定处，多侧侧然痛，或时不痛，人不痛者，便不忧，不忧则救迟，救迟即杀人，是以宜早防之。其疾初如粟米，若似麻子，在肉里而坚，似疱，长甚速，初得多恶寒，须臾即短气，速服药，令毒散止，即不入腹也，入腹则致祸矣，切慎之。凡病，喜发四肢，其状赤脉起如编绳，急痛壮热，其发于足，喜从腨起至踝，发于膊，喜着腋下，若不急治，其久溃脓。"又曰："恶核病瘰疽等，多起岭表，中土鲜有，南方人所食杂类繁多，感病亦复不一，仕人往彼，深须预防，防之无法，必遭其毒。"《诸病源候论》中曰："恶核者，肉里忽有核，累累如梅李，小如豆粒，皮肤燥痛，左右走身中，卒然而起，此风邪挟毒所成。其亦似射工毒，初得无常处，多侧侧痛，不即治，毒入腹，烦闷恶寒即杀人。"

是隋唐之际，已有鼠疫流行，了无疑义，惟常时专以气候为本病之原，未能察及为鼠之流行传染病，故无鼠疫之名耳。泊乎逊清，鼠疫之病原则大为发现。洪稚存的《北江诗话》中云："赵州有怪鼠，百日入人家，即伏地呕血死，人染其气，亦无不立殒者。"《俞曲园笔记》中云："疫之将作，其家之鼠，无故自毙，或在墙壁中，或在承尘上，人不及见，久而腐烂，人闻其臭，鲜不疾者。病皆骤然而起，身上先坟起一小块，坚硬如石，颜色微红，扪之极痛，旋身热谵语，或逾日死，或即日死。诸医束手，不能处方，有以刀割去之者,然此处甫割,彼处复起,其得活者,千百中一二而已。"《药园随笔》中亦曰:"滇黔两粤,向有时疫痒子症,患之者十中难愈二三,甚至举家传染,俗名耗子病(耗子即鼠之俗称),以鼠先感受,如见有毙鼠,人触其臭气则病,室中或不见鼠,时症必流行。所感病象,无论男女壮弱,一经发热,即生痒子,或在腋下,或现两胯两腮,或痛而不见其形,迟则三五日,速则一昼夜即毙。"

是有清之世,虽明知本病源为鼠,而皆从症象以名其病,或无从而名,故亦无鼠疫之称也。本病据师道南之《死鼠行》所称,在乾隆壬子癸丑年间,中国即有本病惨酷流行的状况。光绪二十年香港更酿成疫疠,流行于世界。清末民初,东三省及北部诸省,受鼠疫传染而死亡者,计六万余人,经济上损失达一万万元。及至民国九年、十年,东省又重行发现,人民被传染而死亡计九千三百人(内有俄人六百名)。此外山西陕西绥远,在民国十七年、十八年及二十年,皆先后发现本病,嗣后福建亦屡有发现,幸为数不多,本病死后尸体多发黑,故又名"黑死病"。

第一节　鼠疫病因

如上所述,鼠疫之病原完全由于鼠之传染,是鼠已为本病之核心,吾人常从而研究鼠之所以能传染也。罗芝园氏曰:"污秽郁而成毒,热毒熏蒸,鼠先受之,人随感之。"可知人类未感染鼠疫以前,而鼠族间已先受其病也,故今之学者,亦认为鼠疫乃鼠族间之流行病。其言曰:"鼠族习性,喜食毙于鼠疫之同类而自蒙感染,或附着于病鼠之蚤,将其血液与鼠疫菌同时吸取,复刺他鼠传此病原,以作同族间蔓延之媒介。自鼠所散布之病原菌,每乘机侵入人体,或缘于直接与病鼠接触,或间接得自被病鼠排泄物所污染之物体,或由于偶然寄生鼠蚤之咬刺。故鼠疫流行地之土人,常毙鼠多数出现之际,每立即迁他方,因得避免侵袭,而达预防之目的。"

但吾人试作一彻底之追求,当鼠族间未流行本病,而最初患本病之第一鼠,其鼠疫菌将从何来?则不得不借重于罗氏之说也。古人无检查细菌之学识,故咸以"秽气""邪气"等说括之。至1894年,日人北里柴三郎氏于香港鼠疫流行之际,乃在鼠疫患者之血液中发现一种短杆菌,证明此菌即是鼠疫的病原体。及后，法国医生耶辛氏到香港，仍在鼠疫患者淋巴腺中发现同北里氏一样之短杆菌，于是本病之病原体益得证明。

鼠疫杆菌为短杆状，两端钝圆，或孤立或数个连续，两侧稍膨隆，无鞭毛，故缺自发运动，不形成胞子，其培养基须用中性或弱碱性者，且需适当之温度在25度至30度发育最良，而5度至3度之低温其发育尚不停止。又本菌每不能常保其上记之形态，每呈所谓退行变型而现出种种异态，或作圆版状，或两侧隆起，或作椭圆，或细长，时或成酿母形等；此种变态，多见于杆菌之营养缺乏发育不充分时，即在人体死后，可证明此变态菌，又在身体或于鼠疫性淋巴腺肿中亦可见之。

鼠疫杆菌之侵入门户为皮肤或黏膜，如睑结膜泪管、阴茎、咽黏膜等，以及呼吸管。自皮肤者，常作腺鼠疫，自呼吸管者成肺鼠疫。所谓鼠疫痛，虽属皮肤之鼠疫，然是否缘于鼠疫菌自始即寄生在皮肤则尚不明，亦有多数学者谓皮肤鼠疫的鼠疫菌，除了由皮肤侵入以外，也可能由黏膜侵入而发生特有之症候。

要之，传染性之最易流行者，厥为肺鼠疫，倘吸入痰沫少许便足杀人。而腺鼠疫直接感染之危险则较轻微，化脓之腺虽向外破溃，而脓中细菌或全缺如或极少数，故危害较痰为鲜。他如鼠疫性败血症，患者之痰、尿、粪等，亦每成传染之源，患者使用之衣类、寝具、日用品等，则为间接传染之媒介，特以多人共居狭隘之室内，采光扫除等不完备者往往见之。一次罹鼠疫者，可长期获得免疫性。然同一人二次三次罹患者之报告，亦非绝无，唯常属轻症耳。本病多见于壮年男子，而小儿乳儿亦有罹患者。夏期概少，十月至十二月之间最伙。

第二节　鼠疫症候

感染鼠疫后，经三至七日之潜伏期而入前驱期，初期症见头痛、头重、眩晕、倦怠、恶心、呕吐、全身违和、食欲不振等。至发病期，则症见恶寒战栗，体温升至39至40度以上，或稽留、或弛张、或渐次下降，淋巴腺肿胀、四肢疼痛不定、颜面潮红、表皮枯燥，伴有头痛、眩晕、倦怠、恶心、呕吐、腰痛、苦闷，眼球常有光泽、眼结合膜充血，舌干而苔厚，咽头充血，呼吸增加，脉搏急疾而且沉数有脉力，每分钟 100 至 120 至，脑症状无定，恒呈嗜眠状，夜间发谵语，甚者尤有企逃或发狂之象，颜容呈恐怖或疑惑状态，而无特别之鼠疫面。其在小儿，因不觉鼠疫之可惧，故只现病苦之相，当发热之际尿量略减，时有起无尿者，热性蛋白尿尤为多见。当上述全身症发现之第一日，间经一二日，更起局部症，合成本病之全经过。依此局部症，分为腺鼠疫、肺鼠疫及鼠疫痈，迅达血液中者，则为鼠疫性败血症。

1. 腺鼠疫

"腺鼠疫"又名核肿性鼠疫，以其毒菌聚于淋巴腺者特多，故其肿胀特甚。被侵之初，突然恶寒战栗，旋即发生高热，热度每升至华氏表 105 度至 107 度不等，伴有头痛、眩晕、烦躁、大渴，全身病感极重，意识混浊，脉搏频数，舌被厚苔。经一二日各部分之淋巴腺，如股腺、鼠蹊腺、腋窝腺、颈腺等咸肿胀疼痛，腺之周围组织，及其附近皮肤亦均热肿发红，四面浮肿，遂成为隆起之肿疡，始带青赤色而硬，渐乃软化，时或发生无数小疱，疱长甚速，顷即化脓而成坏疽。其在鼠蹊部者，患者大都将股关节屈曲，以避疼痛紧引；其在腋窝腺者，乳嘴肌腺、上下锁骨部腺亦致肿胀；其在颈部者，下颌部腺先肿胀，次及腮腺、侧颈部腺。此症之轻者，于五六日之后其肿胀之淋巴腺不致化脓出血，自行渐次消散，大热亦渐次解退。其退热之时，屡见大汗，热退而病即愈。重者热度升腾，腺之肿大，经久不散，周围热刺痛，中心化脓，终至破坏皮肤而崩溃。此化脓作用，或仅起于鼠疫菌，或缘于续发之葡萄球菌、连锁菌等酿脓菌之窜入。若其毒素炽甚日烈，则时发眩晕，甚或神昏谵语，唇焦齿枯，脉搏急乱而间有反常者。热度下降，脉搏小而软，终于五六日内多见心脏麻痹而死，特在颈部者，每于内部之悬雍垂、腭及声门现水肿而致窒息死焉。

2. 鼠疫痈

"鼠疫痈"又称鼠疫脓疱或皮肤鼠疫，大约自原发病灶发生鼠疫菌之皮肤转移而成；通常发腺鼠疫时，本菌即侵入皮肤组织中而发本病，故亦有以本病与腺鼠疫同见者。鼠疫痈初起时，多无头痛、发热等前驱症，惟皮肤之一部或多处发点状，带青红色浸润，发点部渐形成肿块，微作痒，次成水疱；

水疱破裂则排出混浊样之血液浆液，含着多数鼠疫菌；形成溃疡，大者如拳，溃疡底仍呈带青红色，边缘作堤状隆起，周围皮肤作水肿样，近溃四周之淋巴腺亦肿胀，时或自溃疡部达淋巴腺之淋巴管，亦起炎症，可见红色线条，压痛极甚。迨全身症状渐趋良好时，溃疡面亦发生肉芽组织，蔽以皮肤而愈。

若当发病，鼠疫菌不成皮肤之转移而从眼结膜侵入，亦能如淋病菌侵入眼结膜发生同样脓漏之急性结膜炎。其与脓漏眼之不同者，即同时并见眼睑周围部及颜面皮肤的水肿样肿胀，以及颈淋巴腺的鼠疫性腺肿，而发鼠疫所固有的全身症状。若将其分泌物作显微镜之检查，脓漏眼必见淋菌，而鼠疫性的急性结膜炎则见鼠疫菌。

3. 肺鼠疫又称鼠疫肺炎

"肺鼠疫"又称鼠疫肺炎，发生于吸入含有鼠疫菌之痰，而菌毒得以滋生于肺脏也，亦有腺鼠疫转移性寄生于肺而发病者。

肺鼠疫通常可见恶寒战栗而发高热，伴有头痛、呕吐，次则胸部有狭窄之感而发胸痛；呼吸频数而气喘，一分钟约有 50 次，其甚者竟达 75 次，脉搏频数而微弱，至第二日乃频发咳嗽，咯出多量之痰；次随咳嗽而排出血痰，镜检之证明有多数鼠疫菌；患者意识消失，精神、颜貌极现不安苦闷之状；并多起高度之紫蓝斑，经二三日至四五日，内乃发生心脏麻痹或肺水肿而死亡。

4. 鼠疫性败血症

"鼠疫性败血症"，以病毒侵入血液而发生之败血症状也。其症初起状如腺肿性，故亦兼有淋巴腺之肿胀及疼痛，但其肿胀甚微，热度较之更酷，会在 39 度至 40 度以上，小便短赤，亦可见呕吐，舌质渐形污紫，牙龈出血，旋由下肢而上肢而头面现出斑点，微觉疼痛，大小青紫状如葡萄，俗有名之曰"葡萄瘟"者，即指此症状而言。其皮肤及黏膜时有血液渗出，若其毒素日益炽甚，口腔牙龈形成腐败者亦有之。病人神识昏沉，脉象弱而散乱，或有或无。患者二三日全身斑点，若有光泽者，则尚有万一之救；若其斑点变为枯紫黑暗，则不旋踵间，每致由七窍出血过多而死亡。

鼠疫性败血症之传染甚速，间或有一二治愈者，痊愈后其全身皮肤、须发、指甲均干枯而渐次剥脱。其急激者，初起之时不即现淋巴腺肿胀及战栗大热各种症状，乃骤发剧烈之全身麻痹，心脏肿大而数小时内即行毙命，名之曰"电掣鼠疫"，此盖鼠疫菌毒力旺盛，窜入血中肆其繁殖，所产毒素迅致心脏麻痹之故。

第三节　鼠疫诊断

肺鼠疫宜与急性肺炎相区别，鼠疫性败血症与他病败血症鉴别殊难，腺鼠疫如有鼠蹊腺肿则与横痃相混，颈腺者每误为流行腮腺炎，扁桃体如有变化则误为扁桃炎或白喉，又鼠疫痛与普遍之痛亦不易明辨。

惟当鼠疫流行之际，患者层出不已，自可耸动视听，与上述症候参合则诊断较易。然而，鼠疫患者之初发症候并不一致，或腺肿不明而发高热，或别无发热而诉难堪之全身倦怠，或只觉脑症候。

其差异极属明著者，莫如电掣鼠疫，朝尚健康如恒，夕已一瞑不视，若非有细菌学之检查，终不能明了疾病之本质。守旧派之学者，谓头痛、身痛、四肢酸痹，脉右盛于左者，即足为本病之诊断依据，质其理由，曰此症之邪毒，于肺、脾、胃三经影响最重故也。但据吾人临证时之经验，实未必如所云云。如本病之有咳嗽、呼吸迫促、胸痛、脾肿大、呕吐等症，固然于肺脾胃三脏器有所病变，但何以偏应于左手之脉搏？是持此说者，仍未出王叔和之圈套也。

第四节　鼠疫发病经过及预后

鼠疫之发病经过及预后，种种不一。电掣鼠疫，有殒于数时内者；肺鼠疫及鼠疫性败血症，经二三日，常取死亡转归；腺鼠疫、鼠疫痛，比较缓除，每达数日至一周许，概有治愈之望，而经过续发腺肿，复现危险症状因以致死者亦时有之；腺鼠疫中，颈腺鼠疫最属危险，有早期即毙于窒息者。

不独淋巴腺，即血中亦证明鼠疫菌时，预后极为险恶，但如能早期实行"散瘀提阳汤"治疗（西医用血清疗法），则亦非无治痊之望。发于鼠蹊腺及腋窝腺，治愈者较众，其时每藉脉搏性状，以卜预后之善恶。脉软弱而频数者，绝对无救；心脏及脉所见较良好者，尚有一线生机。然每有数小时以内，脉搏一变为软弱频数，预告心脏麻痹已迫眉睫者。故鼠疫患者之预后，丝毫不许乐观也。

本病之死亡率，依流行时之毒性及病型之种类颇有差异，平均则在70%～90%。

第五节　鼠疫预防

鼠疫的预防，在西医有鼠疫血清、鼠疫疫苗等之注射。鼠疫血清有数种，由鼠疫菌之生菌或死菌，或毒素就牛马免疫所得之血清也，皆有杀菌抗毒之力，但甚微弱。鼠疫疫苗，系于60度将鼠疫菌杀灭而成，0.5～1.0为皮下注射，多注射于肱或胸侧间，术后一二日内，有肿胀、疼痛及发热反应，注射后五日始现免疫质，七日而完成免疫，可持续三至六个月。但均非绝对之有效方法也。

在个人方面，当鼠疫流行之际，急宜泛舟于江湖之上，或避居岭顶四面当风之处。若不他去，则宅中每日均宜以"硫黄""雄黄""苍术""菖蒲"等烧烟熏之，或以石碳酸水洒之；潮湿之处，宜铺以"石灰"；耳门、鼻孔，常涂以"如意油"或"千金雄黄散"（雄黄17.5、朱砂7、菖蒲7、鬼臼7，共研为粉末，收贮，调清水涂）。

在饮食方面。除力保清洁而外，可用"生萝菔"不拘多少，切碎，以食盐拌浸两小时，再用好麻油拌和，每日早晚食之，颇有效验。

身处鼠疫流行地方，势不能他去者，可用金银花1.2、野菊花1.5、生甘草1、薄荷0.5、生白芍1、生熟萝菔子各0.8，用清水煎当茶服。

宅内鼠多者，尤宜励行捕鼠。捕鼠之法，当以避鼠法为最上，捕鼠器次之。避鼠法，用"椿树叶""冬青叶""丝瓜藤及叶"三物合用，四季薰烧堂阴，鼠即远遁。捕鼠器虽有效，实难绝其损，至用毒药毙鼠者多半无效，盖鼠性锐敏多疑，智力亦强，曾有人欲以毒药毙鼠，涂药于食物，越宿，该食物不见，以为鼠食而毙，如是数日，卒不见鼠尸，颇疑之，一日竟见其洗食物于水道旁，乃知鼠之食毒物不死盖有由也。

如有病人发生，急宜实施隔离治疗，避免传染。看护者可日服"千金断瘟丸"（赤小豆、鬼箭羽、鬼臼、雄黄各等分，研成粉末以蜜杵为丸）数粒；凡病室中物件日须消毒，饮食用具均须另备，不与常人共用；排泄分泌物中，须注以石灰水，或升汞水充分消毒。

第六节　鼠疫疗法

西医治疗鼠疫，除注射抗鼠疫血清（每隔二时至二十四小时，四五日连续注射）而外，已别无办法。惟于腺鼠疫，可施以外科手术，摘去其肿腺，及切开排脓等，或有良效。但于肺鼠疫及鼠疫性败血症，绝无确切疗法。吾人若回顾先哲时贤之治验报告，则有琳琅满目之方剂存焉。

治疫奇方：

鼠疫初期多适用之。

金银花 1.1　甘草 0.8　小乌豆 1.7　白矾 1　净黄土 1.7

上先将小乌豆炒黄，以水二合，煎一合，温服出汗为度。

解毒方：

若全身痹痛、热型弛张、面红线肿、起脑症状、口渴、舌苔厚黄、脉搏阻滞者，酌用。

大青 1.1　青黛 0.8　黄芩 1.1　花粉 1.1　紫草 1.1　连翘 1.1　银花 1.1　人中黄 1.1　栀子 0.8

上以水三合，煎一合，去滓，频服之。

王孟英结核方：

若全身痹痛、热型弛张、面红线肿、起脑症状、口渴、舌苔厚黄、脉搏阻滞者，酌用。

金银花 7　蒲公英 7　皂刺 0.5　甘草 0.5

上以水三合，煎一合，去滓，频服之，每送"神犀丹"一粒。

神犀丹：

犀角尖（磨汁）、石菖蒲、黄芩各 20　生地（冷水洗浸透，捣绞汁）、银花（鲜者绞汁用）各 50.3　连翘 30.5　板蓝根 20.5（如无，以飞净青黛代之）　香豉 20.6　玄参 20　花粉、紫草各 10

上除用汁各药外，一律研成细粉，忌火炒，和汁久捣成丸，每丸重 1.1。

普济消毒饮:

若全身痹痛、热型弛张、面红线肿、起脑症状、口渴、舌苔厚黄、脉搏阻滞者,酌用。

黄芩1.7　黄连1.7　连翘0.6　薄荷0.6　桔梗1.2　牛蒡0.6　马勃0.6　板蓝0.6　元参1.2　僵蚕0.4　升麻0.4　柴胡1.2　陈皮1.2　人参0.6　甘草1.2

上以水二合五勺,僵蚕、升麻研为细粉,不入煎,余药煎成一合五勺时,再入薄荷少煎,去滓,频服,服时冲药末送下。

张锡纯经验方:

若全身痹痛、热型弛张、面红线肿、起脑症状、口渴、舌苔厚黄、脉搏阻滞者,酌用。

石膏10.5　知母2.8　玄参2.8　山药2.1　野台参1.7　甘草1.1

上以水三合,煎一合,去滓,一日分三次服。

鼠疫经验方:

桃仁2.8　红花1.7　当归0.5　川朴0.6　柴胡0.6　连翘1.1　赤芍1.1　生地1.7　甘草0.6　葛根0.6

上以水二合五勺,煎一合,去滓,频服。

散瘀提阳汤:

若全身痹痛、热型弛张、面红线肿、起脑症状、口渴、舌苔厚黄、脉搏阻滞者,酌用。

柴胡2　三棱1.1　桃仁4.2　蒲黄2.6　泽兰4　葛根2　射干1.1　红花3.8　生地3.5　厚朴0.9

上以水四合,煎一合五勺,去滓,一日可频服二剂以上。小儿两岁至六岁服半剂。七岁至十一岁服一剂,分二次饮之,或十二次饮之。十二岁以上,服一剂,一次饮。未服前,宜先以西藏红花1煎服。

一甲复脉汤:

口燥舌干,齿黑唇焦,反不甚热渴,脉见虚大者,用前鼠疫经验方合一甲复脉汤主之。

炙甘草2.1　干地黄2.1　生白芍2.1　阿胶1.1　带心麦冬1.7　生牡蛎1.7

坎离互根汤：

治肺鼠疫方。

生石膏 10.5　知母 2.8　玄参 2.8　野台参 1.7　甘草 1.2　鸡子黄 3 枚　鲜茅根 10.5

上以水四合，煎二合，去滓，一日分三次温服，每服调入鸡子黄一个。咳嗽者，加川贝母 1.1；咽喉疼痛者，加射干 1.1；呕吐红色黏液者，加三七末 0.8，犀角、羚羊角末各 0.4，共调匀，分三次送服。

吴子存经验方：

治鼠疫性败血症方。

大黄 1.1　厚朴 0.4　枳实 0.8　朴硝 0.8　犀角 0.4　羚羊角 0.4　黄连 0.8　黄芩 1.1　车前子 1.1　泽泻 1.1　连翘 1.1　大力子 1.1　桃仁 1.4　红花 0.6　紫草 1.1　紫花地丁 1.1　紫背天葵 1.1

上以水四合，煎一合，去滓，一日分三次温服。

清心凉膈饮：

治鼠疫性败血症方。

连翘 0.8　桔梗 0.8　黄芩 1.1　薄荷 0.4　甘草 0.8　黑栀 2　竹叶 1.1

上以水二合五勺，煎八合，去滓，一日分三次服，每服入蜂蜜 2。

辟秽驱毒饮：

治鼠疫性败血症方。

西牛黄 0.2　人中黄 1.1　九节菖蒲 0.1　靛叶 0.6　忍冬蕊 2　野郁金 0.4

上以水一合五勺，煎五勺，去滓，一日分三次服。

二一解毒汤：

治鼠疫性败血症方。

金银花 2　连翘 1.1　荆芥穗 1.1　贝母 1.1　紫草皮 0.8　板蓝根 0.8　生石膏 7　芍药 1.1　桃仁 1.6　红花 1.1　生地黄 2　大青叶 1.1　正脑片 0.1　雄黄精 0.4　鲜芦根 10.4

上先以鲜芦根入适当之水量煎，煎成，去滓，再入前药煎之，煎取一合五勺，去滓，一日分三次温服之。

神犀丹：

治鼠疫性败血症方。

见前。

应验疫证方：

治腺鼠疫方。

紫花地丁 1.8　紫背天葵 1.8　甘草节 0.8　荆芥穗 0.8　生大黄 0.8　穿山甲 0.8　牙皂 0.6　土银花 3.5　野菊花 3.5　西藏红花 0.2　熊胆 0.1

上以水四合，煎一合五勺，去滓，一日分三次服。

鼠疫毒核消毒散：

治腺鼠疫方。

银花 3.5　连翘 3.5　元参 3.5　桔梗 3.5　僵蚕 1.7　甘草 1.7　马勃 1.1　板蓝根 1.7　牛蒡 1.8　荆芥 1.1　薄荷 1.1

上共为细末，每服 2，以芦根煎汤送散下。

鼠疫结核方：

治腺鼠疫方。

大黄 1.7　甘草 1.7　生牡蛎 1.9　瓜蒌仁 40 粒　连翘 1.1

上以水一合五勺，煎一合，去滓，一日分三次服。

经验涂核散：

治腺鼠疫方。

飞朱砂 1.7　木鳖仁 1.9　雄黄 1.7　大黄 1.7　冰片 0.8　蟾酥 0.8　地丁 1.7　山慈菇 1.9

上共研为细粉，收贮，以清茶调敷。

经验敷核方：

治腺鼠疫方。

鲜蒲公英 0.8　鲜柏树叶 0.8　鲜浮萍 0.8　天生子 0.4　雄黄 0.4　冰片 0.1

上捣成浆糊状，调白蜜敷之。

经验化核散：

治腺鼠疫方。

山慈菇 1.1　真青黛 0.4　生黄白 0.6　象贝 0.6　赤小豆 0.8

上研为细粉，以麻油调，日敷三四次。

八宝散：

治腺鼠疫方。

珍珠0.4　血竭0.2　儿茶0.2　石膏0.4　炉甘石0.4　赤石脂0.4　陈
丝棉0.2　冰片0.1

上药珍珠以人乳浸三日，或装豆腐中煮透取出，石膏须火煅，炉甘石以
黄连0.2煎汁煅淬研细，水飞净，陈丝棉煅存性，然后合同研为细粉，收贮，
待用。

鼠疫痈，尽可参照上述内外各方选用，若病势趋向颇急者，速用银针刺
两手足弯处，约深半分，捻出毒血，然后按法治之。

第八章　白　喉

隋代巢元方撰《诸病源候论》中曰："马喉痹者，谓热毒之气，结强喉
间，肿连颊而微壮热，烦满而数吐气，呼之为马喉痹。"此"马喉痹"后称
为"马脾风"，按其症候似指"白喉"病。此外，有称小儿胀气喘者，亦似
指马脾风，盖马脾风为暴喘之俗称。一谓"风喉"，或"风热喉"，以"马"
名者系指病症暴急而言。及明代楼英撰《医学纲目》中则揭出马脾风为独立
一门也。其说曰："小儿肺胀、喘满、胸高、气急，两胁动陷下成坑，鼻窍
胀，闷乱嗽渴，声嘎不鸣，痰涎闭塞，俗曰马痹风。"据上述病症之以马脾
风名者，实系指今日之"白喉"而言则无疑。

由此可知白喉一病，在隋代以前即已为我国医家所注意。中世以后，如
《医学纲目》《全幼心鉴》《卫生宝鉴》《医学入门》《幼科发挥》《幼幼集
成》及《医宗金鉴》等书，均别立马脾风一门。论其病症，《医学正传》及
《医学纲目》等所载"天行喉痹"与《诸病源候论》所载"马喉痹"，实为
同一病症。宋代刘昉撰《幼幼新书》特举"缠喉风"（喉头肿大，连项肿痛，
喉内有红丝缠紧，势如绞缚，且麻且痒，手指甲青，手心壮热，痰气壅盛如
锯，手足厥冷，或两颐及项赤色缠绕，身发寒热，先两日必胸膈气滞，痰塞
气促，头目眩晕，最为急证）一门，与今之所谓白喉若合符节。明代张介宾
的《景岳全书》中对"缠喉风"之记载，亦与白喉相类。略曰："锁喉风证，

时人以咽喉肿痛，饮食难入，或痰气壅塞不通者，皆称为锁喉风。"而不知真正锁喉风者，甚奇甚急，而人所未知也。余在燕都当见一女子年已及笄，忽一日于仲秋时无病而喉窍紧塞，息难出入，不半日而紧塞愈甚，及延余诊其脉无火也，问其喉则无肿痛也，观其貌则面青瞪目不能语也，听其声则喉窍紧塞息难出入，不半日而紧涩愈甚，如此者一日夜而殁，后有一人亦如此而殁。

近世刘松峰所撰《疫说》中，记载有"马痹风"及"缠喉风"之类，为一种邪疫传染之病。中世时代，此病在"急喉喘""喘病""猛疽"（旧说指喉痈之当结喉而生者，《灵枢·痈疽》曰："痈发于嗌中，名曰猛疽，猛疽不治化为脓，脓不泻，塞咽半日死，其化为脓者泻，则合豕膏冷食，三日而已。"）等名称之下，与其他咽喉诸症相混。然咽喉发生义膜，呼吸急速发生困难，以及病势颇为险急，小儿最多发生等，则为《灵枢》《素问》以下，我国中世医家所熟知，固无论已。

白喉之名，原为旧译，今人多主用日译之"实扶的里"名称。其理由略谓实扶的里并不仅发于喉部，也可发生于咽头及鼻腔两处，而且从临诊经验上看来，以发于咽头部者为多。所以本病决非"白喉"二字可以代表。只可将发于咽头的，称为"咽头实扶的里"；发于喉头的，称为"喉头实扶的里"；发于鼻腔的，称为"鼻腔实扶的里"。若假皮症以及喉风之名，更已为明日黄花矣。

第一节　白喉病因

白喉的病原菌，初由克列布（E. Klebs）所发现，1883 年洛弗勒（F. A. J. Lffler）分离出纯菌。菌形稍呈弯曲，为无芽胞、无鞭毛之中等大杆菌，两端钝元，缺乏运动，依发育时期及培养之如何而有梭状、棍棒状、哑铃状种种之形态。菌之配列亦稍特异，而为开指状、丁字状或平行栅状。又本菌有一特异染色体，存于菌之两端或一端，得与类似菌鉴别。

白喉杆菌每存在白喉病人患部之伪膜中，对于干燥之抵抗力颇强，不容易死灭。于秋末春初气候干燥时最足为本病之流行期，揆其原因，或亦缘于本菌对于干燥抵抗力强固之故。白喉杆菌的存在虽仅限于患部之伪膜中，而毒素则常侵入病人之全身，所以白喉病人的全身症状反比局部症状尤觉严重。最容易开其传染之途径者，厥为扁桃腺，其次为鼻腔及喉头，眼结膜、中耳、外阴部、黏膜皮肤小创等亦可侵入，但比较少耳。又白喉杆菌往往同连锁状球菌、葡萄状球菌或其他病原菌混合传染，使其毒力愈益增强。

白喉最易感染者为二岁以上十岁以下之小儿，一岁未满者较鲜，成人更为罕见。素有扁桃腺肥大症的小儿，或现罹感冒及慢性咽喉卡他者，更易发生。一经患过白喉者，将来未必即得免疫性，有时反而增加本病再发之倾向。以其免疫性极短故也。

白喉传染的方式多为接触传染，如病人之咳嗽、痰唾、衣服、被褥、书籍、食物、玩具及近距离的空气等，均可传染白喉杆菌。故在多儿童之家庭中，若有白喉患儿，当可传染其姊妹兄弟；如在幼稚园或小学校等，其传染之机会尤为普遍。特须注意者，曾罹本病现已治愈者，其口腔或鼻腔内，往往亘及数周尚存有白喉菌；或与患者接近之人，仅于口腔、鼻腔内附着白喉杆菌，而无症候表现；此等人均立于他人警戒范围之外，而确为传染之源，奈何世人多忽此而蔑视之。

第二节　白喉症候

中医学虽无"白喉"之名，而有白喉之症已如前述。试观宋窦汉卿《疮疡全书》中记载"缠喉风"症有曰："外症咽喉形如鸡子大，其色微白，外面腮上有肿，其形以疮，身发寒热，牙关紧闭，语声不出者是也。"考其症候，即今日之咽部白喉。《诸病源候论》所载，多为喉头格鲁布；咽部白喉有传播性炎症之鼻腔白喉及喉头白喉者，《医学纲目》所云多近之；张介宾氏所云"锁喉风"，属于喉头格鲁布之发急性喉头狭窄者。惜其所言皆笼统而不明晰，兹特依据白喉杆菌侵入的部位，而呈各异之症状者，分别记之如下。

1. 咽部白喉

普通所称"白喉"均指咽部白喉而言，以其局部病灶仅在扁桃腺及咽头两处故也。潜伏期通常二日至七日，逾数周者亦时有之。初发症状甚为繁赜，或以咽头疼痛为主症，或特以高热而爆发；如小儿，症见呕吐、谵语、痉挛等症状；或诉恶寒、食思缺乏、口渴；脱力者甚多，大部于颈部诉疼痛，于咽下、咀嚼、谈话时疼痛加剧；其在幼儿，因其拒绝饮食，或咽下时哭泣，得察知咽喉部疼痛；言语带鼻音，比及蔓延声带则成嘶嗄；加以呼吸困难，至其咽头症候，则因疾病的轻重而各有不同；于轻症者，又可别为义膜性和腺窝性两种。

（1）**义膜性咽头白喉**：咽头发赤肿胀，两侧扁桃腺肿大发赤，在一侧或两侧扁桃腺全部被覆灰白色义膜，义膜有时可以蔓延波及咽头后、软口盖和悬雍垂。此种义膜之固有力甚强，颇不易剥离，强行剥离之时极易出血。是时鼻腔常有炎症现象，鼻黏膜大都出现肿胀，鼻汁分泌亦因此而增多。行噬下动作时，非常疼痛而感困难。对于发音，亦被障碍，有时变为嘶嗄。在小儿则屡呈呼吸困难、啼泣不安，颈部淋巴腺亦常肿胀而有压痛，体温在38度至39度。

（2）**腺窝性咽头白喉**：咽头后、软口盖、悬雍垂及扁桃腺，均出现潮红肿胀；在一侧或两侧扁桃腺，全部被覆一个或几个白色之点状物，酷似扁桃腺所发之白点；但其体温并不若扁桃腺炎之高（40度左右），一般总在39度以下；其余症候，略与义膜性咽头白喉相同；在重症者，上述全部症状较为重笃，亦可别为坏疽性及进行蔓延性两种。

坏疽性咽头白喉：在咽头形成明显的义膜中央，出现暗黑色之斑纹；义膜周围之黏膜呈暗赤色肿胀，多干燥，往往蔓延及腭弓及悬雍垂；经一二日，被义膜被覆之组织便发生该部之坏疽状破坏，余咽部形成边缘不规则底部污秽之一大溃疡，并发难堪之腐败臭；同时全身状态亦陷于重笃，体温上升，当达39度以上；颈部淋巴腺，有时肿胀疼痛，有时竟可化脓，故亦有称本病为"恶性化脓性白喉"。

进行蔓延性咽头白喉：此为白喉中一种最严重最可怕之咽头白喉，其危险者，即为向附近各处进行蔓延，一面由扁桃腺蔓延到软口盖、悬雍垂，一面又可由上方蔓延到鼻腔，由下方蔓延到喉头及气管，普通以蔓延及喉头者为最多；此将发生喉头狭窄症状，病人有渐次陷入窒息之危险；蔓延之进行期甚早，大概于发病第二日即可出现；体温上升，可达39度或40度；病人逐渐感觉体力衰弱，陷于无欲状态，脉搏转为微弱不整，细如游丝；肺部常发生支气管炎以至卡他性肺炎；热性蛋白尿，殆可常见；速者发病至三日，即可突发心脏麻痹而死亡。

（3）**咽部白喉并发症**：咽部白喉之并发症状亦极为纷繁，兹暂区别为传播性炎症及转移性炎症，分别撮要如下。

传播性炎症主要有三：一是鼻腔白喉，鼻腔先觉充塞，分泌物旺盛，初为浆液性，后为血样脓性，上唇每因鼻腔分泌物之刺激以致潮红肿胀，且常有坏疽性之断片从鼻黏膜脱离而排出，若用鼻镜检查鼻腔，则见灰白绿色之坏疽性组织；二是喉头白喉，此为由咽部白喉传播于喉头之一种重笃并发症，小儿最多见，其危险即在可发生急性喉头狭窄之症状，治疗不及时则多致窒息而死亡；三是中耳炎，炎症波及中耳之时，患者耳内感觉剧痛，终至化脓而成鼓膜穿孔，甚至诱起种种症候或危险。

转移性炎症主要有五：一是急性肾脏炎；二是心脏亦常发生障碍，有时会心脏骤停；三是肺炎；四是多发性关节炎，在关节出现疼痛性之肿胀；五是皮肤之变化，如蔷薇疹，或红斑样发疹，或皮肤出血等。

2. 鼻腔白喉

"鼻腔白喉"每续发于咽部白喉，属于原发性者甚为稀少。小儿至多见，即乳儿亦有发生之可能。鼻腔内因黏膜之潮红肿胀而闭塞，呼吸困难，故每见患者张口呼吸。不久分泌物渐次增多，分泌物之性状，初为浆液性，且放恶臭，后即变为血样之败脓性。鼻孔外部及上口唇皮肤，均因受分泌物之刺激而发生潮红、肿胀、糜烂。鼻黏膜脱离之坏疽性断片，屡和鼻涕一同排出。同时有白喉之一般症状，如高热、倦怠、困惫、头痛、食欲不振、脉搏频数等。如施行鼻腔检查，于红肿黏膜上见固有之白色义膜。其自坏疽性白喉续发者，多见坏疽样暗褐色坏死物，时有自鼻腔达泪管，更延及结膜者，或至游斯达氏管入鼓室，起化脓性中耳炎，因向外破裂致鼓膜穿孔，其在内方者则起化脓性脑膜炎，竟至无救。

3. 喉头白喉

"喉头白喉"每续发于咽部白喉，为白喉症中之最重笃而危险者，二岁至七岁之小儿最易罹患。其主要症候为可发生急性喉狭窄，且屡因此而遭窒息之危险。此即缘于本病患者声带之表面被覆义膜，以致声门发生狭窄，喉头一旦发生狭窄，则呼吸随之而困难，困难达于高度，即易发生窒息之故。当初发生狭窄时，即觉声音嘶嗄，发生格鲁布性咳嗽，即是属于刺激性之咳嗽，声若犬吠，狭窄程度如再增进，则益著笛声吸气等之呼吸困难现象。此时咽头大部潮红肿胀，但义膜不必一定察见，下颚骨之下方及后方之淋巴腺可发生压痛性肿胀，若用喉头镜检查喉头，则见灰白色之义膜附着于声带及喉头之周围。体温多至38度以上，脉搏著明细小频数。

是时犹未得以适当治疗，各种症候必次第进行，呼吸窘迫，呈苦闷状，患者常将头向后方，伸长颈部，务使呼吸通路快畅，而吸气时仍可见胸廓侧面，上腹部及锁骨上下窝肋间之凹陷，颜貌呈心痛之状，呼吸补助肌之努力已达最大限度，虽赖鼻翼呼吸以为救助，而仍不能吸入所需之酸素。因而血液内之碳酸瓦斯蓄积，而酸素则反缺乏，所以口唇、舌、颊、耳翼、手指等处之皮肤皆失却健康时之红润，变为铅灰色，或呈紫色。患者出现意识混浊，渐入昏睡状态，终以无救窒息而死亡。

再者，本病之发作多在夜间，突然惊醒，发生呼吸困难，顿陷窒息状态。此乃因睡眠时，增生格鲁布性义膜，以致被覆声门之故。有时且因黏液之聚积，或两侧声带边缘之互相粘着，亦可引起本病之发作。但患儿亦有往往幸而于咳嗽之际，将义膜咯出，一时免于呼吸困难者。至本病之并发症，当以支气管炎及支气管肺炎为最多见。

4. 皮肤白喉

"皮肤白喉"屡与咽喉并发，间亦单发，其好发部为阴部、肛门周围、大腿及手指，或作溃疡，或呈坏疽状，间或形成脓疱。大都皮肤先有损伤，如湿疹等，本菌乘局部抵抗减弱，而寄生发育。完全健康之皮肤能否原发，尚属疑问。其余一般症状，均与白喉无异。然著者对本病之经验，尚未一试尝也。

第三节　白喉诊断

白喉初发，症候种种不一，故使白喉之诊断迁延难决。特在小儿，咽下时似有疼痛者，自不待论，是否有热候（《伤寒论》之少阴咽痛多无热候）、痉挛、呕吐等，或小儿颇觉沉闷者。咽喉之视诊不容疏忽，凡咽部扁桃体红肿外，并有特别之义膜比较坚实地附着，且见一般症状者，则咽部白喉之诊断自甚容易。

反之，常将扁桃腺炎误作本病，或者误将本病当作扁桃腺炎者，亦事之所必有也。此时若稍有疑问，即施行显微镜之检查，当万无一失。余如腺窝性咽部白喉无扁桃腺炎之高热，亦为诊断之一要点。

鼻腔白喉，在患者必诉腔内充塞、呼吸困难等，且其排出之黏液多为混有血线之固有脓样黏液分泌物，同时进行鼻腔检查，尤足以资证实。

喉头白喉，在发生格鲁布性咳嗽声时（宛如犬吠，或如鸡鸣），有经验之医师即可推测断为本病。若用喉镜检查，见有灰白色之义膜，声门有著明之肿胀，及查觉有吸气困难之状者，更无疑义矣。

皮肤白喉，除留意一般症状外，尤非有细菌学之检查不能决定。本病之脉搏，由频数而见细弱不整者均非佳兆；舌苔满布铅灰色之厚苔，其毒已深，急应注意。

第四节　白喉预后

白喉之预后，丝毫未可乐观，即西医于血清疗法未出现以前，本病预后均极为险恶。及北里氏等血清疗法应用于临床以来，则佳良之预后渐有所获矣，但亦以注射于早期者为优，至若喉头格鲁布预后多不良。

西医于适当时期，虽能施行切开气管术，而患者无不望而生惧，则以仍陷于窒息死亡而居多。余如白喉继发之心脏麻痹及膈神经麻痹者，约三分之一均有死亡转归之可能。

第五节　白喉预防

凡有白喉患者，健康儿以属诸亲友不可与之接近最为上策，看护者亦宜注意励行手足消毒，以防传染之危险。纵令病人痊愈而口腔内尚有病原菌存在，至少四五周内宜禁之偕众儿游戏。凡对于与患者有接触机会之人，均应施行血清预防注射（用100至200免疫单位注射皮下），此举最为紧要。

如白喉流行甚烈之时，除施行预防注射外，日以连翘1.2、丹皮1、杏仁1、桑叶1.5煎服，尤属万全。

第六节　白喉疗法

1. 白喉食养法

患者须与以流动食饵，如牛乳、粥汤、肉汁、鸡卵等；其心脏衰弱恐陷于虚脱者，可少与白兰地酒类；喉头麻痹时，可用食道输入营养法或施滋养灌肠法。

2. 药物疗法

陆渊雷氏释《伤寒论》"麻黄杏仁甘草石膏汤"条曰："麻杏甘石汤之主症，为烦渴喘咳，凡支气管炎、支气管喘息、百日咳、白喉等，有烦渴喘咳之症者，悉主之。白喉者，西医谓之实扶的里，初起时恶寒发热、烦渴喘咳，或不咳、喉咽肿痛、有苍白色之假膜，用麻杏甘石汤，轻者数小时，重者一昼夜，热退身和，肿痛悉去。取效之速，远胜西医所用比令氏血清。世传白喉忌表之书，托之仙灵乩笔。彼所谓白喉者，盖指少阴咽痛，即西医所谓坏死性咽炎，非实扶的里也。俗医不察，以其法治真白喉，死者多矣！近又有自称喉科专家者，谓白喉固忌表，烂喉丹痧则当表。所谓烂喉丹痧者，乃指病发麻疹猩红热之假膜性喉炎，此种喉炎，证候与白喉绝相似，西医以有无白喉杆菌辨之。国医之治疗，证候同，则用药亦同。彼喉科专家者，知烂喉丹痧之当表，不知白喉之不当忌表，可谓知二五，而不知一十也。"陆氏所论精当绝伦，卓识宏见高人一等，故录之以为吾人临诊之指南。

而著者亦发明一种白喉飧食素，系一种粉剂，用吹药器直达患部中无不效，其灵验当在血清疗法以上，惟只能治已病，不能施用于预防，是其短也。如欲购此白喉飧食素，请径函本书著者。又常用处方，叙述如下。

麻杏甘石汤：

本病初起，咽喉疼痛，尚未发现义膜，恶寒发热，烦渴喘咳者，用麻杏甘石汤取汗。

麻黄9.5　杏仁5　甘草5　石膏20～100克

上细锉，以水二合五勺，煎成一合，去滓，一日分三回温服。

陈氏清关饮：

饮食阻痛，舌苔黄腻，微有热型，陈氏清关饮主之，同时施以陈氏葱管吹药。

炒僵蚕（去嘴）0.5　青黛0.5　黄芩0.5　马勃0.5　防风0.5　花粉1.7　丝瓜络1.7　茯神1.7　桔梗1　元参1　忍冬藤1　麦冬1

上细锉，以水二合，煎一合，去滓，一日分三次服。

陈氏葱管吹药：

猪牙皂0.3　硼砂0.3　胆矾0.3　郁金0.3　冰片0.1

研成细粉用葱管吹蚀处。

驱瘟化毒汤：

全身微热，神疲倦懒，鼻壅流涕，呼吸困难，颈项微肿胀，咽痛口渴，小儿啼哭不已者，即有本病之可疑，驱瘟化毒汤主之。

粉葛3　苏叶2　银花1　薄荷1　生地0.8　桑叶1　木通0.5　贝母0.7　甘草0.3　枇杷叶0.9　淡竹叶1

上细锉，以水三合，煎取一合五勺，去滓，一日分三次服。

加味甘菊汤：

恶寒发热，头痛肢楚，喉头干红肿痛，微有白点者，加味甘菊汤主之。

甘草2　薄荷0.8　枳实0.5　木通0.7　射干1　蝉蜕0.7　僵蚕0.6　菊花2

上锉细，以水二合五勺，煎一合，去滓，频服之。

龙虎二仙汤：

祛寒壮热，咽喉红肿坚硬，满着义膜，咽下困难，心中烦躁者，龙虎二仙汤主之。

生地2　石膏20　犀角0.8　黄芩1　僵蚕0.8　牛蒡0.8　马勃1　板蓝根1　知母0.5　木通0.8　黄连1　胆草1　玄参0.5　栀子1　粳米0.9　大青皮1

上细锉，以水四合，先煮粳米成饭，去滓，入诸药，煎成一合五勺，去滓，频服之。如咽下困难者，用食道扩张法注入之。

神仙活命饮：

满布义膜，鼻腔肿塞，时出带血丝之分泌物，口出臭气者，神仙活命饮主之。

胆草 2　玄参 1　马兜铃 1.5　黄柏 1　蒌仁 0.8　板蓝根 2　杭菊 0.8　栀子 1.2　甘草 0.5　生地 1　石膏 10

上细锉，以水三合，煎成一合，去滓，一日分三次服。

白虎加人参汤：

热型弛张，脉多频数，舌苔干燥者，白虎加人参汤主之。

方见伤寒。

石膏黄连甘草汤：

肿痛日益蔓延，咽部发生难堪之腐败臭者，石膏黄连甘草汤主之。

石膏 20　黄连 4　甘草 3.2

上细锉，以水一合五勺，煎五勺，去滓，顿服。

吹喉散：

局部欲作污秽之溃疡者，吹喉散吹之。

青果炭 0.3　黄柏 0.2　贝母 0.2　冰片 0.1

上研为细粉，再入乳钵内和匀，每吹少许。

含漱剂：

咽喉发生污秽或溃烂，即当保持其清洁，宜常用含漱剂。

蚌水（即蚌壳中之水）鲜者 1，温热清水 5，时时含漱之。

鲜土牛膝根洗净，捣自然汁 3，冲温热清水 7，频频漱之，并有防腐之作用。

牛黄黑吹药粉：

鼻腔白喉，除照前法服药外，宜牛黄黑吹药粉涂之。

青果核 0.8　雄黄 0.1　薄荷叶 0.3　寒水石 0.2　广牛黄 0.2　冰片 0.4

上研成细粉，吹鼻中。

养阳清肺汤：

症候渐轻，义膜退尽时，宜用养阳清肺汤。

生地 2　麦冬 1　白芍 1.5　薄荷 0.8　玄参 0.5　丹皮 1　贝母 0.6　甘

草 0.3

上细锉，以水二合，煎一合，去滓，一日分三次服。

四逆汤：

毒素传入循环系，发生心脏麻痹而衰弱者，四逆汤主之。

方见伤寒。

真功丹：

孕妇患白喉者，真功丹吹之。

冰片 0.8　熊胆 3.5　芦甘石 3.5　硼砂 3.5　牙硝 1.6

先将熊胆汁阴干，和诸药制成粉剂。

清露饮：

咽喉已布义膜，其他症状亦较进展，诊断其纯系内炎，体液为其消耗，脉数，发热增高，清露饮主之。

石斛 2　天冬 1.5　生地 1.5　熟地 0.9　桔梗 0.8　甘草 0.5

上细锉，先以水三合，煎一合，去滓，分三次温服。

青雪丹：

喉头肿毒渐消时，青雪丹吹之。

冰片 0.2　硼砂 3.5　牙硝 1　青黛 2

上研为粉剂。

立马开关饮：

喉闭肿痛，汤水难下者，立马开关饮主之。

皂角 0.3

将皂角外皮除去，捣末，水煎滚取起，去滓，入生鸡子一枚，服下即吐，喉内立松。

生肌散：

白喉之各种症状已愈，义膜亦去，但局部之组织，未能恢复者，生肌散吹之。

赤石脂 3.5　龙骨 3.5　朱砂 0.3　象皮 3.5　乳香 3.5　没药 3.5　轻粉 0.4　孩儿茶 0.6　硼砂 0.3　冰片 0.1

上共研成细粉。

第九章　流行性感冒

"感冒"之为病，远见于《内经》。《内经》曰："至下之地，春气常在，故东南卑湿之区，风气柔弱，易伤风寒。"此即今人之所言伤风感寒也。

及后汉张仲景出，撰《伤寒论》《金匮要略》各书，亦时有本病之记载。例如《伤寒论》第3条曰："太阳病，或已发热，或未发热，必恶寒，体痛，呕逆，脉阴阳俱紧者，名曰伤寒。"《伤寒论》之所称"伤寒"，泛指急性热病而言。陆渊雷氏解释此条时曰："书名《伤寒论》之伤寒，是广义的，包括多数急性热病而言，此伤寒是狭义的，亦是肌表之病。"陆氏所谓"肌表之病"，及《医方集成》解"受邪肤浅"之谓也，亦即感冒也。潘澄濂氏注本条曰："本条证与西医之所谓肠窒扶斯，绝不相似。设肠窒扶斯，其体温列级上升，虽汗出面热不解，脉搏亦不与体温并增，本条所述者，且脉随热增，系流行性感冒之脉症，非肠窒扶斯也。"《伤寒论》第194条（现185条）曰："伤寒发热无汗，呕不能食，而反汗出濈濈然者，是转属阳明也。"此恰与流行性感冒初起时一般症状相符。《伤寒论》第201条（现192条）曰："阳明病，初欲食，小便反不利，大便自调，其人骨节疼，翕翕如有热状，奄然发狂，然汗出，自解者，此水不胜谷气。"此尤与神经性流行性感冒症状相吻合。

《金匮要略·痉湿暍脉证》中曰："湿家病，身疼发热，面黄而喘，头痛鼻塞而烦，其脉大，自能饮食，腹中和无病，病在头中寒湿，故鼻塞，内药鼻中则愈。"考其症候，与流行性感冒殊无二致。"身疼""头痛"是流行性感冒之神经系统症状；"发热""烦""脉大"，是流行性感冒之常见症；"喘""鼻塞"，是流行性感冒之呼吸系统表现；"自能饮食""腹中和无病"，则无消化系统之症状也；"面黄"是由于虚弱，患流行性感冒者，往往病势不重即致虚弱；"鼻塞"是鼻黏膜发炎，亦名"鼻卡他"症，其人必苦多涕，涕即炎性渗出物也。又《金匮要略·腹满寒疝宿食》中曰："夫中寒家喜欠，其人清涕出，发热色和者，善嚏。"此亦为流行性感冒之兼鼻黏膜发炎者。

上皆古人记载流行性感冒之症候，而特无感冒之名耳。及元代孙允贤著《医方集成》而"感冒"之名乃出。略曰："感冒本与伤寒治证一同，但有轻重之分耳，故重者为伤，轻者为感。感冒之中，有风有寒，又须详别。"明代戴元礼《证治要诀》中云："感冒为病，亦有风寒二证，即是伤寒外证初感之轻者，故以感冒名之，若入里而重则是正伤寒。初感用药，与太阳证一同。今病人往往恶言伤寒，不知轻则为感，重则为伤，又重则为中，有其病而讳其名，甚为无义，特以俗呼为大病，故讳言之耳。"南宋·陈鹄的《耆旧续闻》中云："馆阁每夜输校官一人直宿，有故不宿，则于名下书肠肚不安，故馆阁宿历，相传为害肚历。余为太学诸生，请假出宿，前廊置一薄，书曰感风（即感冒之意），至是而有感冒假之称者。"

观以上诸说，皆以"感冒"二字为轻病之称呼，但古人亦未尝以其病轻而忽视之，故有"伤风不醒便成劳"之说。今之学者，以感冒为周期性的世界大流行之疾病，而流行性感冒之称，始见诸医籍焉。

第一节　流行性感冒病因

流行性感冒经 1890 年之世界大流行后，西人遂发现本病之病原体为一种小杆菌，两端钝圆，无运动性。其后，当本病流行时，不独该菌之检出次数逐渐减少，且全然不见者有之，又于他种疾患，反获有该菌之发现者，于是该菌之为病原体皆疑其不确。及 1918 年至 1920 年，本病又大为流行，世界各地学者，皆以本菌之病原意义为讨论之题目，结果大别为三说。一是本病之病原体为流行性感冒菌；二是流行性感冒菌及其他各种发育于气道之细菌，皆为二次的，其他尚有不明之病原体第一次存在也；三是假定流行性感冒之病原体为一种滤过性微生物。三者鼎立，各是其是，此即专以细菌学为说者之穷途也。古人对感冒病原之为说，完全以气候为中心，故所立论皆不离乎风寒也。"风寒"与"细菌"之说，优劣若何，则请证以"西格里斯"之说为断。

西格氏曰（以下节译）：

受凉对于疾病发生，极有关系，故前人皆以为主要之病因，自细菌学发达以还，反为其完全抹煞矣！当身体骤然为寒所袭，尤为体热增高之后，最足为受凉之机会。受凉之后，则多种疾病分袭而来，如呼吸气管之传染病、肺炎、肠卡他、神经痛及风湿各病等。病人每不觉其致病先由，若使病情中曾经一次受凉，则患者必大白其病原也。再如由出汗而蒸发，乃身体调制体温平衡重要方法之一，故是时不仅气界之温度是其重要，即气界之湿度及其循环作用，对于人体亦极相关。盖空气无不含有水分，倘使湿度过高，身体之蒸发作用必受阻碍，所以湿热比干热更难忍受，以致常常因此而中暑。反之，空气过燥，如高山地区等，于呼吸器官之黏液膜也绝不相宜，使其易于受传染疾病。况空气之循环，亦有利于蒸发作用，吾人在空旷微有和风之处，常有清新之感觉者，即此故耳。但空气之动作，有时使人骤然感凉，因而受寒，所以许多人总避免由隙吹入之凉风。而人类个体对于气候之抵抗力和习惯性，亦大有不同，例如英人习于寒冷而觉舒适，欧洲他国则反是。不然，瑞士之南风，昔落个热风，及里昂海湾之冷燥西北风等，何以人恒因之而感到极度不适，发生头痛及心理方面机能之许多病症耶。

综上西格氏之说，古人以感冒病原重托于气候，似觉较细菌学为优。被感冒者，无问其空气中有无细菌之存在，而首先为人体不耐气候骤变之刺激也无疑，若偏于细菌之说，则无异持"杀人者曰，非我也，兵也"之说也。况其说尚未得有具体之判断哉！

第二节　流行性感冒症候

一般流行性感冒潜伏期为二三日，其属轻症且定型性者，初多急剧，恶寒或战栗，发热在38度至40度之间，头痛以额上眶神经为甚，关节疼痛以荐骨为甚，胃肠障碍，食机不振，甚有因起居不适而迅即卧床者。发病一日或二日，鼻黏膜呈炎症而潮红，分泌增进，鼻涕点滴不绝，咽黏膜亦呈强度之充血，扁桃体稍有肿胀。若此种炎症，更进而达于喉或大小支气管，患者必诉喉部或胸骨背部之闭塞感、异物感、压迫感或痒感，并发刺激样咳嗽，即清代何梦瑶著《医碥》中所谓"肺气不得外泄，故上壅而嚏"（"嚏"是一种反射作用，因鼻黏膜之知觉神经受刺激而引起，以驱除鼻腔内刺激物也）；鼻黏膜发炎，则对于刺激之感觉过敏，故多嚏，凡感冒初起者莫不有之。"蒸成涕液，壅塞鼻中，故声出重浊，肺气郁而成热，故肺痒而咳"者，即指是种炎症而言。同时眼睑及眼球结膜亦发红，泪腺分泌增多，诉羞明，不仅呈结膜炎（结膜炎分传染性与非传染性两种，古人称前者曰天行赤热，后者曰暴风客热）之症候，颜面亦现充血状，于是鼻、泪、结膜炎三者相承，遂成为流行性感冒固有之颜貌。

是等症状，持续三四日至六七日，重者其体益形成弛张热型，轻者则疾急或缓徐下降，卡他症者亦渐消失，而归为痊治。然因忽略摄生，而招致重笃合并症者，亦非绝无。何梦瑶氏曰"或发热或不发热，或头痛或不头痛，盖虽轻症，其中又分轻重者"是也。今人所称之重症流行性感冒者，病初与前述者无异，惟体温上升著明，且亘及数周，多属于弛张热，间歇型虽或有之，但较少耳。其余则分别见肺炎、肋膜炎等之重笃状态，或呼吸系病征不著，而神经症状甚剧，或全经过中专见胃肠障碍，故有区别流行感冒为呼吸系流行感冒、消化系流行感冒、神经系流行感冒者。然其间并无明划分别，仅依其症状显著者附以特别名称耳，兹当于下章分别解析述之。若较重症流行感冒尤笃者，名之曰电掣流行感冒，潜伏期亦约二十四时，发病即有强度之恶寒，体温即腾至四十度前后，或达其上，脉搏频数小弱，瞬呈绀斑，呼吸窘迫，精神微形混浊，有失禁症，眼睑喉头亦同时充血，阅一昼夜或二昼夜，有竟至不起者。如早期即得适当之治疗与摄生，或体质素佳者，亦能耐此急变而归于痊治。

第三节　各型流感的症候

1. 呼吸系流感症候

除鼻腔、咽喉、支气管之炎症外，尚可发生副鼻腔之储脓（副鼻腔亦称副窦，即上颌窦、额窦、蝶窦、筛小房等是也），其结果，眶上下部分感压重至疼痛；又有自咽喉经耳咽管而成浆液性或化脓性之中耳炎及脑膜炎者；此等炎症，更进而波及气管及支气管，除发前述之刺激性咳嗽外，并吐出多量之痰；当咳嗽著剧时，痰中屡混血线或血斑，刘默氏《证治百问》所谓"重冒风寒，而咳伤肺络，痰红痨咳者"是也；牵延至三四日，更有并发肺炎者，体温一旦降至38度，或全无热，患者因觉轻快而起床，一时体温复急升至39度，脉搏亦复频数，达100或120至，呼吸亦频数逾30次，或达40次以上，咳嗽频发，且伴胸痛、喉痛，痰多于黏液内杂鲜血，呈黏稠淡红色至鲜红色，与格鲁布肺炎多呈锈色者大异，试施行痰之检查，常发见双球菌、连锁球菌等；刘默氏所谓"湿热内伤，当风露坐，复感风邪，而成痨瘵……以致痰嗽咳血，音哑喉瘘者"是也；于解剖上，此时肺部已有强度之炎症，特有出血之倾向，而支气管黏膜之充血，亦呈大小出血斑点，古人云"伤寒不醒便成痨"即是种炎症之转重笃者也。

2. 神经系流感症候

神经系流感除罹患剧烈者屡呈昏蒙、谵语外，尤有脑膜炎、脑实质炎、末梢神经炎、精神病继发之种种病变。流行性感冒脑膜炎，往往是自化脓性中耳炎或鼻腔及其副鼻腔之化脓性炎症继发，或于定型经过中并发，即呈古人所谓真头痛及强直、谵妄等，《医方集成》中之所谓"面色黯惨，项背拘急，亦或头痛发热者"属之。流行性感冒脑实质膜炎，多突以痉挛而失神，状如卒中，或渐起半身不遂、麻痹或失语症等。末梢神经炎，每呈腭肌麻痹、咽下麻痹、眼调节麻痹、眼肌麻痹、面神经及四肢一部或全部之麻痹等，又屡见眶上神经、肋间神经、三叉神经、枕神经、坐骨神经等之神经痛，《证治汇补》所谓"头痛项强，肢节烦疼"属之。精神病之续发，特起于具有精神病史之人，多表现为忧郁、狂躁等。

3. 消化系流感症候

消化系流感，主要表现为恶闻香臭、食思不振，上腹部有压重感之胃部疼痛等，大便每见二三次之溏泄，秘结者亦有之，特在小儿尤为屡呈呕吐，重者更起胃肠黏膜之溃疡而排泄黏液便，烦闷、鼓胀、腹膜炎等亦为可见之症。

4. 循环系流感症候

循环系流感重症者，往往引起咯血，复有强度之眩晕、失神，狭心症发作时心脏部剧痛等，《证治汇补》中所谓"心烦潮热"，《证治百问》中所谓"心相二火，炽然日甚者"，皆指此而言也。

第四节　流行性感冒诊断

症见恶寒、发热，继起鼻腔、咽头及结膜之卡他者，即可诊断为流行性感冒，而于有本病之流行时尤属确切，惟诊得重病感冒及电掣感冒时，当特别留意。兹仍照前章症候所举，分述之。

呼吸系检查。叩诊，流感或呈卡他性肺炎时，有散在性轻浊音至轻鼓浊音，或呈格鲁布性肺炎时，有大叶性浊音至轻鼓浊音。听诊，肺部有干性音，或散在性，或于一侧，或两侧下叶，或脊柱两侧并行之部分，先闻捻发音，少时其范围逐渐扩大，并成有响性或无响性大小水泡音，其延及肺全部者，与肺结核末期所听诊者无异，然仅限于肺一叶或一侧。

神经系检查。流行性感冒脑膜炎，临床所见别无堪与他种脑膜炎区别之处，在西医须行腰椎穿刺，施细菌检查方可断定。但吾人治疗之长处在于对症，故于该种穿刺术，亦无仿用之必要。

消化系检查。腹诊，屡呈有力鼓胀之反应，食欲缺乏，时可听及肠鸣，然亦有腹部柔软者，似已饿极而食机仍不振者。若肠胃障碍时，舌面润湿，仅带白苔，而较甚者则起黄白色厚苔，并屡见呕吐。

循环系检查。脉搏与体温上升成正比，常为频数，或体温为 39 度至 40 度时，脉随之不整（结脉）亦有之。吾人最宜注意者，即细察其脉搏之沉迟（心动弛缓）与浮数（心动亢进）而治疗。听诊，心浊音界稍有扩张，第一心音轻度杂音，于恢复期，心音微弱、徐脉等即渐次消失。

他如于病程经过中，尿中有多量蛋白；若成出血性肾炎，颜面特于口唇见匐行疹，或广泛性斑点状潮红等，均为诊断上常见之表现。

第五节　流感经过及预后

流行性感冒不转肺炎者，如于体温升腾时施以适当治疗，则不出一二周便可完全恢复。电掣流行感冒，大都在 36 小时至 72 小时内，毙于心脏麻痹。重症流行感冒，可经过数周，呈弛张热者，身体羸瘦，颜面苍白，诉食思不振，迁延不愈，遂死于衰弱者亦每见之，尤以老人及虚弱小儿为然。

合并肺炎者，经过约一周以上，体温稽留期间宜特警戒，痰中有连锁球菌者，特属恶性，病灶扩大急剧，袭心脏亦著，预后多不良。特以脂肪过多者，或具淋巴性体质者，或患糖尿病、肾病者，又妇人当妊娠产褥时，预后更为险恶。即幸能耐过肺炎之合并，而转或肺坏疽、肺脓疡者，亦难免有同样之危险。其他如合并脑膜炎，或有呕吐，黏液血便等重症胃肠障碍者，或有脉搏不整（结脉），狭心症强剧心脏障碍者，预后均不容乐观。

又预后与当时流行状况有关，在恶性症流行之际，自以特别注意为妥。

我国明代刘默氏对本病之经过及预后，颇有详尽之记述，兹特节注于下，以供读者之参考。

"感冒固轻，惟人以其轻忽之，亦足以伤身，其致不醒之故，亦各有因，我将为子备言之，以告知命者，当防微而杜渐也。今人感冒，每率己见用药，病未除而元气先伤，以致困者（伐无过，自取其灾），一也；有未冒之前，元气先伤（抵抗力衰减），既冒之后，乘虚陷里，虚邪并病（身体衰弱而病毒严重），医者未及明辨，而误药者（用药而不顾病者之体质如何），二也；有禀性怯弱，情志多郁（神经衰弱者），素有骨蒸虚热之羔（凡氧化率变大，燃烧剧烈，水分蒸发过多，散热的机能微弱，因之热度愈高；热度愈高，燃烧愈加剧烈，氧化率则愈大；如是叠为因果，终至淋巴液水分，起现干涸，具体的肌肤色泽，或为枯槁，而热仍不止，是种发热，即旧说之所谓骨蒸虚热），重冒风寒，而嗽伤肺络，痰红瘠嗽者（合并肺炎症），三也；有沉湎酒色，湿热内伤（酒客多发酒客谵妄，好色者多致身体虚弱），当风露卧，复感风邪，而成瘠瘵者（肺结核肺脓疡者属之）四也；有行房不谨，汗出当风，邪入三阴传为虚蒌，或成瘠风者（此言当体力愈乏时而致感冒，且其人抗力亦不强者），五也；有童子室女，情性执滞，素多愁郁，天癸不通，形神衰弱（体质不佳而有精神病者），偶冒风寒，内热并病（同前骨蒸说），面成瘠者（即传染性肺病），六也；有体肥气盛，情性素暴，不耐病苦，偶冒风寒，而烦躁愈甚，酒色不戒，饮食失调（不善摄生），以致痰嗽咳血（肺炎），音哑喉痹（咽喉炎症），朝凉暮热，大肉脱尽而死者，七也；有劳形役心，负重疾走，因躁热而浴寒食冷，当风露坐，以致感冒咳血而成瘠，八也；有师尼寡妇，嫁聚愆期，忧思积忿，以致心相二火，炽然日甚（同前骨蒸说），偶感风寒，内外郁蒸，而成瘠嗽咳血者，九也；有产后气血正虚，失于谨慎，为风所袭，邪入至阴（抗力不足，病毒炽盛），而为烦渴内热之恙，医者误为产虚，不知清散，补敛太早，则虚热与邪热同病，而成产癖者，十也。此十种死症，余三十年来所见，指不胜屈，而触冒之因，多由感冒，岂感冒遂能杀人，实由于根本先败而然也。"

第六节　流行性感冒预防

据前所述，流行性感冒之唯一原因，厥为气候之剧变与空气之不洁。但气候之剧变，为自然界不可避免之事，吾人欲杜其剧变，当努力保持身体之调节机能以资应付。故如过堂风、疲劳、失眠、饥饿、食品过劣及身体有缺等，皆足以减弱抵抗疾病之力量能力，容易罹致感冒，应时时注意避免之为是。谚曰："风寒专打下虚人。"在旧说，下虚者，即下元虚损之谓，其实即指抗力之不足，或调节机能之失常者也。

以空气不洁而言，西人常注意空气之消毒，哈佛大学布郎与魏尔斯两博士曾经做过试验，将已含感冒毒素之空气由大桶中抽出，使其经过紫外线光的照射，是种紫外线光，系由一种石英水银灯所发出者，空气经过照射后，再用特制的离心机，将较重之毒素空气分出，注射入白鼠体内，结果未发生感冒症（布郎与魏尔斯两博士曾将已含感冒毒素之空气，注入白鼠体内，该鼠立致感冒，但仍有多数学者怀疑，若是种空气不注入白鼠体内，但置白鼠于是种空气中生活，是否仍得感冒尚无十分之确定也）。这个实验证明，紫外线确能杀死感冒毒素，故东西各国于公共游泳池中，在新放入池中之水必先经过紫外线灯照射，杀死各种细菌，然后放入池中，以免传染。继有主张施用于娱乐场所，如电影院、戏园等。紫外线灯虽不贵，用电亦不多，若欲不断地将一个大影院中之空气全部用紫外线灯照过，殊非易事。

第七节　流行性感冒疗法

香苏饮：

本病初起时，加味香苏饮主之。

陈皮 1　香附 2　紫苏 2　甘草 0.7　苍术 0.8　桔梗 1　白芷 1.3　川芎 0.5

上细锉，以水二合，煎一合，去滓，一日分三次温服，取微汗。

十神汤：

头痛，眶上下胀，发热，无汗，恶寒，关节疼痛，食机不振，舌苔薄白者，十神汤主之。

橘皮 1.3　麻黄 1　川芎 0.8　甘草 0.5　香附 1　紫苏 1.5　白芷 1.3　升麻 1　赤芍 0.9　干葛 2　生姜 0.7

上细锉，以水三合，煎取一合，去滓，一日分三次温服，取微汗。

参苏饮：

热型稽留，头疼体痛，咳嗽咯痰，头目晕重，鼻流清涕，参苏饮主之。

前胡 0.6　人参 0.4　紫苏 1　干葛 1　半夏 1　茯苓 0.8　枳壳 0.8　陈皮 1　甘草 0.5　桔梗 0.9　川芎 0.9　生姜 0.6

上细锉，以水三合五勺，煎取一合五勺，去滓，一日分三次温服。

败毒散：

头目昏眩，四肢关节疼痛，恶寒发热，项强目睛胀，时作强度之晕眩，或呈腭肌麻痹，咽下麻痹，便见溏泄者，败毒散主之。

羌活 1.5　独活 1.5　前胡 1　柴胡 1　川芎 1　枳壳 0.9　茯苓 1　桔梗 0.8　人参 0.6　甘草 0.4　生姜 0.4　薄荷 1

上细锉，以水三合五勺，煎取一合五勺，去滓，一日分三次温服。

武真汤：

咳嗽，口渴，发热，头晕，下痢，发见结膜炎者，武真汤主之。

桔梗 1.2　荆芥 1.5　薄荷 1　紫苏 1　干葛 2　甘草 0.6　瓜蒌 1　牛蒡子 0.8

上细锉，以水三合，煎一合，去滓，频服之。

神术散：

鼻塞身重，咳嗽头昏者，神术散主之。

苍术 3.5　藁本 1　白芷 1　羌活 1　细辛 1　甘草 1　川芎 1　生姜 0.8　葱白 1

上药除去生姜、葱白，共研为细粉，每服取药粉 1，以姜葱煎汤送下。

神白散：

浑身壮热，口苦舌干，恶风无汗，面赤脉大者，神白散主之。

苍术 1.5　麻黄 0.8　甘草 0.5　防风 1　石膏 2　干葛 2　川芎 1　白芷 1　瓜蒌 0.6　生姜 0.8　葱白 0.5

上除去生姜、葱白，共研为细粉，每服 0.8，以姜葱煎汤送下，取微汗。

小青龙汤：

恶寒战栗，头重时痛，鼻窒塞，浊涕如脓痰，发热无汗，脉搏沉迟者，小青龙汤主之。

方见伤寒。

三拗汤：

鼻塞声重，语音不出，头痛目眩，四肢麻痹，咳嗽多痰，胸满气喘者，三拗汤主之。

麻黄 0.8　杏仁 1　甘草 1　生姜 0.5

上细锉，以水一合五勺，煎一合，去滓，温服取汗。

清肺汤：

咳嗽，痰呈稠黏红色，咽喉作痛者，清肺汤主之。

紫苏 2　陈皮 1　甘草 1　香附 0.8　桑皮 1.5　杏仁 2　桔梗 1.5　半夏 1　大枣 0.8　生姜 0.4

上锉细，以水三合，煎一合，去滓，一日分三次温服。

三奇汤：

感冒声语不出者，三奇汤主之。

桔梗 3　甘草 1　诃子 4 个大者

上将桔梗拌蜜甑上蒸，甘草分为两组，一组生用，一组炒黄，以水二合，煎一合，去滓，服时拌入砂糖少许，频服之。

广笔记方：

感冒并发中耳炎，或已失其听觉者，广笔记方（《先醒斋医学广笔记》）主之。

菊花 0.8　石菖蒲 0.8　柴胡 0.4　瓜蒌 0.8　贝母 0.8　前胡 0.4　甘草 0.4　细辛 0.3　苏梗 0.8　桑白皮 0.8　竹沥 2

上细锉，以水二合，煎一合，去滓，渗入竹沥，一日分三次服。

却变汤：

舌苔黄淡，口苦嗌干，头晕目眩呈间歇热型，大小便不利者，欲变汤主之。

白芍 1.5　花粉 1　茯神 1　佛手 0.8　橘络 0.8　扁豆 0.8　石斛 0.8　丝瓜络 0.8　泽兰 0.6　竹茹 0.6　胆星 0.5　火麻仁 0.5　木香 0.5　当归 0.4　柴胡 0.4

上锉细，以水三合，煎一合，去滓，一日分三次温服。

流行性感冒除照上所列之方治疗外，尤有应注意者，即患者在感冒的初期，即应静卧休养，一则可以与他人隔离而杜传染，一则在此休息当中身体之抵抗力可以充分地进行工作，以战胜病毒恢复健康，同时可避免劳累、潮湿及寒冷之侵害，必然可以避免病势加重。所以在感冒初期，实行卧床休息一二日，是最经济最妥善之办法。并且事实的经验证明，在感冒初，使身体温暖（尤其是脚部的保暖），多饮开水，安眠 12 至 15 小时，往往足以使感冒中止。

第十章　百日咳

凡古籍之论小儿咳嗽者，多属于本病。如前人所谓小儿久嗽，小儿嗽作呀呷声，小儿嗽声不出，小儿嗽脓血等，均为本病之重笃转归，毋容细述，惟在读者之善自参考也。其咳以百日名者，即言本病之经过，约有百日也，列表如下。然亦有名痉嗽者，以本病往往经过卡他期，而呈发作性之痉挛状态也。

病　程	周　数	备　考
潜伏期	约一周	速者一月以上，重者达三月许，百日咳一名不可认为不当也
卡他期	一周至二周	
痉挛期	四周至六周	
减退期	二周至三周	

第一节　百日咳病因

1906 年，西人于百日咳患者痰中发现一种杆菌，形状细小，无芽胞，无运动，血液琼脂培养基发育佳良，若以本菌移植于猿或幼犬之鼻黏膜或气管黏膜，得发生类似百日咳之症状，于是本病之为病原体遂得以确定。

百日咳杆菌直接自人传入，又有介衣类及玩具而传播者，每见广泛性之流行。中医学对本病之病原略有以下数说：其咳日夜无度，汗出头痛，痰涎不利者，风乘肺也；急喘而嗽，面赤潮热，手足寒冷者，热乘肺也；涕唾出血，甚至七窍血溢者，火乘肺也；急喘而嗽，百节内痛，头面汗出，皮肤干燥，细疮燥痒，大便秘涩，涕唾稠黏者，燥乘肺也；形寒饮冷，或受风邪而致者，寒乘肺也。

百日咳常流行冬春二季，古人所谓"风"也"寒"也，或系指此气候而言。盖《内经》之法，以寒属冬，以风属春，春主舒散，冬主敛藏，形寒饮冷，冬令所主，故曰寒乘肺也；其有汗者，肌腠疏缓，有似乎春之舒散，故曰风乘肺也。证之《伤寒论》"汗出恶风，名曰中风""恶寒脉紧，名曰伤寒"，其益信。要之，风也寒也，均为空气之变动，小儿体质脆弱，不耐是种风寒之刺激而发生本病者，亦为事之必有。即本病之细小杆菌，由空气而达于人体者，亦属意中事，至热、燥、火，均为炎症与充血之表现，列为三因，似属无据，当删之。

第二节　百日咳症候

百日咳潜伏期大抵三日至二周，次入卡他期，始现本病之初症，如鼻腔瘙痒及灼热感、喷嚏、鼻汁增加、眼睑充血、流泪等症，更兼喉痒及咳嗽，时或见轻度热候。轻症者，食欲尚存，亦无一般障碍，而重症则诉食欲减退、身体倦怠、头痛等。本期通常一周，长者二周，鼻黏膜、眼结膜之充血渐次减退，而咳嗽则频发不已至固有之痉挛期，咳嗽呈痉挛性，且属发作性，当其发作之际，频繁之短咳，蓦然反复，因无吸气之暇，状如痉挛，约持续二三十秒，嗣行吹笛样之深吸气，于是一次发作告终。亦有此等发作，几无间断而反复地咳嗽，其时患儿苦闷，未堪目睹，颈静脉怒张，眼球多少突出，颜面郁血而现绀斑，且呈肿胀状，每见汗泪淋漓。有于发作之间，起失禁者；有因痉挛性咳嗽，而致呕吐者；或于结膜、支气管，见出血斑点。发作之频度，依病势之轻重而异，少者二十四小时仅数次，多者每达数十次，特以夜间为甚。痉挛时大都无热，如有热候，则宜注意合并症。发作平息之际，患儿嬉游，无异常状，而突觉喉头紧引，预知发作之将至，或凭阑倚户，或呼母趋援，其窘迫之状，殊足动人怜悯也。痉挛期，四周至六周后，发作频度及强度日渐衰退，而入减退期，其时咳嗽失痉挛性，仅有单纯支气管卡他之症候，经一周至二三周遂全恢复。

百日咳常见之合并症者有下列数种。①毛细支气管卡他，更进为卡他性肺炎，特于痉挛期见之；其时发热于下午，升达39度至40度，伴有食欲不振、精神不愉快、呼吸困难及绀斑，于咳嗽发作以外时尚持续不退。②痉挛期咳嗽发作频繁，且经数周尚不缓解者，则引发肺气肿（肺胀），甚者破坏肋膜而发气胸，间见咯血。③神经系统之合并症中，间有发生子痫样（妊娠中风）或癫痫样痉挛发作者，更有因脑溢血（中风）而成半身不遂，或失语症，或半盲症。④心脏有时呈搏动不整者。

第三节　百日咳诊断

凡百日咳流行时，小儿作轻度发热，而有结膜、鼻腔、喉黏膜之卡他症状者，直可作本病之卡他期而行处置。痉挛期，固易确诊，倘不见咳嗽发作时，宜试以舌压子将舌根压紧，便可唤起固有之咳嗽，可为诊断之一助。既往有痉挛性咳嗽，现尚存有少许之咳嗽者，当为减退期无疑。

何印岩氏曰：小儿严寒时，偶闻咳嗽声，干燥轻小而痛者，急性喉头炎也；其吼声尤剧者，实扶的里（sphagitis）之喉症也；呼气短而吸气长者，为百日咳；咳嗽之声，宽而且湿，而身体有热者，恐为肺炎；常人虽仅知此，则闻儿咳嗽之尾，有鸡啼样的吸气声者，已可约知其为百日咳；而闻女之咳声，"空"，"空"样者，已可约知其为实扶的里矣；若小儿咳嗽兼呕吐，病不足惧；咳嗽之声本大，继而其声忽无者，极危险之症候也。

第四节　百日咳预后

百日咳不兼合并病者，预后多佳良。若营养不良之虚弱小儿，间有毙于心肌衰弱者；最危笃者为卡他性肺炎之并发；或自减退期而转归肺结核者，亦终至不救。

第五节　百日咳治疗

1. 百日咳食养法

百日咳患儿宜予以流动性之食饵，凡干燥食品、刺激性食物、过酸过咸或过热之物，均不可用，且一次不可与以多量，俟发作间歇时，可分为数次而与之。

2. 药物疗法

参苏饮：

百日咳初入卡他期，而现鼻腔瘙痒，灼热感，喷嚏，鼻汁增加，眼睑充血，流泪者，参苏饮主之。

方见流行性感冒。

泻白散：

咳嗽喘息，颜面郁血呈肿胀状，有轻症热型者，泻白散主之。

桑皮 3.5　地骨皮 3.5　甘草 1.7

上锉细，先以生姜汁和蜜汁拌桑皮炒黄，再和研为细末，每服 0.4 至 0.7。服时须取粳米 100 粒，鲜竹叶一把（去竹叶入黄连），以水二合，煎一合，去滓，送下药粉。如炎症甚者，可更入知母 1、黄芩 1.5。

人参平肺散：

咳嗽颈静脉怒张，颜面通红者，人参平肺散主之。

人参 0.2　甘草 0.2　地骨皮 0.2　茯苓 0.2　青皮 0.3　陈皮 0.3　天门冬 0.2　知母 0.3　五味 0.2　桑皮 0.4　薄荷叶 0.2　黄芩 0.2

上研为细粉，用生姜 5 片，水一合，煎取八勺，送药粉 0.4 至 0.5。

六君子加桔梗汤：

咳嗽呕吐，乳汁不下者，六君子加桔梗汤主之。

茯苓 1　白术 1　人参 0.4　甘草 0.7　陈皮 1　半夏 1　桔梗 1

上锉细，以水二合，煎一合，去滓，一日分三次服。

清肺散：

痉挛期并发肺炎者，清肺散主之。

麻黄 0.4　麦冬 0.6　桔梗 0.6　知母 0.4　荆芥 0.4　花粉 0.4　诃子 0.2　菖蒲 0.2

上研为细粉，分作五次服，用竹沥姜汁煎汤送下。

小柴胡汤：

痉挛期发作频繁，而现肋膜炎者，小柴胡汤主之。

方见伤寒。

大青龙汤：

痉挛期并发气管支卡他或肺炎，热度上升，呼吸困难者，大青龙汤主之。

方见伤寒。

芍药甘草汤：

咳嗽痉挛甚者，芍药甘草汤主之。

芍药 14.5　甘草 14.5

上细锉，以水二合，煎一合，去滓，一日分三回温服。

麻黄汤：

喘息不已，作吹笛样之深吸气者，麻黄汤主之。

方见伤寒。

赤石脂汤：

咳而失禁者，赤石脂汤主之。

赤石脂 2.5　升麻 1　白术 1　乌梅 1　干姜 1　陈疮米 0.8　栀子 0.8

上锉细，以水三合，煎一合，去滓，一日分三次服。

细辛五味子汤：

咳嗽声哑，痰沫颇多，喘息不得卧者，细辛五味子汤主之。

细辛 0.8　半夏 1　罂粟壳 2.5　五味子 2　乌梅 2　甘草 0.8　桑白皮 0.5　生姜 0.6

上锉细，以水二合五勺，煎取一合，去滓，一日分三回服。

葶苈丸：

面赤痰盛，身热喘息者，葶苈丸主之。

葶苈 1.5　黑牵牛 1.5　杏仁 1.5　防己 1.5

上葶苈微炒，将杏仁去皮尖，另捣成膏，余共研为粉末，入杏仁膏拌匀蒸陈枣肉，和再捣成丸，大约豌豆四分之一，每服五丸至七丸，生姜汤送下。

人参半夏丹：

痰沫稠黏而多者，人参半夏丹主之。

人参1　半夏1　白术1　生姜1　天南星1

上将半夏水浸七遍，焙干，南星微炮，生姜别捣取汁，余共研为细粉，拌姜汁为丸，如黍米大，每服十丸，生姜煎汤送下。月内之婴儿，丸如针头大，沾在乳头上，令儿吮之。

异功散：

已入减退期而食欲仍不振，面部微肿者，异功散主之。

人参1　茯苓1　甘草1　陈皮1　木香1

上研为细粉，每服0.8，生姜大枣煎汤送下。

除如上法治疗外，病儿宜与健康儿隔绝，以防传染。患儿应居于日光射入得宜，空气流通佳良之室内，力避与外气相接，以防合并症之继发，其使用之衣类，玩具，随时消毒，对于痰之处置，尤应格外谨严。

第十一章　流行性脑脊髓膜炎

近世国医界，咸指流行性脑脊髓膜炎为《金匮要略》载之"痉"病，而祝味菊氏则谓："《金匮要略》之痉，乃肌肉与末梢神经之麻痹、痉挛，非脑脊髓病。"陆渊雷氏则曰："痉以强急得名，乃赅脑脊髓膜炎、破伤风诸病而言，《诸病源候论》《千金》所载可考也。"

《千金要方》中云："太阳中风，重感于寒湿，则变痉也。痉者，口噤不闭，背强而直，如发痫之状，摇头马鸣，腰反折，须臾十发，气息如绝，汗出如雨，时有脱，易得之者，新产妇人及金疮，血脉虚竭，小儿脐风，大人凉湿，得痉风者皆死。"

《诸病源候论》中有金疮中风痉候、腕折中风痉候、中风痉候、产后中风痉候，症皆相似。据《千金要方》所云，为"脑脊髓膜炎""破伤风"共有之症；其云"须臾十发"，及新产妇人金疮、小儿脐风，则是破伤风。《诸病源候论》所云，则皆是破伤风。二者症状颇相似，惟脑脊髓膜炎初起即恶寒、发热，故《千金要方》冠以"太阳中风"。破伤风多不发热，病人必身有疮伤，二病至濒死时多发高热，脉初病多极迟，濒死则数。此乃危笃之病，葛根剂无能为力，《金匮要略》混而一之，误矣！

由此观之，《金匮要略》之痉，实已赅多种脑神经疾患，未可偏指为某病也。时医不察，竟以"痉"为流行性脑脊髓膜炎而言，且更从而造出"疫痉""痉瘟"诸名词，意即谓疫瘟二字，可代表本病之传染性，岂知以"痉"名本病已失其纲纪耶！

第一节　流脑病因

流行性脑脊髓膜炎，1887 年伐宾鹏氏发现一种细胞内脑脊髓膜炎球菌，乃脑脊髓膜之急性化脓性疾患，多犯小儿，尤以三岁以下之幼儿最多，而年老者亦间有发生，男子较女子为多，当为散在性发生，时或见大流行者，季节多自冬季以迄初夏，而于寒冷之时为多。

所谓细胞内球菌，为一种双球菌，亦称脑膜炎双球菌，与淋菌相似，染色阴性，缺少运动，对于温度及光线之抵抗不大。本病原存于脊髓中为数极少，如欲直接证明，须用集菌法——取新鲜之脊髓液 3 ~ 5cc 保持，不使与光线接触，再加同量之 2% ~ 5% 葡萄糖肉汁，或腹水肉汁培养基（即于腹水中加入肉汁，通常以血清代腹水用），置于孵卵器内 12 小时，其时所生之沉淀物中，可见无数之脑膜炎双球菌。而此种细菌仅能发育于含蛋白质之培养基中，如于血液培养基上则生带红色露滴状之集落。

脑膜炎双球菌之感染径路，每于鼻腔、咽头黏膜，发生加答儿，虽有时自淋巴道传入脑膜，然后多数入于血行，渐次侵及脑膜，故可认为是一种菌血症。如在流行时，即健康人之鼻咽黏膜，可证明本菌者不少。其传染方法，大抵系泡沫传染，即当喷嚏、咳嗽时，泡沫飞散而发生直接之传染也。

但本病菌因抵抗力薄弱，设非多人聚集及不讲卫生之处，通常不易传染，所以患本病者，大概于居处不洁或低下阶层之人。此外健康之携菌者之传染亦甚重要，此等人曾与脑脊髓膜炎病人接触，于其自身并不发生病症，但鼻腔、咽头藏有是种病菌，每易传染他人，有扁桃腺肥大者，尤易本病侵袭，故不可不慎为注意也。

我国古人对于脑膜炎双球菌既无确切之认识，故亦无专门阐明脑膜炎之文，其所说"痉病"，有部分虽可与本病相合，而其绝对病原皆建筑于"风邪""湿气"之上，以臆度之，"湿"为本病之寄托，"风"以形其传染之流行，则虽广泛亦颇有至理寓矣。

第二节　流脑症候

流行性脑脊髓膜炎多无前驱症，间亦见违和，头痛、四肢倦怠等前驱症后，出现剧甚头痛（特于后头部），颈部强直或呕吐开始，伴有恶寒战栗，又往往突然发热，体温升至38度至39度，多呈不规则之弛张型或间歇型。流行性脑脊髓膜炎之症候，主要者有二：一为自脑及脊髓而来之局部症候；一为缘细菌毒素之全身症候。

流行性脑脊髓膜炎以脑症状最著明者，为强度头痛，特于后头部、时于前额部、亦或颞颥部最为剧烈，伴有眩晕，头部除去痛感亦时有之外，颈部及背部之自发痛及脊柱全部之压痛殆常不缺，此乃诸炎症蔓延脊髓膜所致。因其反射作用，该肌肉之紧张而见著明之颈部强直，其程度虽有强弱之别，大都头被背部所牵引，前屈时感强度之抵抗，且随诉剧痛。反之，若将颈部左右动摇，则较前后屈伸容易，疼痛亦鲜。然则，《金匮要略》之所谓"独头动摇"者，正此之谓也。不仅颈部强直，更进而出现后弓反张，全身向后方弯曲，状如弓形，唯仗后头部与荐骨部将躯干支柱于床上，是即《金匮要略》之所谓"背反张，卧不着席"，《千金要方》之所谓"背强而直，腰反折也"。又时发生四肢之痉挛，意识多混浊，杂以谵语，进而昏睡，时有起躁狂状亢奋状态者（《千金要方》所谓"马鸣"者，即是补谵语、躁狂之状词），然现颈部强直以至后弓反张时，非无精神全然澄明者，则患者之苦闷从可知也。呕吐，之为初发症状已如上述，又经过中，因脑内压之亢进，亦每见之。

同时出自脑底之神经，亦屡引起障碍，眼症状有左右瞳孔不同及瞳孔反射之减退以至消失，出现斜视（发生于滑车神经麻痹）、眼球震荡（旧说名曰"辘轳转开"）、睑垂症（上睑悬垂于下方，因上睑举肌麻痹或轮匝肌刺激而引起）等。面神经障碍，可发生面肌痉挛，成一种固有相貌；三叉神经所支配之咀嚼肌如有痉挛，则出现牙关紧急（口噤）、轧齿等表现。又听神经障碍，如重听、耳鸣，皆为常见之症。视神经亦属易被侵犯者，除乳嘴炎（凡血管结缔织不规则增生突出于表面而被以上皮如肿疡状者，曰乳嘴炎，旧说曰椒疮），时见转移性眼炎（《金匮要略》名此现象曰"目赤"）、虹膜脉络膜炎（旧名黑眦如珠）等。而嗅觉之消失以至消退，则不多见。脑脊髓膜炎之至多见而著明症候，为皮肤知觉过敏症，虽轻度之敲打及擦捻，患者亦诉疼痛，或放声呼号以示痛苦，此乃脊髓神经知觉纤微之激刺也。至如运动纤微之激刺症状，可见四肢肌（特为下肢肌）之收缩，患者虽以背位横卧时，其两足亦稍屈曲，不得充分伸展，如于屈大腿向股关节之位置，被动地使下腿向膝关节伸展则感抵抗与疼痛，西医称此特曰"克尼希氏征"（克氏征），而《金匮要略》名之曰"脚挛急"也。腱反射初期概升进，而末期则减弱，然非随时皆然，以不规则者居多。皮肤反射虽多升进，然亦无一定之准则。血管运动神经障碍，以指爪或槌柄，轻划皮肤，便起赤条，甚者，赤条反向皮面隆起，长时不至消失，西医称此为"特鲁梭氏现象"，而《金匮要略》记载之"面赤"，亦颇与此相类。病变不仅限于脑脊髓膜的炎症，若并犯脑皮质时，则见半身不遂、言语障碍、局部痉挛等，《金匮要略》之所谓"颈项强急""口噤不得语"等，即为描写是等症状。

消化系统障碍，除既述呕吐外，尚常见食思不振、便秘等，而下利则鲜，病程经过中又有现极轻黄疸者，然亦罕睹。腹部陷没如舟，形成所谓"舟状腹"，腹壁下可触下行主动脉之搏动，腹壁因腹肌收缩常呈紧张状。尿液每作热性蛋白尿，沉渣中可见少许之玻璃圆柱，而转纯粹肾炎者则鲜。又病程经过中，有证少许糖尿者，精神混浊时，多致尿闭及尿失禁，有非行导尿不可者，因之续发膀胱卡他症，发生尿混浊及其他膀胱炎之固有症状焉，《金匮要略》谓"无汗而小便反少，气上冲胸……欲作刚痉"，则知古人亦多见本病之尿闭及膀胱炎也。循环系统障碍而发生急性心内膜炎者最为危笃，否则脉搏常随体温频数，而脑内压亢进时脉搏多缓徐，又屡见脉搏之不整。据西医所见，血液中有白血球增加，数达 10000 以上。呼吸系统病变，可见扁桃体大部肿胀，又于咽头后壁部见潮红，重症时支气管卡他及卡他性肺炎亦每遇之，常为预后不良的原因之一。此卡他性肺炎，多属合并症，起于口内分泌物或食饵之吸入或误咽，其原于本病原双球菌之寄生者则较罕，呼吸普通呈逼迫之状，而不至紊乱。

第三节　流脑病程

患者多于发病第一周，或因脑症候之增恶，或缘脉搏渐呈恶兆而陷心脏麻痹，或因并发卡他性肺炎、膀胱肾盂炎及合并其他危症等，常见不幸之转归。幸而就治，经三四周而入恢复期得痊性命者，每贻目盲、耳聋、白痴及其他精神障碍疾病，或肌肉强直以至麻痹，或转慢性脑水肿而头痛、眩晕、记忆力减退、认知能力减弱、四肢痉挛等，其毫无障碍而获全治者实为罕睹。

至若完全健康之人，突以头痛、呕吐、恶寒、战栗而发热，数时乃至十数时，即陷昏睡，或辗转烦苦，呈不稳之状，颈部强直，皮肤知觉过敏症（多现于脚部），又于皮肤起大小种种之出血斑点，脉搏小而不整，二十四小时或四十八小时殒命者，是为电掣性脑脊髓膜炎，尤易袭于小儿。

轻症者，先觉轻度头痛、背痛，随起轻微之颈部以至背部强直，兼有中等热，二三日至四五日后就治得愈。顿挫型者，初期现定型之重症，而不出一周，迅速轻快，遂至痊愈。陈旧型者，初亦呈重症，一时轻快，诸症缓解，嗣后增恶，体温及一般症状或轻或重，经四周至六周许，或毙于衰弱，或完全治愈，惟多易转为慢性脑水肿。

第四节　流脑诊断

当脑脊髓膜炎流行时，急现发热、强度之头痛及背痛、颈部强直、克尼希氏症、皮肤知觉锐敏等脑脊髓膜的激刺症状，并有口唇之匐行疹等，其诊断为本病殆无疑义。若非流行时而发脑脊髓膜炎，则其诊断殊非易事。如《伤寒论》之"脉浮，头项强痛而恶寒"，及发汗、下后、金创等所至之"痉病"，均非本病。且本病已如前述，多为急性，然亦有缓急之殊。如《金匮要略》云："太阳病，发热，脉沉而细者，名曰痉，为难治。"盖谓痉者，以其头项强急、口噤、背反张者也；且病初起即项背劲强、脉沉而细者，多属于电掣型脑脊髓膜炎，致命极速，故曰"难治"。

治《金匮要略》学者，切不可以"太阳病脉沉而细"者，乃"麻黄附子细辛汤"及"麻黄附子甘草汤"之所主之证以为易治，须知此乃指痉病应具之见症外，而兼有发热、脉沉细者言也。而《金匮要略》给予吾人以本病诊断之一助者，厥为"病者，身热足寒，颈项强急，恶寒，时头热，面赤，目赤，独头动摇，卒口噤，背反张者，痉病也"，及"痉为病，胸满口噤，卧不着席，脚挛急，必齘"，又"太阳病，其证备，身体强几几然，脉反沉迟，此为痉"，及"夫痉脉，按之紧如弦，直上下行"等数条，较为明晰。而前两条详痉之症候，后两条一以详其初起，"几几"读如"殊殊"，强直不遂貌，诗有"赤舄几几"之句，而脉之沉迟，乃脑脊髓膜炎初起之脉搏，至濒死则数，因迷走神经始则兴奋，终则麻痹也；一以详其脉，因张缩血管之神经出自脊髓，脊髓病故脉管为之痉挛也。

西医对脑脊髓膜炎于非流行时而遭逢者，或病至后期，病人已不能自述其病历者，亦不容易有明晰之诊断，惟其检查脊髓液一法，尚足供吾人之借鉴。其法用脊椎穿刺器，将脊髓采出而检查之，肉眼看有澄清者、有混浊者、有澙液中杂絮片者、有初期全澄明，翌日或数日后著明混浊者，蛋白质含量之增加亦种种不一，概达 0.3%，多至 0.8%，而糖质则减退，时或全缺，盖缘胞内脑膜炎双球菌之酵素而发生糖分解所致。如施离心法沉淀（即将盛有石碳酸溶液之试管中，加入脊髓液一滴），检其沉渣，见有多核白血球之增殖，同时细胞内或细胞外，辨认出阴性之脑膜炎双球菌。澄清液中，本菌之证明殊难，此时宜预置孵卵器内，移之曾经加温之腹水培养基，就其聚落而检之可也。

脑脊髓膜炎所当鉴别者：①化脓性脊膜炎，大都续发于头部疾病之后，例如化脓性耳病、头部外伤、头部丹毒、耳下腺炎等是也，宜详查其病历，并可证明原发地之存在，而最应注意者为耳内之检查；②结核性脑膜炎，大抵起于儿童，发生极缓，初期有著明之肠胃症状，其后有眼肌麻痹、斜视等脑底症候，甚为明显，然其体内必有潜在之结核病灶，一般不发生匐行疹，脊髓液并不混浊，以之注入动物腹下，可引起粟粒结核；③急性全身颗粒之结核脑膜炎，其症状极似流行性脑膜炎，宜细心区别，然在初期，呼吸困难之症状已极显明，皮肤苍白，脊髓液中有结核菌之存在；④脑膜炎之症状，亦有于各种热性传染病之初期或病程经过中见之，称为"脑膜炎状态"，其与真性脑膜炎鉴别较为困难，西医有时不得不行腰椎穿刺，而施行脑脊髓液之检查，脑膜炎状态的脑压亦稍有增加，然液中之蛋白质与细胞并不十分增加，并且无脑脊髓膜炎球菌之存在。

吾人对流行性脑脊髓膜炎之治疗，多以针对症候为原则，故不必若是其烦也。例如：①在肺炎之初期，往往发生脑膜炎状态，特以儿童为多见，此时肺内无变化，诊断不易，然呼吸自始即稍急促，伴有颜面潮红，稍后即肺内现特有之变化，并略出锈色痰，自与流行性脑膜炎继发性肺变化不同；②肠热症亦有发生脑膜炎状态，此时与缓和之脑膜炎必须区别，大抵肠热症无匐行疹，而有特异之蔷薇疹及鼓肠等；③流行性感冒时，亦往往发生脑膜炎状态，但此时上气道之炎症症状已十分显明；④败血症之时，心脏与呼吸方面之症状较明显，皮肤与关节有败血症之变化，血中无病原体，且有病灶可寻；⑥脑膜炎发生浓密之蔷薇疹者，与发疹热之脑膜炎亦须区别，然其时颜面之发赤浮肿特异，结膜炎甚明显，发热甚久，脉搏急速，即此极不同也。

第五节　流脑预后

流行性脑脊髓膜炎的死亡率，随流行时之状况而异，多者达70%，少者仅20%，哺乳儿及幼儿预后特恶。电掣型绝鲜治愈之望，陈旧性型亦多死于衰弱及合并症，或续发脑水肿而因此致命，幸能恢复者，而贻目盲、痴呆以终身者比比皆是也。前引《金匮要略》"脉沉细为难治"之文，亦应三置意焉。

第六节　流脑疗法

流行性脑脊髓膜炎的患者宜置之暗室，一是防病毒之散布，一是使与外界刺激隔绝。家族中屡有于咽喉保有脑脊髓膜炎菌者，或曾罹本病者亦每保有脑脊髓膜炎菌，宜常行含漱以清洁口腔、咽喉。罹患者，除依严密之看护与食饵疗法以监视其经过外，而医者尤不可大题小做。又《金匮要略》所出之"葛根汤""桂枝加葛根汤""栝蒌桂枝汤"所主之项背强，乃项背末梢神经之麻痹痉挛，非脑脊髓病，此不可不严加辨别者也。兹将方症分别归列如下。

加味麻黄汤：

初起恶寒，战栗，发热，头痛甚剧，尤以后头部为甚，四肢倦怠，遍体酸楚，苔白脉迟者，加味麻黄汤主之。

麻黄 11　杏仁 11　桂枝 7　甘草 3.5　葛根 11　胆草 7

上细锉，以水三合，煎一合，去滓，一日三回温服。

加味葛根黄芩黄连汤：

热型弛张，汗出不退，口渴引饮，唇绛舌薄黄或质红而干，头部强直，头部昏痛，加味葛根黄芩黄连汤主之。

葛根 11　黄芩 11　黄连 5　花粉 7　银花 7　连翘 5　竹叶 11　芦根 2
胆草 2

上细锉，以水二合五勺，煎一合去滓，一日三次服。

犀角地黄汤：

脊髓膜炎亢进，同时知觉神经、运动神经，及滑车、颊车等神经亦受障碍，而起神志昏懵，手足痉挛，目睛上视或歧视，或牙关紧闭者，此时当以弛缓神经为主。犀角地黄汤、神犀丹、牛黄清心丸等剂，酌其轻重用之，但均宜加入"胆草"1 以其有截止脑症状进行之卓效也。

犀角 3.5　生地 3.5　牡丹 3.5　芍药 2.9

犀角用水细细磨之，先将牡丹芍药入煎，煎成，去滓，入生地黄煎数沸，滤清，兑入犀角水温服。

神犀丹：

治同上。

方见鼠疫。

牛黄清心丸：

治同上。

牛黄 0.5　黄连 1.7　黄芩 1　栀子 1.9　郁金 0.9　辰砂 1

共研为细粉，腊雪水调神曲糊为丸，每丸重 0.3，每服二丸，灯心汤送下。

凉膈散：

症状同前而便秘者，凉膈散主之，大承气汤亦主之。

大黄 3　芒硝 1.8　连翘 1.8　黄芩 1.8　甘草 1　栀子 1.2　薄荷 1.2

石膏 1

上研为细粉，每服 1.5，淡竹叶煎水调蜂蜜送下。

大承气汤：

治同上。

方见伤寒。

新加葛根芩连汤：

同前症状而下利者，新加葛根芩连汤主之。

葛根 11　黄芩 11　黄连 5　甘草 2　银花 3　连翘 3

恽氏遗方：

己巳春，沪上流行脑脊髓膜炎，病者颈项弯曲如瓜，目上视，神昏，抽搐，热不甚壮，脉不甚数，死亡相属，惟恽铁樵氏制本方治之，全活甚众。若抽搐甚，昏不知人，牙关劲急者，加羚羊角 0.5。

胆草 0.7　黄连 0.5　犀角 0.5　菊花 1.5　生地 2　当归 1.5

同服回天再造丸半粒。

回天再造丸：

水安息 14　人参 7　蕲蛇 14　当归 7　川芎 7　黄连 7　羌活 7　防风 7 玄参 7　藿香 7　白芷 7　茯苓 7　麻黄 7　天麻 7　萆薢 7　姜黄 7　甘草 7 肉桂 7　白蔻 7　何首乌 7　琥珀 7　黄芪 7　大黄 7　草蔻 7　熟地 7　全蝎 7 雄鼠粪 7　穿山甲前足 1.7　穿山甲后足 1.7　威灵仙 7　葛根 7　桑寄生 7 细辛 3.5　赤芍 3.5　乌药 3.5　青皮 3.5　白术 3.5　僵蚕 3.5　乳香 3.5 没药 3.5　辰砂 3.5　骨碎补 3.5　香附 3.5　天竺黄 3.5　附片 3.5　龟板 3.5　沉香 3.5　母丁香 3.5　胆星 3.5　红花 2.8　犀角 2.8　厚朴 2　地龙 2 松香 2　木香 2　冰片 1　犀牛黄 1　血竭 0.5　虎胫骨（全）1 对

上药蕲蛇须用小者，去骨并头尾三寸，酒浸炙，取净末，如前量；当归、川芎、黄连、羌活、防风、玄参、威灵仙、乌药、葛根、骨碎补、香附等均用酒炒，惟香附尤应去皮毛；藿香、白芷、茯苓、麻黄、天麻、萆薢、姜黄、细辛、白芍、僵蚕等均应炒用；黄芪、甘草蜜炙用；肉桂、白蔻、琥珀、草蔻等，研须不见火；何首乌用料豆水伴蒸九次；大黄酒蒸；穿山甲前后足用麻油浸炙；全蝎须去头尾；桑寄生、地龙烘干用；青皮用面炒；白术用土炒；乳香须去油；龟板用火炙；红花用酒洗烘干；松香当煮至九次用；虎胫骨须炙酥。以上共为粉末，炼蜜和匀，捣数千捶为丸，每丸重 0.4，金箔为衣，蜡壳封固；孕妇忌服。

裴氏止痉方：

裴氏止痉方，通治本病。

大黄 0.9　姜黄 0.5　蝉蜕 0.5　僵蚕 0.5　蜂蜜 1.4　黄酒 0.6

上细锉，以水一合五勺，煎一合，去滓，调入蜂蜜黄酒服之。

防风天麻散：

防风天麻散，通治本病。

天麻 3.5　川芎 3.5　白芷 3.5　甘草 3.5　麻黄 3.5　川乌 3.5

上研为细粉，每服 0.4 至 0.6，葱蜜汤调服，大便秘结者，可与牛黄丸同服。

牛黄丸：

通治本病。

大黄 0.4　牛黄 0.2

研成细粉，炼蜜为丸，如麻子大，每服七丸。

第十二章　丹　　毒

考旧说"丹毒"之名，约有五十种。略谓：小儿乳食过度而全身晕赤者，曰伤食发丹；胎毒内伏，而多发于头面四肢者，曰胎毒发丹；儿在胎时，因母受惊，伏热于内，初散生满面，出没无定，赤若朱砂者，曰惊丹；风热毒重，初起于背，渐及遍身，而色赤者，曰赤丹；丹毒色白，遇风冷则剧者，曰白丹；初起痒痛或肿，色微黑者，曰黑丹；时盛时衰，颜色不定者，曰五色丹；发于两臂，赤起如李子者，曰鬼火丹；发两胁腋下及腿部者，曰殃火丹；发于两颊两臂、两胁者，曰家火丹；遍于背腹，斑斑如梅子者，曰野火丹；色赤大如手，遍身赤痒者，曰天火丹；发于两臂，一日即成黑色者，曰神火丹；初从额耳下起，赤如火灼者，曰荧火丹；发自膝上，或从两股起，上及脐间而流入阴头者，曰尿灶火丹；发自足跗而色正赤者，曰废灶火丹；起于脐者，曰胡漏灶丹；发于阴上者，曰胡吹灶丹；起于脐上赤黄而肿者，曰胡火丹；发于右手色赤而似蛇形者，曰君灶丹；从左脚上起者曰母灶丹；

从阴上起者，曰女灶丹；起于头顶而肿者，曰飞灶丹；发于两肾（或作臂）赤黄而肿者，曰天灶丹；起于腹部者，曰神灶丹；头上红肿而痛者，曰古灶丹；起于足踝者，曰土灶丹；先从额起，渐及遍身者，曰灶额丹；从腰起色黑遍身而疼痛者，曰灶尾丹；先发于背而后遍身，转瞬成疮者，曰朱田火丹；附足踝而生者，曰骨火丹；由腹至心而色黄赤者，曰龙火丹；起于背上色黄赤者，曰住火丹，起于脐上黄赤而肿者，曰胡火丹；起于两足有赤白点者，曰烟火丹；起于背臂及骨道者，曰火丹；起于头背者，曰神火丹；初发如水泡，顷刻即大，蔓延不已者，曰土鬼丹；起于右足渐及遍身者，曰朱黄丹；起于前心，痛如火烧者，曰火焰丹；多生于腿膝两胁，初起白斑，渐透黄色，光亮肿胀，破流黄水，湿烂多痛者，曰水丹；缠腰而生者，曰蛇缠丹；起于头部，渐及遍身，大如钱而色赤者，曰星子丹；起于头面而四向晕者，曰蜂子丹；起于腹内，见于口中，色紫黑者，曰乳神丹；从眼眶上起者，曰母子丹；发出满身者，曰蜘蛛丹；起于耳上者，曰佛家丹；初起白斑，无热无痛，游走不定者，曰冷瘼；初起成片，赤如胭脂，渐及遍身者，曰赤流。是五十种丹，古人俱名之曰丹毒。

"丹"之云者，以其红晕（炎症）发于皮下组织之淋巴系统者也。故《千金方》曰："丹毒，肉中赤如涂丹之色也。"《诸病源候论》分本病为十二候，除皆发于遍体略如上述外，有项颔肿而酿脓者，称之曰"时毒"；较大头瘟染症势稍轻者，谓为"抱头火丹毒"。吴鞠通氏曰："大头瘟毒者，秽气也。"凡地之气，未有不因少阳之气而自然上升者，春夏天气发泄，故多有是症；秋冬地气间有不藏之气，亦或有是症；人生之少阴固虚，不能上济于少阳，少阳升腾莫制，亦多有是症；小儿纯阳，大多阴未充长，亦多成是症。

参合观之，抱头火丹毒、时毒、大头瘟等，即旧说"丹毒"中之飞灶丹、古灶丹、土鬼丹之类也。古人命名多属意会，甚含以神话传说，以致同一病而命出各种形色不同之名，反俾真理益晦，而邪说益彰，良可叹矣。

第一节 丹毒病因

丹毒之病原体，为丹毒连锁球菌，系1883年费拉生氏所发现，与普通酿脓性连锁球菌，全属同类。其侵入之门户为皮肤（或与外皮相接近之黏膜）之大小种种损伤，而此损伤往往不能明视者。故有称得目睹之损伤部位而罹本病者，曰"外伤性丹毒"，不得目睹之损伤患者，曰"偶发性丹毒"，其实皆一也。又除此种侵染外，从口腔及其他黏膜侵入者亦有之。

此种知识，皆受赐于西人之发明，古人不得而知也。古人认为丹毒唯一之病原，则曰"风热"，于小儿或曰"胎毒"。如《诸病源候论》之"时气毒攻""热毒内盛"，《内经》之"不常"之气，李东垣之"天地气客于心肺间"，吴鞠通之"秽气"等说，皆是也。然古人虽不知本病之有连锁球菌的存在，而以病毒之由外来则一。彼一时，此一时，学术原随时代巨轮而进展，并不足以诬古人之妄也。

丹毒之好发部位为颜面，盖颜面常露出故易受外伤，且病毒自外听道、耳壳、鼻腔之湿疹等，极易侵入也。头部亚于面部，亦易感染，初生儿则每自脐部发丹毒，前述之胡火丹、胡漏灶丹，即同此类。产妇在消毒不严密时，每自子宫黏膜于外阴部发生丹毒，旧说之女灶丹及胡吹烂丹，略同于是种之罹致。或因外科手术，于该部见丹毒，特频发于同一病室，以至同一手术者。此等事实，常常见于守旧派之医生，而忽略于消毒术者无疑也。

个人之体质对于丹毒之发生，亦有莫大之关系存在，故常与丹毒患者接近之医生、护士等，竟有终身未普罹患者，而又有同一人或同一家族，屡罹丹毒者。据著者之观察，曾与丹毒患者之亲属迭次同床，而始终不发生丹毒；确有曾经本病患者，与上述患者只一宿，即发生本病。

曾经的丹毒者，并不形成免疫性，反有使体质易感增加之势也。又旧说，谓"抱头火丹毒"轻于"大头瘟"不易传染。则著者身试上述患丹毒者，每呈身发寒热、口渴、舌干、脉搏亢进、头面赤等症，与旧说之抱头火丹毒十分相似。但竟侵害于甲，而乙不为之传染者，即关于个人之体质焉，非不传染也。

第二节　丹毒症候

据动物试验，丹毒潜伏期为三十六小时至四十八小时，人类则为十五小时至六十小时云。丹毒前驱症状，先有食机不振、四肢倦怠等，急以强度之恶寒或战栗，体温升腾达40度以上，同时或一二小时后，出现局部症候，热型无一定。

丹毒局部症显著之时，体温亦高且示弛张型；局部或进或退者，体温亦随之乍高乍低，呈不规则之热型。当解热之际，多急速或徐徐下降，而亦有解热时，暂呈体温上升者。又濒死前，有呈一时性高热者，脉搏常与体温终始增其频数。病程经过延长者，或起于因他疾而衰弱者，或局部病变蔓延广泛。呈著明体温上腾时，则屡致心肌衰弱，脉搏细而软，时成不整，遂发生心脏麻痹者，亦非鲜见。而一般症状，除多为食思缺乏、全身困惫、口渴等而外，同时主诉强度头痛，毒力旺盛者则精神混浊出现谵语，又时陷嗜眠状态，更进而呈昏睡。此等脑症状，特见于头部丹毒者，或缘丹毒菌窜入脑膜引起化脓性脑膜炎所致。又神经系统别无解剖变化，仅发生于本病中毒者，亦屡见之。舌多带厚苔，并见呕吐及下利等肠胃障碍，尿多热性蛋白尿，若转肾炎者，则于沉渣中见肾上皮细胞、颗粒圆柱、赤血球等。

丹毒固有者，为皮肤之病变，自黏膜或皮肤损伤部，向周围弥蔓之潮红肿胀是也。其部较健部隆起，且形滑泽，界限作锯齿状，比较明划者有之。患者初于该部感瘙痒，继觉灼热，且缘肿胀而诉紧张之感，运动时稍觉疼痛，试以指头压之便诉剧痛。皮损领域内之淋巴腺，常略起肿胀及疼痛，而化脓者则鲜。此局部之红肿，一定期间有向周围扩延之倾向，自其边缘起锯齿状红肿突起，或寻淋巴管径路，发生以隆起赤条相连络之同样小红斑点，嗣复相合，如此渐次增大其广袤，部位以颜面头部最伙，起自鼻翼或鼻腔入口、唇围、耳壳、睑内角等小损伤，依上述方法而增广，但超越皮肤与其下层较强固结合之处，如颐部及头发界限者则甚少。

然颜面丹毒，不仅止于发际，先虽暂行停滞，一旦越过，则速向头发内部蔓延。其潮红虽被头发所遮蔽骤难明辨，而据皮肤肿胀、带光泽、诉压痛等，故易测知；且毛发部之丹毒，恢复期屡发生毛发脱落。有自后头部或颐部，达颈部至锁骨及肩胛部始停止进行者，古人名此曰"家火丹"，或"古灶丹"。又躯干或下腿丹毒，达与肠骨缘（编者按：应指"盆骨骨缘"）、鼠蹊部韧带及荐骨部下层紧接之皮肤部，则全停辍，或暂时见进行之迟缓者，亦与头部之丹毒同；是种蔓延，古人每有"野火丹""尿灶火丹""胡吹灶丹""天灶丹""神灶丹""灶尾丹""火丹"等不同之名称。此外，又有蔓延倾向颇为显著，初发部殆全治愈，而边缘尚持续进行，遂至波及全身，经过荏荏数周者，亦时见之，西医名此曰"游走丹毒"，而古人名之"星子丹"或"赤流"也。局部症状之皮肤变化不仅潮红肿胀，每兼发大小水疱，内含浆液者，曰"小疱性丹毒"或"水疱性丹毒"，浆液更成脓样者，曰"脓疱性丹毒"；内容间有呈血样者，是数种皆相当于古人之"土鬼丹"；水疱、脓疱等或被破坏排泄内容，或吸收干涸而成薄痂，二三日后脱落，又间有肿胀强剧，血管营养不良，呈坏疽而脱离者，此特于阴囊、眼睑见之，名曰"坏疽性丹毒"，而旧说之"水丹""朱田火丹"等，亦近于是。

黏膜丹毒颇稀见，起于咽头部者，呈咽下困难、鼻分泌物增加、高热等。所谓咽峡炎障碍，咽头有限界著明之发赤部，表面每被以胶样黏稠物，扁桃体亦呈强度红肿，更波及鼻腔黏膜，一二日便现于鼻翼，或自咽头经耳咽管而入于中耳，更向鼓膜穿孔，循外听道而出于耳壳，或自咽下达喉，致会厌软骨披裂、会厌皱襞之肿胀，引起声门水肿而遽死者有之，旧说之"乱神丹"略指是等丹毒而言。若丹毒之原发于喉者，颇为稀有，妇人常见之黏膜丹毒，发生自分娩时子宫阴道之损伤，更现于外阴部，阴唇发赤肿，时达下腿，呈固有之局部症状，日并见一般症状，古人虽知有本症（女烂丹），究未详其因也。

丹毒之合并症，颜面及头部丹毒，除并发上述之化脓性脑膜炎外，又致化脓性中耳炎者亦不少，急性肾炎及出血性肾炎亦颇多。况丹毒之习惯性，恒反复侵袭同一局部，以致引起淋巴系统之慢性炎症，而贻该部皮肤之象皮病（淋巴腺组织，因丝虫之栖息，产出卵子及仔虫，闭塞淋巴管，因淋巴郁滞及淋巴管之扩张，乃引起皮肤肥厚，是曰"象皮病"）样肥厚，此特见于下皮及阴囊，而颜面如口唇者则鲜。老人或薄弱之人，罹丹毒后，病程经过长久者，屡起支气管卡他，时转卡他性肺炎。

第三节　丹毒病程及预后

丹毒轻症四五日，稍重症者七八日后，体温或顺次或急速下降；一般症状顿觉轻快，局部症状亦渐稍退；然二三日或二三周内再发者，亦屡有之。游走丹毒经过荏苒数周，遂毙于困惫衰弱。坏疽性丹毒，预后多不良。丹毒合并化脓性脑膜炎、化脓性中耳炎、卡他性肺炎、急性肾炎等，均至堪处。凡发于强壮之成人，且无合并症者，预后大都良好。丹毒发于初生儿、产妇、酒客、肥胖者，及有心脏病、肾脏病、肺脏病等，对于预后，至须留意。

第四节　丹毒诊断

丹毒固有症状，如限界明划之发赤、肿胀、疼痛，及具蔓延倾向，并见一般症状者，其诊断亦易也。丹毒虽有脾肿胀，但皆为解剖上之证明，不能于季肋下触知也，唯于施行叩诊之际，则颇知其浊音之增大。

有辈医生，常具一种臆度虚玄之诊断，而分判曰若者为"大头瘟"，若者为"抱头火丹毒"，若者为"时毒"，若者为"丹毒"，是只知二五，而不知一十也。

但类症鉴别之注意者，蜂窝织炎较丹毒之肿胀尤强，如抚木板，潮红稍作暗赤色，界限不甚明晰，经时既久，每易化脓，此其大较也。他如脾脱疽、红斑等，鉴别诊断上，亦宜注意。黏膜丹毒之诊断，丹毒样红肿只限于黏膜上者，其一般症状虽有类于丹毒，而亦不易确定，如黏膜变化已波及邻接外皮，且与一般症候相得，则可立下诊断矣。

第五节　丹毒疗法

犀角升麻汤：

脉搏亢进，恶寒发热，已现一般症状，而察其病毒尚未深入者，犀角升麻汤主之。

犀角 0.7　升麻 0.8　防风 1　羌活 0.9　白芷 0.9　黄芩 1.8　白附子 0.4　甘草 0.7

上锉细，以水二合，煎一合，去滓，一日分三次服之。

化毒丹：

热型弛张，脉搏频数，苔厚口渴，全身困惫，并诉强度之头痛者，化毒丹主之。

西黄 0.3　珍珠 0.7　血珀 0.9　胆星 0.7　辰砂 0.7

上研为细粉，分作三服，每服用灯心汤送下。

景岳大黄汤：

热毒内盛，因而便秘者，景岳大黄汤主之。

丹皮 1　瓜蒌 1　桃仁 0.7　大黄 0.8　芒硝 0.8

上先将桃仁去皮，锉细，以水二合，煎一合，去滓，一日分三次服。

五香连翘汤：

老人或薄弱之人罹此，脉搏小软，而病毒复炽盛者，五香连翘汤主之。

乳香 0.5　木香 0.5　丁香 0.5　香附 1　黄芪 1　射干 0.8　连翘 1　升麻 0.5　木通 0.7　独活 0.7　甘草 0.5　桑寄生 1

上细锉，以水三合，煎一合，去滓，一日分三次服。

东垣普济消毒饮：

热型弛张，气粗、口干、舌燥、咽喉肿痛，脉搏频数者，东垣普济消毒饮主之。

黄连 0.7　黄芩 1.5　人参 0.7　甘草 0.7　桔梗 0.8　柴胡 0.9　马勃 1.5　牛蒡子 1　升麻 0.8　元参 2　大黄 0.9　板蓝根 2　白僵蚕 1

上细锉，以水三合五勺，煎取一合，去滓，一日分三次服。

加味小柴胡汤：

呈间歇热型，口苦、咽干、目痛或见呕吐，季胁下诉胀满者，加味小柴胡汤主之。

柴胡 0.7　黄芩 1.4　人参 0.4　生姜 0.4　半夏 0.7　甘草 0.4　大枣 0.4　花粉 0.7　荆芥 1.4　连翘 1　黄连 0.7

上细锉，以水三合，煎一合，去滓，一日分三次服。

荆防败毒散：

若丹毒已向头发内部蔓延，皮肤肿胀，屡诉压痛，并延及后头部或颐部，达颈部赤肿者，荆防败毒散主之。

柴胡 0.7　荆芥 1　防风 1　羌活 0.5　独活 0.5　前胡 1　川芎 1　枳壳 1　人参 0.4　甘草 0.4　桔梗 0.6　茯苓 2

上细锉，以长流水三合，煎取一合，去滓，一日分三回服。

清凉救苦散：

若头、面、耳、目、口鼻遍延丹毒，赤肿瘙痒者，除服普济消毒饮外，并用清凉救苦散涂之。

桑叶 1　白及 0.8　白蔹 0.8　芙蓉叶 0.6　大黄 1.5　黄连 0.5　黄柏 0.7　紫车前 2　白芷 0.5　雄黄 0.5　芒硝 1　赤小豆 1.5

上研成细粉，用蜜水调涂肿处。

犀角散：

病经四五日，病势尚不衰减者，宜犀角散、芩连消毒饮、连翘汤之类缓解之。

犀角 0.8　甘草 0.8　防风 1　黄芩 1

上先将犀角用水磨浓，再以水一合五勺，将其余三药煎成一合，一日分三次服。服时，将犀角水分三次兑入服之。

芩连消毒饮：

治同前。

柴胡 0.5　桔梗 0.5　羌活 0.4　防风 0.8　黄连 0.5　连翘 2　枳壳 1.5 荆芥 1　白芷 0.4　川芎 0.4　射干 0.5　黄芩 1　甘草 0.4　生姜 0.4

上细锉，以水四合，煎取一合五勺，去滓，一日分三回服。

连翘汤：

治同前。

连翘 2　升麻 0.4　朴硝 1　元参 2　芍药 1.5　白蔹 0.8　防风 0.8　射干 0.8　大黄 1.5　甘草 0.4　杏仁 2

上细锉，以水三合五勺，煎取一合五勺，去滓，一日分三回服。

托里散：

头颈面部高肿赤热，或将转成脓疱性及水疱性者，托里散主之，托里黄芪汤亦主之。肿甚者，尤应针出恶血，以排泄其毒素。

瓜蒌 2　当归 2　黄芪 2　白芍 1.5　甘草 0.4　地黄 2　花粉 1.5　银花 2 皂刺 2

上先将当归酒拌盐水炒过，再用水与无灰酒各半合成三合量，煎取一合，去滓，一日分二次服。

托里黄芪汤：

黄芪 1.5　甘草 0.4　花粉 1.5　人参 0.8

上细锉，以水二合，煎取一合，去滓，一日分二次服。

通气散：

咽头、口腔内之黏膜丹毒，可时用通气散嚏之。

玄参1　牙皂0.7　川芎0.7　藜芦0.2　羊踯躅花0.1

上研为细粉，吹少许入鼻内，得嚏为度。若用于鼻黏膜炎而成壅塞者，嚏之，尤为痛快。

牛黄散：

游走丹毒，牛黄散主之。

牛黄0.5　朱砂0.5　全蝎0.3　天麻0.5　乳香0.5　麝香0.1　蜗牛肉0.2　僵蚕0.4　白附子0.2　生龙脑0.8　螳螂翅5对

上研为细粉，每服0.3，薄荷水调下。外用桃树枝烧灰，香油调敷亦妙。又有用寒水石2、石膏1、黄连2、黄芩3，共研为粉末调水涂之。

除上述疗法外，皮肤如有损伤，宜立行适当之消毒，以防病菌之再侵入。患者宜严守安静，与以营养丰富之流动食物。诉口渴甚者，宜以"甘菊花""鲜荷叶"等清凉品煎水与之。又与丹毒患者接近之人，如医师、护士等，须常注意手之消毒，以免延及他人为要。

第十三章　破伤风

古人咸以"破伤风"包括于痉病中概而论之，已如流行性脑脊髓膜炎章所云，兹不复赘。惟《丹台玉案》所载去血过多之痉及《诸病源候论》金疮之痉诸病，则又专对本病而言，名不同而病非二也。《金匮要略》中所论之痉，虽概有恶性脑脊髓膜炎、末梢运动神经诸病，然第22条云："疮家，虽身疼痛，不可发汗，汗出则痉。"此"疮家"应该包括疮疡及金疮而言，是为专指破伤风之症。古人不知病原菌，故《金匮要略》以为疮家误汗所至，《诸病源候论》以为金疮中风、中水所致。若《三因极一病证方论》则竟有"破伤风""破伤湿"之名，意即仅同于《诸病源候论》《金匮要略》诸书，名则巧合于今，虽欲诬之不可得矣。

今之学者，复划分其主因之不同而冠以别名。凡得自皮肤损伤之外伤者，曰"外伤性破伤风"，即旧说之"金疮痉"；在妇人，发生于流产或产科手术后者，曰"产褥性破伤风"，旧名"产后风"；初生儿，自脐部传染者，曰

"婴儿破伤风"，旧名"脐风"。

吾人尤应注意者，古人既以破伤风及脑脊髓膜炎统称之曰"痉"，则《金匮要略》之何种痉乃可名之曰脑脊髓膜炎？何种痉得名之曰破伤风？据陆渊雷氏释《金匮要略》第 28 条曰："气上冲胸，口噤不得语。又云欲作刚痉，则是刚痉之发，咀嚼肌最先痉挛，此乃破伤风之征候，非葛根汤所能治也。合前条观之（按指第 27 条），柔痉似专指脑脊髓膜炎，刚痉似专指破伤风，二病虽以痉挛为主症，然与寻常热病之项背强急者则大异也。"

第一节　破伤风病因

破伤风病原菌为尼科拉耶氏发现（1884），芽胞形成后菌体呈特征性的鼓槌状，故曰"破伤风梭菌"。1887 年，日本的北里柴三郎首先分离出纯培养物，并证明能产生毒素，引起同样的症状特征。凡街衢、田圃、庭园、宅地等之土壤表层咸居之，特以耕种之田及用牛马粪作肥料之田尤多，概因家畜之粪内，多含此菌芽胞故也。本菌原为厌气菌，在有氧之环境内逐渐消失其致病力及产毒力，但与好气菌共同生活时，虽无厌气环境亦能生长。

似此泛在性生存之破伤风梭菌，多数同时偕他物体（屡见者为旧钉、枯木、腐竹等）或其他好气性菌，当身体某部受伤之际，随之侵入。若经侵入创面深部，尤易繁殖而引发固有症状，此即因本菌为厌气菌，一经窜入创面深部，则与外气隔绝，而适其产生毒素故也。该毒素酷似蛋白质，能溶于水，较一切毒素中最为有力者，乃因其多能集合于神经系统之中枢机关，致将身体一部分之运动呈现痉挛状态。在有破伤风毒素之培养基内，除破伤风痉挛毒素之外，尚有一种极毒之破伤风溶赤血球毒素，能溶动物之赤血球。故破伤风病，竟为各种传染病中最痛苦、最恐怖，而难以治疗之一种矣。惟此毒素虽毒，当在液体时极易破坏，较白喉毒素为尤甚，又因其纵或侵入创口，于未变繁殖体产生毒素之前，已为体内之噬菌作用或其他抵抗力消灭殆尽，是本菌散布虽甚宽广，而本病之发现亦颇不多见焉。

第二节　破伤风症候

破伤风潜伏期多为四日至十八日，而数周者亦屡见之，盖其长短与破伤风毒素有关也。其初发症状，病人诉下颏、颜面及颈部之紧张强直感，发生咀嚼肌之强直性痉挛，咀嚼运动因受著明障碍，齿牙上下紧合，试以开口器或手指扳开下颏每感强烈抵抗，仅能强开少许，此曰"牙关紧急"，为本病常见症候之一，对于早期诊断供有力之根据。陆渊雷氏释《金匮要略》之"刚痉"为本病，于此益征信之。

其次可见颜面肌之强直紧张，额作皱襞，鼻唇沟深度增加，口裂亦增其横径，且稍开张，露出前齿，状若苦笑，故有"痉笑"之称。颜貌因之著明变化，仿佛老人，虽亲知骤见亦不相识，此曰"破伤风面"。其他颈部肌肉之紧张，则发生颈部强直，并及腹肌、背肌亦出现强直性痉挛，脊柱弯曲而成后弓反张，患者以后头部与荐骨部仰卧床上，床与背之间尚余弓状之空隙。又四肢及躯干作一直棒状者，则为前弓反张；若腹肌紧张著甚，腹壁陷没成舟状，而感板样抵抗者，曰立直伸张；下肢肌肉之紧张，特以伸展肌及闭锁肌为著，上肢亦然。以上持续性广泛的肌肉强直性痉挛，每因轻微之刺激（如室外之喧噪、足音、微风拂掠皮肤、闪光等），便引起紧张之发作，后弓反张、牙关紧急等倍增剧烈，经一二分至数分钟渐形缓解，嗣又复见同样发作，但意识常清明。惟当肌肉之痉挛发作时，每伴剧甚之疼痛，其苦楚诚有不堪名状者也。

此外发汗著明，泪液分泌昂进，挛缩之际，汗泪交挥，因而妨害安眠，重症者在二十四时中，竟成完全不眠症。是时，呼吸亦因呼吸肌之挛缩，常诉呼吸困难，胸廓多呈永久的呼气状态，膈之痉挛，屡诉前心窝部疼痛。强度之牙关紧急，妨害口腔分泌物之吐出，每致支气管卡他；如声门痉挛，则致强度之呼吸困难，而死于窒息者亦非绝无。

脉搏及心脏机能于发病之第一日，多与常人无异，挛缩反复剧烈时，则增加其频度，达百二十至百五十至。体温在发病第一日，仅现常温或微昂后渐上腾，达37.5至39度之间，重症屡及40度以上，间有呈44度之高热，此似缘于高温调节中枢之障碍所致。食欲初期尚在，多诉口渴；尿因出汗过多及摄食困难，故概减少；尿道肌挛缩，屡诉排尿困难；肛门周围肌挛缩，故当排便之际，亦有诉疼痛者。损伤基于面部者，常呈面神经麻痹，及发作性痉挛，且咽下肌痉挛诉吞咽困难，而四肢痉挛则不甚著明，有名此曰"面破伤风"。

第三节　破伤风病程经过及预后

破伤风重笃者，经二三日便死亡者有之；轻症之潜伏期较长，可及数周，诸症亦渐和缓。病情缓解时，强直性痉挛之发作不甚频繁，四肢痉挛先行轻快，次及躯干肌，最后颜面咀嚼肌之痉挛亦渐恢复，历二周至六周遂至全治。

然大部痉挛发作，日益频繁，呼吸肌之痉挛诱致呼吸困难，或竟毙于窒息，或因摄食困难、发作疼痛之苦闷及不眠等，患者疲惫甚速，意识混浊，逐殒于心脏麻痹。至不眠症之不能收良效时，亦与预后不良有莫大之关系。若脉搏频数而虚细，或头面带黑色，口燥咽干，大小便不能自主，舌卷囊缩，汗珠黏滞不流，肢体痛剧而不在伤处者，预后均不良。

其死亡率，与潜伏期之修短有关。据洛兹氏云：发病于一周以内者，为91％；二周以内者，82％；二周以上者，不过50％。亦有谓淋巴性体质者，死亡率亦高云。

第四节　破伤风诊断

有牙关紧急、颈部强直以及后弓反张等，每遇外界刺激特别增剧，屡以发作性反复，且于既往症中，证明最近确受外伤者，破伤风之诊断，自属易易。而牙关紧急，往往认为牙关节风湿，或咀嚼肌风湿等，或以项部强直为脑膜炎等，如不注意，往往延误。

又如今之学者，统以脑脊髓膜炎、破伤风诸病名于痉中，而岂知脑脊髓膜炎初起即恶寒发热，故《千金要方》中云："太阳中风，重感于寒湿，则变痉也。""太阳中风"，即指有恶寒发热之现象而言。破伤风初起多不发热，病人必身有疮伤；至"葛根汤证"之项背强，乃项背间末梢运动神经之痉挛，是一种血燥津伤神经失于荣养之病，既非脑脊髓膜炎，亦非破伤风也。

诊断一时不易确定者，则西医之自外伤部培养破伤风菌，或穿刺正中静脉采取血液注于白鼠诸法，均值得吾人一步一趋也。

第五节　破伤风疗法

兹分别见症列方如下。

玉真散：

皮肤损伤，纵极轻症亦不可忽视，宜将砂土充分清洗，刺伤最易致破伤风，故木片、竹屑、铁钉均须叮咛拔除，创面以冷却沸水洗涤清洁，再用玉真散调水涂之。

天南星 3　防风 3

将天南星用沸水泡透七次，焙干，共防风为末。

缓急简方：

患者宜居暗室，避光线之射入，力谋静肃，以去外界激刺。痉挛频回反复，宜先图缓解其痛苦，急用之。

白芍药 6　甘草 3

浓煎频服之。

防风汤：

本病初起，微有热型，颜面及颈部均有紧张强直感，前弓反张，手足挛急，恶寒甚而无汗者，防风汤调小蜈蚣散服之。

防风 2　羌活 1.5　独活 1.5　川芎 2

上锉细，以水二合，煎成一合，去滓温服。

小蜈蚣散：

蜈蚣 1 条　全蝎 2 枚

上药先炒至黄黑色，共研成粉剂，每服 0.1，小儿再减其半量。

左龙丸：

头低下视，手足挛急，下肢肌肉其紧张尤著，两膝抽搐不止，而大便秘结者，宜左龙丸。

鸧鸽屎 1.5　白僵蚕 1.5　江鳔胶 1.5　雄黄 0.3

上锉细，除雄黄宜水飞外，鸧鸽屎（一名左盘龙）、白僵蚕均应炒透，而江鳔胶尤应拌蛤粉炒之，共研为细末，饭糊为丸，如梧桐子大，每服十五丸，温酒送下，一日三次。如症重不已，每药粉 0.3，饭糊中加入巴豆霜

0.1，每服中加一丸，如此渐加至十丸，以利为度。

羌麻汤：

左右一目视，左右一手一足痉挛者，宜羌麻汤。

羌活3　麻黄3　菊花3　石膏3　防风3　前胡3　黄芩3　细辛3　甘草3　枳壳3　茯苓3　蔓荆3　薄荷1.5　白芷1.5

上锉细，枳壳用麸炒，每合1.5，加生姜0.2，清水一合，煎至适度，热服。

四物汤：

年老体衰者，宜加味四物汤。

当归2　地黄2　白芍1.5　川芎2　防风1　白芷1　藁本1　细辛0.5

上锉细，以水三合，煎一合，去滓，一日分三回温服。

升麻汤加黄芪方：

汗出不止，痉挛频复，痛苦不胜者，升麻汤加黄芪主之。

升麻1　茯神0.7　人参0.7　防风0.7　犀角0.7　羚羊角0.7　羌活0.7　官桂0.2　黄芪2

上锉细，以水三合，煎一合，去滓，加竹沥1，不拘时服。

蠲痉汤：

大便秘结，小便短少，汗出过多，痉挛频复者，宜蠲痉汤。

羌活0.7　独活0.7　防风0.7　地榆0.7　杏仁0.7

上锉细，先将杏仁去皮，捣碎，蒸令熟，研成膏，再与水二合，煎成一合，入杏仁膏和匀服。以此涂伤口亦妙。

华佗愈风散：

面破伤风，宜斟酌上列各方，重用"白芷"，并佐以"防风头"甚得，华佗愈风散亦足应用。

荆芥穗3

上焙为细粉，每服1，用豆淋酒调服。

豆淋酒：

黑豆1公斤，熬令烟尽，贮于瓷器内，以酒3公斤淬之，浸一昼夜，去豆，则豆淋酒成也。

开关散：

牙关紧急不开者，用蜈蚣1条，焙干研成细粉擦牙，吐涎立苏。不应，再用开口器开之。

吕氏秘方：

挛急频发，每发辄不生者，吕氏秘方主之。

荆芥 1.5　黄蜡 1.5　鱼鳔 1.5　艾叶 3

上先将鱼鳔炒黄，共锉细，入无灰酒一合，煮一句钟，热饮汗出立愈，惟百日内不得食鸡肉。

祛风养血汤：

产褥性破伤风，祛风养血汤主之。

当归身 1　清阿胶 1　炒蒲黄 1　豆衣 1　云茯苓 1　抚川芎 0.3　煨天麻 0.1　冬桑叶 0.5　潼沙苑 0.5　炒赤芍 0.5　双钩藤 1　吉林参 0.1　大熟地 1　甘杞子 0.5

上锉细，以水三合，入诸药，钩藤后入，煎成一合。吉林参单味另煎，服时冲服之。

驱风潜阳汤：

初生儿破伤风，宜驱风潜阳汤。

荆芥 0.7　防风 0.7　秦艽 0.9　甘菊 0.9　天蚕 1　桑叶 0.9　枳实 0.9　钩藤 0.9　连翘 1　蒺藜 1　茯神 1　胆星 0.3　薄荷 0.7　天竺黄 0.7

上先将蒺藜芒刺去净，共锉细，以水三合，煎成一合，去滓，一日分三次温服。

第十四章　脾脱疽

"脾脱疽"，亦名"炭疽"或"炭疽热"，皆译名也。我国古今医籍中，皆无是名，而有是病，名之曰"疔"。《素问·生气通天论》中曰："膏粱之变，足生大丁。"可知我国之有是病者远在数千年前也。

泰西之有是病，首流行于法国畜类。当流行时，竟有 3% 之牛羊死亡于脾脱疽，及后俄国流行，亦传染于兽类，一村中竟死去五万六千头牛之伙。斯时，虽有人于患脾脱疽病死之牛羊血中发现了一种极细短之状体，尚无从为本病之确定。及路易·巴斯德氏出，利用化学知识培养出本病之细菌，注于健康牛羊竟发生同样之脾脱疽病，本病之病原体于此得确定焉。

我国之论疗者，自《素问》"膏粱"之说以降，多谓由于受四时不正之气，或中蛇蛊及疫死牲畜毒，以致毒邪内结流注经络而成。证之西说，亦同知为牲畜间之传染病而及于人者也。故古人于疗毒中，竟列出"羊毛疗""虎须疗""牛皮疗""猪疗""狗疗""驴马疗"诸名，而时贤马家骥氏亦谓炭疽病即普通之所称羊毛疗也。羊毛疗，俗又称羊毛瘟，亦犹译名之称炭疽热。《中国医学大辞典》释羊毛瘟曰："羊毛疗之见症也，名异病一。"特出此以释读者之疑，其他又有"皮肤脾脱疽""肺脾脱疽""肠脾脱疽"之称，乃就其病灶之所在而言。如旧说之"对口疗""十指疗""反唇疗""锁口疗"等，亦何尝不是因其患部之不同而异名者也。

第一节　脾脱疽病因

"脾脱疽"的病原体略如前所云，首系流行于家畜间，或散在性发病，自病兽排泄之粪尿、唾液或出自兽尸之脾脱疽菌，依空气酸素之供给，形成抵抗强大之孢子，此孢子污染土地厩舍，或自皮肤损伤进入人体而寄生其处（皮肤脾脱疽），或随呼吸偕尘埃达肺（肺脾脱疽），或与饮食物（特为病兽肉）入消化管内（肠脾脱疽），于此等处作发育病灶外，更进而引起全身感染。斯时据西医检验之报告，不独于血液中可证明本菌，他如各脏器、粪、尿、胆汁中，均有证明本菌存在之可能。

然则，古人谓四时不正之气能引发脾脱疽，虽非为绝对之原因，亦为本菌传染之诱因之一，至谓中疫死牲畜之毒，尤先于今之科学家之发现。肺脾脱疽、肠脾脱疽二病，古人虽未明言，而古医籍中载有"内疗"一病，亦足以括之矣。

第二节　脾脱疽症候

1. 皮肤脾脱疽症候

脾脱疽病原菌自皮肤损伤（肉眼的或超肉眼的）处侵入，特为颜面、颈部或手足窜入为多见，经二三日出现脾脱疽性脓疱，凡旧说之鼻疗、迎香疗、耳疗、颧疗、眉心疗、腮疗、反唇疗、承浆疗、正对口疗、偏对口疗、十指疗、蛇头疗、手背疗、手槽疗、盐肤疗等，均属之。

皮肤脾脱疽初起，如蚤刺痒小红点，病人诉灼热瘙痒感，嗣自皮肤隆立如丘疹，更变为痘疮样黄色或暗褐色脓疱，中心带黑，稍形陷凹；比及翌日，脓疱表面结痂，并渐增达豌豆大，中心呈暗红色，周围皮肤作炎性浸润；不独红晕，且致浮肿，并于其处亦作同样之脓疱，循同样之发育，而成为痈；自手达颈，更及颜面。旧说，指此周围发同样之脓疱，名曰"应候"；周围之红晕浮肿，名曰"护场"；周围脓疱发育甚伙时，名之曰"满天星"。是局部淋巴腺之肿胀，及淋巴管炎，亦为必发症候。

或不成痈，仅皮肤潮红浮肿，作丹毒样者，亦时有之。如自局部更至全身感染，则可见突发 39 度高热，多现稽留型，间呈弛张型，脉搏亦随之而频数；伴有倦怠、头痛、关节痛、食机缺乏外，精神多混浊，甚或嗜眠或谵语，时有痉挛。于发病第一周末或第二周始，遂毙于虚脱。倘在早期，仅现局部症状，而能及时确诊，施行充分之外科处置，以防全身感染，且经适当之内科处置而就治者，亦复不少也。

2. 胃肠脾脱疽症候

胃肠脾脱疽，多缘于摄取毙于脾脱疽病兽之生肉。初感异常倦怠，伴有恶寒、头痛、关节痛，同时食思全缺，频发恶心、呕吐，初为胆汁样吐物，后混血液；出现腹痛膨满，时来腹水，诉有压痛，并且下痢，初系水样便，后杂血液；脾肿多能触知，同时呼吸迫促，呈绀斑，时伴谵语，甚至痉挛发作。早者三十六小时至四十八小时，迟亦不出五日至八日，竟殒于虚脱。

3. 肺脾脱疽症候

肺脾脱疽，初起两三日有不快感、食思不振、头痛、嗜眠等前驱症，或无此等症候而突以恶寒战栗，发热达 40 度左右，自翌日渐次下降，死前则降至常温以下；患者诉呼吸逼迫、狭心、胸痛，出现绀斑，咳嗽且伴有混有黏液脓样至血液之痰；常并发渗出性肋膜炎、精神障碍，症见谵语、昏睡、痉挛等。发病后第三日至一周许，绀斑愈益增盛，竟逝于呼吸困难及虚脱状态。

第三节 脾脱疽诊断及预后

皮肤脾脱疽的诊断，宜注意固有脓疱，周围浸润及炎性浮肿著明，中心致坏死，次作溃疡者，应速行适当之处置，能行细菌检查法则更属完善。

古法关于本病辨别不清时，即以"生黄豆"令本人嚼之，如无豆腥气即是本病；如不知病灶所在，再以甑中气垢少许，纳口中，必有一处痛甚，即是生疽之处。是法，前者曾经著者多次试用颇效，的确可为诊断之一助，后者尚未试尝。

胃肠脾脱疽及肺脾脱疽，与他种肠胃或肺疾患不易区别，仅综合既往症以推定之。一法用旱烟杆内烟屎五六分，开水冲服，觉不辣者，即是此病，但仍未经著者试用，有效与否尚难确定，若推之服生黄豆法自当同属有效。

脾脱疽的脉搏，于发生高热时均甚频数，紧张概弱，渐成不整（即旧说之"结脉"）。

皮肤脾脱疽易于明确诊断，早期治疗，预后极为良好；迨脉搏微小，呈虚脱状态，预后均不良。书籍有云"疗贵乎早治，可十证十全，稍迟者十全五六，失治者十坏八九"，经验之言也！

第四节 脾脱疽疗法

护心解毒汤：

凡脾脱疽初起，宜护心解毒汤。

磨羚尖 0.2　忍冬花 1　赤芍药 0.5　丝瓜络 0.5　地丁草 1　大连翘 1　牡丹皮 0.5　绿豆衣 1　真杭菊 1　焦山栀 0.5　生甘草 0.4　天花粉 1　琥珀蜡凡丸 1 粒

上锉细，以水三合，煎一合，去滓，一日分三次服。服时将羚羊角尖汁冲入，并将蜡凡丸去壳，分次化冲之。

琥珀蜡矾丸：

琥珀 4　香附 7　川芎 1　当归 1　地黄 1　没药 1

上锉细，先将琥珀、香附和匀，分成两组，用一组和入诸药，另一组用童便浸九日，再用酒醋浸九日，和净熟艾 1 再加醋一合，入砂锅内炒干，复和入诸药，共研成细粉，醋糊为丸，如梧桐子大，贮以待用。

追疔夺命丹：

丘疹高起，周围浸润甚速，毒势欲燎原者，宜追疔夺命丹。

羌活 0.8　蝉蜕 0.8　甘草节 0.8　黄连 0.8　独活 0.8　细辛 0.8　金银花 0.8　青皮 0.8　防风 0.8　赤芍 0.8　白僵蚕 0.8　泽兰 0.8　金线重楼 0.8

上锉细，每服 0.5，加入金银花 3，生姜 10 片，同诸药滴水擂烂成泥，酒煎热服，不饮酒者，水煎服亦可，汗出为度。病机渐退，减服为 0.25，金银花、生姜均减半，再加入大黄 0.4，煎热服，取利一二次，以去余毒。如有脓，加何首乌、白芷各 0.5，心烦呕吐甚，调入乳香、绿豆粉各 0.3。

解毒大青汤：

病势已急，神经混浊，嗜眠谵语，时伴痉挛者，宜解毒大青汤。

大青叶 0.5　木通 0.5　栀子 0.5　桔梗 0.5　麦门冬 0.5　玄参 0.5　知母 0.5　升麻 0.5　人中黄 0.5　石膏 1　淡竹叶 2

上锉细，以水二合，煎一合，去滓，暴服之。便秘者，加入大黄 0.6、灯心 0.1。

黄连解毒汤：

发高热，日渴甚，脉搏频数者，宜黄连解毒汤。

黄连 3　黄柏 2　栀子 2　黄芩 4

上锉细，先用酒炒过，再以水三合，煎成一合，去滓，不拘时温热服。

白云丹：

大病初起，疮面宜以白云丹或八将丹涂之，用收杀菌防腐之效。

石膏 2　硼砂 1.5　焰硝 0.7　胆矾 0.7　冰片 0.3　玄明粉 0.4

上研为细粉涂之。

八将丹：

乌金尖 0.4　当门子 0.4　土梅片 0.4　烘蝉衣 7 枚　大蜈蚣 7 条　炙甲片 7 片　炙全虫 7 只　五倍子 1

上研为细粉涂之。

梅花点舌丹：

涂上药时，内更进梅花点舌丹，其效尤著。

蟾酥0.5　熊胆0.5　西月石0.5　沉香0.5　梅片0.1　犀黄0.1　当门子0.1　明黄1　儿竭1　辰砂1　炙没药1　葶苈1

上蟾酥须用乳汁化，余共研为细粉，和蟾酥乳汁为丸，丸梧桐子大，辰砂为衣，每服三分，开水送下，勿嚼碎。

苍耳膏药：

华公西氏在立秋前后采取苍耳虫（俗名野茄科虫），浸麻油内，飞朱砂研匀，涂膏药粘疮面，甚效。

证治准绳蟾酥丸：

蟾酥丸于本症内服外涂，均有卓效。其方有二，一出于《证治准绳》，一出于《外科正宗》，两方稍有出入，功用则一也。

蟾酥0.5　轻粉0.5　川乌0.8　莲花蕊0.8　朱砂0.8　乳香0.1　没药0.1　麝香0.3

上共研为细粉，米糊为丸，如豌豆大，每服一丸，病重二丸，葱白裹，热酒送下，取汗。

外科正宗蟾酥丸：

蟾酥0.9　雄黄0.9　轻粉0.6　铜绿0.6　枯矾0.6　胆矾0.6　乳香0.6　寒水石0.6　没药0.6　麝香0.6　朱砂1　蜗牛21个

上先将蟾酥酒化，寒水石火煅，和诸药研为细粉，蜗牛捣烂，和蟾酥汁和研稠黏，方入药末，共捣极匀，和丸如绿豆大，每服三丸，服时，咀烂葱白五寸成泥，将丸药裹入葱泥中，用热酒一茶盅送下，被盖二十分钟，出汗为度。

针灸法：

针灸于本病之外科处理上，亦有莫大助益，尤宜读者临诊参酌行之。如凡发于顶以上者，用针刺入疮心四五分，行泻热之法，令出恶血，随用"立马回疔丹"或"蟾酥条"插入疮孔内，外以巴膏或"消疔毒膏"盖之；在顶以下者，即当艾灸以杀其势，灸之不痛，亦用针刺出血，插蟾酥条，旁肿，则以"离宫锭"涂之；如旁肿头硬，便用钉乱刺头硬处，以多出恶血，否则必致引发败血症（即旧说"走黄"）。

挑法：

先用针干，将疮面刮开，针入深处坚硬如铁者为顺，若针刺入绵软如瓜瘑而不知痛者为逆，挑后先出紫黑血，再挑至鲜血出，以知痛为止，随填"拔疔散"令满，以"万应膏"盖之，过三四时，拨出旧药，易以新药；若药干无水不痛者，仍深挑之，必以上药知痛，药入水流为度。

敷法：

如四周肿痛者，以"鲜地丁草"或"菊花梗根叶"浓捣涂之，或用"乌龙膏""解毒散"外敷亦可；三四日后疮顶干燥，以"琥珀膏"贴之，至毒殆尽，则换"九一丹"撒之，"黄连膏"抹之，外盖"白膏药"生肌敛口。

立马回疔丹：

金脚信0.3　蟾酥0.3　血竭0.3　朱砂0.3　炙没药0.3　轻粉0.2　龙脑0.2　麝香0.2

上研为细粉，生草乌头汁和作锭。

巴膏：

象皮2　穿山甲2　栀子2　血竭0.7　儿茶0.9　人头发3　硇砂1　黄丹2~4两　香油4斤　桑枝　槐枝　桃枝　柳枝　杏枝各50寸

上锉细，将桑槐桃柳杏五枝入香油内，炸枯捞出；次入象皮、穿山甲、人头发，炸化；再入山栀子，炸枯；绢滤去滓，将油复入锅内煎滚，离火稍顷，入黄丹捣匀，慢火熬至滴水成珠，连锅取起；再入血竭、儿茶、硇砂等搅融，用凉水一盆，将药膏倾入，手扯千余遍，换水数次，拔去水气，瓷罐收贮。

消疔毒膏（疔疮立效膏）：

制松香200　黄蜡100　没药30　乳香30　百草霜50　铜绿50　白蜡20　蟾酥150　麻油150　麝香15

上研为细粉，用桑柴火，先将麻油入锅煎滚，次下松香，候稍滚，三下白蜡，再下黄蜡，候滚，再下乳香，稍滚，下没药，滚，即下铜绿，再滚，将百草霜下于锅内，滚数次，再后捣下蟾酥、麝香，即熄火，冷透，搓成条子，作丸如桂圆核大，藏净瓷器内，勿令泄气。每用一丸，呵软捻扁贴之，外盖药膏。

拔疔散：

硇砂10　白矾10　朱砂10　食盐10

上用铁锈刀烧红，将白矾、食盐放刀上煅之，再和研成细粉贮之。

万应膏：

川乌 25　草乌 25　生地黄 25　白蔹 25　白及 25　赤芍药 25　象皮 25　官桂 25　秦当归 25　白芷 25　羌活 25　土木鳖 25　苦参 25　乌药 25　穿山甲 25　甘草 25　独活 25　生大黄 25　玄参 25　定粉 25

除定粉外，用净香油 4，将药浸入油内，春五日，夏三日，秋七日，冬十日，候日数已足，入洁净大锅内，慢水熬至药枯浮起为度，住火片时，以布袋滤去滓，将油秤准，每 8 对定粉 4，用桃柳枝不时捣之，待黑如漆亮如镜，滴入水内成珠为度，每用少许，薄纸摊贴。

乌龙膏：

木鳖子 100　半夏 100　小粉 200　草乌头 25

上锉细，于铁锅内慢火炒焦，研为细粉，出火毒，再研极细，用冷开水调稀稠得所，敷疮四围，中留顶，或用醋调，一日一换。

解毒散：

巴豆 50　皮硝 50　黄蜂窠 35　白芷 25　雄黄 25　黑狗脊 25　轻粉 25　蝉蜕 25　猪牙皂 25　枯矾 25　羊蹄根 25　寒水石 25

上研为细粉，用凡士林油膏调敷。现中国制药厂造有植物脂，则凡士林可勿用也。惟此药刺激性强，能腐蚀好肉，用时宜留意，不可乱用。

琥珀膏：

琥珀 2.5　定粉 100　血余 40　轻粉 20　银朱 35　花椒 14 粒　黄蜡 200　麻油 600

上先将血余、花椒，麻油炸焦，捞去渣，下黄蜡熔化尽，用滤液器滤净，倾入瓷碗内，预将定粉、银朱、轻粉、琥珀，各研为极细粉末，共合一处，徐徐倾入油内，用柳枝不时搅之，以冷为度。

九一丹：

石膏 45　黄灵药 5

上先将石膏煅过，混合研为极细粉剂。

黄连膏：

黄连 15　黄柏 15　姜黄 15　当归尾 25　生地 50　麻油 600

上锉细，入油内炸枯，捞去滓，加黄蜡 200，俟溶化尽，用夏布将油滤净，倾入瓷碗内，以柳枝不时搅之，候凝为度。

白膏药：

巴豆6　蓖麻子6　麻油4两　虾蟆5个（各衔人头发一团）　活鲫鱼10尾

先将巴豆肉、蓖麻子入油内浸三日，再将虾蟆浸一宿，临熬时入活鲫鱼，共炸焦，去滓净，慢火熬油，滴水成珠，离火，倾于净锅内，再加官粉2000、乳香末25，不时搅之，冷定为度。

清瘟败毒散：

如周身出现绀斑，呈高热，口大渴，诉心腹压痛，呼吸迫促，昏睡谵语，甚发痉挛，有气管支炎而咳出混有黏液脓样至血液之痰者，则为肺脾脱疽；若下利水样便者，多为胃肠脾脱疽。清瘟败毒散、刘氏验方、泽东麻黄饮均主之。

石膏200　生地50　犀角30　黄连20　栀子10　桔梗10　黄芩10　知母10　赤芍药10　玄参10　连翘10　甘草6　丹皮10　鲜竹叶20

上锉细，以水四合，煎石膏数十沸，后下诸药，犀角磨汁和服。

刘氏经验方：

大黄10　黄芩15　栀子15　青黛20　紫草10　人中黄10　花粉20　连翘20　银花30　甘草10

上锉细，以水三合，煎一合，去滓，一日分三次服。

泽东麻黄饮：

麻黄15　羌活7.5　藿香7.5　葛根7.5　蝉蜕5　枳实4　厚朴7.5

上锉细，先以真黄酒100拌入，待两小时再兑水煎服。取汗避风，忌腥冷食。

除照上列各种疗法外，家畜间如见本病发生，宜速将病兽扑杀，烧却尸体，凡厩舍及有病毒之疑者，或悉焚毁，或施严格消毒，以歼除抵抗强大之芽孢。与病兽接近，或管理兽皮、兽毛者，纵有微小皮肤损伤亦不应疏忽，对于伤口须严密处置，以除本病菌之窜入焉。

第十五章　马鼻疽

"马鼻疽"之为名，以其本为驴马间之流行病，尤易犯于该族之鼻黏膜者也，一名之曰"马疫"。缘其症候，亦为旧说"疔"类病之一种，如"鼻疔""黑厣疔"（又名肾疔）"驴马疔"，即指本病而言。古人称鼻疔曰："生于鼻孔中，肿塞，肿痛，初生白泡，破流脂水，易腐易陷，引及脑门，甚则腮唇俱肿。"论黑厣疔曰："初起黑斑紫疱，毒串皮肤，攻肌肉渐顽硬如钉，痛彻骨髓，重则手足青紫，惊悸沉困，软陷孔深，目睛透露。"又谓驴马疔曰："身有寒热，疔形如三角，头黑如豆，外赤内凸，皆与本病症候绝类。"古人治驴马疔曰："忌食驴马肉。"是古人虽未必认识驴马疔为驴马间之传染病，然已知该病之与食驴马肉有关系无疑。

第一节　马鼻疽病因

由马鼻疽杆菌侵入人体而发本病，其传染之路径，通常为皮肤及黏膜之小创（肉眼或超肉眼的）；而由呼吸侵入体内者，间亦有之。古人囿于细菌学知识，泛谓由肾经水毒而成，其理太晦，不足以昭信于吾人也。

第二节　马鼻疽症候及预后

罹马鼻疽患者，亦如动物，可分为急性及慢性两种。

急性马鼻疽，潜伏期通常三日至五日，于被侵害之部出现潮红、肿胀、疼痛等炎性症状，旧说之"攻肌肉，渐顽硬如疔，痛彻骨髓"，即指是等炎性症状而言。次成溃疡，作坏疽状，底面如抹豚脂，周缘暗黑色，具强度浸润，旧称"黑斑紫疱"，易腐易陷，头黑如豆，外赤内凸者是也。且兼出自此处之淋巴管炎，有赤线数条，直与肿胀之淋巴腺联络，今人之称"红丝疔"者，似略指此。发病后三日至一周，可见全身障碍及不规则发热外，并诉头痛、恶心、呕吐、肌痛等；身体诸部形成转移病灶，肿胀后化脓，或变带血水疱，破坏作同样溃疡；同时于皮肤及黏膜，固有之发疹，赤色斑点，初如蚤刺，寻作丘疹，更成小脓疱，遂陷溃疡，每数多融合，作广大溃疡面。若自鼻腔黏膜侵入者，患者先诉鼻腔闭塞感，分泌物初为白色黏液性，次成黄绿色或褐色，鼻腔黏膜有隆起、浸润、溃疡等，鼻翼及其周围皮肤，肿胀如丹毒，且成坏死，又进而犯口腔、咽喉、气管，呈重笃之咽喉、支气管炎症以至肺炎。此与旧说之鼻疔，殊无二致，同时兼有全身障碍，并于身体各部见转移病灶及固有发疹。至发热，初有缺如者，亦有始以高热者，而已见全身发疹者，必呈弛张型或间歇型发热，病程经过迅速者，则成稽留型发热。患者因下利、不眠、发汗、呕吐等，早至衰弱，时伴痉挛、失禁、谵语等，速者三四日，迟者四五日，竟至不起。

慢性马鼻疽，须经过四五月至一年。初于无意识中诉关节痛、头痛、倦怠、肌痛，经五六周，始于皮肤及黏膜形成马鼻疽浸润，次作溃疡。而一部有结瘢而治者，连结溃疡部之淋巴管作硬索状浸润，而入肿胀之淋巴腺，状如虫豸之匍匐于皮下，故又有"皮虫病"之名。经时既久，并且瘦削性热，诉食思缺乏，因下利、呕吐、发汗等，营养逐渐衰弱，至于殒命。若由慢性经过中而转成急性者，不出四五日便毙，两者平而约。

急性马鼻疽，预后殆俱不良；慢性者，颇有回生之望。

第三节　马鼻疽诊断

注意患者之职业，如驭工、伯乐、兽医、骑兵等，如有特别症状见于皮肤、黏膜，且为鼻腔黏膜者，诊断殆无疑义。然当初期，欲下确实诊断颇非易事。犹如局部障碍不明，其仅呈长期之全身症候者，易与肠窒扶斯误认；其专诉关节之疼痛者，易与关节偻麻质斯误认；但由其皮肤发有炎症可区别之。其他于慢性症而生有皮肤及黏膜之溃疡者，易与梅毒性或结核性溃疡误认，但由驱梅疗法之施用，及结核杆菌之检查可区别之。至认识本病以后，脉搏微细、频数不整，呼吸困难，有意识混浊、不稳，谵语等现象者，均非佳兆也。

第四节　马鼻疽疗法

据西医称诉，尚未见有效之特殊疗法，惟凡从事于与本病有关职业者，嘱以各自努力预防。有时虽可施以外科疗法，用硝酸格鲁儿亚铅，由传染部摘出烧灼腐蚀，防止病毒之蔓延，其收效亦不甚佳。

吾人对于本病之处治，除参照上列之脾脱疽疗法外，尤宜慎重泻下剂之施与，列方如下。

蟾酥丸：

初起于鼻，患者有肿塞感，或竟排出白色、黄绿色或褐色之黏液者，用蟾酥丸。

方见脾脱疽。

上研末，吹入鼻内，内服取汗亦效。

离宫锭子：

鼻外肿硬，欲作浸润溃疡者，宜离宫锭子。

血竭 15　蟾酥 15　胆矾 15　京墨 5　朱砂 1　麝香 7.5

上共研为粉末，冷开水融调成锭，复用冷开水磨浓涂之。在未涂本药前，能用消毒利刃之刀，将疽头挑破，出其腐蚀及分泌物后再涂之，尤为切效。

疔毒复生汤：

局部已溃疡，并呈热型，头痛骨疼者，疔毒复生汤主之。

银花 15　栀子 15　地骨皮 10　连翘 15　木通 15　牛蒡子 15　牡蛎 10
生地 20　皂角刺 7　没药 7　乳香 7　天花粉 15

上锉细，以水三合五匀，煎一合，去滓，冷服。

黄连解毒散：

全身呈高热，局部溃疡，周围皮肤炎症亢进者，用黄连解毒散。

黄连 37.5　黄柏 25　栀子 25　黄芩 5

上细研为粉剂，每服 25。

拔疔毒丸：

因患部之炎症亢进，而起淋巴管炎，发见赤线数条者，宜速服拔疔毒丸。

雄黄 30　大黄 15　巴豆 10

上共成细粉，调蜜为丸，丸如梧桐子大，每服二十丸。赤线逐渐引长者，可用头发于赤线腺端紧紧扎住，即从赤线延处当头刺破，再逐寸挑近疽根，挤尽恶血。如有白泡，仍须速即挑破，出其恶血，先用艾火于赤线头烧之，其赤即散，不散再烧，以散为度。再用黑鱼鳞 15、炙研百草霜 15，共研细，调京墨汁涂赤线上，尝无蔓延之虞，惟不可轻易而忽之。

第十六章 败血症

朱仁康氏云：旧说之走黄，即今之败血症。其说固是，但旧说之"走黄"仅限于脾脱疽（疗）毒势之蔓延剧烈者而言，犹不能范围本病，故名之曰"疗疮走黄"，此意即指疗疮之毒气走窜四肢经络之谓。曾细考之，凡古人称说之血肿、血鼓、血摊、血风、血流痧、血胤疮、血疳等，均应近于败血症。

其说血肿曰：四肢浮肿，皮肤间隐隐有红丝赤缕，散布肿处。其说血鼓曰：鼓胀病血溢皮肤，皮肤现紫黑斑点。其说血摊曰：遍身忽然血出如摊，痒而且痛，不能饮食，不速治则溃烂脓出。其说血风曰：初起肌肉红肿，形如被杖，遍生血泡，邪乘于阳，则旦甚暮平，邪乘于阴，则暮甚旦平，或兼吐衄呕咯便血等症，或兼哕噫吞酸等症，喜怒不常，或生红片，麻木不仁，肿处穿烂，流水不止，面目浮肿，头痛脑裂，手足挛痹。其说血流痧曰：皮肤忽然流血不止。其说血胤疮曰：生于渊腋胁肋旁，色赤，或有头，或无头，大如皂核，痛如针刺，甚则胀延及胸。其说血疳曰：生于皮肤之上，形如紫疥，时痛时痒，破则出血，且易蔓延。

以上皆与本病症状绝类似，特录此，容后述症状时证明之。但本病并非纯粹之传染病，乃为种种病菌侵入血液中所致之疾病。患伤寒肺炎等病之时，各病菌虽亦侵入血中，然不得谓为真正之败血症，其真正意义之败血症乃创伤以化脓部分之病菌侵入血液中所引起者，盖化脓性病最后不良之结果也。

第一节 败血症病因

败血症之病原体，以连锁球菌、葡萄球菌为最伙，肺炎双球菌、淋菌、普通大肠杆菌、脑膜炎球菌、伤寒菌等，虽亦时或足为本病之病原，但远不及连锁球菌、葡萄球菌之为易见。是二者，均属泛存之酿脓菌，其侵入门户亦甚普通。例如：自产妇生殖器黏膜侵入，而成产褥热；由泌尿器侵入，如自膀胱炎、肾盂炎、肾脓疡窜入血中；自咽峡炎（猩红热及白喉等）之咽头溃疡面，或自口腔炎，龋齿等侵入；由中耳炎，达血中；自皮肤损伤、蜂窝织炎、丹毒、急性骨髓炎等，达血中；自消化器，例如食道癌、胃癌、直肠癌、赤痢、肝脓疡、胰脓疡、蚓突炎等，达血中；由肺及肋膜炎疾患，如肺坏疽、肺脓疡、脓胸等，达血中；亦有侵入门户不能测知者，此曰潜伏性败血症。

其缘于肺炎双球菌者：其大多数自急性肺炎病灶侵入血中；间自咽峡炎、中耳炎、脑膜炎、胆囊炎而来。缘于淋菌者，来自泌尿生殖器之淋病；大肠菌败血症，则来自蚓突炎，及其他肠疾患或泌尿器疾患。

古人所谓之"血风"，由于风湿内侵，久久邪毒攻冲而成，殆同于今之所谓潜伏性败血症，故云"久久"也。古人又谓"血疳"，由于风热闭塞腠理而成，殆属于连锁球菌、葡萄球菌之自皮肤损伤而侵入者，以其无细菌学识，故以风热泛言之耳。又"走黄"一症而言，古人亦指为疔毒走入营分，释以今之学理，疔毒即指菌毒而言，言细菌之产出溶解性毒物于血液者也。

第二节 败血症症候

败血症，临床可见或二三日间出现关节及四肢倦怠、食思不振、头痛等前驱症状；次以突然发热，又有徐徐发热者，惟热型颇不一。虽有呈伤寒样稽留热型者，而大都现弛张型或间歇型；起自连锁球菌者，多呈不规则间歇型；来自葡萄球菌及肺炎双球菌者，多呈弛张型。体温升腾之起因，不外由于血中有多数病原菌存在，而病原菌之体内毒素及其产生毒素同时亦有力也。每次体温升腾，均伴恶寒，时或战栗，而战栗尤多见于败血性心内膜炎及产褥热性静脉炎。发热弛张过久，体力衰弱增剧者，体温下降时往往发生虚脱，脉搏减其紧张度而且甚细小，冷汗淋漓，遂濒心脏麻痹者亦有之。起自咽峡炎者，每于咽头见充血肿胀，以至溃疡。

至神经疾患之头痛、谵语、昏愦、痉挛、呕吐等症，高热时屡可见之，旧说指此等症候为血风，即今之为毒素之中毒现象也；此外尚有脑膜炎症状出现，精神完全昏眩，遂致失禁。

眼症状有视神经炎、脉络膜炎，又于视网膜见粟粒大斑点以及出血斑点，间发生化脓性眼球炎。

运动器之疾患，关节炎殆常存在，或侵一关节，或呈多发性疼痛，苦闷有不堪言状者；同时肌肉屡来转移性病灶，可见多发化脓性肌炎，旧说之血疳、血胤疮等症状，便类于此。

皮肤疾患，皮下多有出血性倾向，亦为本病之固有症状，或作小斑点，或呈扁豆大出血斑，或呈广泛出血面，出血居皮下深部者，呈青红色结节，可触而知，旧说之血溢皮肤，现紫黑斑点，皮肤出血不止者，此之谓也。皮下出血外，尚有起衄血、龈血、尿血等者，此乃缘于毒素而发生之血管障碍，古人亦竟引为血风之并发症。皮肤表面最频见之变化，为猩红热样或麻疹样或蔷薇疹样之红斑，旧说称血疳生于皮肤之上，形如紫疥者是。

消化器疾患，每诉食思不振，胃部压满感，伴有嗳气、呕吐等，概起自高热急剧者，每兼强度下利。

而腮腺之肿胀以至化脓者，亦不少，如起肝脓疡者，则现肿大、压痛、黄疸等。尿多为蛋白尿。淋巴管亦常有发炎之虞，如旧说之皮肤间隐隐有红丝赤缕散布肿处，此即淋巴管之炎症也。

第三节　败血症经过及预后

败血症间有呈电掣型，二十四小时至四十八小时而逝者；最多见之败血症，大率自三四周达二三月；间及十数月，荏苒不治，遂毙于衰弱；但渐次解热，竟自痊愈者亦不鲜。

总之，病原菌毒力之强弱，与患者抵抗力之大小，为预后良否之关键，或于病程经过中，并发脑膜炎症状，或卡他性肺炎而毙，或因心内膜炎、心肌炎而致心脏麻痹，或经时过久，渐成全身衰弱。

第四节　败血症诊断

症见恶寒、战栗，并见频数发热，示弛张或间歇型，皮肤随热候见红斑至出血斑点，出现单发或多发关节炎，别无发热之原因，而既往却能证明败血症之原因的疾患者，本病之诊断决不困难，特以数日间得观察其经过者，大都可下确诊。

如欲定确诊，仍当从西医之细菌学检查法。其法，以注射器自正中静脉取出血液 15.0 ～ 20.0cc，先将凝荣培养基温热使之液化，俟其冷至 55 度，更将此血液分别混合四管至五管，待其凝固后，于 37 度孵卵器中行培养试验，观察其发育状况，如现聚落，则一一检其性状可也。

败血症患者的脉搏恒随体温增加而频数，一分钟内达 100 ～ 120 至，时及 140 至，脉象紧张亦微，屡见不整。心脏初无异常，经过荏苒者，见心脏左右之扩张，可听获一过性或轻度之收缩期杂音，已发生败血性心内膜炎者，多于僧帽瓣可听清楚之杂音，次为主动脉瓣或僧帽瓣俱可听取，此乃该部发炎之征。据西医之解剖报告，得证明瓣膜之溃疡及附着之纤维素或血栓，弛张经久衰弱渐加，瓣膜变化增剧，则心浊音界之扩张及杂音随之显著，脉搏愈益频数而紧张减退，遂见不整结滞，则生命自多危险矣。

血液方面，赤血球减少、血色素减量均甚著明，而白血球则增至八千以上或至二万，每与急性白血病相误，同时培养血液，往往可证明病原菌。

此外尚有类症鉴别之当注意者，即伤寒、粟粒结核、肺炎、急性关节风湿等之类似。如伤寒脉搏波动不随体温升高而加速，白血球亦减少，本症则脉搏频数而白血球增多；粟粒结核与肺炎，热型均稽留而不弛张；粟粒结核之脉搏波动与体温不符且较弱，颜面绀斑更早期出现；急性关节风湿与本症，虽俱有关节肿胀、渗出及疼痛，然皮肤之红斑至出血，概为本症所有也。

第五节　败血症疗法

败血症之治疗，最初宜清凉解热；病势未已，则当急营救心脏，力排其毒，以免侵犯神经系统为最上策，偶有失处，救无及也。

凉营宣窍汤：

败血症初起，热型渐弛张者，宜凉营宣窍汤。

磨犀尖 1　大连翘 15　生甘草 5　至宝丹 1 粒　磨羚尖 1　鲜生地 35　金银花 15

上细锉，以水二合，煎一合，去滓，冷服。

调营饮：

淋巴管炎著明，绀斑缤纷者，宜调营饮。

蓬莪茂 5　川芎 5　当归 5　延胡索 5　白芷 5　槟榔 5　赤芍药 5　陈皮 5

葶苈 5　桑白皮 5　瞿麦 5　大黄 7.5　大腹皮 5　细辛 2.5　官桂 2.5　赤茯苓 5　甘草 2.5　生姜 1　红大枣 5

上锉细，以水二合，煎一合，去滓，分服。服后病无退势，用生莱菔捣汁半盏，和白蜜少许，隔汤炖热服助之。

疏风散：

肌肉已呈转移性病灶，而渐作神经疾患者，疏风散主之。

薄荷 15　羌活 15　独活 15　荆芥 15　葛根 35　黄柏 35　苦参 25　牛蒡子 5　栀子 5　人参 5　防风 2.5　何首乌 5　黄连 5　连翘 2.5　蔓荆 2.5　白僵蚕 2.5　黄芩 2.5　全蝎 3　白芷 3　明天麻 2.5　白鲜皮 2.5　威灵仙 3　白蒺藜 3　仙灵脾 2.5　甘草 2.5

上锉细，分为三组。煎第一组时，合适量之酒煎温服，取汗；第二组同酒水各半煎；第三组用水煎，可连服三剂至数十剂。

正阳丹：

正阳丹于处前方时，亦宜着用之。

苦参 800　人参 400　白蒺藜 100　犀角 100　乳香 100　石楠枝 100　没药 100　红花 100　白僵蚕 75　甘草 25

上苦参用酒及姜汁各浸一夜，晒干；人参用甜酒浸一宿晒干；乳香及没药，均应炒去油；白僵蚕亦须用火炒。其研成细粉，炼蜜为丸，丸如梧桐子大，每服四十丸，清茶或温酒送下，每日三次。

指发散：

皮肤既已出血者，宜用指发散。

指甲、头发各等分，煅黄为细粉，黄酒送下。

消风散：

斑点不退，或呈广泛性出血时，消风散主之。

荆芥 5　甘草 5　人参 2.5　茯苓 2.5　川芎 2.5　防风 2.5　藿香 2.5　白僵蚕 2.5　羌活 2.5　蝉脱 2.5　陈皮 1.1　厚朴 1.1

上研成粉剂，每服 10，清茶或薄荷汤调下。

患者，命之安静，摄取富于营养及易消化之食物，如肉汁、肉羹汁、牛乳、卵黄、粥、米汤、生肉片、豆腐等最佳。如毒重者，可用鲜菊花连根叶严行消毒后，捣自然汁一钟服之，其渣涂肌炎部亦妙，余可参照脾脱疽疗法。

第十七章　急性粟粒结核

欲于旧籍中求得与急性粟粒结核整个之病名堪为对照者，实属难得，惟前人论"温热发斑""温热内斑""温热恶寒"诸症，颇足为本病之借鉴。其论温热发斑曰：多见足冷、耳聋、胸中烦闷、咳嗽、呕逆、燥热、起卧不安等症；发出之斑，轻者如蚊迹，重者如锦纹。其论温热内斑者云：其斑发于嗌膈肠胃之间，外见面红、目赤、烦躁、气急，或作寒噤，昏热不省。其论温热恶寒云：即渐渐恶寒翕翕发热之谓。

综合观之，与本病之以恶寒战栗起始、继发高热、肢端早期现绀红色、呼吸促迫、时发干咳或呕吐，诸症若合符节。至"内斑"云云，在前人立说时，虽不免出于意断，乃与本病各脏器形有粟粒大之结节之理，尤多吻合，不可尽斥其妄诞也。

第一节　急性粟粒结核病因

患者身体之一部，素有结核病灶，嗣值种种机会，则多数结核菌窜入血中，附着各组织及脏器而发育，各于该部形成粟粒大结核结节；同时结核菌产出之毒素，亦被吸收而循各处，于是出现固有之病症。

古人则谓"邪热伤血"，血热不散以致乘虚而出见于肌表，而成现绀斑之因；温热之邪，内陷入营，而成脏器结节之渐；其极度恶寒者，邪袭于肺胃之表分所致。古人之环境若此，故其立说如此，本不足为古人罪，然古人虽未知本病之为结核菌作祟，而确指本病之病灶在血液，则其认清本病之原理，虽不中不远也。

至言本病之诱因约分下列三者：一为精神的及肉体过劳；二为妊娠及产褥；三为骨、关节或腺结核之手术等。小儿罹患者，较大人多焉。

第二节　急性粟粒结核症候

窜入血中之结核菌，在各脏器所生粟粒结核之作用，暨周围之反应性炎症，每与结核菌所产之毒素相俟，而发生重笃症候。其普遍而主要之症者，厥为发热，先以重度恶寒或战栗发病，此状旧称为"栗症"，谓由心经火热充极而战栗。

若发生于肺结核或其他结核病经过中者，则本病之弛张热，随此恶寒战栗，示急速升腾，第一日至第二日已达39.5度至40度，多以稽留型持续高热，亦有不规则之弛张热者，旧说之"冬温"热型颇与此同。其说曰：始恶寒，继即发热，热后并不恶寒，其热混浑不清，不如伤寒之灼肤，不如风温之特变。其继续高热者，特多见于脑质及脑膜变化轻微之时。亚急性型，体温常在38至38.5度，病程比较长，旧说之"土龙疸"病热型，一发即寒热大作，十余日不退，颇似此。然脑膜变化较繁者，则蒙抑制作用，其他一般症状虽重笃，而却不见高热者有之。

又本病于死前，经发过高热后或呈体温过低，降至34度或32度者有之。则旧说之"温热发斑"，多见"足冷耳聋"者正指此也。加以大小循环系之郁血，早期便于颜面、口唇、手足等出现绀斑，即前人之所谓如"蚊迹"如"锦纹"者，此类绀斑旧亦称为"红砂"，据云多于温热病疹后见之。

呼吸逼迫，亦为本病之时有症候，初期一分钟内约四十，渐至六十，小儿则达九十，时发干咳、苦闷之状，有不忍见者。旧谓"温热发斑"病之咳嗽、逆呕、燥热，即为此类症状之描述。若至末期，则呼吸迫促愈益增剧，而终成不整。

至本病之重要症状，次于体温、呼吸诸症状者，为神经系障碍，盖缘于脑及脑膜之炎性变化与结核菌毒素之刺激相合所致。患者初诉强烈头痛、眩晕、呕气，渐陷情绪不稳、嗜眠、昏睡，并现脑神经之激刺以至麻痹现象（参照流行性脑脊髓膜炎）。

亦有于眼底见粟粒结核者，旧称"金疸"或"水疸"。胃肠障碍之症状，多起呕吐，盖起于高热及脑膜激刺，诉食机不振、便秘，而鼓肠下利者亦有之，尿多为蛋白尿，末期则见屎尿之失禁。

第三节　急性粟粒结核病程及预后

上记症状，有平行出现者，然亦有一二特形显明互及全过程者，故西人常别为种种不同类型，可从之。

伤寒型：伤寒型急性粟粒结核，多暴发于毒素作用旺盛之际，或始以战栗、嗳气、呕吐之前驱症，而外观壮健者，多呈稽留型，常兼意识混浊、谵语、情绪不稳，其状酷似伤寒（肠窒扶斯）。

脑膜型：脑膜型急性粟粒结核，有强烈之头痛、呕吐，同时有颈部强直、知觉过敏，视神经炎，脑神经之激刺或麻痹症状，热候不甚增高，而意识混浊、谵语、大小便失禁等之谓。

肺型：此乃肺内粟粒结核之发生，特形显著者。发热及精神障碍，虽较轻微，而初见干咳、胸痛，次速致呼吸困难，胸部之理学所见（啰音，浊音）较易确诊，遂殒于呼吸迫促及绀斑。

上各型失治者，每于二周至三周内死亡，虽间有互及二三月者，其预后亦多不良。故医师在患者初期诊断时，即当竭力营救，更不能断然告病家以乐观。

第四节　急性粟粒结核诊断

初期诊断，虽西人备有亟精良之仪器，亦称至为困难，惟苟遇诉高热者，即宜注意次列诸点，精查是否为急性粟粒结核为要。一是，遗传关系及既往症有无腺、骨、肺及其他脏器结核病之嫌疑；二是，是否有体温升腾，随而脉搏频数至 120 至或其上，且见呼吸窘迫状；三是，皮肤有无特别之绀斑（红砂）；四是，有无前述之神经系障碍表现。诸点如与本病一致，则诊断略可确定无误。

如能于眼底证明脉络膜结核（金疳或水疳），则更能作最后诊断。况体温升腾与脉搏之关系，为伤寒（肠窒扶斯）与本病鉴别之有力依据，伤寒多示较徐脉（迟缓），而本病自始便达 120 至以上（疾数洪），甚至 140～150 至者亦可见，脉之性质微弱，时或不整（结），虽有见复（牢）脉者，但不如伤寒之屡见耳。

心脏搏动亦与脉同样增加频数，其力微弱，血压低降，心浊音界随时日之增进，右室稍见扩张，肺动脉第二音比较亢进，此皆可于听诊中察之。胸部之理学所见，其自肺结核续发者，除证明病灶外，初无特别变化，继渐呈呼吸音之粗松，干性或小泡性湿性啰音间有听取肋膜摩擦音者。痰亦无甚特异，或呈黏液样，或作黏液脓样，或杂血线、血点，时或呈肺炎时之锈色痰。

其类证鉴别上尤应顾及下列几点。

一是与伤寒鉴别：伤寒病（肠伤寒）者亦发高热，屡兼神经系障碍（头痛等），酷似本病，然无合并症（脚气、心脏病、肾脏病）等，其脉搏较缓徐，不出百至，呼吸亦多平静；而急性粟粒结核脉搏频数，达 120 至以上，呼吸迫促，出现绀斑等，多于初期便可见之；肠伤寒亦有时现心肌衰弱、脉搏频数微弱、呼吸困难、绀斑等症，但非达极期不能见之。

二是与败血症鉴别：特以产褥时发病者为例，败血症热型多少弛张，剧烈之恶寒或战栗，概每日反复，精神障碍不如急性粟粒结核之长久，仅于体温升腾时发谵语。

三是与急性肺炎鉴别：粟粒结核如系肺型，诉胸痛、干咳外并有血痰者，则宜与肺炎混淆，盖两者均现脉搏频数、绀斑，而伴精神障碍也，然肺炎之理学所见较为特别，能细察之当有分晓。

上列各种鉴别，皆示其要约而已。西医如遇区别难明时，当分别实施血液检查，证明其各自病原体，而为最后之确诊。愿吾人亦当有此技能而后快！

第五节　急性粟粒结核疗法

凉膈散：

未下确定诊断之前，而有本病之疑似者，凉膈散进退以消息之。

连翘8　黄芩5　甘草3　栀子8　薄荷7　石膏1　酒军2　泡参1　荆芥5　白芷5

上锉细，以水五合，煎三合，去滓，半温热，日分五次服之。

加味黄连解毒汤：

皮肤呈绀斑、发高热、呼吸迫促，神经系有显明障碍，或竟发谵语者，加味黄连解毒汤主之。

犀角10　元参10.5　竹叶10　黄连10　黄柏10　栀子10　黄芩8

上锉细，以水三合，煎一合五勺，去滓，冷服。呼吸促甚，呈过高热而不汗出者，宜加入麻黄7。

白虎蔗浆：

绀斑密布，热无解势，而烦渴者，急宜进白虎蔗浆。

石膏 100　生地 10.8　梨汁 200　蔗浆 250

上先将石膏、生地用一合五勺水煎至一合弱，兑入蔗浆梨汁频频服之。

加味白虎蔗浆：

证明热性蛋白尿时，宜白虎蔗浆加入元参 10、牡蛎 10、木通 8.5。

加味凉膈散：

大便秘结者，用前列凉膈散加入芒硝 9、大青 8、青黛 3、葛根 10、青蒿 5。

通郁散：

战栗甚而干呕、吐逆不止者，宜通郁散。

柴胡 5　杏仁 10　蝉衣 5　薄荷 4　豆卷 7.3　香豉 6　半夏 8　连翘 6　花粉 5　牛蒡 10　荆芥 5　川芎 3

上锉细，以水三合五勺，煎一合，去滓，一日分三次温服。

大承气汤合白虎汤：

大烦渴，而便秘寒战者，宜大承气汤合白虎汤。

两方均见伤寒。

熊胆天麻丹：

于眼底证明粟粒结核者，宜熊胆天麻丹或泻肺汤。

熊胆 6　天麻 9　羌活 3　蝉衣 4.5　黄连 7　芦荟 3.5　蝉酥 1.5　使君子 9

上研成细粉，和米汁为丸，每服 3，开水送服。

泻肺汤：

桑白皮 10　黄芩 6　知母 5　地骨皮 10.5　麦冬 4　桔梗 3

上锉细，以水三合，煎一合五勺，去滓，俟温热分服。

余可参照败血症及流行性脑脊髓膜炎所处诸方，其间之大可注意者，除退热消毒而外，当逐步预防心脏之衰弱。预防之道，当以"护心解毒汤"（见脾脱疽）等为最完备之处方，不若西医用樟脑剂之图兴奋一时而已。

至本病虽全属对症疗法，亦应步步为营，迫进虎穴为是，不可稍事松懈。患者令卧之静肃室内，避免外界刺激，且注意褥疮发生，力图身体清洁，摄取易消化之食物以资营养。

第十八章　马尔他热简介

据西医书载，尚有马尔他热一症，该症常见于地中海沿岸，我国极为罕见。其症候通常有六日之潜伏期，以不定症状而发病。先诉头痛、食思不振、全身倦怠，体温阶段状徐徐上升，现弛张型，屡有干呕或呕吐或便秘或下利等症。但经强度发汗后，体温随即下降，遂归痊治，以其病原体为布鲁氏菌，故又称"布鲁氏菌病"。

西医对本病，完全无一特殊疗法。若据著者经验，每临是项病状者不知有若干人，皆绝少有不良之转归，惜未曾施以血液染色标本，检查其有无该菌耳。日本医学博士小泽修造氏云："本病多由食山羊乳造成。"吾人宜绝对禁食之，特附志于此，用备一格。

第十九章　猩红热

今之为新中医者，莫不曰"烂喉痧"即"猩红热"，其理虽定，然犹矢之隘也。彼之说曰，患猩红热者，喉头必红肿腐烂，身体必发出痧故云。第不知猩红热之喉头红肿腐烂者，特名之曰"猩红热性咽峡炎"。而事实之证明，亦有患本病，殆全不见扁桃体之变化而呈咽峡炎症状者，此特名之曰"无咽峡炎性猩红热"。苟固执以烂喉痧为说者，将不得名此曰猩红热乎？余以旧籍中之病名，堪与本病对称者，厥无疫痧。疫痧之名，始见于虞山陈耕道氏之《疫痧草》。陈氏曰："疫痧之症，变幻不测，传染无已。"其"变幻不测"一句，尤道出猩红热之种种类型，堪称卓识。盖猩红热以原因论，有外伤性猩红热之称；以见症论，有猩红热咽峡炎、无热性猩红热、无咽峡炎性猩红热、无疹性猩红热、出血性猩红热、粟粒性猩红热、水疱性猩红热、天疱疮性猩红热、斑纹猩红热、丘疹性猩红热等之不同，而同为接触传染则一也，故曰"传染无已"。陈氏又曰："痧症自古无专书，瘟疫未尝曰发痧，发痧未尝曰烂喉，烂喉、发痧，实起于近年也；发痧何以名疫，为烂喉传于人也；发痧何以烂喉，凡人口鼻之气，上通于天，吸入疫疠之毒，直干肺胃，以致烂喉发痧也。"此陈氏反复欲辩明烂喉痧之病理，词虽太凿，意即指猩红热性咽峡炎也。"猩红"即深红之意，为日本名，今得缘用之。

第一节　猩红热病因

"猩红热"确属接触性传染病，经验上殆无疑义。而其病原体，西人均历有发明报告，乃因一种连锁状球菌之传染而引起，此菌名为溶血性连锁球菌，然各国之医界名士，尚难予以公认，故时至今日，犹全属不明。本病自患者传及他人，或介健康者而传染，其传染力甚强，恒附着于衣服、玩具、寝具、书籍等，随机传播，且持显著之恒久性。据西人报告，历数年后尚能感染云，饮食物如直接或间接与患者相近，亦能传染他人，特以牛乳为最佳媒介物。

猩红热在潜伏期，与麻疹相反，尚无传染力；如已发病，则扁桃体、鼻咽分泌物、皮肤，甚至尿中，亦包藏病毒，其病毒不独在发热期活动，即在恢复期亦尚存在，虽少许之皮肤落屑，仍具传染力。至其侵入门户，大抵病毒先附着于扁桃体，自此处侵入体内，而起全体感染；此外间有自手术、火伤、外伤等之皮肤损伤，或自产褥时子宫之胎盘附着面，或自会阴损伤等侵入者，故又有外科的或外伤性猩红热之称。盖当此等损伤时，对于猩红热感受性自必增加，使病毒容易窜入而致病。

近人王景虞氏于《国医公报》第三卷第七期论本病有曰：

"其菌类发生之原因，约有两端。①富贵之家，冬未寒而必重其裘，春已暖而不减其衣，甚则时常炽火围炉焉，而房室竭其精，嗜欲损其形，不足论矣；贫贱之人，冬则奔走于风寒之中，夏则工作于烈日之下，甚则时常餐风露宿焉，而藜藿滞其胃，劳动戕其身，不待言矣；凡此种种，皆足以使血液起最高之热度，因其体温骤高，故易酿生，热毒渐伏于血液之中，只适于病菌之繁殖，不适于人体之荣养，而外界病菌，触之即发，所谓物必先腐也，而后虫生之，至理彰彰，无待赘述，此内所因也。②天应热而反寒，天应寒而反热；或兵荒之时尸气逼人，饥馑之岁饿殍载道；或大潦以后继之霾雾，大旱以后继之淫雨，湿热蒸腾，秽浊弥漫，直接酿生毒菌径由口鼻侵入，掀动血液中夙有之伏毒而发生病的作用，此外所因也。"

王氏云云，以高温适于本病病毒之发生，揆诸情理，临之症候，均足取信，惟"伏毒"云云，未免过于臆说。

又猩红热的体质因素，不若麻疹之敏感，与患者之接触机会甚多而终生不致罹患者，比比皆是。至与年龄亦大有关系，二岁至五岁之小儿最夥，一岁未满者颇鲜，四十五岁以上之成人期更罕见。凡曾患本病者，可获得永久免疫性，二次至数次之罹患者虽或有之，然而鲜也。

猩红热之发源地，始在北美洲及欧洲西北一带。吾国于上海租界，第一次发现死于猩红热之病人，是1873年，即清同治之末年，其后至光绪二十九年，上海遂大流行本病。当其流行时，往往属散在性发生，多见于一家一宅之内，概于秋凉时见之。

第二节　猩红热症候及病程经过

或因流行之状况，或在同一流行时，亦颇不一致，其合并症亦有各不相似者，自大体言之，其症候可别为四期。

1. 猩红热潜伏期

猩红热之潜伏期难能指定，速者一日至四日，缓者四日至七日不等，屡有诉身体倦怠、食欲缺乏、头痛、发热者，而他觉的，则别无病征可见，大都潜伏期完全没有症状，而突发前驱症者居多。

2. 猩红热前驱期

初有一次或数次战栗，间见轻度恶寒，小儿则伴呕吐、下利等。寻体温升腾，达40度以上，小儿每有因高热而致全身抽搐者。患者诉重病感，除头痛、全身困惫、关节及荐骨痛等一般症状外，并有口腔之干燥、灼热感，暨咽头及颈部疼痛，随咽下运动增剧。其在小儿，因咽下时之涕泣，当可测知。他觉症状，随体温上升有脉搏之增加，可见咽黏膜、软腭、悬雍垂之红肿，扁桃体之潮红及著明肿胀（即所谓"烂喉"），并有颏额淋巴腺之压痛。此等前驱症，大都不出半日至一日，便现固有之皮肤发疹，而入发疹期（即所谓"痧"），但需二三日者，亦间有之。

3. 猩红热发疹期

固有发疹，先现于颈部及上胸部，渐及躯干，次达四肢，其在四肢以屈侧处为最著明，指趾伸侧较轻微，颜面较躯干头部尤鲜，特于颐部及口唇周围全无，而颊额则因发热而充血，故颐及唇独作苍白色，其状态颇易惹人注目，此乃与麻疹相异之处，鉴别上甚为重要。近人有竟将猩红热与麻疹混谈者，当注意及之。

猩红热固有之发疹，呈鲜丽红色，骤视之，似于皮面平等涂朱。如仔细观察，知其成粟粒大鲜红色小斑点之集簇，各个小红点，均具生理皮色之边缘，相互分离，而此小红斑，处处相合，故皮肤呈平等之鲜红色。而最初呈鲜红色者，渐作深红，所谓"猩红"是也。试以玻璃板抵压，发疹部全行退色，此乃皮肤血管充血之证；亦有压之不至尽退，尚贻暗褐红色小点者，此盖强度充血之结果，并发生轻度出血所致。

前驱期时升腾之体温，当发疹之际更加增高，而此升腾之热，互及发疹蔓延全身之期间，即二日至四日尚行稽留，且别无合并症；病程经过普通者，大都渐次下降，发病九日至十一日，复达平温。

前驱期中征之扁桃体红肿，及咽软腭等黏膜之发赤，愈益增剧。红肿之扁桃体上，更被覆黄白色至带褐黄色稠样苔，患者咽下动作倍感困难，此名"猩红热性咽峡炎"。颈骨部淋巴腺因之愈形肿胀，疼痛后而增剧，咀嚼运动亦受限制，颈部及后头部淋巴腺，亦常伴轻度肿胀。

发疹之经过，以二日至四日达其极度，尔后随体温之渐次下降，循蔓延之顺序逐渐消退，体温将复常之际，仅于股内侧、肘内侧可见发疹。咽峡炎症况，亦随皮疹退行，待褐黄色厚苔剥离后，同时扁桃体之红肿及领域内淋巴腺之肿胀亦消失，舌面红色亦渐消退作常状，且复润湿，一般症状殆全不见。

4. 猩红热恢复期

猩红热恢复初期，尚留有四肢内侧皮疹，扁桃体及淋巴腺之肿胀、舌乳嘴之肿胀等，皆于本期第一周消散，多在同时或迟至第三周第四周。皮肤自发疹最早之部位，开始落屑，颈部初屡呈糠秕状，渐作最大之连续片，而成膜状，皮肤最上部为层片而脱落，此种叶状落屑，特于四肢最著，宛如手套脚袋；反之，颜面及胸腹部，则作鳞状者最多。落屑期间，体温与常无异，自不待言，患者自觉舒适，常因不堪伏卧而起步室内。落屑持续期间，颇有长短，有仅数日而毕者，长者六周或其上，普通则略需一周。

5. 猩红热之轻重症候

以上皆就一般正常症状而言也，尚有依流行之状及个人体质之关系，而呈种种异常者，亦当述之。

轻症猩红热者，一切症候均较轻微，或其一部仅存痕迹，或一部必要症候全行缺如。病初无恶寒战栗，体温亦低，或仅于一二日示高热旋即下降，或完全不见体温上腾，此曰"无热性猩红热"。又咽峡炎症状，或稍出现，或咽头及扁桃体之变化殆全不见，此曰"无咽峡炎性猩红热"。其次，皮肤发疹不甚显著，且短时内便行消失，间有毫不见发疹者，此曰"无疹性猩红热"。似此缺乏皮疹至咽峡炎等固有症候之猩红热患者，其诊断殊觉困难，然于同一家族中，有定型患者之先发或续发，或于病后并发固有肾炎，或虽无皮疹而经一定时后，乃起固有落屑，依此犹可以推其为猩红热焉。虽然以上之无热性、无咽峡炎性，以至无疹性猩红热，临床上颇属稀有，反之，各症杂存，而程度较轻者，则屡见之。

重症猩红热，早者十数时，至长不过三日至六日，终归死亡。始以剧烈头痛、剧烈呕吐、全身搐搦，直现脑神经症状，如心神不定、谵语、叫号、失禁等，脉如游丝不能触知。发疹或不著明，或初虽呈鲜红皮疹，而因心脏衰弱，俄变绀斑，不带固有色彩，咽峡炎亦有无不定。盖缘病势匆促，猩红热之固有症候尚无暇出现，已毙于重笃之一般中毒也！特以出血性猩红热者，最初二三日至四五日，病程经过尚如普通型之重症者，嗣后急现皮肤及黏膜之大小出血斑点，更于肾、膀胱、子宫、肠等，亦发生出血，竟以出血致死。然此等重症，颇属少见。

又有病程经过、预后概如常状，而皮肤发疹独呈异型者。例如，颈部及躯干特蒙外压之部，在发疹第二日至第三日形成如针头大水疱，后渐干涸，水疱小者，曰"粟粒性猩红热"，较大者，曰"水疱性猩红热"，尤巨者，曰"天疱疮样猩红热"，又有作大豆小豆或其上之斑点酷似麻疹者，曰"斑纹猩红热"，同时如有强度肿胀而与丘疹无殊者，此曰"丘疹性猩红热"。

第三节　猩红热合并症

猩红热合并症之轻重及种类，亦与流行时期的具体状况有大关系，或于个人体质之特性亦有影响，兹就合并症中频发而重要者述之。

1. 猩红热白喉（即坏疽性咽峡炎）

因猩红热毒素之作用，咽头扁桃体黏膜上皮细胞陷于坏疽，因炎症而发生之纤维素，成网状沉着于此坏疽细胞间。坏疽性炎性病机，更波及黏膜下组织，表面因成溃疡，见有种种细菌特为连锁球菌之集族。除病因关系外，其病理解剖变化，殆与真正咽白喉无大差异。惟白喉无化脓性病变，而猩红热咽峡炎，则于咽头至扁桃体黏膜下深部组织，可发生化脓性变化。

猩红热白喉在临床上所见，亦颇类于真正咽白喉，每症见黄白舌苔，此猩红热咽峡炎屡陷于坏疽、坏死之扁桃体软腭等，变为污秽带绿褐色，被苔融合于重油状，并散发恶臭；坏疽部遂剥离，其组织缺损部深作溃疡，同时自口腔及鼻腔排出腐败性脓液，苟与患者接近，常可闻到刺鼻之恶臭。患者颈部淋巴腺明显肿胀，腺周围组织亦蒙炎性浸润，各个肿胀之淋巴腺不能触知，颈部侧方均成厚版状浸润亦屡化脓。患者不仅淋巴腺如此，自咽头部互及口腔底部以及颈组织全部，并可发生化脓性炎，此即西医所谓"卢德威氏咽峡炎"是也。

由于卢德威氏咽峡炎，可及胸部纵膈窦，或达咽喉之后方组织，或发生声门水肿而致声门狭窄，或因颈部静脉壁之化脓破坏而成脓毒症，间有炎症侵入动脉壁而致出血死亡者，或化脓炎症自咽头引发中耳炎，或炎症更入内耳贻耳鸣、重听，或起乳嘴性结膜炎之坏疽致使脑窦梗塞，或进而出现化脓性腹膜炎等，危及生命。此等盖俱缘于连锁球菌之感染也。

2. 猩红热合并循环系障碍

猩红热引发循环系障碍之最重笃者，为心肌炎及心内膜炎。急性心肌炎，于发病第四日已甚明显，临床上可听取心室之扩张与心尖第一音之杂音，脉搏软而频数，一分钟 140 以上，发疹屡呈绀斑色彩。急陷心脏麻痹者，有于发病第二周至第三周，现此急性心肌炎症候者，然心肌炎之症候（如心室扩大、心尖杂音、脉搏软弱等）大多随时日渐次轻减，终至恢复，而长时日贻轻微障碍者亦时有之。

心内膜炎，亦多见于发病的第二三周，发生于僧帽瓣者最伙，其临床上所见，与心肌炎之症候殆无异致，因嗣后所贻之心脏瓣膜病故能确诊。

如因连锁球菌之传染而发生败血脓毒症，则其结果导致败血性心内膜炎者亦不少。又有发生心囊炎者，多属于干性心囊炎，能听到心囊摩擦音。

3. 猩红热合并泌尿系障碍

猩红热发疹期间，泌尿系统亦屡见续发症，特以体温升腾著明时，常能证明炎性蛋白尿自不待言，此与体温之升腾相始终殆不足虑，主要是猩红热常并发急性肾炎，以发病第三周最多见，而在第六周亦间有之。从解剖的变化来看，以丝球体血管之玻璃变性为主，此外尚有肾上皮细胞之退行变性，间质之炎性圆细胞浸润，盖属于所谓"丝球体性肾炎"。从临床表现上看，发病二三日中，急性肾炎之症候均达极度，如尿量顿减，初于颜面，次于全身出现明显水肿，尿中证明有多量蛋白，尿液沉渣中可见赤白血球、种种圆柱细胞、肾上皮细胞等，屡转尿毒症，出现顽固呕吐、头痛，次以全身痉挛、昏睡而毙。若不发生尿毒症，则经一二周后浮肿即消退，七周至八周后尿中不能证明蛋白，遂至痊治。然转为续发性萎缩肾者，亦或有之。

4. 猩红热合并运动系障碍

猩红热性多发关节炎，多于发病第二周出现，身体各部诉轻度之关节痛，且见关节之肿胀与该部皮肤之发赤，体温又复上升，往往需数周之经过。然关节化脓病变，除败血症外，殊不多见。

5. 猩红热合并神经系障碍

猩红热合并神经系障碍特于小儿，病初可见全身搐搦，热度高者及重症者，有谵语、心神不定等表现，或自化脓性中耳炎引发化脓性脑膜炎，已如上述。其他，间可见引发脑实质炎而呈半身不遂、失语等症；或引发末梢神经炎，呈步行失调，然不如白喉之引发完全末梢神经麻痹。又解热前后，虽屡有见精神障碍者，但多系一过性的，无足虑也。

6. 猩红热合并呼吸系障碍

猩红热合并呼吸系障碍，可发生广泛性支气管卡他、卡他性肺炎者，干性浆液性肋膜炎偶亦见之，如引发败血症则可见化脓性肋膜炎。

7. 猩红热合并消化系障碍

猩红热合并消化系障碍，多见为下利，每甚顽固，兼鼓肠，亦有兼肠出血者，此曰"猩红热性伤寒"。

第四节　猩红热诊断

猩红热之早期诊断，虽西医至今尚无良善确实之方法。如以咽头疼痛为诊断目标，则有多种咽头疼痛病症须加鉴别；如以出疹为标准，则本病有不发疹者。总之，猩红热的典型病状自易诊断。例如固有之皮疹，始自颈部、前胸部，后起菲膜状落屑；舌之特别状态；扁桃体及咽黏膜境界分明之红肿；白喉状苔、热及脉搏一般障碍等，综合观察自得之。若非典型病状，或因合并天花、麻疹、白喉、伤寒（肠热症）、百日咳、丹毒等病，致原来病症反被掩没者，则诊断甚难。近人"陈飞莫"氏之"数种发疹病简表"，亦颇得要，特列如次。

症状　　　　病名	风　疹	麻　疹	猩红热
发作情形	略同麻疹，但热度轻	发作稍慢，热及脉徐徐增多，初期少沉重现象	发作急，热高脉速，初期即现沉重现象
咽头情形	正常少变化	咽头稍红肿，疼痛缺如或轻	咽头初期甚红肿痛，附近淋巴腺亦肿痛

症状＼病名	风疹	麻疹	猩红热
发作情形	略同麻疹，但热度轻	发作稍慢，热及脉徐徐增多，初期少沉重现象	发作急，热高脉速，初期即现沉重现象
发疹情形	略同麻疹，但初期口腔黏膜上无科氏斑，且经过短，不过二三日	红疹先自前额颜面头部起始，逐渐蔓延及全身，色粉红，鲜有皮下出血，落屑小而呈秕糠状	红疹较麻疹早发现，自颈胸起始速蔓延及全身颜面，色甚鲜红；疹处之皮肤呈猩红色，以指按之则变白，且易见皮下出血；落屑大而呈膜状
黏膜炎症状	约同麻疹	常有炎症，即发流泪、嚏涕、咳嗽等	大抵少
病程经过	病程仅数日殆毫无危险	病程中等，调养得宜，大可平安自愈	发病急速，好生变化，往往因合并症而速死
传染性	与人体质有关，不如麻疹之易传染，亦专侵小儿	多侵小儿	易传染

由上表可知诊断猩红热之重点。兹为学者切实明了起见，再将猩红热之舌苔略为述要。猩红热之舌苔，于前驱期，舌带灰白厚苔，舌乳头肿胀，边缘尤甚；至发疹期，则舌表面乳头肿胀发赤；发病第五日至第六日，最为著明，舌表面无苔，全面呈赤色，且凹凸不平，状如覆盆子，故有"覆盆子舌"之名，舌面普遍干燥。

第五节　猩红热预后

猩红热发病后达第五周末，尚未见严重的合并症者，始可谓有痊治之望，否则其预后极须慎重。初期体温高度升腾，早见精神障碍者，或脉搏频而软，一分钟 140 至以上者，预后至为险恶。特以发生咽头及扁桃体之坏疽炎，更发卢德威氏咽峡炎者，或并发化脓性中耳炎、卡他性肺炎者，或兼心肌炎、心内膜炎者，或落屑期发生急性肾炎而致尿毒症者，预后均甚危殆。至已发生败血症或化脓性脑膜炎者，则殆绝望。至猩红热之死亡率，亦随年龄而异，在 2.6% ~ 21.0%，平均为 8.8%。

第六节　猩红热预防

以猩红热病程经过之复杂，故研究其预防方法者亦甚多。首创猩红热之预防注射法者，厥为俄国学者反复之研究，至 1928 年，以 1cc 中含有 10 亿细菌及 4000 至 7000 皮肤单位之毒素的疫苗试行预防注射，谓腥红热罹患率可减少三十四分之一，然实验成绩，殊不如理论之美满，抗菌及抗毒素之抗体不易同时在体内产生甚多，且局部反应甚强，殊无采用之者。

1924 年，美国狄克氏夫妇以猩红热连锁状球菌滤过液（即所谓狄氏毒素），检验健康者之皮肤反应，以资识别个体对于本病之感受性，谓反应阳性者，以该毒素注射皮下时能获得与猩红热罹病痊愈者相同之免疫能力。其法系以患者咽头分离之溶血性连锁状球菌，培养于血液牛肉汁培养液中，经过七日后以滤过器滤过，所得毒素稀释液为 1000 倍或 2000 倍，以 0.1cc 注射于前膊内面皮下，同时再以加热至 100 度经 2 小时后之同样毒素注射于皮下，以备对照；24 小时以后，观察注射部位发生之红斑，吾人即可由此鉴别个人对于猩红热感受性之强弱。无感受性者，其注射部位，仅见注射针迹或轻度发红；感受性略强者，其注射部位不肿胀，红斑直径在 2cm 以下；感受性强者，红斑直径在 1.5 ~ 3cm，肿胀甚轻；感受性最强者，红斑直径在 3cm 以上，肿胀甚强。以上述滤过毒素，注射于狄氏反应阳性者之上膊筋肉内，每七日一次，第一次注射量为 500 ~ 1000 皮肤单位，以次注射四五回，至注射全量达到 1850 ~ 3350 皮肤单位而止，末次注射后经过二三星期，再行检查皮肤反应，谓之复试，此时原来呈阳性皮肤反应者，85% 转化为阴性（即无感受性）。

但是项毒素注射后，多有轻度发热、呕吐、全身发疹、下利、发痒、局部反应等副作用。又据沈其震氏之报告，以上述滤过毒素检查猩红热感受性时，狄氏反应常因毒素中含有菌体毒素而发生过敏反应，或特异性现象，致令反应异常；故猩红热患病痊愈者，及预防注射完了者，辄能误呈阳性皮肤反应。因此，狄氏反应毒素所含之菌体毒素，不得不设法除去，以免混淆——纯正毒素之制法，系专门知识，本文从略。检查时，以是项纯正毒素稀释液 0.1cc 注射于前膊内面上部皮内，至表皮隆起呈白色，不贴橡皮膏，同时再以 100 度加热 2 小时之同样稀释毒素 0.1cc 注射皮下为对照（不用对照亦可），反应在五六小时以内出现，二十四小时达最大限度，二日以后，完全消失，故判别反应最好在二十四小时以后。

上述狄氏滤过毒素用于预防注射，虽无任何危险，但在家庭对于小儿应用时，实有若干困难，故近时西医界又有用减毒法，将上述滤过毒素制成无反应之类毒素者。据北平天坛中央防疫处猩红热类毒素之用法：第一次注射量为 0.5cc，第二次注射量为 1cc，第三次注射量为 1cc 或 1.5cc，小儿减半；注射间隔通常为一星期，然第一次注射与第二次注射宜延长至三星期，第二次注射与第三次注射，宜延长至两星期。普通于注射两星期后，即能充分发生免疫力，且其免疫力可能保持一年以上。然，或因他种原因，或个人特性，亦有不能即时发生免疫力者，故于第三次注射后经两星期，须再做狄氏反应试验，呈阴性者，是已发生免疫力；倘呈阳性，则再注射与第三次所用同量之类毒素。经过两周后，仍行狄氏试验，若仍呈阳性，须复为类毒素之注射，如此试验注射循环施行，以至呈阴性反应为止。注射部位常在上膊三角筋之附着处，或择身体他部皮下丰松之处亦可。惟注射之次日，不宜运动和饮酒。

此皆西医界最新之发明，为他种内科学所不载，行之有效，故不妨借助他山也。中医以"青龙白虎汤"（橄榄、莱菔，水煎服）隔数日服一剂亦颇效；又用莱菔 10、薄荷 7、桔梗 7、青黛 5、象贝 4、青盐 0.2，水煎服；家庭常用清咸西瓜皮，与青果肉切细，置饭馒上炖食；或以枇杷叶洗净去毛，煎汤饮之甚佳。

家有患儿，宜立行隔离，与健康家族特如小儿直接或间接之交通均须禁绝，以防传染。患者使用之玩具，可即烧弃，寝具施热气消毒。居室除用种种方法严行消毒外，须昼夜开窗，使空气自由流通，且便于日光之直射；旧籍载，大黄 7.5、茵陈 4.6、降香 4.6、苍术 5，研细干燥烧烟熏之，备为住所消毒法之一种；患儿虽入恢复期，而落屑尚未全去者，隔离仍不可懈。

第七节　猩红热疗法

患者绝对安静，病室宜择其日光容易射入，空气流通佳良者，室温须在15度至18度，并时发散蒸气以防干燥。其药物疗法分列如下。

麻杏甘石汤：

本病尚在前驱期，壮热无汗而喘或恶寒者，麻杏甘石汤主之。

麻黄 2.5　杏仁 10　石膏 25　甘草 5

上锉细，以水三合五勺，煎一合，去滓，频服之。

葛根汤：

兼呕吐下利者，葛根汤主之。

方见伤寒。

解表透痧汤：

干呕、咳嗽者，解表透痧汤主之。

浮萍草 15　杭白菊 20　佩兰叶 10　净蝉衣 7.5　白僵蚕 5　川贝母 15 炒牛子 15　杏仁泥 7　泡射干 15　炙杷叶 5　碎竹叶 10　淡竹叶 5

上锉细，以水三合，煎一合，去滓，服取微汗。

荡毒饮：

口腔干燥灼热，咽头颈部疼痛，体温益上升，渐次发疹者，荡毒饮主之。

粉丹皮 10　金银花 20　粉甘草 5　板蓝根 15　炒牛子 15　川贝母 15 蒲公英 10　益母草 15　紫草茸 10　生石膏 50

上细锉，以水四合五勺，煎二合，去滓，一日分三次温服。

加减葛根汤：

高热不解，咽痛随咽下运动而剧烈，疹已隐隐出现而仍无汗者，加减葛根汤主之。

葛根 50　牛蒡 15　香豉 10　桔梗 20　枳壳 7.5　薄荷 10.5　马勃 2.5 蝉衣 15　荆芥 20　防风 7.5　连翘 20　栀子 20　赤芍 10.3　甘草 20

上锉细，以水四合，煎二合，去滓，一日分三次服。

葛犀汤：

脉搏随热增加，见咽黏膜、软腭、悬雍垂之红肿，扁桃体之潮红及著明肿胀，并有颏额淋巴腺之压痛，而现猩红色疹片者，葛犀汤主之。

葛根 50　犀角 10　牛蒡子 20　桔梗 10　连翘 15　山栀子 20　蝉衣 5.7

荆芥 20　马勃 2.5　银花 30　大青 2.5　石膏 50

上细锉，以水四合，煎二合，去滓，俟温热频服之。

犀羚二鲜汤：

发疹期，宜用犀羚二鲜汤主之。

犀角 10　羚羊角 10　鲜沙参 30　鲜生地 25　连翘 15　黑山栀 20　人中黄 20　马勃 5　象贝母 10　金银花 40　金汁 20　元参 15　生石膏 100　川连 5.7　大青 20

上锉细，以水四合，煎二合，去滓，一日分五次温热服，惟人中黄不入煎。

双解散：

发疹期而大便秘结者，双解散主之。

大黄 15　元明粉 7.5　葛根 30　牛蒡 15　荆芥穗 20　连翘 10　蝉衣 7.5　枳壳 10　人中黄 10

上锉细，以水二合五勺，煎一合五勺，去滓，一日分三次服。

五鲜饮：

呈覆盆子状舌苔时，宜五鲜饮主之。

鲜沙参 20　鲜生地 20　鲜茅根 20　鲜芦根 20　甘蔗汁 20

上锉细，水三合，煎二合，去滓，频服之。

育阴煎：

舌呈灰白色而干燥者，育阴煎主之。

龟板 15　鳖甲 20　生地 30　丹皮 20　沙参 20　麦冬 15　知母 15　花粉 15　象贝 10　元参 20　犀角 7.5　金汁 10

上锉细，以水三合，煎二合，去滓，频服之。

本病治疗之用药次第，已如前述。兹再将关于本病之重要处方若干首，分列于下，以供学者临床之参考焉。

化毒透斑汤：

鲜忍冬藤 100　丝瓜络 50　紫菜 50　丹参 15　丹皮 20　赤苓 30　紫草 20　泽兰 15　连翘 30　象贝 10　荆芥 20　竹沥 30

上锉细，先以忍冬藤、丝瓜络、紫菜三品，用适量之水煎成药汁四合，去滓，再将以后诸药入药汁中，煎取二合，去滓，一日分三次服。

加减黑膏汤：

淡豆豉 15　苏薄荷 3.5　青连翘 15　白僵蚕 15　鲜生地 20　生石膏 40　京赤芍 10　净蝉衣 3.5　鲜石斛 20　小竹叶 5　粉甘草 3.5　川贝母 15　浮萍草 15　鲜芦根 50　鲜茅根 50

上锉细，以水三合，煎一合五勺，去滓，一日分三次温服。

绿豆饮：

绿豆不拘多少，宽汤煮糜烂，入盐少许，或蜜亦可，待冷饮之。

著者常将本品研细，制成蒸馏剂，作本病漱口料，得非常圆满之结果。又以本品蒸馏剂，兑入少许蜜汁，俟患者发渴时，频令饮之。

锡类散：

象牙屑 2.5　珍珠 2.5　青黛 3.5　冰片 1.5　壁钱 20 个　牛黄 1.5　人指甲 1.5

上研极细成粉剂，密装瓷瓶内，勿使泄气，每用少许，吹于患处。

六神丸：

麝香　犀牛黄　珠粉　雄黄　蟾酥　百草霜　朱砂

上锉细，各以其所制之多寡而定其分量，大都药坊里可购得制成者，每服一厘，开水化服，徐徐咽下，亦可研碎吹咽头。

珠黄散：

珍珠粉 35　犀牛黄 15

上研极细成粉剂，收贮吹咽头患部。

紫金锭：

山慈菇 35.5　五倍子 35　千金子霜 35　麝香 15　大戟 25　朱砂 25　雄黄 15

上药于各大药坊亦可购得其制成者，用水磨锭涂患部。

紫雪丹：

黄金 5　寒水石 10　磁石 25　芒硝 25　犀角 20　甘草 15　石膏 100　羚羊角 30　滑石 35　焰硝 20　元参 40　当门子 20　丁香 20　青木香 15　沉香 2.5　朱砂 10　升麻 15

上研成粉剂，用开水调服。

漱口验方：

薄荷7.5　山豆根25　秋石5　金银花20　生蒲黄25　人中黄15　荆芥穗10　生石膏100　菊花20　鲜牛膝根20

上锉细，以水五合，煎三合，去滓，用作漱口剂。著者常用以蒸馏制法，并调以味，清芳可口。

章太炎先生遗方：

升麻7.5　连翘15　赤小豆15　玄参15　牡丹皮15　栀子10　牛黄7.5　珍珠5.3　芒硝7.5　甘草15

上研为极细粉末，每服3.5，每二小时服一次，每服悉以鸡子白搅和下之。

第二十章　麻　疹

我国"麻疹"之记载始见于宋，溯宋以前则不可考矣。庞安常氏《伤寒总病论》中曰："此病有两种，一则发斑，俗谓之麻子，其毒稍轻；二则豌豆，其毒最重，多是冬温所变。"朱奉议《南阳活人书》中曰："儿疮疹，有身热、耳冷、尻冷、咳嗽。"钱仲阳《小儿药证直诀》中云："面燥腮赤，目胞亦赤，呵欠顿闷，乍凉乍热，咳嗽喷嚏，手足梢冷，夜卧惊悸，多睡，并疮疹症，此天行之病也。"数子者，非特确已认识本病，并察知其具有传染性，故曰"天行之病"也。至直称麻疹者，则自明代龚信所撰《古今医鉴》始，《济世全书》《张氏医通》《冯氏锦囊秘录》等亦继之，兹试举自宋以后历代关于麻疹之异名，博征文献，考证如次。

《三因极一病证方论》曰："细粟如麻者，俗呼为麻，即肤疹也。"《保赤全书》曰："古谓麻，即疹也，疹出如麻成朵，痘出如豆成粒，皆象其形也。"《景岳全书》曰："在江右湖广曰麻，在苏松曰沙子，在浙江曰醋子，在山峡曰赤疮，在北直曰疹子。"《小儿痘疹法论》曰："肺胃蕴积毒热，发则易出，出遍于肌皮之上，如痱疮泡子，见而渐没，病在于表，受毒之浅，此名疹子，亦名肤疮，俗曰麻子也。"《太平圣惠方》曰："赤疮子。"《小儿痘疹方论》曰："小儿斑驳疹毒之病，俗言疹子。"《圣济总录》曰："微者其邪在府，发为细疹，状如蚊喙所螫，点点赤色，俗号麸疮。"《婴童宝鉴》曰："脏腑积热，发于皮肤，其热在腑，发之即疹也。"《原病集》曰："疹者，俗云沙子。"《幼幼新书》曰："腑间伏热，则生细疹赤疮，俗呼为麻子是也。"《证治准绳》曰："越人谓之瘄，吴人谓之痧。"《谐声品字笺》曰："疹也，今俗以发疹为出。"《证治准绳》又曰："小儿有出一二次者，出轻而日数少者，名孕疹子；出重而日数稍多者，名正疹子。"又云："出痘前者，名孕疹子；出痘后者，名正疹子。"《痘疹心印》曰："浙地呼为子。"《证治准绳》又曰："北人谓之糠疮，南人谓之麸疮。"《疡医大全》曰："京师内外名曰温疹。"《治痘详说》（见《幼幼集》）曰："一见红色，出而复没，没有复见者，谓之肤疹，北人谓之骚疹（按：此或与风疹混淆，据《毒断论》曰"是非全麻，疑风疹之类耳"可知）。"

至秦，西述麻疹之书籍，当推第九世纪阿拉伯名医拉齐氏所著《天花与麻疹》始，但仍旧是麻疹、风疹、猩红热等混为一谈；逮十七世纪之末，麻疹大流行于欧洲英、意、荷兰诸国，有英医名薛得赫姆氏者，始将麻疹与猩红热进行了鉴别；1820 年至 1885 年丹麦法罗群岛麻疹流行，斯时始有医生确定本病之潜伏期；1842 年匈牙利医生，将 1122 例之麻疹患者，仿种痘法，用患者之泪，或发疹期之血液，试行接种，但未成功；1881 年伦敦举行国际医师会议，始再将麻疹、风疹详细区别。由上所述，可知麻疹之别名多至二十余种，大抵皆为各地方言，并非不同病症可以想见也。

第一节　麻疹病因

按我国古代诸医家之学说，麻疹发生之解释与痘疮大抵相同，谓患者偶然冒触杀厉之气而发病。隋唐方书中，且有认为"麻疹"为伤寒之一症者（即指瘾疹诸说而言，并非有真正之麻疹认识也）。降至宋代，刘昉《幼幼新书》始有类似麻疹之说，至陈无择所撰《三因极一病证方论》，虽亦举述麻疹之症候，然亦语焉不详。直至万密斋撰《痘疹世医心法》时，麻疹病理之说乃备，其后诸家率以是为基础，广其余意，不过略有增损而已。

如此，则麻疹病因初以为"天行疫气"所由起，宋时乃新有"胎毒"之说，而明代万密斋即沿此说以为痘疮、麻疹、水痘三症俱由胎毒所生，因胎毒发生位置之深浅而分三等。据《医学正传》曰："母因失节慎，纵欲恣食，秽毒之气，藏于脏腑而疮疹发，所受由浅深为稀稠。"《保赤全书》曰："古谓麻，即疹也，疹出如麻成朵，痘出如豆成粒，皆象其形而名之也，夫胎毒一也。痘出于脏，脏属阴，阴主血，故痘有形而有汁，其症寒热备有也；疹出于六腑，腑属阳，阳主气，故疹有形而无浆，其症实热而无寒也。"是种胎毒之说，亦即后世衣钵相传之说法，按痘疮与麻疹共为传染流行，且又同属一生只患一次，故有倡二者同为一病，不过因毒之深浅，脓之有无，或发于腑，或发于脏，而发症略呈差别而已。

除麻疹发源于胎毒一说外，尚有以为非由天行不可者，亦大有其人。如清代之谈金章，其所撰之《诚书痘疹》，即对胎毒说创为异论之作。谈氏谓："方书但云疹亦胎毒，明系肺病，发于皮毛，试按诸方，既系胎毒，何以升发和解，毫不及胎毒之药耶？况疹之症，有终身不犯者，有一人数犯者，有数犯在一年内者，或逾年而一犯者，此岂胎毒耶？邪从虚入，疫疠相干，诊是病者，必先明岁气，毋伐天和可也。"又张路玉撰《麻疹精要》曰："麻疹者，手足太阴阳明二经蕴热所发，小儿居多，大人亦时有之，是亦时气传染之类也。"据此可知，我国医在昔即有专心研究此病之人，并不如时下之食古卫道，惜以一般学术不见进步，则医学研究亦只能至是戛然而止，以视欧西医学之幸运，诚不能不令人有瞠目之感。

然而本病确已经多数欧西学者努力之研究，尚未能得到很圆满的结果，惟仅知麻疹的病原体多属球体，极富有挥发性，并且抵抗力也很薄弱而已，至本病具强烈之接触传染性，已为经验上确切无疑之事实。本病毒血液中可置勿论，即眼鼻口腔分泌物及咯痰中，亦常存在，已达落屑期，则落屑中之病毒，似无传染力及生活力。而此病毒在人体外，虽尚保持生活能力，而其活力似不旺盛，若较诸猩红热之病毒，则不惟抵抗力甚弱，尤缺于耐久性。

本病之传，缘于直接与患者接触，或与患者同室同宅居住嬉游而感染，以健康者为媒介而传染，为不可否定之事实。玩具、衣具、寝具等，曾与患者接触之物品，若于短时日使之空气流通，殆全失传染性。其侵入门户，大抵为鼻腔及咽喉黏膜。本病患者与猩红热异，在发热初期，即发疹三五日前，已具传染力。本病之感受性，甚为普遍，无老幼男女之别，然生后半岁之婴儿，罹患者较少，又成人多于幼时曾经本病，故亦稀见。如于小儿期未曾罹患，则成人亦决无免疫性，本病每隔数年或数十年反复流行。故事实上小儿最易为所侵犯，一次经过本病者，大抵可获得终身免疫性，但亦有罹病至二三次者。本病流行，常在晚秋、冬季及春季，时呈全国之广泛流行，屡现一时性或地方性流行，大都会每年均可见散在性发生。

第二节　麻疹症候及病程经过

麻疹的病程经过宜分为四期。

1. 麻疹潜伏期

通常为十日，其间大多别无病觉，亦有谓颇有多少病觉者，但似不确。及潜伏期末，有违和、倦怠、食思不振、颜面苍白等症，或一过性咳嗽，午后或发微热，倘遭感冒亦有发高热而脉搏增加者。

2. 麻疹前驱期

约过三四日，体温渐次升腾，倦怠增厉，每诉恶风、头痛；鼻内排泄出稀薄黏液性之涕，逐渐转变黄色脓性液，鼻腔内黏膜充血，以致诉闭塞不通感，喷嚏频作不止，甚或见衄血者。眼睑结膜发赤（充血）脓胀，眼球结膜亦同样充血发红，泪腺分泌量极多，当晨早起床时，黏液脓性的分泌物因干燥遂致上下眼睑缘粘着结成痂皮；入夜必羞明，更有白昼亦呈畏光感者，常喜合眼而坐。咽头黏膜初呈些微发赤，递增剧烈之充血，不仅口盖弓和悬雍垂（俗称小舌）等发生不规则斑纹状潮红，扁桃腺亦肿胀。又因喉头及气管黏膜发炎，发生连接短促的干咳，痰虽少而异常黏稠，苟喉头受强烈侵犯时，声音嘶嗄，咳如犬吠，喉头充血过强，并引起呼吸困难，甚作窒息现象，是皆为卡他性之主征，故又有"卡他期"之名。同时颊黏膜等处，出现科普里克氏斑，普通是从六个到十二个不等，带黄白色，境界明显，稍形隆起之圆形，帽针头斑点，周围斑膜作轮状充血，是为麻疹诊断上最重要之根据。继科氏斑后，在软腭、硬腭及悬雍垂之附近，更发生形状不一之内疹，小如粟粒，大如扁豆，又若线条，存在之时间颇短促，亦往往有始终不发者，故于诊断上远不逮科氏斑之重要。当以上各种黏膜症状出现时，体温也随之上升，普通达 38 度以上，经过数小时后，热势顿形减退，于第一及第二日，常在 37 到 38 度之间，或竟完全无热，自第三至第四日，体温再行渐渐上升，而入发疹期。

3. 麻疹发疹期

经过三四日之前驱症状后，各种黏膜炎症加重，体温愈益升高。皮肤可见固有之发疹，最先见于头部，尤以耳壳前后及口眼周围等处明显，渐及蔓延颈部、胸背部，而至躯干全体，以及四肢等处。出现后一日或二日，疹子全身密布，颜面中央格外多而显明，因诉辛辣瘙痒灼热感。当皮疹盛行融合扩大之际，虽呈猩红色样弥漫性红色，而仔细观察，于其部或他部，得明认疹子之形迹。发疹之达极度，约需二日，而经四五日者，亦时有之，其达极度时，皮色渐由鲜红色而转浓，成暗赤色，试用手轻压，则红色必暂行退却。若为出血性麻疹，血液每从毛细血管渗出，斯时虽重压之，亦不能退色矣。疹子之形状，初呈帽针头之圆形，渐发育变为椭圆形；各个疹子四周，屈曲如锯齿，或有更不规则之边缘，当其疹子密集，逐渐扩大融合，呈隆起之红块，忽视之有似浮肿，细察之，仍能别其与健康皮肤划断处。眼睑肿胀，羞明流泪，脓样眼渣结成痂皮，鼻腔排泄出黄色分泌物等，皆较前驱期而增剧。上唇皮肤或更因鼻液之刺激而发烂，口围好生湿疮，咳声粗厉，舌苔干燥，或兼白腻及灰褐色，黏膜症加剧时，口内上皮略为脱落。斯时体温更形怒张，通常为 40 度，亦有竟高达 42 度者，或呈稽留型，或作弛张型。脉搏随之迅速，呼吸因而促迫，肢疼烦渴，食机全废，甚或见昏睡谵语痉挛等神经症状。血液自发疹五日至七日前，已明示白血球之减少，延续时期，普通为三日至五日。

4. 麻疹恢复期

此亦称落屑期，前高度之热型，于此则急剧或徐缓下降，而达热解之状态。是时则遍身汗出，此即体温之去路也。疹子亦轻减，且循当初发出之顺序而消失，其色彩亦逐日退除，呈糠秕样鳞屑，三日至一周许，全部落屑告终。眼睑及鼻腔黏膜之充血肿胀亦消退，曾带厚苔之舌复行清净。惟支气管及喉之卡他症候则较长久，嘎声、咳嗽、咯痰，一周以上尚多存在。其在小儿，苟于支气管卡他时失治，屡转卡他性肺炎，而致生命之危者，以幼儿及衰弱者为犹然。

第三节　麻疹异常型及合并症

轻疏性麻疹：轻疏性麻疹，体温升腾不显著，一般症状经过均呈轻微，四五日即行痊愈。

顿挫性麻疹：顿挫性麻疹，全身症状及发疹均轻微，前驱期尚无一周之持续，仅经二三日之发疹期，遂呈恢复。

无疹性麻疹：无疹性麻疹，黏膜炎症于前驱期最为明显，体温亦与常型无异，惟于发疹期，不但无皮疹出现，而黏膜炎症也顿时轻快，体温顿行低降，于诊断上颇为困难。

中毒性麻疹：中毒性麻疹，体温呈高热，常于 42 度左右，可见神志昏迷，或见心脏衰弱及痉挛等，全身症状异常恶化，终至于不救。

无热性麻疹：无热性麻疹，体温并不升腾，惟发疹依旧显著，多见于患重症营养障碍之小儿。

败血性麻疹：败血性麻疹，可见败血症时之症候。

出血性麻疹：出血性麻疹，于发疹时，毛细血管呈容易滤过之特性，每撮起皮肤轻压之，即发生点状出血，苟溢血稍呈大量时竟占皮疹全部，皮下出现各种不规则之形状，甚则各个斑点合作，竟同于皮下出血，（紫血斑）渐变暗紫色或青色，此为最危险之候。患者若具出血性体质，同时可见衄血、吐血、便血、尿血，或全部皮疹转变紫黑色者，其预后皆不良。

水疱性麻疹：水疱性麻疹，于皮疹上形成粟粒大之水疱是也。

丘疹性麻疹：丘疹性麻疹，皮疹互相合并，隆起于皮肤上成小结节状，或经污染及刺激，好发扩大之浸润。

无内皮性麻疹：无内皮性麻疹，不见内疹，即出现皮疹。

麻疹突然陷落：麻疹经过前驱期后，渐呈现之皮疹突然停止蔓延，已呈现者亦迅速消退，转变为惨淡之紫色或苍白色；呼吸迫促、鼻翼扇动，胸廓下方向内凹陷，两肩耸动协助呼吸，颈部静脉怒张，咳呛不爽；出现脉搏频数紧张软弱不整等心脏衰弱症状；全身痉挛，沉迷昏睡，每现出无知无觉诸状态；若至眼窝陷没，口唇青紫，及大便溏泄等，则危险殊深。

麻疹合并气管支炎：此为合并症中之最常见者，甚或波及微细支气管引发炎，诱发支气管肺炎，症见呼吸异常困难（每分钟呼吸达90余次），咳呛不爽，喉中痰声辘辘，在吸气时胸廓下部屡呈凹陷。听诊时，可听得肺部微弱之呼吸音，及干湿性之水泡音，若气管被渗出液壅塞，虽不能听到水泡音，亦能听到呼吸音之变化，叩诊则现浊音。意识出现混浊，脉搏微软细小，二三日至一二周，即至殒命。古人谓，此为毒火内结邪热阻逆而不得发越所致之气促，即指是等症状而云然耶。

麻疹合并百日咳：咳嗽，固为麻疹之必有症，若咳而连续不断，甚则气逆，面目浮红者，是有并发百日咳之象征，即前人所谓火邪凌灼肺金之顿咳也。是时处置失宜，当诱发支气管扩张，甚者结核菌亦从而乘之，大可虑也。

麻疹合并卡他性肺炎：在本病初起，卡他症状当在上呼吸道，后则渐由支气管卡他，转成卡他性肺炎。斯时皮疹已出现，体温增高，呼吸困难，鼻煽口张，吸气时胸廓呈凹陷，四肢颜面出现绀斑。听诊时，肺部各处呼吸音均呈微弱，且有干性或湿性之水泡音，尤以支气管呼吸音及有响性水泡音最为显著，叩诊于患部可闻浊音。前人谓"气促鼻煽，喘满痰鸣，胸高腹胀，神蒙色恍，肺气将绝，肺热炽盛"者，即此之谓。重症于二三日内即可死亡，轻者或得适当之调治者，亦得转危为安。若转成慢性肺炎，于数星期内，除仍见弛张热型外，犹能出现其他症状。麻疹虽归痊治，竟贻肺萎、肺结核（麻疹对结核菌感受性颇大）诸病。

麻疹合并肺结核：麻疹之能并发肺结核，已如上述。若原有结核菌存在者，斯时尤能大为猖獗，于是结核性脑膜炎、粟粒性结核症等，均可乘机而发。前人关于"痧回后"之记载，如虚羸、惊搐、咬牙、呕恶、谵妄、昏睡诸症，即包括肺结核及其他变症。

麻疹合并急性喉头炎：麻疹合并急性喉头炎，多起于发疹期，间于前驱期见之。特当夜间，出现发作性极度呼吸困难，随呼气发笛声，并有吸音之犬吠样咳嗽，然恢复急速，概无若大危险。前人以"哑"（即指笛声及犬吠样咳嗽）为本病之先兆，即急性喉头炎之发作前驱期者也。前人又谓"哑"乃麻疹之常候，多吉少凶，可称经验之谈，是等症候亦称为"假性白喉"。反之，若合并真性白喉者虽较稀少，但如不早施适当处置，殊有生命之虞。

麻疹合并口腔炎：口腔炎常为麻疹之贻后病，前已略为述及。此症常见上下牙龈腐烂，故亦有称为"牙疳"者。若为坏疽性口腔炎（即俗称走马牙疳，亦名水癌），来势颇急，症见牙龈黑烂，肉腐出血，甚或通龈白色，齿落口臭，面颊浮肿，环口青黑，若至颊漏腮穿，唇崩鼻塌者，颇属难治。每由高热、下利、虚脱等全身症状，遂至心脏衰弱而归于死亡。本病之原因，多为热病及消化不良所引起。

麻疹合并脓胸：麻疹有百分之七以上，流为脓胸，多犯循环衰弱之小孩。如皮疹未能充分出透时，每有延为本病之危险，前人所谓"麻后胸口痰甚者"，颇相类似。其症状，体温升高而漫无规则，呼吸浅表而促急，或咳嗽等，胸部储有脓液，理学所见，常为白脓球菌、连球菌、肺炎球菌，结核杆菌等。

麻疹合并痘疮：前人谓"疹夹痘"或"痘夹疹"者，即麻疹、痘疮之合并发生也。于发疹初期，颇难识别，俟其脓疱完成，则症状自显然毕露，其预后泰半，并不乐观。

第四节　麻疹诊断

1. 麻疹早期诊断

当麻疹流行时，或未经患麻疹之小儿，如见发热、呛咳、鼻塞、流涕、面赤、多涕等症状者，当有本病之嫌疑。若于颊内黏膜上发现黄白色小粒之科氏斑，则已可证明；或更于口腔黏膜上，继续发生内疹，则尤无疑。

先医对于本病之早期诊断，颇多经验谈，且亦信而有征者得附录之："麻疹将出有先兆，恶风怕冷身大热，眼光如水泪汪汪，喷嚏呵欠鼻涕出，眵多睛赤颊夹红，胸闷声哑频频咳，烦躁心悸指尖冷，口内先现小斑赤，或吐或泻胃不开，大便清兮小便涩，熟此歌括临麻症，见微知著能预测。"

2. 麻疹类症鉴别

（1）与风疹鉴别：麻疹、风疹虽极类似，然风疹于初期多缺少科氏斑，亦无黏膜炎症（或有亦甚轻微）；况风疹之红色，并无麻疹浓重；皮疹之形态，亦未逮麻疹之密集；全身症状，亦远不若麻疹之沉重，甚至有完全无热型者；而患风疹者颈项部之淋巴腺，多呈肿胀，又为麻疹之所无者。

（2）**与猩红热鉴别**：猩红热易与麻疹相混，但猩红热之皮肤为迅发性发赤，而呈猩红色，几分不出各个疹子之界限，而麻疹虽亦能呈融合性之密集，其具有锯齿模样之边缘，在各个皮疹之间仍可获得健康之皮肤。以两者发疹之部位论，猩红热于口唇周围不但无皮疹之出现，反多呈苍白色，而麻疹则相反。猩红热皮疹，不呈丘疹状，且先发于躯干，其来势亦甚急，颇不易察觉其前兆症；于落屑期，猩红热为巨片之脱落，麻疹则呈糠秕屑之分离，此又其大较也。

（3）**与天花鉴别**：天花于初期亦有气管支炎，鼻卡他性结膜炎等症状，故亦当加以鉴别。惟天花在前驱期，不见科氏斑，而于大腿或手弯侧面，每发生一种朱红色之融合皮斑，为麻疹所无者，其消失亦甚速，故常不及觉察之。至两者之热型亦颇相反，天花至现疹点时体温则骤然低降，麻疹于发疹期之体温反益升腾。

他如水痘、斑疹伤寒、败血脓毒症、感冒、荨麻疹、药疹、登革热、粟粒热等，均应各注意其特有症状而区别之。至本病之白血球增加，亦为诊断上之一大帮助。其增加之情形，于潜伏期，其总数有显著之增多；至前驱期，总数渐行次第减少；至发疹期后一二日，尤其减少；俟热度下降后，其总数复行次第增多，至达正常数目为止。

3. 麻疹顺逆鉴别

关于麻疹之顺逆鉴别，古人于此每多经验之谈，试之亦每不爽。其言曰："自头蔓延至四肢者顺，自四肢蔓延至背或腹者逆；头面密集者，胸腹多而颜面少者，俗名曰'白面痧'或'白鼻痧'，多凶。"今据吾人临床上之经验，头面隐约不现者，躯干上部充血不甚，故每见气管炎或肺炎等；若胸腹发不出者，多见泄泻等胃肠炎症。

皮疹之色泽，前人皆以鲜红为最妙，切忌惨淡色白者，贫血体亏之人多有之，常引起并发症或贻后症；而见紫黑晦暗者，古人以为毒火炽盛之故，多属难治，即今之所谓出血性麻疹也。

皮疹之形态，以高耸而整齐者为佳，若仅于皮肤中发现紫色、青色或黑色之硬块，触之碍手者（俗称"皮里疔"，郁血所致），颇难得痊治。皮疹出现三日，互相融合成片，皆足为出齐发透之征。

嗣则由头面及四肢躯干，渐减渐没，而归于落屑痊治者，是为正常型之经过。至于异常型者，未经三日之出现而即隐没，多有发生合并症之可能。而体温缺乏抵抗力或经过轻微者，亦常如此。他如妇人月经正来时，或当产后而发生本病者，均未可轻视之。若患于妊娠之间，尤恐有堕胎之危险。

第五节　麻疹预后

麻疹之预后良否，当以患者体质之强弱，病毒流行之轻重为断。大凡二岁以上之健壮小儿，及五十岁以下成人，别无肺、气管、喉及肠之可恐合并症者，预后常佳。若以感染之年龄论，半岁以内之小儿，不但罹患者极少，或有之其经过亦甚轻微，死亡率较少。半岁以上三岁以下者，不但多有并发重症（毛细支气管卡他、支气管肺炎等），且每呈异常，在统计之结果，其死亡率亦最高。至营养不良，以致贫血者，或初患他种传染病，正在恢复期中者，一经罹致本病，危险殊甚。

又腺病体质者，或具结核因素者，屡诱致肺结核。此外消化器官发生障碍，呈呕吐、下利、胃呆等症者，每足致患儿之营养不良。若已入发疹期，忽宣告发疹停止，或皮疹及其他各部皮肤，骤然变色，是为毛细支气管黏膜发生炎症，殊为可虑。或患者之皮肤，突现苍白，皮疹隐去，是内脏出血之主征，预后多不良。

中耳炎固为麻疹常有并发症，是时热度骤增，患儿出现不安，乳嘴突起处（耳朵后方）发赤肿胀，是为发生乳嘴突起炎。如病毒再向内进展，发生脑膜炎、脑脓疡或败血症等，预后尤为不良。

体温高低于预后之良否亦极有关系，例如皮疹出现已齐体温仍高腾不已，或已进入落屑期而体温仍不下降，皆为凶恶之朕兆。复据各国统计麻疹死亡率之报告，欧洲为6%～3%，日本为5%～15%。此仅就大概而言也，他如依据年龄、病势、热度等，尤有上下之消长，故死亡率有时竟达80%者，未可一概立论也。

第六节　麻疹预防

当麻疹流行时，家族中尚未见患者之前，便将小儿迁至流行区域外，诚为得计。然而麻疹在前驱期早具传染力，故家族中如已见患者，纵行隔离亦属无效者居多。而麻疹患者，发疹后至少二三周，宜行隔离，病室以及衣物、玩具等，患者曾接触之诸物，须暴晒日光中数日，流通外气为妥。

病毒之蔓延至为明显，仅用消毒剂之撒布殊难收实效，故今之学者，又创血清之预防法焉：①恢复期血清，据丹克维氏之研究，在患过麻疹已康复人之血清内，当存有能中和麻疹病原体毒性之物质，可用以抑制麻疹之发生，是名曰"麻疹恢复期血清"；②成人血清，即采取已经罹患麻疹而身体健康人之血液 20～35cc，注射于臀部肌肉；③父母血液，即取其父母或同胞兄弟之血液注射之。

我国古人对于麻疹，亦有预防之法，但均未经著者试验，兹录之以备一格：①紫草根、广木香、白术三味，为末，用水煎服；②常用阿魏佩带胸襟；③太乙辟瘟丹，以绛帛囊之，悬挂于身；④用丝瓜一个（经霜雪者尤佳），风干，岁除日，新瓦上煅存性，摊地上，去火毒，研末，以百沸汤冲服，每岁如此，服至三四次，可永不患麻疹。

第七节　麻疹疗法

普通治疗麻疹，先用诱导法以发汗，俾皮肤血管充血膨胀，以达发透疹子之目的，而冀病毒从皮肤上以排泄。及达发疹期，不宜急求解热，以锉其自然抗毒之能力。即使机能过分亢进，而致发热过高，必用清凉镇静时，亦须兼顾病人之体质，中病即止，毋过攻伐。盖苦寒之品，虽具消炎、解热、镇静等功效，但有压抑心脏之副作用，若太过或误服，多见脉搏减弱，出现眩晕、呕吐、汗出、肢冷等诸虚脱症状，以致死亡。兹将各期治疗处方大概列下，亦示人以规矩之意耳。

1. 麻疹前驱期处方大概

又本篇所列，皆为成人一日量，应用于小儿者，宜减半，或取三分之一至四分之一，以下同。

葛根汤：

身体强健，感染麻疹后，见形寒、发热、喷嚏、头痛，颊内见科氏斑或内疹者，用葛根汤。

方见伤寒。

桂枝加葛根汤：

前症兼见自汗出者，宜桂枝加葛根汤。

桂枝 15　葛根 30　芍药 20　炙草 10　生姜 10　大枣 15

柴葛解肌汤：

若胸胁满痛，脉搏强实，出汗，不烦渴者，宜蕴要柴葛解肌汤。

柴胡 15　葛根 30　黄芩 15　人参 5　半夏 15　甘草 10　生姜 10　大枣 15

上锉细，以水二合，煎一合，去滓，一日分三次温服。

济安柴葛解肌汤：

同前症，汗不出，烦躁口渴，宜济安柴葛解肌汤。

葛根 30　柴胡 15　麻黄 15　桂枝 15　赤芍 20　甘草 10　大枣 10　黄芩 15　石膏 40　半夏 15

上锉细，以水三合，煎一合半，去滓，一日分三次温服。

备急升麻散：

若初有汗，疑似出疹，尚未得确定之诊断时，宜备急升麻散。

升麻 15　葛根 30　赤芍 20　甘草 10

上锉细，研成粉剂，每服 15，开水送下。

2. 麻疹发疹期处方大概

宣明防风通圣散：

皮疹初见，瘙痒口渴，宜宣明防风通圣散。

防风 15　川芎 10　当归 10　赤芍 15　薄荷 20　麻黄 10　连翘 20　石膏 30.5　黄芩 15　桔梗 15　滑石 15　甘草 10　荆芥 15.5　白术 5　栀子 17.5　生姜 10

上锉细，研成粉剂，每服 20，开水送下。

局方消毒散：

已出未透，咽喉肿痛，无他合并症者，宜局方消毒散。

牛蒡子 20　甘草 10　荆芥 30

上锉细，以水一合五勺，煎一合，去滓，频服之。

大连翘饮：

疹出未齐，热高，小便短少者，宜大连翘饮。

连翘 30　瞿麦 15　滑石 20　车前 20　牛蒡 15　赤芍 15　栀子 15　木通 20　当归 10　防风 15　黄芩 10　荆芥 15　柴胡 10　甘草 10

上锉细，以水三合，煎一合五勺，去滓，一日分三次服。

回春导赤散：

疹出后，谵语，小便不通者，宜回春导赤散。

生地 20　滑石 30　木通 20　甘草 10　灯草 20

上锉细，以水二合，煎一合，去滓，一日分三次服。

保童升麻饮子：

疹色深红，热盛而实，大便数日不通者，宜保童升麻饮子。

升麻 15　黄芩 15　栀子 15　通草 20　犀角 5　大黄 15.5　芒硝 15

上锉细，以水二合，煎一合，去滓，频服之。

郭氏升麻牛蒡散：

头面胸膈皮疹密布，脉搏洪大，呈急性喉头炎者，郭氏升麻牛蒡散主之。

升麻 15　牛蒡 20　甘草 15　桔梗 20　葛根 30　麻黄 5　玄参 15　连翘 20　生姜 15

上锉细，以水二合五勺，煎一合，去滓，一日分三次温服。

荆防败毒散：

皮疹出现时，皮肤红肿者，宜荆防败毒散。

荆芥 12　防风 16　人参 12　黄芩 16　甘草 8　前胡 8　柴胡 8　川芎 12　羌活 8　独活 8　桔梗 12　枳壳 8　薄荷 12　生姜 8

上锉细，以水二合五勺，煎一合，去滓，一日分三次温服。

活人阳毒升麻汤：

若皮疹已成融合性，面红色粗，疹下有溢血状态者，活人阳毒升麻汤主之。

升麻 12　犀角 12　射干 8　黄芩 16　人参 8　甘草 10

上锉细，以水二合，煎一合，去滓，频服之。

正宗化斑解毒汤：

疹已出齐，热高烦渴，遍身痒痛者，宜正宗化斑解毒汤。

玄参 16　知母 12　石膏 28.5　黄连 12　升麻 8　人中黄 8　连翘 20　牛蒡 20　甘草 10

上锉细，以水二合五勺，煎一合五勺，去滓，一日分三次服。

正宗羚羊角散：

皮疹呈青紫色，唇舌干燥者，正宗羚羊角散主之。

防风 12　麦冬 16　羚羊角 10　玄参 16　知母 12　黄芩 16　牛蒡 20　甘草 10

上锉细，以水二合，煎一合，去滓，一日分三次服。

麻黄散：

皮疹出而不透，气管支炎急剧者，宜麻黄散。

麻黄 8　枳壳 12　赤苓 12　木通 10　苏叶 12　前胡 10　葛根 20　连翘 12　大力子 10　蝉蜕 8　红花 8　葱白 8

上锉细，以水二合五勺，煎一合五勺，去滓，一日分三次温服。

十宣散：

皮疹正盛，而急性咽头炎呈急剧之蔓延者，宜十宣散吹之。

黄连 4　黄芩 4　黄柏 4　儿茶 2　雄黄 2　苦参 2　硼砂 2　乳香 0.5　冰片 0.3　元明粉 0.5

上共为细粉，吹入喉部。

3. 落屑期处方大概

正宗胃脾汤：

热退神安，疹点消退，本已不必服药，如必欲调理善后者，宜主以正宗胃脾汤。

白术 12　茯神 16　陈皮 8　远志 8　麦冬 12　沙参 12　五味 4　甘草 10

上锉细，以水二合，煎一合，去滓，一日分三次服。

4. 并发症处方大概

麻杏甘石汤：

麻疹并发肺炎（旧名"肺胀"或"肺风"），宜麻杏甘石汤。

方见猩红热。

麻黄附子细辛汤：

如已见心脏衰弱者，宜麻黄附子细辛汤。

方见伤寒。

鹭鸶涎丸：

麻疹并发百日咳（又名"顿咳"，旧名"鹭鸶咳"），宜鹭鸶涎丸或新选方。

杏仁 12　栀子 8　石膏 16　蛤粉 8　花粉 8　甘草 8　牛蒡 12　射干 8　青黛 4　麻黄 4　细辛 2　鹭鸶涎 22

上研为极细粉末，取鹭鸶涎伴蜜为丸，如梧桐子大，每服 8。

新选方：

细辛 3.5　五味子 8　干姜 8　桔梗 8　莱菔子 8　旋覆花 12　代赭石 8　紫苑 12

上锉细，以水二合，煎一合，去滓，一日分三次温服。

勒马汤：

麻疹合并口内炎（旧名"牙疳"），宜勒马汤，外吹芦荟散或砒枣散。

黄连 12　石膏 40　玄参 12　犀角 4　忍冬藤 20　牛蒡 10

上锉细，以水二合五勺，煎一合，去滓，频服之。

上皆为杂疗法之举例，余如麻疹合并肺结核（肺痨）、肠炎（泄泻）、疳积、鼻衄等，均应按照其主要症候而治之。

5. 麻疹外治法

至外治法，亦具有强有力之诱导作用，能达到皮疹透出之目的，于必要时，亦得施用之，亦简介如下。

熏法：

"水杨枝"或"西河柳叶"或"樱桃根"，锉碎煎汤，倾入大锅内，上架以木架，令患者坐架上，乘热熏之使汗出，凡已达发疹期，而皮疹尚迟迟不出者，得施用之。

葱头640，连须捣烂，放盆内，置布帷中，盆面横一木板，令患者坐板上，然后将沸水冲入盆内，使葱气熏蒸周身。水温渐低，即须离开，不可稍感寒冷。凡皮疹已出而不透者，得施用之。

小米连壳煎水，熏如前法，凡皮疹出而不透者，得施用之。

芝麻5合，沸水泡浸，乘热熏洗患者头面，凡疹皮不出，气喘欲死者，得施用之。

洗法：

西河柳叶一大扎，煎汤一盆，去滓，加入酒精半杯至一杯，候稍温，使患者赤身就浴，并以热巾轻轻揩拭，切不可感冒风寒。凡欲使皮疹透发者，得施用之。

欲使皮疹易出者，用水杨枝和防风汤洗，有卓效。

擦法：

清水1斤，放入胡荽160，煎沸后，去滓，候稍温，加入酒精一杯，乘热蘸巾揩擦头面、躯干及四肢，务须匀遍，以皮肤红润为度，勿使冒风，能令皮疹透发。

麻黄、紫浮萍、西河柳、胡荽各等分，煎汤揩面，每小时行一二次，得同前效。

刮法：

凡麻疹欲出不出，除用洗擦法外，可再用薄木片或铜圆刮之，如额角、天庭、颈项、背膊等处，皆可刮洗，刮红再洗，并陆续服药以取汗。

刺法：

凡麻疹不得透发，烦躁闷乱，细检患者头顶发际，有红筋红瘰时，用曾经消毒之针刺破，并针手大指少商穴，俱以出血为佳。

第八节　麻疹食养法

"麻家疹子并鱼鸡，禁忌当过七七期，咸酸辛甘俱是忌，须知爽口是危期"，此固俗谣，而一般病家，无不竞竞以此为戒。

古人更有饮食八忌之说，其概要如下：一忌荤腥，腥荤壅气，痰喘之所由来也；二忌生冷，生冷伤脾，泻利之所由起也；三忌炙，炙炽火，疔毒之所由生也；四忌辛辣，辛辣助阳，狂衄之所由发也；五忌咸味，咸味走血，烦渴之所由成也；六忌甘甜，甘甜蕴热，牙疳之所由自也；七忌酸敛，酸敛伏邪，迷闷之所由致也；八忌硬物，硬物填肠，胀满之所由见也。

"王肯堂"氏亦谓：麻疹忌口当较痘疮为甚，误食鸡鱼每又重出，倘食酸醋令咳不止，若食五辛令生惊热。又俗传"食豉令口臭""吞椒令发痒"，是等传说，一半出于前人之经验，而一半亦不免偏于臆说。

要之，纵嗜固不可，迷信失之固，惟应患者嗜好，予以易消化而有充分营养之食物足矣。固形食物虽无甚妨碍，但能用液体食物自是最宜，盖摄取多量可医口渴，并可驱病毒，殊属便利也。患者饮用液体，一小时100乃至200克，二十四小时内即与以饮料3升亦未尝不可。最适宜之饮料如牛乳、肉汁富于滋养之物，均得用之。牛乳于发热之第一日，可用2合乃至3合，其后渐次增量，至五六日后，一日之总量即与以2至3升亦无甚妨碍。但患者若嫌恶牛乳，或患泄泻，则不可强其饮此。此外如肉羹汁、粥汤、茶、咖啡、清凉饮料、碳酸水等，均可用之。固形食物如粥、半熟鸡蛋、烘烤之面包、菠菜、雏鸡肉、鸽肉、犊肉等均不妨细锉而与之。酒精饮料，可视患者之习惯如何，或心脏有衰弱征兆时，可予以少量。

又吾人已知麻疹易并发支气管炎及喉头炎，病室宜宽阔而空气能流通者，使患者静卧，且蒸散水分以湿润室内之空气。患者若患羞明，则室内须稍暗，头之方向须与窗背对。发生结膜炎则须洗眼，发生喉头炎则须含漱，皮肤瘙痒剧甚者，涂布止痒之药物。热度下降后经过二周，若无何异常，则可使散步于室外，但须注意勿使再罹感冒，是为至要。

第二十一章　风疹及第四病

《诸病源候论》中云："邪气客于肌肉，则令肌肉虚，真气散去，又被寒搏皮肤，外发腠理，闭毫毛。淫邪与卫气相搏，阳胜则热，阴胜则寒。寒则表虚，虚则邪气往来，故肉痒也。"所以瘾疹瘙疾，皆由于此。《外台秘要》中曰："有赤疹忽起，如蚊蚋啄，烦痒重沓垒起，搔之逐手起也。"此即今之风疹也。《医学大辞典》中亦有"风疹"之名，曰："似疹而痒不已，不时举发者。"《诸病源候论》中曰："邪气客于皮肤，复逢风寒相折，则起风瘙瘾疹，若赤疹者，由凉湿折于肌中之热，热结成赤疹也。"《养生方》中云："汗出不可露卧及浴，使人身振寒热风疹也。"又古方中，如崔氏疗风疹遍身方、近效疗风疹方等，经著者屡次施诸本病患者，均获良好结果，当为铁证。

唯朱仁康氏称风疹为风痧，不知所据。吾人但知古人之称风痧者，必有头痛、腿酸、身热、自汗、咳嗽、腹痛诸症候，其来势急，皮上不必发疹，与本病之经过和暖，概属佳良者，不难明辨也。

若"第四病"，尤轻于风疹，惟常起于经过猩红热或风疹之人；或罹第四病后，不移时即发猩红热或风疹者。西人之认为独立疾患即缘此故，但今之学者，尚乏详尽合理之报告，特并于此附述之。

第一节　风疹及第四病病因

"风疹"及"第四病"均同麻疹，为强烈之接触性传染病，经验上自属无疑，而两者之病原体，则至今尚不明。据一经本病又复重患，且对于麻疹及猩红热均无免疫性之事实，故均视之为独立疾患也。

据上所述，古人皆以本病逃不出风寒圈子。然著者曾于临床时作一简略之统计，时间为二至六个月，本病患者 37 人，其中 21 人先因受暑后三至五日而患本病；16 人先因感冒二至四日而发本病。则知古人风热、寒邪之说，虽不敢断然认为本病之病因，而本病必经过此项诱因而发作者，无疑义矣！

本病之传染，或缘于直接与患者相接触，或在一学校或一家宅内嬉游所致，间有以健康之第一者为媒介而传染者。罹本病之体质，不如麻疹之普遍，故现广泛流行者较少，大都成小流行而已。多见于二岁至十岁之小儿，成人及老人，亦间有患之。医多俗谓"麻子"之外另有"疹子"，疹子不必人人患之，且较麻子症轻，此即指"风疹"而言也。

第二节　风疹及第四病症候

风疹及第四病一般经过虽似麻疹，而症候概轻（可参照猩红热列表所示），各期相隔较短，兼合并症者稀少，此皆相异之处。

风疹潜伏期十四日至二十三日。前驱期或毫无症候，或似麻疹出现结膜、鼻腔、口腔、咽黏膜之卡他症（症见轻度之咳嗽、喷嚏、羞明等），口腔（尤为软腭）虽有淡红色小斑或多少广泛黏膜疹，而不见科氏斑，体温非固有，每略升腾，前驱期普遍在二日内，互及三日者颇鲜。发疹期乃前驱期后续发固有皮疹之期间，先于头面毛发部，次及躯干、四肢，或身体各部；患者颇有瘙痒感，同时出现圆形扁豆大蔷薇红色不甚自皮肤隆起之斑，介在其间之皮肤，初无异常；颜面稍形肿胀，而不如麻疹之甚；皮疹又屡互相融合，微作暗红色，向表面隆起，酷肖麻疹者有之；皮疹阅一日至三日，全行消退，其速度亦与麻疹异。发疹消散之际，虽起糠秕样落屑，然大都忽略，合并症则甚鲜。

第四病之潜伏期略同风疹，概为九日至十二日，其间大抵毫无障碍，前驱期亦常缺如。一般先有轻度头痛，食思不振等症，体温随即上升。出现类似猩红热之小斑点（猩红热之潜伏期甚短），但疹色淡红，绝不类猩红热之鲜明；通常二三日内便弥漫全身，然颜面较之他部发疹稀少，特以口唇周围全行缺如，此则略同于猩红热而异于麻疹者；黏膜内疹不见；此等皮疹，经一日至三日而消散，此又略同于风疹而异于麻疹者；其糠秕样落屑，每持续一周至二周许，此又为略同于麻疹而异于猩红热也。咽头咽峡炎症及颈部淋巴腺肿，虽亦有之，而不昭著。又常发生结膜炎，他如颈部以外之淋巴腺肿，亦时见之。体温在发疹存续期（即一日至三日间）轻度上升。经二周至三周，传染之危险全去，续发症殆不见之。

第三节　风疹及第四病诊断及预后

风疹与麻疹轻度者，颇不易区别，然多侵袭曾经麻疹之儿童可据以为断。而第四病，颇类似猩红热极轻度之发病，流行于曾经定型猩红热者之时间，须疑为本病。其预后，两者均属佳良。

第四节　风疹及第四病疗法

崔氏疗风疹莿汤：

莿根22　蒺藜子9　羊桃9　芜蔚子25　楮枝9　石盐9　辛夷20　矾石

上以清水一大盆煎取浓汁，去滓，再入石盐，令患者乘热就浴，慎冒风寒。

崔氏疗风疹遍身方：

麻黄6　生姜6　防风9　芎12　芍药6　当归6　蒺藜12　甘草6　独活9　乌啄9　人参6

上细锉，以水三合，煎取一合五勺，去滓，一日分三次温服。

无咎祛痱汤：

丝瓜络6　甘露藤6　茯苓皮15　当归头12　白芷3　去梢防风5　荆芥穗4　威灵仙5　白芷4　姜南星5.5　大甘草4.5　青桔梗2

上细锉，以水二合，煎一合，去滓，一日分三次服。

肘后枳实丸：

枳实9　天门冬6　独活12　蒺藜子6　防风6　桔梗6　黄连3　苡仁9　菌桂0.5

上研为极细粉末，蜜丸如梧桐子大，每服十五丸，开水吞服，能以酒饮之益佳。

茺蔚汤：

茺蔚18　蒺藜12　羊桃9　蒴18　芦根18　盐5

上细锉，以清水一大盆，煎适度，去滓，内盐，令溶解，乘热令患者入浴，浴罢即卧取汗，慎风寒。

千金大黄沓洗方：

大黄9　芒硝9　莽草3　黄连6　黄芩6　蒺藜9

上锉细，以水三合，煎取一合，去滓，内芒硝，令溶解，用药棉浸透洗之。

延年牡丹膏：

丹皮9　当归3　芎6　防风9　升麻3　防己3　芒硝3　芍药6　细辛3　干姜3　犀角6　漏芦3　蒴9　杏仁3　栀子6　零陵香3　黄芩6　大黄3　竹沥48　木香3

上锉细，以竹沥渍一宿，再入醴醽24，煎于火上，候芍药黄，膏即成，去滓，涂疹上。

犀角竹沥膏：

犀角3　升麻6　蒴9　秦艽6　独活6　白及3　甘菊6　白术3　防风6　防己3　白芷6　当归3　芎3　木香3　苦参6　寒水石6　芦根6　蒺藜6　莽草3　枳实3　栀子6　竹沥68

上锉细，以竹沥渍一宿，内猪油35，和煎，候白芷色，膏成，绞去滓，用作涂布。

延年疗风疹洗方：

苦参12　芦根12　枳实9　蒺藜10　楮茎叶48

上锉细，以清水适量，煎取三合，用药棉沾洗之。

近效风疹粉方：

麻黄根20　蛇床子20　蒺藜子10　矾石10　白粉10

上研为极细粉剂，稍入香精，凡用洗方后以此扑之，均可收良效。

朱氏透肌解表方：

大豆卷9　粉前胡4.5　带衣杏9　薄荷尖1.5　净蝉衣1.5　南马勃1.5　象贝母9　牛蒡子9　苦桔梗1.5　冬桑叶4.5　炒枳壳4.5　嫩钩钩9　南楂炭9

上锉细，以水三合，煎一合五勺，去滓，一日分三次温服。

延年枳实丸：

枳实9　蒺藜子12　苦参9　独活6　天门冬6　菌桂1.5　白术3

上研为极细粉末，和蜜为丸，如梧桐子大，每服十丸，用薄荷酒下，日二服，渐加至十五丸。

延年升麻犀角膏：

升麻9　犀角6　白蔹6　漏芦9　枳实6　连翘9　干姜1.5　芒硝9　生蛇含草10　黄芩6　栀子9　蒴藋10　竹沥48　玄参9

上锉细，以竹沥渍一宿，和猪脂28，煎令竹沥水气尽，绞去滓，内芒硝，搅令凝，用作涂布。

深师疗十种疹散方：

鬼箭9　甘草6　白蔹9　白术6　矾石6　防风18

上研成粉剂，每服9，薄荷汤下。

千金瘾疹百疗不差方：

黄连10　芒硝10

上锉细黄连，以水二合，煎一合，内芒硝，去滓洗之。

千金风瘙瘾疹方：

蛇床子 18　防风 12　生蒺藜 20

上锉细，水适度煎取二合，棉渍洗之。

又方：

蛇床子 18　白术 9　戎盐 6　黄连 9　黄芩 6　川芎 3　细辛 3　莽草 3
茵芋 3　矾石 6

上锉细，水适量煎取五合，去滓洗之。

上卷终

（编者按：此书只收集到上卷，未见到下卷）

中医各科精华

内科学　　1947年

任　序

《礼记》曰："比年入学，中年考校。"《周礼》曰："三岁大比乃考焉。"学而后考，固中国考试制度精神之所在也。今日中国医学，迄未能列入教育系统，学制之犹未树也，何考试之有焉？有之，可远隔于隋唐。《旧唐书·职官制》曰："太医令掌医疗之法，丞为之贰，其属有四，曰医师、针师、按摩师、咒禁师，皆有博士以教之，其考试登用，如国子之法。"宋以后复分六门以试医学生，曰墨义、脉义、大义、论方、假令、运气。而当时诸医、针生所学者，李唐时即读《脉诀》《神农本草经》《明堂》《素问》《黄帝针经》《甲乙》《脉经》诸书；宋时习大方脉者，读《素问》、《难经》、张仲景《伤寒论》各一部，《诸病源候论》二十四卷；习小方脉者，读《难经》一部、《诸病源候论》六卷、《太平圣惠方》十二卷。（见《元丰备对》）是其所学有制，所试有度，学者能尽其制，以之应试，故必期其合度也。

欧西医学之系统，尤为秩然不紊。如基础医学也，则解剖学、生理学、细菌学、生物学、药理学、寄生虫学、病理学等属之。应用医学，则分治疗、预防、法医而为三。如诊断学、内科学、外科学、妇产科学、眼耳鼻喉学、放射学等，则为治疗医学。如公共卫生等，则为预防医学。学各有纲领范畴，定为科系，授之学子，举国同之。复就其所学范围，定为考试准则，宜其行之而不悖也。

反观中国医学，教育法规中无其制，广大民众间有其用，用与制不相谋，各行其是。今突令与他等科学入于考试，既不谙学者之所习为何，即主试者又将何由量度而适从哉？切矣，莫若中国医学学制之不可缓也；难矣，莫若驱中国医学之即日应试也。奈何积极树立中国医学之学制不见于政令，而专门技术人员考试中之中医师考试已于三十五年十一月实施矣。其主试者所出之试题，亦若清季之出自《素问》《难经》《脉诀》《神农本草经》者然——清代凡考试医士、医生，太医院堂官须于《素问》《难经》《神农本草经》《脉诀》及本科紧要方药内出题。第不知其典试者题目所自出之《素问》《神农本草经》《脉诀》诸书，其为中国医学教育学制之所承认乎？抑仅凭主试人之主观而臆取之乎？皆非应秋一人之所可得而知也。

丁亥春，李君复光，以统编《中医各科精华》事闻于秋，初属编诊断学，继属分编内科学之一部，再属独编内科学之全部。应秋以事关全国业医者考试之所取径，惟愿竭其绵薄，竣其事而已矣。初无所择也，其足难人者，其为编辑取舍之所由择乎？盖欧西医学之内科，有其十一病系之独立系统，与他科病系屹然不相犯。若中国医学虽有分科之名，而无分科之实。如宋元所分之大方脉科、风科、杂医科、伤寒科等，要皆内科之属，即名目虽有其科别，而绝无大方脉科、风科等之专书也。或于某书中列有专篇，亦拉杂黏滞，无独立分科之学理根据，如《内经》《伤寒论》《肘后方》（即《肘后备急方》）《诸病源候论》《外台秘要》皆是也。惟其虽无科学之分科归纳，自成其专科之系统，而错综互见，玉石相杂，固不可概然舍之而他求。无已，爰以现行欧西医学之内科系统为蓝本，参以古籍病名或学理之可征者于其间，所引古籍，亦以《内经》《伤寒论》《金匮要略》（亦简称《金匮》）《诸病源候论》诸书，为其主要之引证资料。

书既成，主事者必属有序，故说明编者之初心如上，至是否应如此编制？尚待读者诸公典试当局之教益焉！

丁亥孟夏任应秋识于江津医室

第一章　总　类

何谓内科?

范围人身内部一切疾病之医学科目也。

何谓内科学?

研究人身内部一切疾病病变及治疗方法等之专门学科也。

内科之分科,始于何时?

最迟已见于周秦,盖《周礼·天官》已有食医、疾医、疡医、兽医之分,疾医即同于今日内科所指之范围也。

内科之名,以见称于何书为最早?

明·薛己著有《内科摘要》二卷,为直称"内科"之最早见者。

试列举古代最主要之内科书籍?

《伤寒论》《金匮要略》《肘后备急方》《诸病源候论》《备急千金要方》《千金翼方》《外台秘要》等七种,皆为古代最主要之内科书籍。

内科应包括若干病系?

应包括十一病系,曰消化器疾病、曰呼吸器疾病、曰循环器疾病、曰血液及造血器官疾病、曰泌尿生殖器疾病、曰神经系疾病、曰内分泌腺疾病、曰新陈代谢疾病、曰运动器官疾病、曰传染病、曰中毒。兹表列说明如下。

表1　消化器疾病

消化器疾病
1. 口腔疾病
2. 唾液腺疾病
3. 食道疾病
4. 胃疾病
5. 肠疾病
6. 肠寄生虫病
7. 肝脏及胆道疾病
8. 胰腺疾病
9. 腹膜疾病

表2　呼吸器疾病

呼吸器疾病 {
1. 鼻腔疾病
2. 咽疾病
3. 喉疾病
4. 气管支气管及肺疾病
5. 胸膜及纵隔膜疾病

表3　循环器疾病

循环器疾病 {
1. 血液循环机能不健全疾病
2. 心内膜疾病
3. 心肌疾病
4. 心脏性神经疾病
5. 心包疾病
6. 动脉疾病
7. 静脉疾病

表4　血液及造血器官之疾病

血液及造血器官之疾病 {
血液疾病
造血器官疾病

表5　泌尿生殖器疾病

泌尿生殖器疾病 {
1. 尿及尿成分之变化
2. 肾脏疾病
3. 膀胱疾病
4. 男子生殖器疾病

表6　神经系疾病

神经系疾病 {
1. 脑疾病
2. 脑膜疾病
3. 脊髓疾病
4. 脊髓被膜疾病
5. 锥体外系统或腺状体系统疾病
6. 末梢神经疾病
7. 血管运动及营养等神经疾病
8. 植物神经或自律神经疾病
9. 神经官能病

表 7　内分泌腺疾病

内分泌腺疾病
1. 甲状腺疾病
2. 甲状旁腺疾病
3. 肾上腺疾病
4. 生殖腺疾病
5. 松果腺疾病
6. 胸腺疾病
7. 垂体腺疾病

表 8　新陈代谢疾病

新陈代谢疾病
1. 碳水化合物代谢障碍
2. 水代谢障碍
3. 脂肪代谢疾病
4. 盐类代谢疾病
5. 维生素缺乏症

表 9　运动器疾病

运动器疾病
1. 肌肉疾病
2. 关节疾病
3. 骨疾病

表 10　传染病

传染病
1. 法定传染病
2. 急性传染病
3. 慢性传染病

表 11　中毒

中毒
1. 腐食中毒
2. 重金属盐及化合物中毒
3. 类金属物中毒
4. 麻醉剂及催眠剂中毒
5. 常见之药剂中毒
6. 食品中毒
7. 动物保护性毒素中毒

宋元至清所分医科中，有大方脉科、风科、杂医科、伤寒科等，其义若何？究为今之何科？

"大方脉"者，评脉处方治理成人之疾病也，别于"小方脉"而言。"风科"者，治理经络风病也，即专治神经系疾病者是也。"杂医科"者，治理杂病也，凡非专属者皆治之。"伤寒科"者，治外感病者也。要之，以上皆为今日之内科属也。虽云"杂医"，然其与正骨、金疮等科并立，故绝不括外科而言。

西医内科书籍传于中国者，以何书为最早？

西医内科书籍之最早见于中国者，当为 1843 年（道光二十四年）英人荷伯孙（Dr. Boone）氏译著之《内科新说》。

第二章　传染病

何谓传染病？

"传染病"者，乃因于富有传染性之病原体直接或间接传入人体，而人身发生急慢性全身现象之疾病也。

何谓急慢性传染病？

一经传染，其病势凶猛，经过短促者，名之曰急性传染病；病势缓和，经过长久者，名之曰慢性传染病。

何谓法定传染病？并列举其病名。

经政府以法律载于传染病预防条例者，统名之曰法定传染病。凡 10 种，即霍乱、伤寒、痢疾、天花、白喉、斑疹伤寒、流行性脑脊髓膜炎、鼠疫、猩红热、麻风等是也。

我国之传染病知识始于何时？举例说明之。

我国最迟于公元前 206 年至公元 220 年（汉）时已具有传染病之知识，《素问·刺法论》中曰："五疫之至，皆相染易，无问大小，病状相似，不施救疗，如何可得不相移易者。"此足为例证。

古代有无传染病病原体（虫菌）之认识？

有。如《肘后备急方·治卒中沙虱毒方第六十六》中曰："山水间多有沙虱，甚细，略不可见，人入水浴，及以水澡浴，此虫在水中着人身，及阴天雨行草中，亦着人，便钻入皮里。"比见南岭人初有此者，与今日发现之沙虱病原体完全符合。又如，传尸痨虫等记载皆是。

何谓直接传染？何谓间接传染？

甲病人之病原体直接侵害于乙，因而得同一之病者，曰直接传染；如结核病者之痰唾直接传染于人者是也。病原体由所附着之什物而间接侵害于人者，曰间接传染；如伤寒、霍乱、痢疾之病原体，常由大小便排出体外，随其附着之机会而传染于人者是也。

如何预防传染病？

病人虽隔离，严密消毒其排泄物及器具，扑灭蚊蝇蚤虱，绝其媒介，他如种痘，及注射各种疫苗，皆为传染病之重要预防法也。

试述伤寒病名中西之异同

西名"伤寒"之语，原出于希腊，为烟雾朦胧之义，象征病者经高热而精神迷糊，意识迟钝之病态。《素问》中曰："今夫热病者，皆伤寒之类也。"此其命名之所同也。但西名"伤寒"，实仅指能证明有"伤寒杆菌"者而言；中名"伤寒"，《难经》曰有五，则包括一切急性热病而言，此其异也。

《伤寒论》中有无记载伤寒杆菌之伤寒病？

有。如《伤寒论》中云："伤寒十三日不解，胸胁满而呕，日晡所发潮热，已而微利。"又云："热结膀胱，其人如狂，血自下。"又云："身体则枯燥……腹满微喘，口干咽烂，或不大便，久则谵语，甚者至哕，手足躁扰，捻衣摸床。"皆是也。

如何观察初期之伤寒病？

"伤寒病"之症状，最初先觉食欲不振、恶寒、发热，凡遇连续发热一星期左右而原因不明者，即宜质疑于本病。

何谓副型伤寒？

"副型伤寒"是指病原菌之性质，极与伤寒相似，而介于伤寒菌与大肠菌之间，病情亦比诸伤寒为轻，故名曰"副型伤寒"，以别于伤寒也。

古人于副伤寒之认识如何？

《诸病源候论》名本病曰"伤寒五脏热"。其曰："洒淅身热，不得汗，恶风，时欬逆者。"此即副型伤寒之伤寒型也。又曰："四肢不举，足胫寒，腹满欲呕而泄，恶闻食臭者。"即副型伤寒之胃肠型也。是古人之认识亦至精当。

试述疟疾之发热原理及其区分。

"疟疾"发热，以其分核虫之分裂时间为准。三日疟之分核虫发育须历 48 小时，始能破裂血球，产生毒素，刺激体温之上升，故其热之循环，亦为 48 小时；四日疟之分核虫发育须历 72 小时，故其热之循环亦为 72 小时；惟恶性疟疾之分核虫发育无定时，故其发热亦至不规律。

《金匮》之阴阳毒，适为今日之何病？

"阴阳毒"即发斑伤寒也，故《诸病源候论》直称曰"伤寒阴阳毒"。《金匮要略》曰"阳毒之为病，面赤斑，斑如锦文……""阴毒之为病，面目青……"，前者为出血性斑，后者因血压低减，面色暗晦。

赤痢分几种？

"赤痢"凡分两种：一曰菌性赤痢，一曰虫性赤痢。"菌性赤痢"之病原体为赤痢杆菌，"虫性赤痢"之病原体为赤痢变形虫。

试述赤白痢之病理区分。

"痢疾"之便，多为混有血液、黏液、脓液之粪便。其血液成分多时，色变深红，是曰"赤痢"；若黏液及脓液多时，色变白，是曰"白痢"。

真假霍乱症候之区分如何？

"霍乱菌"有麻痹腹部神经的作用，凡患真性霍乱者，病虽剧而腹不痛；若是假性霍乱患者，病虽不剧而腹亦痛，如"急性胃肠炎"之类耳。

救治霍乱何以多用盐水注射？

"霍乱菌"自血行周转于全身时，肠胃黏膜变化，而致吐泻永续不止，更进而致水分缺乏，血液浓缩，将使毒质益张，而成虚脱之虞。注射盐水，即所以补给水分，强壮心脏也。

癫病分几种？古人所说是否相同？

"癫病"分三种：曰结节癫，曰斑纹癫，曰神经癫。古人所说，亦正相同。《素问》曰：疬风者，鼻柱坏而色败，肌肉愤䐃而有疡。此谓"结节癫"也。《肘后备急方》曰："癗疹赤黑。"谓"斑纹癫"也。又曰"初觉皮肤不仁，或淫淫苦痒，如虫行"，谓"神经癫"也。

试述结核病之病症及其种类。

"结核病"之证候，至为复杂，兹为便作扼要之简述计，特作表答如下：

结核
├ 全身粟粒结核
│　├ 伤寒型
│　├ 肺炎型
│　├ 脑膜型
│　└ 不定型
├ 肺结核
│　├ 全身症候：热型（低热、消耗热），羸瘦，贫血，神经状态欠佳
│　└ 肺部症候：咳嗽，咯血，胸痛气紧
└ 肺以外之结核
　　├ 结核性肋膜炎
　　├ 喉头结核
　　├ 淋巴腺结核
　　├ 结核性脑膜炎
　　├ 肠结核
　　├ 结核性腹膜炎
　　├ 泌尿生殖器结核
　　├ 副肾结核
　　├ 骨及关节结核
　　└ 皮肤结核

流行性脑脊髓膜炎在古代为何病？

"流行性脑脊髓膜炎"，于隋代曰"风角弓反张候"，《诸病源候论》曰："风邪伤人，令腰背反折，不能俛仰，似角弓者，由邪入诸阳经故也。"于宋曰"急惊风"，《圣济总录》曰："小儿急惊之状，身体壮热，痰涎壅滞。四肢拘急，筋脉牵掣，项背强直，目睛上视，牙关紧急，谓其发动卒急，故名急惊也。"皆述本病之症状也。

肺炎比一般传染病之具有特殊性者何在？

一般传染病，均由一定之病原体而引起各类病象，即病象不同，而病原则一也。肺炎则反是，病象病症虽同，而病原则有种种之不一。如无力瘀血性肺炎，并无特定之病原体，各种微生物均能致之；结核性干酪肺炎，凡吸引性传播，气管支性传播，或出血灶周围之梗塞软化等，均足以为其成因；小叶性气管支肺炎，多为急性传染病之混合感染；惟大叶性纤维素肺炎，始为原发性之独立疾病耳。

丹毒之病原体为何？

"丹毒"之病原体，即普通化脓性连锁状球菌，并无专有之病原体。

败血病类于旧说何病？

"败血病"之主要特征，为皮下多有出血性倾向。《诸病源候论》所谓血从肤腠而出之"汗血候"，以及腠理张开、血脉流散、脉数有热之"九窍四肢出血候"皆是也。

猩红热与麻疹之鉴别安在？

麻疹之疹为散在性，疹与疹互相融合，三五成群，然群与群排列疏朗，其间之皮肤亦多保其本色；猩红热之疹，虽沿毛囊而个个独立，但排列紧密，皮肤潮红，遽视之，仅见皮肤一片鲜红色，此其大较。

猩红热与白喉之鉴别安在？

白喉之伪膜不化脓，而猩红热之伪膜，多更入于深部，常形成黏膜下化脓性之病灶。

淋与浊究为两病？抑系一病？

一般之称"淋"者，局限于排尿困难时之淋沥不尽而言；至黏液期以后，化脓之病灶扩大，黏液完全化为浓白之脓汁，而入于脓漏期，即一般之所谓浊也；故淋与浊仅可为病机进行之深浅划分，不得谓为二病也。

试述男女淋病病灶之区分

在男子则成为 Litho 氏腺炎、Guber 氏腺炎、摄护腺炎、副睾丸炎、睾丸炎。在女子则成为 Bartosini 氏腺炎、子宫内膜炎、卵巢喇叭管炎、卵巢炎、黏膜之局部炎。

黄疸出血性螺旋虫病，于古代有无考证？

有。《伤寒论》曰："鼻干不得汗，嗜卧，一身及目悉黄，小便难，有潮热，时时哕，耳前后肿。"《诸病源候论》曰："黄病者，一身尽疼，发热，面色洞黄，七八日后，壮热……其人眼睛涩疼，鼻骨疼，两膊及项强，腰背急，即是患黄。多大便涩，但令得小便快，即不虑死。"前者述本病发热期之症状，极其尽致；后者述本病经过之颠末，尤为周详。

古人于回归热之认识如何？

古人皆以本病为温热一类症候，《素问·评热病论》曰："有病温者，汗出辄复热，而脉躁疾，不为汗衰，狂言不能食，病名为何？""岐伯对曰：病名阴阳交，交者死也。"《诸病源候论》曰："人有染温热之病，瘥后余毒不除，停滞皮肤之间，流入脏腑之内，令人气血虚弱，不甚变食，或起或卧，沉滞不瘥，时时发热，名为温注"。不独于本病之病症认识极为清楚，即其命名曰"交"曰"注"，亦大有"回归"之意。

试述鼠疫病原菌，鼠蚤研究，疫苗制成之年代？

鼠疫病原菌由法人发现于 1894 年，鼠蚤研究由英人完成于 1897 年，预防疫苗由俄医制成于 1896 年。

白喉病型分几种？

分五种：咽头伪膜炎，喉头伪膜炎，鼻腔伪膜炎，皮肤伪膜炎，结核伪膜炎。普通称"白喉"者，仅指"咽头伪膜"而言，咽头伪膜，又可分为"温良型"与"坏疽型"两种。

破伤风之名始于何时？今日引用西文原名 Tetanus 其义与我国旧名相合否？

破伤风之名，始见于宋太宗圣惠方，西名 Tetanus 为痉挛之意，则与我国隋唐时之称"中风痉""金疮痉"者正相合也。

如何判断百日咳？

"百日咳"之判断有五：①咳嗽发作，多在夜间；②断音之强呼吸必连续数发；③发作终了，咯吐黏性透明痰液；④发咳时常带呕吐；⑤颜面稍见浮肿。

流行性感冒病证应分几型？

应分六型：模范型、伤寒型、浆液炎型、胃肠型、神经型、历节风型。

梅毒硬性下疳与软性下疳之区分安在？

"梅毒硬性下疳"通常只有一个，质硬而浸润，潜伏三星期以丘疹始，溃疡之缘隆而不曲，不向下蚀，渐渐自边顺移于疡底，底深红色，有小肉芽如涂漆，无痛，亦无压痛，所属淋巴腺肿胀而不痛，亦不化脓，溃疡之旁，炎证不著，愈后瘢痕亦不著。"梅毒软性下疳"则常有数个，质软而无浸润，潜伏二三日以脓疱始，溃疡之缘屈曲不整，状如鼠咬，且向下蚀，与疡底分离，底黄绿色，有脓汁，如化脓性溃疡，自痛与压痛不等，所属淋巴腺多痛而化脓溃疡，溃疡周围有炎性红肿，愈后瘢痕著明。

试述古代黑热病之知识。

古人知本病而不具体。如《诸病源候论》之"攻于肠胃，则下黄赤汁"，仅述及本病之下利；又论"癥瘕"等，仅述及本病之肝脾肿胀；《备急千金要方》之"暗黑"病，"脾病少愈而猝死何以知之？曰青黑如拇指靥点见颜颊上"等，乃述及本病皮肤之带污秽褐色也。

天痘自国外传入之说，始于何人？

始于葛稚川氏，其《肘后备急方》云"此疮从西东流遍于海中"可知也。

沙虱病之病原体，发现于何代何人？

发现于晋代葛稚川，其《肘后备急方》云："山水间多有沙虱，甚细略不可见……此虫在水中著人身，及阴天雨行草中亦著人。"

种痘后脑炎，旧时名为何病？

名曰"痘后中风"，或"痘后狐惑"。

试述麻疹之名史。

"麻疹"之名，始于元·滑寿的《麻疹全书》，明万历吕坤氏的《麻疹拾遗》曰"疹细如芝麻，故名曰麻疹"。宋以前则"痘""麻"不分，故无独立"麻疹"之名。

试述古代于流行性脑炎之认识。

《金匮》记载的"狐惑病"，虽足以说明本病之"嗜眠型"，究不若《诸病源候论》直称"嗜眠候"之具体，巢氏且于《诸病源候论·诸风候》中，历述本病之嗜眠、紧张、过动、震颤、痉挛各型，是古代于本病之认识当推巢氏也。

第三章　呼吸器病

呼吸器病应分几类？

呼吸器病应分五类：①鼻腔疾病；②咽疾病；③喉疾病；④气管、支气管及肺疾病；⑤胸膜及纵隔膜疾病。

试述急性鼻炎之原因。

"急性鼻炎"之原因有二：一为常见于流行性感冒、麻疹、猩红热、水痘、白喉、百日咳等急性传染病，为其症候而先发或并发；二为感冒湿润之冷气而发，《诸病源候论·鼻窒塞气息不通候》曰"为风冷所伤，故鼻气不宣利"是也。

何为慢性鼻炎之原因？

慢性鼻炎之原因有四：①因急性鼻炎迁延而发；②因居所之持久性化学或机械性刺激之所致；③因鼻中隔弯曲及鼻腔狭窄等，凡障碍鼻腔之营养，妨害其呼吸者，均为其发生之原因；④如结核、梅毒等之助长其发生。

古人于鼻炎之急慢性有无区分？

有。《外台秘要》称急性鼻炎曰"鼻塞常清涕"候，称慢性鼻炎曰"鼻中清涕生塞肉"候，其意若谓前者病轻，后者病重耳。

衄血病何由而发？

"衄血"有因出血性素质而发者，有因瘀血及血压亢进而发者，有因传染病而并作者，有因鼻腔局所之疾病而致者，有因头盖及鼻部之外伤或手术后而致者，有因妇女月经之代偿性者，有因于外气压低降之结果者。

何种人最易患急性扁桃腺炎？

具有淋巴性体质，及偻麻质斯性性质素者，最易患急性扁桃腺炎。

《诸病源候论·咽喉不利候》曰"腑脏冷热不调，气上下哽涩，结搏于喉间，吞吐不利，或塞或痛"，应为何病？

此即慢性咽炎也，慢性咽炎之咽部有干燥、瘙痒及异物等感觉，晨起谈话或咽下时尤著，此即上下哽涩、吞吐不利、或塞或痛之状也。

急性喉炎之咳声与他病咳声有何区别？其每致声音变调之故安在？

"急性喉炎"之发咳声，粗糙而嘶嗄，故一闻即可以知其为喉咳嗽，咳后复发如刺、如灼之疼痛，因其声带发炎而肥厚粗糙故也。惟其声带发炎，故发声之际，两侧不得正相接触，遂致声音变调而发音不清或嘶嗄。

试述声门水肿之病理解剖。

"声门"前人名曰"会厌"，水肿之所以好发于会厌之内面，及破裂会厌皱襞者，以其黏膜下结缔组织松疏故也。

喉软骨炎前人名为何病？

"喉软骨炎"前人名曰"喉痈"，《诸病源候论》曰："气壅而不散，故结而成痈。"其所谓"壅而不散"者，即喉黏膜炎症向深部蔓延达于软骨膜者也。

急性支气管炎应分几种？

"急性支气管炎"应分二种：一曰大支气管炎，一曰毛细支气管炎。

大支气管炎及毛细支气管炎均有咳嗽之主症，如何分别？

"大支气管炎"咳嗽急剧而为痉挛状，"毛细支气管炎"之咳嗽必不若是其剧烈；"大支气管炎"仅可咳出少量之痰，"毛细支气管炎"分泌之痰，因不含空气，投于水中，每沉落器底。

慢性支气管炎好发于何种季节？

"慢性支气管炎"于夏季较轻快，寒冷之节候则增剧，故有冬季咳嗽之称。

何谓纤维素性支气管炎？

"纤维素性支气管炎"者，盖于支气管黏膜生成广泛之纤维素性凝块，而以致呼吸困难及剧烈之咳嗽，可吐出支气管铸型之物也。

试述支气管扩张之种类。

"支气管扩张"由其扩张之状态，分"圆柱状""囊状"之两种。前者常弥漫而发于两肺中之小支气管，而于肺下叶多见；后者多限局于肺上叶，又由其发生之时期，有先天性、后天性之别，先天性者只有解剖上之意义，若后天性则为临床上之最常见者。

试述支气管狭窄之种类。

"支气管狭窄"计分三种：气管内性狭窄、气管外性狭窄、气管壁性狭窄。

何谓哮喘？何谓支气管哮喘？

"哮喘"云者，发作性呼吸困难之总称也。"支气管哮喘"者，盖以呼吸困难发作，同时支气管狭小，肺亦急速膨胀，而又分泌特有之痰液者也。

试述肺水肿之定义。

浆液浸淫于肺胞内、毛细支气管内及肺实质者，谓之"肺水肿"，或为全身水肿之一分症，或由局部病变而单发。

《金匮》曰"肺中风者，口燥而喘，身运而重，冒而肿胀"，应为何病？

此为"急性肺水肿"也。"口燥而喘"即显明之强度呼吸困难，身运而"重"及"冒"，皆为碳氧之交换不足所致也。

何谓肺栓塞病？

"肺脏之栓塞"的形成，由闭塞肺动脉分支而引起，若肺动脉或其主要之支别栓塞，能令人昏然倒地，心动静止而死，即前人之所谓"卒死"病也，今亦可名之曰"肺卒中"。

试述支气管肺炎或卡他尔性肺炎，或小叶性肺炎之定义。

由支气管或毛细支气管炎症，蔓延而波及于所属之肺胞，而发之肺炎，曰"支气管肺炎"，或称"卡他尔性肺炎"。若病变发生于各支气管分布之范围内，而局限于各小叶性者，故又有"小叶性肺炎"之称。

何谓纤维素性肺炎或大叶性肺炎？

"纤维素性肺炎"或"大叶性肺炎"，是因肺炎球菌感染而发之一种独立的急性肺炎，于肺之一叶或数叶产生纤维素性渗出物者是也。

何谓慢性间质性肺炎或肺硬变？

此病是因肺脏结缔组织增殖，而致肺泡闭塞者，是谓之曰"慢性间质性肺炎"，或称"肺硬变"。

何谓尘肺或肺尘埃沉着病？

因尘埃进入肺组织，沉着其中而发生之变化，是谓之"尘肺"，又曰"肺尘埃沉着病"；由尘埃种类不同，而有炭粉肺、石粉肺、铁粉肺等区别。

何谓肺脓肿？

"肺脓肿"即古人之所谓"肺痈"，盖因感染各种化脓性细菌，而致肺脏有化脓病灶之进行者也。

何谓肺坏疽？

肺组织坏死，次即腐败分解者，谓之"肺坏疽"。

何谓肺气肿？

肺组织弹力减退，肺胞萎缩，因之肺脏过度膨胀扩大者，曰"肺气肿"；有慢性实质性肺气肿与叶间性肺气肿之分。

何谓肺膨胀不全？

肺胞萎缩，含气量减少或消失者，是曰"肺膨胀不全"；有先天性及后天性两种。

试述肺癌之原因。

肺癌多由胃、肝、胰、肾上腺、甲状腺、乳腺等癌细胞，经血行或淋巴流转移而发，或由于食道癌之蔓延。

胸膜炎之分类及其主症为何？在古代有无是病？

"胸膜炎"一名"肋膜炎"，凡分原发性与续发性两种，实际上原发性者少而续发性者多；其主要之症候为胸部刺痛，余当由干性、浆液性、化脓性、出血性、异常型之不同，而各分别见其症候；古人之所谓胸痹、支饮、结胸等，多半为述本病之知识。

何谓胸膜愈着症？

"胸膜炎"治愈后，内外两叶肥厚愈着，致胸腔全闭塞，而贻患侧胸廓萎缩之疾患也。

何谓气胸？其原因安在？

胸膜腔中充实空气者，曰"气胸"。盖由外气与胸膜腔交通，空气窜入其中而生。

何谓水胸？其原因安在？

水胸者，非炎症性、浆液性渗出液之潴留于胸膜之谓也；有由大循环系之郁血而致者，有由肾脏疾病而致者。

第四章　消化器病

消化器疾病应分几类？

"消化器疾病"应分九类：①口腔疾病；②唾液腺疾病；③食道疾病；④胃疾病；⑤肠疾病；⑥肠寄生虫病；⑦肝脏及胆道疾病；⑧胰腺疾病；⑨腹膜疾病。

何谓口炎？

"口炎"者，口腔黏膜及其附属组织炎症之谓也。其炎症虽为浅表性，然亦多少有广泛性，《诸病源候论》称为"口舌疮候"。

普通流行之口炎有几种？各述其原因安在。

普通流行之"口炎"有三种：一曰"卡他性口炎"，或为各种刺激而发，或因重症全身症而发，或因附近之炎症波及所致；二曰"溃疡性口炎"，为感染一定之纺锤状杆菌及奋生氏螺旋体而发之独立疾病；三曰"滤泡性口炎"，常发于小儿之第一生齿期，又或续发于各种口炎及胃肠炎之初期。

《诸病源候论》之口舌疮候与今日口炎病理相合否？

各种口腔黏膜发炎，无论其为浅表性与广泛性，无不波及舌缘或舌面者，故其包括口舌而言之；巢氏复谓本病为热盛，则与今日所谓"发炎"之义甚合。

鹅口疮何以常侵害哺乳儿？

"鹅口疮"系由鹅口疮菌寄生发育之所致，该菌之发育只限于酸性之口腔液中，盖哺乳儿之口腔因乳酸发酵既易，小儿于哺乳时外动口时少，致口内之自清洁不充分故也。

何谓舌炎？

发生于舌之炎症，泛称之曰"舌炎"，有浅在性者，亦有广泛性者。浅在性有急性、亚急性（地图舌）、慢性（毛舌）三种；广泛性有急性（舌蜂窝织炎、舌脓疡）、慢性（结核、梅毒）二种。《诸病源候论》统称曰"舌肿强候""謇吃候"。

试述流涎病之原因。

"流涎病"之原因略分八种：①因口炎而分泌亢进；②生齿或因器械之刺激；③消化器病引起；④碘铅汞等中毒；⑤生殖器或妊娠初期之反射作用；⑥见于各种神经病；⑦因使用各种唾液分泌催进剂；⑧狂犬病。

急性及慢性食道炎，旧称何病？

"急性及慢性食道炎"即《诸病源候论》所称"喉中生谷贼不通候"也，无论急性或慢性，食道内均觉有异物介在，故巢氏曰"生肿结，如食谷贼者也"。

《诸病源候论》曰"咽喉不利候"应为何病？

《诸病源候论·咽喉不利候》曰："腑脏冷热不调，气上下哽涩，结搏于喉间，吞吐不利，或塞或痛，故言喉咽不利。"此即食道狭窄病也。

何谓食道癌？

即食道之癌肿病也，《诸病源候论》名曰"胸痹"。

何谓食道扩张？其症别如何？

"食道扩张"即食道平等扩张膨大之谓。其症大别为二：一为部分的扩张，二为互延全长之扩张。后者又分为续发性或郁积性扩张及神经性特发性扩张二种。

何谓食道憩室？

"食道憩室"即食道壁一部分之扩张也。

何谓食道痉挛？

"食道痉挛"为局部迷走神经之紧张过度而引起食道之痉挛症候也，《诸病源候论》中称为"气噎"或"食噎"。

何谓急性胃炎？

即胃之急性炎症，因暴饮暴食、食物酸败、寒热过度、中毒、胃部或全身冷却、外伤等而引起。或为热性病之一分症，《诸病源候论》称为"脾胃气不和不能饮食候"。

何谓蜂窝织炎性胃炎？

"蜂窝织炎性胃炎"又称"化脓性胃炎"，为稀有之疾患，有特发性、续发性二种。特发性者原因多不明，续发性者续发于急性传染病，《诸病源候论》称为"胃反候"。

慢性胃炎之特征为何？

"慢性胃炎"又称"慢性胃卡他儿"，以胃之消化功能减退为其特征。

试述胃溃疡之定义。

"胃溃疡"者，胃组织抵抗力减弱，为胃液所消化而生之限局性实质缺损也。以其由消化而生，故又曰"消化性胃溃疡"，《诸病源候论》谓为"心腹痛候"。

何谓传染性胃炎？

因饮水不良或食物腐败之一种传染病毒而发，且具有传染性者也。《诸病源候论》曰"时气呕候"。

何谓胃癌？应分几种？

"胃癌"是胃组织发生癌变也。胃癌分腺性癌、软性髓样癌、硬性癌、胶癌四种，《诸病源候论》称为"久心腹痛"或"心腹相引痛"。

何谓胃下垂症？何谓内脏下垂症？

胃因固定松弛而发生动摇，低降至常位以下时，而发生种种障碍，是曰"胃下垂症"。其他如脑、肝、脾、肾等，亦可下垂，若两种以上之脏器同时下垂时，概谓之"内脏下垂症"。

胃肌衰弱症之定义为何？

"胃肌衰弱症"俗称"胃弱"，《诸病源候论》称"脾胃气虚弱不能饮食候"，盖为胃肌紧张力衰弱，而蠕动减退之谓也。

略述胃扩张之定义。

因胃之排出机能不全，内容积滞，致胃持续扩张者，名之曰"胃扩张"。即《诸病源候论》所谓之"腹胀候"。

何谓神经性胃病？

"神经性胃病"者，胃之机能障碍，而无相当之解剖变化之谓也，《诸病源候论》中"胸胁痛候"属之。

神经性呕吐之特点安在？

"神经性呕吐"，呕吐平易，不感痛苦，一若习常者然，且不关食物之性质分量，而与精神作用大有关系。

何谓过酸症？何谓盐酸过多症？

胃内容之酸度大，总酸度超过 60 度以上者，曰"过酸症"；其胃液中盐酸之浓度大者，曰"盐酸过多症"。《诸病源候论》统名之曰"噫醋候"。

何谓胃液减少症？何谓胃酸缺乏症？

盐酸及酵素之分泌缺乏者，曰"胃酸缺乏症"；其分泌减少者，曰"胃液减少症"。

略述神经性消化不良症之定义。

胃消化不良时会有种种自觉症状，而胃内无可认之变化者，谓之"神经性消化不良症"。《诸病源候论》之"宿食不消候"属之。

下利之要义为何？其成因安在？

"下利"云者，大便比普通稀薄，为粥状或液状而反复排泄之谓也。其成因有三：①肠蠕动亢进，内容通行迅速，无充分吸收水分之余暇；②肠管之吸收作用减退；③肠壁异常，分泌多量之肠液。

便秘之要义为何？

健康之成人逐日常排一次有形便，若排便次数减少，间歇时间延长，或便量减少，排便硬固而不充分，致引起种种不快之感觉者，统谓之"便秘"。

何谓急性肠炎？其原因安在？

"急性肠炎"为肠黏膜之急性卡他儿也。《诸病源候论》称为"水谷痢"，即指本病之不消化性下利而言。其原因有五：食物不卫生、化学毒物所致、气候急变影响、因于传染病毒、因于机械刺激。

何谓慢性肠炎？其原因安在？

"肠炎"之反复发作，而病程缓慢、缠绵不愈者，称作"慢性肠炎"。《诸病源候论》称为"久腹胀候"。其原因有五：①急性肠炎之转移；②原因不明，徐徐发生；③因于心、肺、肝等之疾病引发；④因于肠壁之器质性疾病；⑤先天性遗传消化机能衰弱之体质。

略述溃疡性结肠炎之定义。

结肠发重笃之炎症变化，以致发生广泛之溃疡者，曰"溃疡性结肠炎"。

《诸病源候论》曰"久赤痢"，以其类似赤痢，故又有"赤痢样结肠炎"之名。

盲肠炎与阑尾炎究为一病，抑为二病？

"盲肠炎"与"阑尾炎"实为二病。盖盲肠炎指发于盲肠及其周围腹膜之炎症而言；阑尾炎仅限局于阑尾之炎症而言。而由盲肠炎而引发之腹膜炎，固全与阑尾无关也。

何谓十二指肠溃疡？

"十二指肠溃疡"者，即指十二指肠尤其上半部发生之溃疡而言，因肠黏液抵抗力微弱，为流过其上之强力胃液所消化侵蚀而成者也。

肠结核应分几种？

"肠结核"应分两种，即原发性肠结核与续发性肠结核是也。

肠癌应若何分类？其病程之时间若何？

肠之癌肿，应依其部位而分类，曰直肠癌，曰小肠癌，曰结肠癌。其病程，小肠癌约半年至三年，结肠癌稍长，直肠癌约三年至五年。

肠何以出血？

致肠之出血者，为肠管之有溃疡糜烂损伤也；以痔核、十二指肠溃疡、肠伤寒、赤痢及肠结核等为易见。

肠何以穿孔？

肠穿孔为肠管溃疡损伤之结果。凡有二种：一为外伤性者，由于肠之开放性损伤而发生；一为肠壁之病变而突然穿孔。

何谓痔核？内痔、外痔、中间痔何由区分？

痔静脉丛之形成过多，而且扩张成结节者，谓之"痔核"。因其发生部位之不同，及痔静脉流域之各异，而有内痔、外痔、中间痔之区分。内痔核者，属于上痔静脉丛之流域，而发生于直肠及肛门部黏膜者也；外痔核者，属于下痔静脉丛之流域，而发生于肛门部皮下结缔组织者也；其位跨肛门黏膜及皮下者，即中间痔核也。

肠狭窄、肠闭塞何由区分？

肠管腔不完全闭塞，仅使肠内容通过困难者，谓之"肠狭窄"；其肠管腔完全闭塞，使肠内容通过完全杜绝者，谓之"肠闭塞"。肠狭窄多为通便困难而不吐粪，肠闭塞则多为大便不通，从而吐粪者亦恒有之。

肠之神经疾病应分几种？

肠之神经疾病应分三种：①肠痉挛，即肠壁纵行肌及轮状肌之同时强直收缩引起；②肠神经痛，即肠管无器质之变化，仅发神经性疼痛者；③黏液性肠神经痛，即酸痛而排泄多量之黏液者。

肠内寄生虫何以能致人病？

肠寄生虫之寄生于人体也，一则因其生存与行动，而有机械及反射之刺激作用；再则由其产生之有毒物质，以逞其毒害性能；三则摄取人体之营养素及血液等以为己有，因之有害身体之营养者也。

试述肝脏瘀血之主要症候。

肝脏瘀血之主要症候，为肝脏部上腹部压重、紧张及肩胛部紧张等感觉，并发轻度之黄疸，伴有尿色浓、尿有沉淀、食欲衰减、便秘，或下利、恶心、呕吐等症。

肝脏充血之原因安在？

生理上，食物消化时则肝脏会充血，故因摄取过量之食饵、辛辣之香料、酒精饮料，以及胃肠障碍影响等，均有使肝脏充血之虞，急慢性传染病之病程中亦有患之者。

试述肝脏硬变之大略？

"肝脏硬变"之主要病理变化为肝实质细胞间结缔组织之增加，故又称为"慢性间质肝脏炎"，有原发性（常习性饮酒）、续发性（续发于心脏瘀血等）二种，其主要症候为腹水及脾肿大。

何谓肝梅毒？

"肝梅毒"即肝脏为梅毒所侵害者，或为先天性，或为后天性。其主要症状为因门静脉瘀血引起的腹水、脾肿大、消化障碍及肠管出血等。

何谓脂肪肝？

肝脏脂肪之含量在常态下，平均 1% ~ 5%，过此而达 15% ~ 30% 以上者，即谓之"脂肪肝"。其见症为：右季肋部紧满、压重、瘦削，甚至发生黄疸。

试述瘀滞性黄疸之原因？

胆道有狭窄或闭塞等机械障碍，致妨害胆汁流出，而瘀滞于其部时，则发阻塞性黄疸。

试述卡他性黄疸之原因？

"卡他性黄疸"发生之原因有三：①暴饮暴食致发急性胃炎引发，或十二指肠炎而引发；②因感冒而引发，具有流行性；③以伤寒杆菌及大肠杆菌为主要病原体。

试述胆石病之原因及其症候。

"胆石病"因多食含钙质之饮食物，胆道内凝血，胆囊、胆道内之分泌物瘀积分解而引起。其症候为：心窝右侧发锥痛，伴有恶心、呕吐、腹肌痉挛、厥冷寒战、黄疸、便秘，可见肝部肿胀，便中有胆石等。

何谓门静脉血塞病？

此病因肝之疾病或腹膜后淋巴腺肿，腹膜炎性愈着之压迫门静脉，而致血流缓慢，且发慢性门静脉炎及门静脉硬变之结果也。其主征为右季肋疼痛，吐血或下血，腹水停贮等。

胰腺囊肿应分几类？

"胰腺囊肿"应分四类：潴留囊肿、增殖性囊肿、假性囊肿、包虫囊肿。

何谓腹水？

浆液性或乳糜样液体潴留于腹腔内者，是曰"腹水"，旧说称为"臌胀"。

腹膜炎应分几种？

"腹膜炎"之分类由病理解剖之变化而观之，则有纤维素性、浆液性、化脓性、腐脓性之分；由致病之原因而考之，则有传染性与非传染性之别；由其发病之缓急，而有急性与慢性之不同；由其蔓延之广狭，而有限局性与弥漫性之各异。

第五章　循环器疾病

循环器疾病应分几类？

"循环器疾病"应分七类：①血液循环机能不全病；②心内膜疾病；③心肌疾病；④心脏神经性疾病；⑤心包疾病；⑥动脉疾病；⑦静脉疾病。

何谓血液循环机能不全病？

血液之循环不充，其体内之分配有异，致不能应身体各般之需要，则多发生全身及局所之症状者，曰"血液循环机能不全病"；分急性、慢性两种，凡古人所谓之"厥逆上气"，多属本病病型。

试述心内膜炎之病型分类。

"心内膜炎"分急性（或亚急性）、慢性二类。急性者又分单纯性、败血性（或恶心性）、迁延性三种；慢性者又称"心脏瓣膜病"，共分僧帽瓣闭锁不全、机能性僧帽瓣闭锁不全、主动脉瓣闭锁不全、僧帽瓣口狭窄、机能性主动脉瓣闭锁不全、主动脉口狭窄、三尖瓣闭锁不全、三尖瓣口狭窄、重复性心脏瓣膜病九种。

古籍中于心内膜炎病究有无可引证之处？

《诸病源候论·心悬急懊痛候》曰："经久成疢，其痛悬急懊者，是邪迫于阳气，气不得宣畅，壅瘀生热，故心如悬而急，烦懊痛也。"此与单纯性心内膜炎症候至为吻合。又《诸病源候论·心病候》曰："心气盛，为神有余，则病胸内痛，胁支满，胁下痛，膺、背、髆胛间痛，两臂内痛，喜笑不休，是心气之实也。"又曰："心气不足，则胸腹大，胁下与腰背相引痛，惊悸，恍惚，少颜色，舌本强，善忧悲，是为心气之虚也。"皆为本病各类型常见之症候足资引证者。

何谓急性心肌炎？其症候若何？

"急性心肌炎"者，盖包括心肌之炎症性变化及心肌之变性而言者也，多为续发性，故其症候每为原病所掩蔽，而卒然以虚脱致死也。

试述慢性心肌炎之症候及发病经过

"心肌炎"之症候，当心肌未衰弱时，除脉搏不整而外，别无他症；一旦心力沉衰，则呼吸迫促，心悸亢进，胸内苦闷，心胸部疼痛，自觉体力消沉，康复不易；至末期心脏衰弱更甚，肺肾瘀血，而有咳嗽、咳痰、皮肤浮肿发紫、尿量减少等症。此等发病经过，至为缓慢，常由数年至十数年不等，一般称为阳虚体弱是也。

何谓脂肪心，其见症如何？

心脏脂肪比寻常增多者，谓之"脂肪心"。其见症为：患者于运动时呼吸迫促，皮肤发紫，有朝退而夕发之下肢浮肿。《诸病源候论》曰"赤水者，先从心肿"，即指本病之水肿而发紫也；又有"上气肿候"，亦与本病相合。

何谓心酸痛？

"心酸痛"者，盖心脏部或胸骨后部之发作性剧痛，波及于肩胛，且沿左上肢之内侧，而放散于无名指及小指，同时伴有命悬一线的恐怖感之症候群也。《诸病源候论》曰"真心痛候"。

略述心脏神经症之定义。

血行器无器质性之变化，而动辄有脉搏频数、心悸亢进之自觉症者，是谓之"心脏神经症"，常同时并发其他之神经症也。《素问》曰"心澹澹大动"，《金匮》曰"脐下有悸，吐涎沫而癫眩"，即本病之心悸亢进也。

何谓发作性心动过速症？

以不定之间歇，卒发一分时多至一百五十至二百次之疾速心动，持续数分钟或数日间截然而止者，曰"发作性心动过速症"。即《诸病源候论》谓"诊其心脉急者，为心痛引背，食不下"之病，"心痛引背"指本病之放散性疼痛也。

心包炎之定义为何，症候为何？

心包内外两叶全面或局部发炎者，曰"心包炎"。其症候为：心脏部刺灼疼痛，心悸亢进，呼吸困难，咽下疼痛，吐逆嘶嗄等。

愈着性心包炎之特征为何？

"愈着性心包炎"症见：末梢浮肿，皮肤发紫，颈静脉怒张，且常见奇脉脉象，吸气时脉搏细小甚至全失，呼气时又复旧观，是其特征也。

何谓心包积水？其异于心包炎者安在？

心包无炎症，而其中蓄积多量浆液性漏出液者，曰"心包积水"。其异于心包炎者，不发热，心胸部无疼痛，心包有积水之各点是也。

何谓动脉硬变症？

"动脉硬变症"者，动脉壁发生增殖性及变质性变化，属慢性进行性疾病。患者年未衰老，而肉体及精神作业力减，易疲劳而难恢复，常有头痛、眩晕、不眠及不定之疼痛，手足知觉异常，均为本病之症。《诸病源候论》称："风气候""风头眩候"。

何谓本态或真性血压亢进症？

肾脏无器质之变化，动脉无硬变之可认，而血压持久亢进者，是谓之"本态或真性血压亢进症"，即《诸病源候论》之"风经五脏恍惚候"也。

试述动脉血压低降症之成因。

"动脉血压低降症"，分续发性、特发性两种。续发性者，多因于大出血、过敏症、急性慢传染病等之续发；特发者，因于心脏更细小，有狭小之动脉系统，淋巴体质之青年，而尤为妇人之所常见者。

何谓动脉瘤？应为古代之何病？

"动脉瘤"者，与心脏内腔、瓣膜表面及动脉壁直接交通之肿瘤，而其中瘤含有血液者也。《金匮》所述之"胸痹"各症属之。

略述动脉血塞之定义。

血流中混入凝血、血栓破片，及可为栓子之体物，停止于不得通过之血管腔，随其部位而引发一定之病变者，曰"动脉血塞"。

静脉炎发生之剧痛如何确定？

"静脉炎"发生之剧痛，必与静脉之径路一致。

试述静脉瘤或静脉扩张之症候，其于古代名为何病？

"静脉瘤"或"静脉扩张"之初，则长久步行或起立时静脉扩张，后则扩张持续不退，而静脉管延长，蜿蜒曲折，瓣膜附著部且膨大，而累如念珠，微浮肿而剧瘙痒，搔破后生溃疡，若"食道静脉扩张"及"痔静脉瘤"，且不断出血。《诸病源候论》名之"恶脉候"是也，属于痔静脉瘤者，名曰"脉痔"。

静脉血栓浮肿之特异点安在？

因"静脉血栓"而致之浮肿，在血栓部以下，与不浮肿之皮肤境界判然，是其特异点。

第六章　血液及造血器官之疾病

大出血后，体内全血量减少，是否为真正之贫血？

否。盖血量减少后，即由组织输送水分于血中以补偿之，使全量无多动摇，是血量变化，仅以影响于体内之水分代谢为主，与贫血殊无直接之关系也。

何谓真贫血？

所谓"真贫血"者，盖指一定容积之血液中之赤血球数量减少，或血红素减量，或兼发两者之谓也。《素问》之所谓"白血"近之。

何谓萎黄病？

"萎黄病"者，怀春少女所发之贫血，以血红素减少为特征，而常兼月经障碍者也，即《诸病源候论》"血分候"近之。

试述赤血球增多症。

赤血球之新生机能亢进，血液中赤血球数增多，常觉头痛、气上冲、眩晕、压痛、发汗、呕吐、便秘、失眠、作业力减退、颜面手足及黏膜等呈深红色，常致衄血、痔核出血、眼及皮肤等出血等，曰"赤血球增多症"。正如《诸病源候论》之"九窍四肢出血候"也。

何谓白血病？

"白血病"者，白血球之造血组织发生高度之增殖，致由各该组织生成之种种白血球皆出现于血液中，而白血球骤然增多者也。由其增殖组织系统之不同，而有骨髓性、淋巴性白血病之分，由其发病经过之缓急，而有急性与慢性之别。

何谓紫斑病？

"紫斑病"者，盖皮肤、黏膜，间及关节、内脏等出血之一症候群也，《诸病源候论》之"汗血候"近是。

何谓血友病？

"血友病"为血液凝固能力著降之遗传性体质病，遇极微细之伤害，即易出血不止，每致失血而死之疾病也。

《诸病源候论》之"脾病候"，是否包括今日之脾肿病？

《诸病源候论》之论"脾病候"，确已包括今日之"脾肿病"而言。如云："脾气盛，为形有余，则病腹胀，溲不利，身重苦饥，足萎不收，胻善瘛，脚下痛。"纯为班替氏病贫血期、移行期、腹水期之三期症候。如云："其色黄而藏意……真脾脉至，弱而乍数乍疏，色青黄不泽，毛折乃死。"纯为 Gaucher 氏，带黄褐色、污秽黄色、亚黄疸色，或青铜样色之皮肤暴露病色也。

试述肉芽肿样淋巴腺疾病之定义。

"肉芽肿样淋巴腺疾病"为有传染性根源之一群疾病之总称，遍侵身体各部之淋巴腺，致其间质组织肉芽样增殖，而使淋巴腺肿胀者也；有淋巴肉芽肿、结核性肉芽肿之区分。

何谓淋巴肉肿？

"淋巴肉肿"者，由类似淋巴母细胞之大淋巴细胞而成之淋巴腺或淋巴组织之瘤肿，该病灶迅速发育，以压迫周围之脏器组织，或使浸淫增殖，又或转移于他部分之淋巴腺，或肺、心、肝、肾等内脏者也。

第七章　泌尿生殖器疾病

泌尿生殖器疾病应分几类？

"泌尿生殖器疾病"应分四类：尿及尿成分之变化、肾脏疾病、膀胱疾病、男子生殖器疾病。

何谓蛋白尿？

尿中有溶解性蛋白质出现时，该尿即曰"蛋白尿"。

何谓尿圆柱？

细尿管中之蛋白质，凝固而成圆柱状物者，是曰"尿圆柱"。

试述血尿之出血来源。

排泄之尿中混有血液者，曰"血尿"，盖由肾脏、尿路、前列腺等出血而来者也。若妇人经血，常混于尿中者，则不得称为"血尿"。

试述寡尿症、无尿症、尿闭症之区别。

健康人一昼夜间之尿量，为 1~1.5 公升，其少于此者，曰"寡尿症"；其排尿全然闭止而膀胱空虚者，曰"无尿症"；所谓"尿闭"者，膀胱充盈，由排尿管可得排尿，第不能自动排泄之谓也，《诸病源候论》称尿闭症曰"转胞"。

肾脏病浮肿有何征兆？与古代所说是否相合？

肾脏病所发之浮肿，先现于颜面，眼睑胀肿，颜色苍白，与心脏性浮肿之自下部末梢而起者不同。《诸病源候论》曰："脾病则不能制水，故水气独归于肾；三焦不泻，经脉闭塞，故水气溢于皮肤而令肿也。其状：目裹上微肿，如新卧起之状……"与今学理所见正相同也。

何谓尿毒症？共分几种？

"尿毒症"者，肾脏疾病之病程中并发无尿症时，因中枢神经系受侵害而发之中毒样症候群之总称也。凡《诸病源候论》之"小便不通候""转胞候"而致死者，均为尿毒症之不良结果；计分急性假性尿毒症、慢性假性尿毒症、真性尿毒症三种。

试述急性泛性肾脏炎之原因及症候。

"急性泛性肾脏炎"原因有六：①传染病引发；②中毒引起；③慢性皮病及火伤；④传播；⑤寒冷；⑥妊娠外伤及血液之疾患。其症候为：全身倦怠，筋肉关节有牵引性疼痛，睡眠不安，食欲缺乏，口渴、便秘，恶心、呕吐，尿意频数，排尿疼痛，腰部、荐骨部压迫紧张疼痛等。

试述慢性实质性肾脏炎之原因及症候。

"慢性实质性肾脏炎"原因有四：①慢性中毒；②慢性重症疾病；③感冒引发；④新陈代谢疾患之结果或其一分症。其症候为：发病极慢，先觉身体倦怠，食欲缺乏，大便不正常，头痛，颜色苍白，皮肤肿胀，尿量著明减少并呈肉汁色等。

试述慢性间质肾脏炎之原因及症候。

"慢性间质肾脏炎"原因有四：①传染病引发；②中毒引起；③退行性变；④新陈代谢疾患之结果或其一分症。其症候为：烦渴，尿意频数，性欲早失，心悸亢进，视力减退，声音嘶嘎，呕吐，头痛不眠，且并发喉炎、支气管炎等。

何谓肾萎缩，其症状为何？

"肾萎缩"者，肾脏皮质细胞大部崩坏，而代之结缔组织增殖，次再萎缩而成瘢痕，致其肾脏缩小之谓也。其症状可见：顽固头痛，偏头痛，耳鸣、眩晕，衄血，视力障碍，多尿、夜尿，呼吸困难，心悸亢进，胸内有压迫、苦闷感等。

试述化脓性肾脏炎之原因及症候。

"化脓性肾脏炎"原因有四：①尿排泄管炎症传染；②血液转移；③由肾周围结缔织炎而来；④外伤引起。其症候为：发高度弛张热，自汗，消瘦，呕气、下利，食欲缺乏，肾部疼痛，尿色淡黄而混浊。

试述瘀血肾之尿的变化。

"瘀血肾"的尿量著明减少，每日只 800～500 公撮，尿浓厚带微赤色，呈酸性反应，比重高亢，有至 1030 者，效之冷处则生炼瓦红色之沉渣等。

突然肾脏部发生剧烈疼痛，压之过敏，常因反射刺激而战栗、发热、呕吐，尿中含血液，是为何病？

肾脏梗塞病。

何谓游走肾？

肾脏离正常之位而下降者，是曰"游走肾"，或称"逍遥肾"。

试简述肾脏肿瘤之症候。

肾脏肿瘤症见：①血尿突乎其来，倏忽而止；②肿瘤大至一定度，多可以双手触知之；③腰部有紧张钝痛之感觉；④逐见各种压迫症状。

何谓肾脏囊肿？其原因安在？症状如何？

肾脏实质中发生大小多数之囊肿者，曰"肾脏囊肿"。其原因尚不甚明，仅略知有遗传关系，症状则略如"肾萎缩"。

肾脏积水症之开放性与闭塞性之区分安在？

"肾脏积水症"积水只发于一侧，而他侧健全，尿之分泌无障碍，是曰"开放性"。若不能通过排尿管于肾盂，甚或尿量急遽减少者，是曰"闭塞性"。

《诸病源候论》之"虚痨小便难候""虚痨小便余沥候""虚痨小便白浊候"等，应为何病？

"肾结核病"近之也。

试述肾石病或肾脏结石之定义。

"尿石"盖由溶存的普通尿中之成分集结而生者，由其所在部位之不同，而有肾石、输尿管石、尿道石等名称，其生于肾盂内之结石，曰"肾石"，《诸病源候论》统名之曰"石淋"。

肾盂炎之症状如何？

"肾盂炎"有紧张压迫性疼痛的感觉，压痛之增剧，或有发作性疝痛，向周围放散；慢性者，排尿时障碍作痛，通利时即消散。

《金匮》曰"假令瘦人脐下有悸，吐涎沫而癫眩，此水也，五苓散主之"，宜为何病？

"间质性肾脏炎"近之也。

急性膀胱炎与慢性膀胱炎之局部症候，有无区分？

"急性膀胱炎"以尿意窘迫、尿频数及放尿时疼痛为主症；"慢性膀胱炎"之症候虽略同，而随时消长，更由大气温度之移易而变化，寒冷加剧，温暖轻快，是其大较。

《灵枢·五味》篇曰："膀胱之胞薄以懦，得酸则缩绻，约而不通，水道不行，故癃。"《素问·宣明五气》篇曰"膀胱不利为癃"，"癃"为何病？

"膀胱炎症"近之也。

结核性膀胱炎与膀胱炎，同有尿意频数之症候，究以何者为其主症？

"结核性膀胱炎"以尿意促迫、排尿疼痛、尿中含脓汁及血液三者为其主症，"膀胱炎"则不然也。

试述膀胱结石之成因。

大多由肾脏结石下行而达膀胱，因尿之碱性分解，致磷酸石灰尿酸铵等层积其上而增大，间有以异物及寄生虫卵为核，而生成结石者。

《灵枢·九针》曰"膀胱不约为遗溺"，《灵枢·邪气藏府病形》曰肝脉"微滑为遗溺"，其说确否？

"遗尿症"为膀胱神经病之一，古人言"肝"多指神经作用言，故肝脉"微滑为遗溺"，颇可信；膀胱括约肌弛张，尤为遗尿之直接原因，故曰"膀胱不约"。

何谓膀胱知觉过敏症？

所谓"膀胱知觉过敏症"，虽膀胱内尿量甚少，然患者亦为频数之尿意所烦苦者也，《诸病源候论》曰"小便数候"。

膀胱痉挛病，其不同于膀胱知觉过敏症者安在？

"膀胱痉挛"时尿意虽频数促迫，第有发作性，间歇时排尿并不困难；膀胱知觉过敏症，并无发作性也。

试述膀胱麻痹症之症候。

"膀胱麻痹症"之症候，视其麻痹之发于压缩肌与括约肌而异。发于压缩肌者，则排尿困难，虽尽力努责，排尿力亦甚微，膀胱充斥，顶高达脐，非用导尿管，不能排尿；发于括约肌者，则尿淋沥而出，甚至尿利失禁。

何谓阳萎症？

"阳萎症"者，男子不能与女子交媾之谓也，《灵枢》称为"阴萎"。

何谓男性授胎不能症？

虽有媾接能力，而不能使女子受妊者，曰"男性授胎不能症"。因交媾之际，不能射入精液于子宫内，曰"射精不能症"；因精虫缺乏所致者，曰"无精症"。

试述遗精症之定义

"遗精症"者，与交媾无关，由尿道漏出睾丸、前列腺、精囊等分泌物之谓也。

第八章　神经系疾病

神经系疾病应分几类？

"神经系疾病"应分九类：①脑之疾病；②脑膜之疾病；③脊髓之疾病；④脊髓被膜疾病；⑤锥体外系或腺状体系统疾病；⑥末梢神经疾病；⑦血管运动及营养等神经之疾病；⑧植物神经或自律神经之疾病；⑨神经官能病。

何谓脑贫血？其症候如何？

脑部之血液减少贫乏，是曰"脑贫血"。症见：皮肤苍白，冷汗，恶心，呕吐，头痛，耳鸣，眩晕，搐搦，失神，眼花闪发等症候。虽有急性、慢性之分，而症候则一也。

古人于脑贫血之说如何？例以明之。

《素问·大奇论》曰："暴厥者，不知人与言。"《灵枢·寒热病》曰："暴袭气蒙，耳目不明。"皆指"脑贫血"而言也。

试述脑充血急慢性之原因。

凡动脉性充血多为急性，静脉性充血多为慢性。

试例举古人言脑充血之说。

《灵枢·寒热病》曰"暴挛痫眩"，《素问·六元正纪大论》曰"寒雨降，病暴仆、振栗"，《素问·至真要大论》曰"少阴之复……暴喑"，皆近"脑充血"之说也。

试述脑出血之直接原因。

"脑出血"（中风）之直接原因在脑小动脉管壁，凡患泛发性动脉硬化之患者，其脑动脉多陷于粥样或玻璃样变性，常致有沉着而硬化失去弹力，不能抵抗血压之高亢而破裂出血也。

脑栓塞症候与脑出血症候何以异？

"脑栓塞症候"与脑出血症候比较：昏睡不如其深，持续不如其久，颜面不如其潮红而反多苍白，脑压不增进，体温无变化，呼吸脉搏亦无异常。

何谓脑积水？

"脑积水"者，多量脑脊髓液蓄积脑内之谓也，有先天性与后天性之别。属于先天性者，《诸病源候论》曰"解颅候"；属于后天性者，《诸病源候论》曰"囟填候"。

试述脑脓肿之原因。

"脑脓肿"之原因有四：①头盖外伤后感染；②近旁之炎症波及化脓；③脓毒症引发，如心内膜炎、肺坏疽等；④急性传染病后之转移。

何谓脑性痉挛性小儿麻痹症？

"脑性痉挛性小儿麻痹症"即《诸病源候论》小儿杂病中之"痫候"，一至四岁小儿多患之，常忽然发热，出现恶心、呕吐，伴有全身或半身之痉挛，即觉醒而常，贻瘫痪与麻痹之脑症候群也。

试述脑肿瘤之原因。

"脑肿瘤"发生之原因，至今仍不外一种臆说，大抵多为胎生期之组织异常，而外伤尤常为其发生之诱因也。

试述脑梅毒之定义。

梅毒螺旋体经血行以侵害中枢神经系统，病毒经过其中之血管与脑脊髓膜者，总称之曰"脑梅毒"。

何谓进行性麻痹症或麻痹性痴呆症？

本病古人概括于诸"风病"中，此为脑神经组织变性萎缩之慢性进行性疾病，而以精神机能与体力之减退为主症者也。

何谓进行性延髓麻痹或舌唇喉头麻痹症？

"进行性延髓麻痹"或曰"舌唇喉头麻痹症"，凡《诸病源候论》之"风舌强不得语候""风口喝候""风癔候"等，皆近为本病；常发于一家族，或因神经径路之先天性抵抗力虚弱之所致也。

试述脑膜出血之症候。

"脑膜出血"，可见卒然以头部或项部之剧痛始，而有项部强直、痉挛，伴有呕吐等脑膜炎之症状；患者嗳气、眩晕，渐次嗜眠、昏朦，或狂躁不安，颜面神经麻痹，四肢之麻痹则轻微，体温如常；《诸病源候论》之所谓"贼风候"近之也。

何谓浆液性脑膜炎？

"浆液性脑膜炎"，是浆液潴留于蜘蛛膜下腔或脑室内而呈脑膜炎症状者之总称，原发性者少，往往续发于各种急慢性传染病。

何谓流行性小儿麻痹症？

"流行性小儿麻痹症"为急性传染病，具流行性或散在性，专犯小儿，而以中枢系统之炎症变化为特征者也。《诸病源候论》曰"小儿风痉"者近之也。

何谓脊髓炎？

"脊髓炎"者，脊髓受病原体或其毒素之作用，或因药物之中毒，或因血管之闭塞，致其发炎、软化，而招致之疾病也。

何谓脊髓痨？试简述其症候大略。

"脊髓痨"是因脊髓后根及后索变质之一种疾病。其症候约分三期：第一期之症候为神经痛，第二期之症候为运动不整，第三期之症候为截瘫。

何谓进行性肌萎缩？并述其种类。

"进行性肌萎缩"，末梢运动神经单位及其肌肉之终末装置，原发性变质之慢性疾病也。分脊髓性进行性肌萎缩、神经性进行性肌萎缩、肌病性进行性肌萎缩三种。

《诸病源候论》之"五指筋挛不得屈伸候""脚根颓候"究为何病？

近之于脊髓性进行性肌萎缩、神经性进行性肌萎缩之一分症也。前者即拮抗肌收缩，致其手如鹰爪；后者亦为其拮抗肌之收缩，而致足内翻不着地也。

试述急性脊髓软膜炎与慢性脊髓软膜炎症候之区别。

"急性脊髓软膜炎"有不正之高热，"慢性脊髓软膜炎"则不发热；"急性脊髓软膜炎"之肌肉拘挛刚强等症至为迅速而著明，"慢性脊髓软膜炎"则缓慢而不著明。

何谓肥厚性颈部脊髓硬膜炎症?

颈部脊髓硬膜发生炎症,致该膜肥厚达数倍,颈部固定而不能动,渐及上肢尺骨及正中两神经领域,知觉异常或钝麻,古人曰"风痹痉"近之。

略述震战瘫痪症。

"震战瘫痪"为老人所患之慢性进行性疾病,因腺状体神经细胞元发生萎缩之所致;而以肌肉刚强,运动缓慢,且四肢躯干现特有之震战为主征也。

何谓舞蹈病?

"舞蹈病",为小儿所患之亚急性脑疾病,以精神及感情之异常,与全身肌肉之特异而不随意运动为特征之疾病也。

试述手足徐动症之定义与原因。

"手足徐动症"者,盖为一种特异之慢性运动性刺激症状之疾病也。有因脑性小儿麻痹、偏瘫、流行性脑炎、脑梅毒而发者。

嗅神经障碍之原因安在?

"嗅神经障碍",不因神经炎、头盖底疾病等嗅神经病而发,即由嗅球至大脑皮质中枢间之器质变化而然也。

有患一时视力减退而频繁发作,伴头痛剧烈、眼底充血者,是为何病?

此为"视神经炎病",《诸病源候论》之所谓"目茫茫候"近之也。

有患中心视力减退,野视缩小,甚失明,瞳孔散大,对光线无反应者,是为何病?

此为"视神经萎缩病",《诸病源候论》之所谓"目不能远视候"近之也。

试述动眼、滑车及外旋等神经之麻痹病状。

"动眼神经麻痹",则外斜视,而向上、向下、向内等运动均告停止,眼球且微向前突出,《诸病源候论》之所谓"目珠子脱出候"近之也。"滑车神经麻痹",则复视,而常觉眩晕,《诸病源候论》之所谓"目眩候"近之也。"外旋神经麻痹",则眼球不能越中正线而转向于外方,而内斜视与复视,《诸病源候论》之所谓"目偏视候"近之也。

试述三叉神经麻痹之症候。

"三叉神经麻痹"之症候有三:①运动麻痹,以咀嚼肌之运动麻痹为主;②知觉脱失,颜面皮肤部之知觉虽常脱失,而深在知觉固无变化也;③味觉、听觉之障碍。

三叉神经痛之原因安在？

"三叉神经痛"为神经痛中之最多见者，盖以其经过分歧之骨管，神经分布广大之区域，且位置表在，易受病毒之侵害故也，其主要之原因为感冒及传染病引发。

试述听神经障碍之症候。

"听神经障碍"之主要症候，可见听力减退，耳鸣、眩晕，眼球震荡而视力障碍，平衡障碍而眩晕不能起立行动等症。

迷走神经麻痹之症状如何？

一侧之"迷走神经麻痹"，则同侧之软腭、咽头及喉头等均麻痹，其声音带鼻调，而有轻度之咽下困难；其患侧之软腭低降，而喉头之知觉亦一侧脱失，间有一时心动疾速不整，呼吸亦迟徐不整；其必发者，盖为返回神经麻痹之喉头麻痹症状，而又常单独发生是也。

何谓舌下神经麻痹？

"舌下神经麻痹"，舌尖微倾于健侧面隆起，不能使食物成团块而咀嚼之，并发轻度之构音障碍等，《诸病源候论》之"舌肿强候"近之也。

何谓后头神经痛？

痛觉由后头部以绵互缠于颅顶，头部运动、咳嗽、喷嚏之时，则疼痛加剧，而患部皮肤过敏，间且头发脱落或变白之病症也。

何谓横膈膜神经麻痹病？

"横膈膜神经麻痹病"症见：麻痹发于两侧，呼吸时胸廓上部运动剧烈，两季肋部运动微弱；吸气时上部陷没，呼气时反而膨隆；横膈膜高举，心、肝等脏移于上方；安卧时尚可平稳呼吸，运动时则呼吸异常困难，动易窒息致死之危症也。

何谓间代性横膈膜痉挛？

"间代性横膈膜痉挛"，在呼气与吸气时，均互发横膈膜痉挛，同时声门亦痉挛，致遮断将欲窜入气道之气流，而发出特异之声音，即前人所谓"呃逆"也。

桡骨神经麻痹症，其拇指节每每下垂，而食指、中指节不受其影响，其手指微屈曲时，而小指、环指尤甚，其故安在？

前者为骨间肌与虫样肌（编者按：蚓状肌），受正中与尺骨两神经之支配故也；后者为屈指肌偏胜之所致。

坐骨神经麻痹何以最多发见，其原因为何？

坐骨神经径路长而曲，且在浅表，故其麻痹为下肢神经麻痹中之最多见者；举凡脊柱下部之疾病，荐骨及骨盆之骨伤或炎症等，皆足为其致病之原因。

何谓腓肠肌痉挛？

腓肠肌发剧痛之强直性挛缩，其硬如板，发于夜间睡梦者多见，经数秒或数分时后，即行弛缓，是曰"腓肠肌痉挛"，亦曰"脚痉挛"，俗呼"脚转筋"。

坐骨神经痛之特点安在？

大多由上作痛而放散于下，自腰部经臀部、大腿后侧、下腿外侧及腿后面，以至足外缘及足背，间有至足跖者；试使患者指示其疼痛之部位，则恰与该神经之路径符合，此其特点。

何谓神经炎？

"神经炎"者，盖末梢神经之炎症性或变质性疾病也。因神经发炎变性，而障碍其传导机能，随其种类之不同，而发知觉、运动及营养等障碍之疾病也。

试述带状疱疹之定义。

"带状疱疹"者，因脊髓神经节，或脑神经之相当神经节，受刺激而发炎症，致该神经根之皮肤分布区域群生如带之皮疹之谓也。

兹有手与指尖，足与趾尖，觉有瘙痒蚁走、灼热等之感觉，或间歇，或持续，夜间与拂晓尤剧者，是为何病？

是曰"指端知觉异常症"。

何谓相对坏疽？

"相对坏疽"者，手足尖端，左右相对之血行障碍，而终致其为坏疽也。《诸病源候论》曰"臁疽候"近之也。

试述皮硬化之症状，并说明其原因。

"皮硬化症"可见：颜面、手、下腿、躯干等皮肤现弥漫性斑状或索状之变化，先浸淫肿胀，继则硬固不能撮举，亦不能对皮下运动，终至萎缩放光，宛如羊皮纸状。《诸病源候论》称"蛇身候"近之也，为皮肤、皮下组织肥厚硬化萎缩之慢性疾病，多因血管、运动神经障碍所致。

何谓急性分划性浮肿？

皮肤或黏膜发生限局性浮肿，出没迅速而反复者也。

试述头痛之成因。

"头痛"之原因，成于有疼痛知觉之头盖内组织受器械之刺激，或化学之变化刺激，然亦由于被覆头盖之软部疼痛之放散，并由五官器质病之反射作用所发也。

何谓偏头痛？

"偏头痛"者，盖周期反复而限局于偏头侧或一部之后头痛，且常兼有视器、消化器及种种知觉障碍之症候群也。

试述癫痫之定义与种类。

具发作性全身痉挛，而兼有意识之障碍者，曰"癫痫样发作"。其因脑器质疾病，如脑肿瘤、脑炎、麻痹狂、希斯忒利之神经官能病等，及体内外毒素作用之所致者，曰"症候性癫痫"；其因脑发育异常，限局性疾病等著明之变化所致者，曰"器质性癫痫"；而基于脑皮质之变化者，曰"皮质性癫痫"；其因皮肤等末梢神经之外伤，与耳鼻咽头诸疾病之反射作用而发者，曰"反射癫痫"；其因特定之慢性脑疾病而引起癫痫样发作，原发而反复者，曰"真性癫痫"或"原发性癫痫"。

何谓书痉？

"书痉"者，支配书字运动之大脑皮质中枢之机能发生障碍也。为一种职业之神经官能病，故常见于书记、司书等从事笔墨生涯之有遗传神经素质者。

何以致船晕？试说明其理由。

此为维持平衡意识之动摇所致。盖吾人平居履地，既以反射作用以维持体位之平衡，又得以意识而监督之，今置身震动之车船中，则立足点已失依据，而维持平衡之意识随之而动摇，从而血管运动、各种分泌、胃肠运动及精神等症状之相继而作也。

试述希斯忒利之定义。

"希斯忒利"（hysteria）为发于一定个体之精神神经病，因性格之异常，引发种种脑神经及身体等症状，既可由自己或他人之暗示得使发生，又由说服患者可使症状消散者也。《伤寒论》之所谓"脏躁"，俗曰"心风"，皆近之也。

何谓神经衰弱症？

"神经衰弱"者，全神经系统或其一部分异常过敏，而又易疲劳之神经官能病也。古人概括于"虚痨"门中。

何谓外伤性神经官能病？

因跌打、冲突、地震及火车出轨等外伤，而续发之神经官能病，是曰外伤性神经官能病。

第九章　内分泌腺之疾病

内分泌腺之疾病应分几类？

"内分泌腺之疾病"应分七类：甲状腺之疾病、甲状旁腺之疾病、肾上腺之疾病、垂体之疾病、生殖腺之疾病、松果腺之疾病、胸腺之疾病。

黏液性水肿与一般水肿病之不同者安在？

"黏液性水肿"是皮肤中因蓄积一种黏液素，故肿胀硬固，具特有之弹力性，捏之有如捏粉之感，虽有皱折，然撮举甚难，指压之既不留压痕，穿刺之亦不流浆液，此与通常之浮肿不同，而终且皮肤肥厚者也。《诸病源候论》之"湿水候"略近乎是。

黏液性水肿之原因安在？

"黏液性水肿"是由于甲状腺之缺如或变性，或手术剔出后，贻留部分过小，又或腺体萎缩，又或因颈部之铳伤化脓而发，及因甲状腺炎而起，颇不一致也。

何谓克汀病？其原因为何？

"克汀病"，身体发育障碍著明，虽成人亦矮小如儿童，体格粗短，甚或白痴、聋哑，纯由于甲状腺机能完全废绝而发，古称"侏儒"。

何谓突眼性甲状腺肿？

"突眼性甲状腺肿"，此为内分泌疾病之最多见者，盖以其眼球突出、甲状腺肿、心悸亢进及震颤等为主症故名。

试述手足搐搦之定义及原因。

"手足搐搦"，盖为无意识之障碍，而指、手及其他之肌群现特有之强直性痉挛发作，兼以末梢神经过敏为主症者也。其原因为甲状旁腺之机能不全或废绝，钙盐之排泄增进，体液中之钙游子与钾游子失其平衡，血液之碱性加强，神经系统兴奋性亢进所致。

何谓爱迪生氏病？

由两侧肾上腺之病变而发，以皮肤、黏膜增进变色，血压低降，肌力减退，衰弱贫血为主症，渐陷恶病质而致于死亡之疾病，本病为英医爱迪生氏始记载故名。然《诸病源候论》之"阴黄候""劳黄候""五色黄候"等固皆与本病近之也。

试述肢端肥大病之原因及特征。

"肢端肥大病"，为垂体前叶中之细胞增殖，致其内分泌机能亢盛之故，而以肢端骨骼及其软部肥大为其特征。

何谓宦官症？

生殖腺机能完全废绝，不仅性欲毫无，即胡须、腋毛、阴毛均不发生者也。

何谓类宦官症？

阴囊、阴茎均渺小如小儿，外阴部有半阴半阳之观，旧时称为"人痾"，俗名曰"阴阳人"，由于生殖腺之发育不全而致。

何者为松果腺肿瘤之特殊症状？

小儿之生殖器长大如成人，身长加高，体重增大，精神作用亦早成熟，以致过度之脂肪沉着成恶病质也。

何谓胸腺淋巴腺体质？

具"胸腺淋巴腺体质"之小儿，皮肤苍白，皮下脂肪丰富，颜面如肿，《诸病源候论》之"肿满候"与"胎寒候"近之也。

何谓胸腺死？

具此体质者，不论小儿与成人，其一般抵抗力均减弱，常因小手术或病患，即卒然致死。《诸病源候论》之"卒死候"近之也。

何谓胸腺性哮喘？

小儿生后未几，专发吸气之呼吸困难，随闻喘鸣，无因而号泣、咳嗽等，《诸病源候论》名曰"胸膈有寒候"。

第十章　新陈代谢之疾病

新陈代谢之疾病应分几类？

"新陈代谢之疾病"应分五类：碳水化物之代谢障碍；水之代谢障碍；脂肪之代谢障碍；盐类之代谢障碍；维生素缺乏症。

何谓糖尿病？

"糖尿病"者因胰腺之机能或器质变化，胰岛素之产生不充分，故障碍碳水化物之新陈代谢，虽摄取普通量以下之碳水化物，亦致血糖过多，而持续排泄糖尿，羸瘦脱力之慢性疾病也。《金匮》名之曰"消渴"近之也。

何谓尿崩病？

"尿崩病"者，肾脏无解剖之变化，尿中无蛋白质等异常成分，尿液清长，致烦渴难耐，此盖基于水及盐类代谢障碍之故。《诸病源候论》曰"小便利多候"近之也。

何谓肥胖病？

"肥胖病"者，人体内脂肪组织之发育异常，致减降个人作业之能力，甚或害及个人之健康者也。

试述痛风之成因。

"痛风"盖为慢性物质代谢异常之结果。尿酸聚积于血液及各组织中，因之酸性尿酸钠沉着于关节及其周围，引发急慢性关节炎；又或不兼此种关节之变化，而尿酸盐沉着于各种组织与内脏，致生痛风石或发内脏痛风是也。《诸病源候论》曰"刺风候"近之也。

眼干燥病及眼角膜软化病之原因为何？

"眼干燥病"及"眼角膜软化病"，是因维生素甲缺乏而发。哺乳儿及年幼儿多患之，顽固下痢、鼓肠及营养不良之小儿尤易患之。《诸病源候论》曰"目涩候""目肥候"近之也。

脚气病所缺乏之维生素为何种？

脚气病所缺乏者为维生素乙。

坏血病所缺乏之维生素为何种？

"坏血病"所缺者为维生素丙。

试简述坏血病之症候。

"坏血病"之症候可分四点说明：①全身症候，贫血、眼球陷没、倦怠嗜眠，动则发汗心悸；②齿龈浮肿，发青紫色，甚则浸润糜烂；③皮肤肌肉等出血；④关节肌肉疼痛，伴有发热等。

佝偻病所缺乏之维生素为何种？

"佝偻病"所缺乏者为维生素丁。

何谓骨质软化？

"骨质软化"者，盖为专侵成人骨质之慢性疾病，其已硬固之骨骼，因钙质丧失，而新生之骨组织又不骨化，致骨骼柔软变形，或致骨折，而患部且有疼痛者也。

第十一章　运动器之疾病

运动器之疾病应分几类？

"运动器之疾病"应分三类：肌肉疾病、关节疾病、骨之疾病。

肌痛及肌肉偻麻质斯如何定义？

肌肉无任何之组织变化而发疼痛者，曰"肌痛"；因局所寒冷之刺激，以肌痛为主症，因之障碍其机能之疾病，曰"肌肉偻麻质斯"。前者《诸病源候论》曰"风身体疼痛候"，后者曰"风湿腰痛候""胁痛候""胸背痛候"等。

何谓肌炎？

发炎肌肉因浆液性浸淫，而致皮肤及皮下组织浮肿，潮红灼热，牵引疼痛，先于颜面，次及四肢，辗转传播者，是曰"肌炎"。《诸病源候论》所谓"风毒肿喉""流肿喉"等近之也。

《金匮》之"历节""黄汗"，究为何病？

《金匮》之"历节""黄汗"，即今之"急性关节偻麻质斯"也。

传染性偻麻质斯样症共有几种？试列举之。

"传染性偻麻质斯样症"共有四种：败血症之关节炎、淋病性关节炎、结核性关节炎、梅毒性关节炎。

何谓畸形性关节炎或畸形性骨关节炎？

"畸形性关节炎"者，关节软骨变性新生，同时骨端发生反应性增殖，终至骨缘隆起，滑液膜增殖，关节囊肥厚，临床上有关节变形、机能障碍及疼痛之慢性疾病也。《素问》曰"骨痹"近之也。

试述畸形性骨炎之定义。

头盖、四肢、躯干诸骨，现著明之变化，而骨质软弱变形，长管骨厚弯曲，板状骨不正形增大者也。

何谓胎儿软骨营养不良症？

"胎儿软骨营养不良症"为四肢长管骨骨端之软骨先天性营养障碍，致该部正规之化骨机制迟涩或早停，而骨骼因之变形，四肢短矮弯曲，手比较大，头盖骨增大，颜面骨比较小者也。

第十二章 中 毒

中毒应分几类？

"中毒"应分七类：腐蚀毒；重金属盐及其化合物；类金属中毒；麻醉剂及催眠剂中毒；常见之药剂中毒；食品中毒；动物性保护毒。

何者为腐蚀毒？试列举之。

"腐蚀毒"有五：①强性矿酸中毒，硫酸、盐酸、硝酸等属之；②有机酸中毒，醋酸、蚁酸、酒石酸、修酸盐类等属之；③石碳酸、水杨酸等之中毒；④腐蚀性碱中毒，苛性钾、苛性钠、苛性钙、苛性铵、碳酸碱等属之；⑤刺激局部之瓦斯及蒸气。

试述强性矿酸中毒之症候。

"强性矿酸中毒"症见：咽部、腹部疼痛灼热，呕吐、下利，脉细，恐怖，皮肤苍白，大便中有黑褐色血块，或并发吞咽困难，呼吸障碍，心肌衰弱等。

试述有机酸中毒之症候。

"有机酸中毒"症见：恶心、呕吐，吐物中含血液，赤痢样下利，虚脱，痉挛，牙关紧闭，饮用浓酸者，亦见口及食道之腐蚀症候。

试述石碳酸、水杨酸等之中毒症候。

"石碳酸、水杨酸中毒"症见：以嗳气、眩晕、头痛等始，而速发生意识障碍，虚脱致死；放尿之际或放尿后，尿液置于空气中则现绿色或暗绿色是其特征。

试述腐蚀性碱中毒之症候。

"腐蚀性碱中毒"，略类于酸中毒，惟碱剂有麻痹心脏作用；铵剂有挥发性，刺激呼吸器，常引发声门水肿、大支气管炎及卡他性肺炎等。

试述刺激局部之瓦斯及蒸气中毒症候。

"瓦斯及蒸气中毒"，常发生剧烈之咳嗽，唾液、泪液之分泌亢进，声门痉挛，吸入多量时，且引发支气管炎、肺炎、肺水肿等。

何者为重金属盐及其化物中毒？试列举之。

"重金属盐及其化物中毒"有七：水银中毒、银中毒、铅中毒、铬酸中毒、铜中毒、铋中毒、锰中毒。

试述水银中毒之症候。

"水银中毒"急性者，以流涎、溃烂性口炎始，腹痛，呕吐，里急后重，赤痢样下利，尿量减少或闭塞，次第出现兴奋、震颤等神经状态；慢性者，经时既久，则出现羸瘦、贫血等消化障碍症状，时而狂躁发作，终至痴呆。

试述银中毒之症候。

"银中毒"之急性者，口唇黏膜腐蚀，吞咽困难，出现胃肠炎等症状；慢性者，真皮层沉着黑色之银化物，皮肤上可见灰青色斑纹。

试述铅中毒之症候。

急性铅中毒实少见，慢性者之重要症候为口炎，口中常觉有一种特别之金属臭味，齿龈苍白菲薄，门齿等见青白色腺条，皮肤见灰白或苍白色，伴有脐部绞痛、肌肉麻痹、关节疼痛及一切常见之脑疾患症状等。

试述铬酸中毒之症候。

"铬酸中毒"者，口及食道胃肠等生黄色之腐蚀痂，常伴有贫血及肾萎缩的症状，其余炎症与矿酸中毒相同。

试述铜中毒之症候。

"铜中毒"之轻症者，催吐后情况多佳良；重者则有胃痛、呕吐、血性下痢、黄疸、痉挛、昏睡、虚脱等症状。

试述铋中毒之症候。

急性"铋中毒"者，可见发作性痉挛，及心脏麻痹等症状；慢性者，则有呕吐、下利，可见口炎、齿龈缘发黑、口腔溃疡等症状。

试述锰中毒之症候。

"锰中毒"者，腰部及腓肠部疼痛，下腿浮肿，肌肉紧张亢进或萎缩，因之颜貌体位运动均有障碍，或出现哄笑、震颤、言语障碍等。

何者为类金属中毒？试列举之。

"类金属中毒"常见的有十一种：盐素及其化合物中毒；盐酸盐类中毒；溴素中毒；碘中毒；碳素化合物中毒；氰化合物中毒；氮化合物中毒；硫黄化合物中毒；砒中毒；锑素中毒；磷中毒。

试述盐素及其化合物中毒之症候。

"盐素及其化合物中毒"者，流泪、打喷嚏，咽喉瘙痒，剧烈咳嗽，终致出现支气管肺炎等症状，内服中毒者仍有腐蚀症状。

试述盐酸盐类之中毒症候。

"盐酸盐类之中毒"者，皮肤见紫蓝色，呼吸困难，呕吐、下利及黄疸等，数小时即致死，轻症者则否。

试述嗅素中毒之症候。

"嗅素中毒"者，皮肤发疹，可见鼻炎、眼结膜炎、支气管炎等症状，均为其特征，若嗜眠昏睡、阴萎、痴狂、颜面痤疮等尤多见之。

试述碘中毒之症候。

"碘中毒"者，会有突发虚脱症状：呼吸困难，脉搏频数，皮肤发紫，吐青色物，甚或出现无尿；若慢性者，症见流鼻涕、生痤疮、斑状皮疹，口中有异味，伴有头痛、眩晕等。

试述碳酸中毒之症候。

略同急性碘中毒，常因窒息而死。

试述一氧化碳中毒之症候。

"一氧化碳中毒"者，头重头痛，眩晕耳鸣，眼花缭乱，颞颥动脉搏动明显，继则人事不省、颜面潮红、身体斑状发赤、体温下降，可见多发性出血、黄疸等。

试述氰化合物中毒之症候。

"氰化合物中毒"之急性者，症见狂叫、呼吸困难、痉挛等，数分时即致死；慢性者，初则症见恐怖、眩晕、恶心、呕吐，继则呼吸由困难而停止，最后则瞳孔散大、痉挛、昏睡，而以呼吸麻痹死亡。

试述氮化物中毒之症候。

"氮化物中毒"者，皮肤发紫，头痛眩晕，颜面潮红，脉搏频数，咳嗽哮喘，强度不安，甚或有呕吐、发热，麻痹虚脱致死。

试述硫黄化合物中毒之症候。

属于"硫化氢中毒"者，则中枢神经麻痹，症见突然昏倒不省，鼻腔、眼结膜、支气管等均有炎症，神经症状尤为显著。属于"硫化碳中毒"者，中枢及末梢神经系均有中毒症状，大量时直至麻醉，小量时则有震颤、忧郁、知觉脱失、运动麻痹、瞳孔异常等。

试述砒中毒之症候。

"砒中毒"之症候分四类：①砒素中毒性假死，出现急性肠炎症状，先下肢而后上肢出现强直痉挛，皮肤发紫，数时虚脱致死；②急性砒素中毒，亦出现急性胃肠炎症状，口中灼热烦渴，有金属味，呕吐至为剧烈，甚或尿闭、痉挛、昏睡，继则皮肤发紫及出现黄疸；③慢性砒素中毒属胃肠型者，以消化障碍为主征，积久以砒素之沉着于皮肤尤为特异，次则出现各种神经症状，亦至为常见；④砒化氢中毒，症见眩晕、耳鸣、呕吐、胃痛，次发黄疸、排红血素尿。

试述锑素中毒之症候。

"锑素中毒"之症候，亦如砒中毒，惟于排泄物中能有锑素检出。

试述磷中毒之症候。

"磷中毒"之急性者，以麻醉样症状数小时致死；亚急性者，症见胃内灼热、呕吐不止，吐物有蒜臭，置之暗处发磷光，五六日后出现黄疸，胃肠、皮肤、子宫、鼻腔等出血，终致心脏衰弱，痉挛、昏睡而死。

何者为麻醉剂及催眠剂中毒？试列举之。

"麻醉剂及催眠剂中毒"约有十种：酒精中毒；木精中毒；抱水中毒；氧化亚氮中毒；各种催眠剂中毒；鸦片吗啡及其诱导体之中毒；金鸡纳霜中毒；烟草中毒；番木鳖碱中毒；咖啡碱中毒。

试述酒精中毒之症候。

"酒精中毒"之急性者，呈酩酊状态，初则兴奋而浮动，颜面潮红，眼球充血，呕吐酸物带酒气，继则昏睡不省，大小便失禁，瞳孔散大，皮肤发紫，卒因心脏衰弱致死；慢性者至为复杂，凡有呼吸及消化器之慢性炎症表现，循环障碍，发生肝、肾之慢性病，以及神经疾病等。

试述木精中毒之症候。

"木精中毒"之轻者，视力障碍；中等症者，瞳孔散大，痉挛，呼吸困难；重症者，则双目失明，皮肤发紫，呼吸麻痹致死。

试述抱水中毒之症候

"抱水中毒"者，眼结膜潮红，皮肤生红斑，幻视幻听，体温下降，呕吐，昏睡。

试述氧化亚氮中毒之症候。

"氧化亚氮"俗称"笑气"，其中毒症见：神思酩酊，高声嬉笑，头痛搏动，终至意识消失，而陷于迷朦之状态。

试述各种催眠剂中毒之症候。

"催眠剂中毒"者，多为出现各种神经系症状、皮肤发紫等，终而陷于衰弱致死。

试述鸦片吗啡中毒之症候。

"鸦片吗啡中毒"之急性者，恶心呕吐，眩晕昏迷，潮红发汗，便秘或下血，皮肤厥冷，喘鸣大作，终以呼吸麻痹致死；慢性者，即为一般吸毒者之瘦弱、苍白的贫血现象，颇难尽述。

试述金鸡纳霜中毒之症候。

"金鸡纳霜"即"奎宁"。其中毒之轻者，耳鸣重听，眩晕；稍重，则发生轻度之意识障碍；重症者，则体温下降，皮肤发紫，发生出血性皮疹，又可见黑内障、野视缺损等视力障碍而致失明，甚则发生心脏麻痹。

试述烟草中毒之症候。

"烟草中毒"之急性者，流涎，嗳气，呕吐，下利，冷汗，瞳孔缩小，脉搏频数；重症者，视力障碍，心脏衰弱，昏迷，痉挛，谵妄，甚至呼吸麻痹而死。

试述番木鳖碱中毒之症候。

"番木鳖碱中毒"者，强直痉挛，而特具发作性，宛如破伤风。

试述咖啡碱中毒之症候。

"咖啡碱中毒"者，急性之轻症中毒，有不眠、恶心、心悸亢进、血管搏动感、头重、苦闷等；重症者，则有谵妄及心脏衰弱发作。慢性者，则可见一般神经质症候。

何者为常见之药剂中毒？试举二三例以明之。

常见之药剂中毒：驱虫药中毒、发汗药中毒、毛地黄剂中毒。

试述驱虫药中毒之症候。

"山道年"中毒症见：肌肉麻痹，胃肠炎症状，皮肤红斑，及黄视、紫视、瞳孔异常、黑内障等，甚或痉挛虚脱。"苦楝皮"中毒症见：腹痛，唇青，亦出现胃肠炎症状。"鸦胆子"中毒症见：必发剧烈呕吐，而头重烦疼。

试述毛地黄剂中毒之症候。

"毛地黄剂中毒"者，呕吐下利，甚则心悸动，脉搏频数，精神障碍等。

试述发汗剂中毒之症候。

"发汗剂中毒"者，出汗，唾液及黏液分泌亢进，视力障碍，重笃者可致心脏衰弱与虚脱等。

何谓食品中毒？

"食品中毒"者，因饮食中含有害物质所致疾病之总称也。其症候大多为急性胃肠炎之类似症状，如肉中毒、茸中毒、河豚中毒、腊肠中毒、麦角中毒之类。

试述蛇毒之原因。

毒蛇口腔中各有毒腺，受其噬咬，则毒液由毒牙管或毒牙沟流注于所咬伤口内，而发挥其溶血及麻痹中枢神经系之作用，因之中毒。

斑蝥中毒之症候如何？

"斑蝥中毒"可引发肾炎。

编后记

中国医学教育，一直到现在，没有完整的、有系统的教科书出现，所以要想用科学的教育方式，以之纳入教育正轨，这是不可能的。如必欲为之，亦是最艰巨不过的工作。但是，中医教育虽是为了这个原因，未能列入国家的教育学制，而考试法规的中医师考试，偏偏举行了，这的确可说是一件不经常的事。试看各种考试中，都有一定的范本，一定的学制，一定的教法，一定的练习范围；独中医考试，则茫茫烟海，无有涯际，典试者和应试者，都没有一定的标准和范围，无怪三十五年度的中医师考试，终于失败了。

本书编辑同人，自然是看清了这一点的，所以才有这部《中医各科精华》的出世。同人在策划编辑之初，也就感到没有很好的范本以为依据，几乎大家都要停下笔来，经再三地商议，乃一致以"新瓶装旧酒"的方式通过决议了。即是各科的科目和规划，都完全采用新兴医学的法度，而每个科目的骨子，必以古代的旧说而印证充实之，据今日编辑的结果来推论，这条路还是可以走得通的。

新兴医学有一定的范本，这不必说了，提起古代的旧说，则汗牛充栋，究竟何去何从？又经过同人一番地会商，旧说只限于《神农本草经》《内经》《伤寒论》《金匮要略》《肘后备急方》《外台秘要》《诸病源候论》《备急千金要方》等书。宋元以后的诸子百家，早经闹出门户之见了，虽或可作参考，都从割爱。如站在本书重量的内科，便纯粹是照着这个方针编制的。这样的编制，不但是使中国医学有了一定的范围，而且经过一番新旧的学说汇参，在中国医学的本身，亦要踏实得多了。又内科中凡三百数十条，都没有提到疗法的原因，是为要严肃分科起见，另详于治疗的范围中去了。

本书编辑同人，相距数千里外，以致稿件一时无从收齐，但为要供应读者的急需计，特尽先出了这一本，凡包括内、妇、儿三部门。其余方剂、药物诸科，亦正加紧排印中，决于最短期内，继续出齐。附此说明，以谢读者。

民国三十六年八月

编者识

中医各科精华

内科治疗学　　1952年

"医生治病治得好不好，要看他对病人的物质情况了解得对不对。医生的思想如果正确反映了病人的物质情况，医生治病便治得好；否则，他的思想不能正确反映病人物质情况的话，就要造成庸医杀人的罪恶。"这是"艾思奇"反驳唯心论的一段话。是的，"中医科学化"不是"化"别的，就是要把罩在中医学身上的很浓厚的那套唯心的理论外衣化掉，把由数千年所积累经验的有效治疗方法"化"在唯物论的基础上来，在临床的实践中不断地变革和发展下去，以至于无穷的进展。因为辩证唯物论认为，物质第一，精神第二，首先是物质决定精神，反过来精神又对物质发生一定的重要的作用。

例如《伤寒论》中云："太阳中风（包括头痛、项强、发热、汗出、恶风、脉缓等症候），阳浮而阴弱，阳浮者，热自发，阴弱者，汗自出，啬啬恶寒，淅淅恶风，翕翕发热，鼻鸣干呕者，桂枝汤主之。"又云："桂枝本为解肌，若其人脉浮紧，发热，汗不出者，不可与也，当须识此，勿令误也。"（《伤寒论·太阳病脉证并治上》）

当在病证的初期（太阳证），由于发热中枢被刺激而兴奋，以致体温亢进，但汗腺的分散体温力量未能与之俱进，呈现着发热、恶寒、汗出、头痛、项强等症候，用"桂枝汤"去镇静发热中枢神经，适当地调节其体温，这是很正确的对证疗法。假如"发热汗不出"，这是司汗腺的神经发生了抑制作用，而致汗腺的分泌有了阻碍，应当用亢奋发汗神经的药剂，如"麻黄汤"之类，才能抵销其高热。如不能正确地反映病人的这种物质情况，机械地仍用"桂枝汤"去镇静，是无补于事的。这就是极合乎唯物辩证的对证治疗法，这种正确的治疗法，是由前辈劳动人民积累了若干年代的经验而形成的。我们今天不断地在运用"桂枝汤"的临床经验中，不断加深对"桂枝汤证"的症候和方药组合等两方面的认识，甚至进而变革推进、扩大和增高其治疗的范围和效率，这就是精神（物质的反映，即思想意识）推进物质的积极作用，这样也就合乎了辩证唯物论的基本原则，而使中医真正的科学化了。如果不此之图，硬要生拉活扯地说："风为阳邪，中于卫故热自发，中于营故汗自出，桂枝色赤通心，温能扶阳散寒，甘能益气生津，辛能解放风邪，内辅君主，发心液而为汗。"（柯韵伯语）这是形而上的玄学，是空中楼阁的唯心论，是反科学的。因为"风为阳邪""中卫""中营"等等，并不是病人的物质情况，仅是主观的糊涂意识在作怪。中医就是要把这套形而上的、唯心的、反科学的"外衣"，化得一干二净才能走上科学化的道路。

　　这本册子是著者紧接着《中医各科精华》第一集"内科学"部分而写的，主要点就是在正确地认识各种疾病的客观症候，根据其症候的客观反映，灵活地予以对证处方，所处方剂都是从前辈积累经验的著名方书——《伤寒论》《金匮要略》《肘后备急方》《千金要方》《外台秘要》等加以批判地选择出来的，近代方剂亦偶有采用，但都有若干治验报道的凭证，绝没有凭着主观的喜恶，愚而自用，这说明著者在选方时的态度是差强端正的。至于应用于临床，在实验中去反复变革、改进，扩大和提高每一方剂的治疗范围和效率，这要大家脚踏实地的努力，这是很艰巨而富有极高价值的实际工作。这就是唯物辩证法认为的，正确的精神作用可以促进物质的发展，使之迅速向前进步的最重要的一个工作。著者愿与全国医务工作者一道，在这辩证唯物的基础上，共同做好"中医科学化"这一实际工作，为此而努力。

任应秋于四川江津

1952 年国庆节

编辑大意

　　一、《中医各科精华》第一集出版后，许多读者都要求续出第二集，尤其要尽先把一集里"内科学"的治疗部分完成起来，以丰富临床应用。为了满足读者这一要求，仍由内科原著者写成此书。

　　二、为了和第一集划一体例，仍采用"问答"形式，并提纲挈要的重点叙述各病。

　　三、本书列述传染病、消化系统等九大系统的疾病，除特殊和极少见的外，一般内科疾病大体备述，凡分列 239 种，使读者在临床的时候有丰富的参考和依据。

　　四、各病的"原因"和"症候"，均依据最新的科学记载，以准确表达中医对疾病的科学认识。

　　五、每一疾病的症候，都极扼要地简缩，各述其最主要的，或足为特征的症状，使读者一目了然，便于记忆。

　　六、所选用各方，都以《伤寒论》《金匮要略》《肘后备急方》《千金要方》《外台秘要》等书为主要，宋元以后的，如《圣济总录》《和剂局方》，以及金元明清各方书为次要。因唐以前的方书，多半由前人的积累经验而来，宋元以后便多半都笼罩有唯心的玄学外衣，不尽可据。亦或采用有现代方剂，但都有治验报告的根据的。共采用了 600 余方，临床时绝不会感到贫乏。

　　七、各方一律不载分两，便于临床运用时灵活的、适当的、酌量使用，以免拘泥。

1. 伤　寒

试述伤寒的病原

伤寒之病原体为伤寒杆菌，生存于污水、食品、瓜果中，常由接触而经口传染，侵害小肠，使肠部患卡他性炎症，渐次发生本病，故又名"肠伤寒"。

试述伤寒之主要症候

伤寒者，初觉头痛、疲倦、全身酸痛，上午微热，下午热渐高，终于37.5℃～39℃，继则逐日升高呈阶梯状，终停留于38.5℃～40℃，伴有心烦、口渴、腹胀，舌着褐色厚苔，可出现昏迷、谵语，胸腹现蔷薇疹，大便秘结或稀薄，重笃者常因肠溃烂穿孔出血而死亡。

伤寒在临床上有何特征

伤寒之临床特征：①体温呈阶梯式上升，逐日增高；②脉搏缓慢有力，不因体温增高而加速；③胸腹现蔷薇疹；④脾脏显著肿大。

试述伤寒之治法

伤寒主要治法如下：

排泄：发汗用"桑菊饮"（桑叶、菊花、薄荷、连翘、桔梗、杏仁、苇根），"银翘散"（银花、连翘、薄荷、淡豆豉、荆芥、竹叶、牛蒡子、桔梗、甘草）；通便用"凉膈散"（薄荷、竹叶、黄芩、山栀、连翘、大黄、芒硝、甘草），"七液丹"（鲜藿香、鲜佩兰、鲜紫苏、鲜侧柏、鲜莱菔、鲜荷叶、生大黄、滑石）。

解毒："甘露消毒丹"（滑石、茵陈、黄芩、菖蒲、贝母、木通、藿香、射干、连翘、薄荷、豆蔻）；"白虎汤"（石膏、知母、甘草、粳米）；"玉女煎"（石膏、知母、元参、生地黄、麦冬）；"清瘟败毒饮"（石膏、生地黄、犀角、黄连、黄芩、山栀、连翘、知母、赤芍、丹皮、元参、竹叶、甘草、桔梗）。

强心镇静："紫雪丹"（麝香、犀角、羚羊、黄金、磁石、朱砂、石膏、寒水石、升麻、滑石、朴硝、沉香、木香、元参、甘草）；"至宝丹"（麝香、犀角、牛黄、龙脑、安息香、雄黄、金箔、银箔、朱砂、琥珀、玳瑁）；"神犀丹"（犀角、板蓝根、金银花、黄芩、粪清、连翘、花粉、香豉、菖蒲、紫草、元参、生地）。

排泄法，多适用于初期；解毒法，适用于中期（第二周）；强心镇静法，适用于末期（第三周）。

2. 副伤寒

试述副伤寒之病原

副伤寒类似伤寒，而实为不同之细菌所致，直接、间接均足以传染。

略述副伤寒之主要症候

副伤寒者，发热之际多有战栗，热度开始即可达39℃以上，此均不同于伤寒之热型，伴有呕吐、下利；呈急性肠胃炎之症状者，名"副型伤寒胃肠炎"；发伤寒一般之类似症状者，名"伤寒样副型伤寒"，习并发支气管炎，"肠出血"则极罕见。

试述副伤寒之治法

副伤寒之治法：初起，可酌用"甘草泻心汤"（甘草、半夏、黄芩、干姜、人参、大枣、黄连）；余与伤寒疗法同。

3. 斑疹伤寒

试述斑疹伤寒之病原

斑疹伤寒之病原体为立克次氏小体（介于滤过性病毒与细菌之间的微生物），寄生于虱子体内胃壁，后由粪便排出而带给于人，以为媒介，鼠蚤亦为本病传染媒介之一。

试述斑疹伤寒之主要症候

斑疹伤寒者，突然恶寒、发热，头痛羞明，昏迷，喘息，胸腹四肢密布玫瑰疹，渐变为紫瘢性，惟面部却极少。

试述斑疹伤寒之治法

斑疹伤寒之治法：一般以退热、消炎、解毒为主要；主要推荐处方有，"化斑汤"（知母、石膏、甘草、人参、粳米、葳蕤），"三黄石膏汤"（黄连、黄芩、黄柏、石膏、山栀、知母、元参、甘草）；于体质不良而呈显衰弱症者，可酌用"正阳丹"（附子、干姜、甘草、皂角、麝香）或"升麻鳖甲汤"（升麻、当归、甘草、鳖甲、蜀椒、雄黄）。

4. 疟　疾

试述疟疾之病原

疟疾之病原体为疟原虫，存在于病人血液中，经疟蚊对病体之吮吸而传播于健康者。略分"间日疟原虫""三日疟原虫""镰状疟原虫"（恶性疟）三种。

略述疟疾之主要症候

疟疾者，先全身发冷、战栗，一小时后即发热，体温可上升至40℃～41℃，伴有头痛、呕吐，经二三小时即全身出汗而松快。"恶性疟"者，则每发冷、发热而不间断，一般症状亦较严笃而复杂。

试举治疗疟疾之有效方药

治疗疟疾之有效药："七宝饮"（常山、草果、槟榔、厚朴、青皮、陈皮、甘草）；"任氏效方"（鸦胆子、常山、甜茶、草果）。

5. 赤　痢

试述赤痢之病原

赤痢之病原体有二：变形虫（阿米巴虫）、痢疾杆菌；存在于病人之肠壁，经大便排出，而污染于水中，或由苍蝇之携带污染食品，经口而传染于人。

略言赤痢之主要症候

杆菌痢：发高热，里急后重与腹部压痛均显著，于乙字状结肠处尤显明，大便次数频繁，无甚臭味，略如红色葡萄浆。

虫性痢：不常见发热，里急后重与腹部压痛均不显著（或有局部压痛），大便次数较少，有腐败坏死样臭气。

试举治疗赤痢之有效方药

治疗赤痢之有效方药："香连丸"（木香、黄连），适用于痢疾初期；"白头翁汤"（白头翁、黄柏、黄连、秦皮）于菌性痢、虫性痢均有效；"鸦胆子""石蒜"，于虫性痢有卓越功效；"马齿苋"于菌性痢有特殊效用。

6. 霍　　乱

试述霍乱之病原

霍乱之病原体为霍乱弧菌，常由病人之吐泻物排出体外，后经苍蝇、水、手指之污染而辗转侵入人体；遇酸与干燥，即行死亡。

试述霍乱之主要症候

霍乱之主要症候：频频水样大便，继又呕吐，吐尽食物、黄水犹不能自已，由此过量之水分消失，而呈身体消瘦、眼窝陷落、颧骨鼻梁突出、皮肤苍白而干燥皱瘪等脱水症状，惟腹绝不痛。

试述霍乱之治法

霍乱之治法：初期，用"痧症方"（白矾十份，雄黄一份，共研细末）、"痧药蟾酥丸"（蟾酥、麝香、木香、丁香、苍术、朱砂、石菖蒲、山慈菇），可有顿挫作用，缓和病情急剧趋势；如已至虚脱后期，可酌用"四逆汤"（干姜、附子、甘草）、"真武汤"（生姜、附子、白术、茯苓、芍药）、"附子理中汤"（附子、人参、白术、炮姜、甘草）、"回阳急救汤"（附子、干姜、肉桂、人参、白术、茯苓、半夏、陈皮、甘草、五味子）等方，以营救虚脱。

7. 癞　　病

试述癞病之病原

癞病之病原体为癞病杆菌，存在于患者鼻涕、唾液及排泄物中，由亲密之接触而人传人，多半先侵入黏膜而发病。

试述癫病之主要症候

结节性癫：全身发红斑状斑纹，隆起于表皮，形成结节，伴有瘙痒，继则破溃而成小溃疡，颜面四肢尤密，眉睫须髯尽脱，喜怒哀乐无复表情，呈特有之"狮貌"。

神经性癫：四肢皮肤，而尤于膝、肘、手背、足背等生左右对称之各色斑纹，初过敏而渐麻木，身体一部感觉麻痹，一切运动失灵，甚至足部穿孔，指趾脱落。

混合性癫：结节性癫与神经性癫，同时显著并发是也。

试述癫病之治法

癫病之治法：肌肉麻痹、神经挛痛、瘫痪者，用"苍麻汤"（苍耳草、麻黄、白芷、苍术、甘草、生姜）；眉睫脱落、筋肉痛痹者，用"苍耳膏"（苍耳草不拘多少，连枝带叶，水煎成流膏）；身体麻木疼痛者，用"大枫子丸"（大枫子、当归、红花、苦参、沉香、白花蛇、乌梢蛇）。

8. 急性全身粟粒结核

试述急性全身粟粒结核之病原

急性全身粟粒结核者，为结核病窟之结核菌，窜入静脉或淋巴管，致全身各脏器生多数大如粟粒之结核结节，而引起之急性败血症也。

试述急性全身粟粒结核之主要症候

急性全身粟粒结核的主要症候：急剧头痛，发热，热型急速升腾高达 $39℃ \sim 40℃$，伴有剧烈咳嗽、呼吸迫促、呕吐频作，可见皮肤苍白而呈现绀斑，眼底周围脉络膜有白色圆形之粟粒结核。

试述急性全身粟粒结核之治法

急性全身粟粒结核之治法：高热，神经系有显著障碍时，用"加味黄连解毒汤"（犀角、元参、竹叶、黄连、黄柏、栀子、黄芩）；高热稽留者，用"白虎蔗浆"（石膏、生地、梨汁、蔗浆）；于眼底脉络膜出现粟粒大结核时，用"熊胆天麻丹"（熊胆、天麻、羌活、蝉衣、胡黄连、芦荟、蟾酥、使君子）或"泻肺汤"（桑白皮、黄芩、知母、地骨皮、麦冬、桔梗）。

9. 肺结核

试简述肺结核之病原

肺结核之病原体为结核杆菌，大抵由呼吸道而侵入于肺，凡空气传染、经口传染、接触传染诸途，均为本病之传染路径。如素具瘰疬质体质者，尤易诱发。

试述肺结核之主要症候

肺结核之主要症候：频发咳嗽，往往咯血少许，伴有胸痛、体温微升、盗汗等症，消化障碍而羸瘦、脱力，病势增恶则温度上升，出现呼吸困难，其他症状亦渐增重。

试略述肺结核之体温变化

肺结核体温在病初，午前多为常温，午后升至38℃左右；每日同样发热而病势渐进，或自始病势即速行增恶，午后出现39℃乃至40℃之高热，此谓之消耗热，而前者谓为亚消耗热；脉搏比热度亢进而频数，精神感应毫无障碍，且有反应锐敏者。

略言肺结核之治法

肺结核之治疗法，首应注意食物营养，以增加其抵抗力，并需要良好空气及环境，以怡悦其身心。其次始以药物为对症之施治：如咳嗽咯血、咽痛声嘶者，用"补肺阿胶汤"（阿胶、马兜铃、鼠粘子、杏仁、甘草、糯米）；喉头干燥、黏痰不易咯出者，用"百合固金汤"（百合、芍药、甘草、麦冬、当归、地黄、桔梗、贝母、玄参）；身体消瘦、寒热盗汗、喘气便溏者，用"人参养营汤"（人参、白术、茯苓、甘草、干姜、大枣、当归、芍药、地黄、桂枝、黄芪、远志、橘皮、五味子）；骨蒸潮热、喘嗽颧红者，用"秦艽扶羸汤"（秦艽、鳖甲、当归、人参、半夏、甘草、地骨皮、紫菀、乌梅、生姜、柴胡、大枣）；心悸亢进、颜面苍白者，用"炙甘草汤"（炙甘草、生姜、桂枝、人参、地黄、阿胶、麦冬、麻仁、大枣）。

10. 流行性脑脊髓膜炎

试述流行性脑脊髓膜炎之病原

流行性脑脊髓膜炎之病原体为流行性脑脊髓膜炎双球菌，存在于鼻腔或咽喉中，由谈话、咳嗽、吐痰、喷嚏等辗转传播他人，再经血液传布于脑膜及脊髓膜而发病。

略述流行性脑脊髓膜炎之主要症候

流行性脑脊髓膜炎者，初似感冒，渐神智迟钝、表情淡漠，喜屈膝侧卧，略现皮疹，渐而剧烈头痛、恶寒、高热、呕吐、谵语、项强不能转动、头向后仰、角弓反张，试将两足端抬举其下肢则膝关节立即屈曲，勉强伸展之则感抵抗而诉疼痛，是为特有之克匿格氏征候。

试例举流行性脑脊髓膜炎之有效方剂

流行性脑脊髓膜炎之有效方剂："撮风散"（赤足蜈蚣、蝎尾、钩藤、僵蚕、朱砂、麝香）；"凉惊丸"（龙胆草、钩藤、牛黄、黄连、青黛）；"恽氏安脑丸"（白花蛇、白附子、薄荷、冰片、天麻、川乌、雄黄、麻黄、犀角、独活、麝香）；"恽氏遗方"（胆草、黄连、犀角、菊花、生地、当归、回天再造丸）。

11. 大叶性肺炎

试述大叶性肺炎之病原

大叶性肺炎又称"真性肺炎"，其病原体为肺炎双球菌，一般健康人口腔中均常有之，从鼻或喉头侵入肺脏，产生毒素，刺激肺细管发炎而发病。

略述大叶性肺炎之主要症候

大叶性肺炎之主要症候：突发寒战、高热、头痛，继之胸部刺痛、咳嗽、喘息、鼻翼扇动，痰极胶黏而略有血色，热升颇速，多高达39℃乃至41℃，通常为稽留型。

试述大叶性肺炎之治法

大叶性肺炎之治法：初期，宜"大青龙汤"（麻黄、桂枝、甘草、杏仁、生姜、大枣、生石膏）；高热、喘息甚者，宜"麻杏石甘汤"（麻黄、杏仁、石膏、甘草）；咳甚烦躁者，宜"小青龙加石膏汤"（麻黄、芍药、干姜、甘草、桂枝、细辛、五味子、半夏、石膏）。

12. 小叶性肺炎

试述小叶性肺炎之病原

小叶性肺炎又称"支气管肺炎"，此病无特殊之病原体，多因合并支气管炎之各种传染病而继发。在小儿多继发于麻疹、百日咳；成人多继发于流行感冒、丹毒、伤寒、流行性脑脊髓膜炎等。其原发性者，因感冒引发单纯性支气管炎，炎症迅速蔓延于肺泡而发病，其直接原因，仍不外细菌之侵袭支气管黏膜与肺组织也。

试述小叶性肺炎之主要症候

小叶性肺炎原发性者，症见呕吐、痉挛，体温急剧升腾至40℃以上，脉搏频数，呼吸困难，皮肤发紫；继发性者无特有症，无定型热，由原病及病原菌之种类而症状各有不同，一般症见呼吸浅表短促、鼻翼张缩不止、咳嗽艰难等。

略述小叶性肺炎之治法

小叶性肺炎之治法：发生支气管性气喘时，用"射干麻黄汤"（射干、麻黄、生姜、细辛、紫菀、款冬花、五味子、大枣）；高热、喘息甚者，宜"小青龙汤"（麻黄、芍药、干姜、甘草、桂枝、细辛、五味子、半夏）；胸满腹胀、喘息咳嗽者，宜"桂枝加厚朴杏仁汤"（桂枝、芍药、大枣、生姜、甘草、厚朴、杏仁）；喘息气急、目胞水肿者，宜"越婢加半夏汤"（麻黄、石膏、生姜、大枣、甘草、半夏）。

13. 丹　　毒

试述丹毒之病原

丹毒之病原体为链状球菌，通过皮肤或黏膜之创伤，侵入其淋巴管内而发病，多以不洁之手指或器械等为病毒之媒介而传染。

略述丹毒之主要症候

丹毒之主要症候：以皮肤变化为特有征，尤以颜面、头部、鼻颊、耳翼、眼睑附近之皮肤发赤肿胀、紧张有光泽、触之感灼热、压之疼痛，微微隆起之边缘与周围之健康皮肤劈然分界，前仆后继渐向四方蔓延，常发40℃以上之高热。

略述丹毒之治法

丹毒之治法：发热无汗、气闷呕逆者，宜"普济消毒饮"（黄芩、黄连、玄参、甘草、桔梗、柴胡、橘红、鼠粘子、板蓝根、马勃、连翘、薄荷、僵蚕、升麻）；瘙痒、皮肤紧张甚者，宜"清震汤"（升麻、苍术、荷叶）；烦躁、口渴、神昏、谵妄者，宜"黄连解毒汤"（黄芩、黄连、黄柏、栀子）；腮肿赤疬、眼目赤肿者，宜"大连翘汤"（连翘、荆芥、通草、防风、牛蒡子、甘草、蝉蜕、当归、芍药、柴胡、黄芩、山栀、滑石、车前子）。

14. 败血症

试述败血症之病原

败血症之病原体种类颇繁，其中以链状球菌、葡萄状球菌为多，肺炎菌、淋菌、大肠菌次之。多以皮肤及黏膜之损伤为败血病窟，在一切病患中，凡足以减弱身体之抵抗力者，均足以助长败血症之发生也。

试述败血症之主要症候

败血症之主要症候至为复杂，各由其病原之不同而异。一般症见战栗、高热、呼吸迫促、皮肤苍白发紫，症极险恶；同时可见其有化脓创伤，如疖肿、痈疽、口峡炎、产褥热等，可为败血病窟之局所症状或为其既往症；至关节肿胀疼痛、皮肤水肿（淋巴管阻塞引起）、发疹、视网膜出血等，尤为本病之所习见。

略述败血症之治法

败血症之治法：最初宜清凉解热，病势未已，尤当营救心脏，力排其毒素，以免侵犯神经系统，此为最上策；初起，宜"凉营宣窍汤"（犀角、连翘、甘草、羚羊角、生地、金银花、至宝丹）；淋巴管炎明显、皮疹缤纷者，宜"调营饮"（蓬莪术、川芎、当归、延胡索、白芷、槟榔、赤芍、陈皮、葶苈、桑白皮、瞿麦、大黄、大腹皮、细辛、官桂、赤茯苓、甘草、生姜、大枣)。

15. 猩红热

试述猩红热之病原

猩红热之病原体为溶血性链球菌，其侵入之门户为淋巴腺，而多由所谓"点滴"传染而发病，间有由手术、火伤、外伤、月经、产褥、子宫创面而传染者，尤易侵二至八岁之儿童。

试述猩红热之主要症候

猩红热之主要症候：突然发冷、发热，恶心呕吐，先由颈部、上胸部之皮肤发猩红色疹，渐蔓延及四肢，疹如罂粟粒，并不突起，抚之即消失，重者可能呈水疱状及出血性之斑点，同时咽部红肿，舌呈覆盆子色，发热可高至40℃左右。

试述猩红热之治法

猩红热之治法：以解热消炎为主；疹子初发时，宜"加减荆防败毒散"（薄荷、竹叶、桔梗、豆豉、马勃、蝉衣、僵蚕、射干）；高热、咽肿时，宜"清瘟败毒散"（石膏、生地、犀角、黄连、栀子、黄芩、桔梗、知母、赤芍、元参、连翘、丹皮、竹叶、甘草）；高热、神昏者，用"犀羚二鲜汤"（犀角、羚羊、生地、沙参、甘中黄、人中白、栀子、连翘、马勃、贝母、金银花、陈金汁、元参、石膏、黄连）。

16. 麻　疹

试述麻疹之病原

麻疹之病原体为滤过性病毒，存在于患儿之口、鼻、咽喉中，当呼吸、谈话、咳嗽、喷嚏时，散播空气中，而传染他人。

试述麻疹之主要症候

麻疹之主要症候：初现一般感冒症状，目赤羞明、流泪；初始热度可高达38.5℃～39.5℃，二三日后体温渐次下降，俟疹子发出，热度复升；发疹前一二日，口中颊部或唇黏膜上，呈类似糠秕之白色小斑点，名"麻疹柯氏斑"；疹子先见于耳后，再及颈部、面部、胸、背、手、股、下肢，疹隆起而微小，呈粉红色斑点，先疏后密，色亦先淡后深，约三四日后，即渐次减退。

试述麻疹之治法

麻疹之治法：于前驱期，宜用"辛平透疹汤"（葛根、荆芥、薄荷、牛蒡子、前胡、桔梗、杏仁、连翘、灯心）；发疹期，宜用"辛凉解毒汤"（桑叶、薄荷、牛蒡子、蝉衣、桔梗、杏仁、淡竹叶、金银花、连翘、灯心）；恢复期，宜用"滋养解毒汤"（当归、赤白芍、生地、元参、麦门冬、淡竹叶、焦谷芽、木通、甘草）。

17. 白　　喉

试述白喉之病原

白喉之病原体为白喉杆菌，多存在于病人之咽喉、口腔、鼻腔，经咳嗽、谈话、吸呼，均可散布于空气中而直接传染他人，病人之一切用具亦可能为间接传染之媒介。

试述白喉之主要症候

咽部白喉之主要症候：咽部、颈部疼痛，吞咽困难，扁桃腺潮红肿胀，表面有白色斑点或线状之附着物，不易剥落，高热、恶臭。

鼻腔白喉之主要症候：鼻腔黏膜潮红肿胀，被以义膜，致鼻道闭塞，鼻黏膜出现血性或腐败性之分泌物。

喉部白喉之主要症候：喉部渐次狭窄，咳嗽作犬吠声，甚发出如拉锯、如吹笛之杂声，可见呼吸困难、皮肤发紫、颈静脉怒张、颜貌不安。

试述白喉之治法

白喉之治法：局部吹药，宜用"锡类散"（牛黄、冰片、珠粉、青黛、壁钱、人指甲）；高热、恶臭者，宜用"神仙活命饮"（胆草、玄参、马兜铃、黄柏、蒌仁、板蓝根、杭菊、栀子、甘草、生地、石膏）；咽喉肿甚、义膜满被时，宜用"龙虎二仙汤"（生地、石膏、犀角、黄芩、僵蚕、牛蒡子、马勃、板蓝根、知母、木通、黄连、胆草、玄参、栀子、粳米、青皮）；鼻腔白喉，宜用"牛黄黑吹药"（青果核、雄黄、薄荷叶、寒水石、广牛黄、冰片）。

18. 黄疸出血性螺旋体病

试述黄疸出血性螺旋体病之病原

黄疸出血性螺旋体病之病原体为黄疸出血性螺旋体，鼠族常带有此螺旋体，常从其尿中排泄体外，污水中亦常有之。经口与皮肤均能感染。

试述黄疸出血性螺旋体病之主要症候

黄疸出血性螺旋体病之主要症候：寒战、高热（体温39℃以上），伴有眼球充血、各处淋巴腺肿胀，渐次皮肤发黄，黏膜下有明显之出血倾向，可见发皮疹、神昏、谵妄，甚或痉挛、昏睡。

试述黄疸出血性螺旋体病之治法

黄疸出血性螺旋体病之治法：发热期，宜用"麻黄连翘赤小豆汤"（麻黄、连翘、甘草、生姜、大枣、杏仁、赤小豆、生梓白皮）；发黄期，宜用"千金发黄汤"（茵陈、黄柏、栀子、大黄、黄连）；恢复期，宜用"五苓散"（猪苓、茯苓、泽泻、白术、桂心）。

19. 回归热

试述回归热之病原

回归热之病原体为回归热螺旋体，虱子为其传染之媒介，凡经叮咬过回归热病人之虱，转而吮刺健康人时，回归热螺旋体即有从皮肤刺伤处侵入人体之可能。

试述回归热之主要症候

回归热之主要症候：寒战、高热，剧烈头痛，全身肌肉与关节酸痛，尤以小腿肚（比目鱼肌）之压痛为甚，可见衄血、口角发生水疱、皮肤起红疹、咳嗽，体温常停留于40℃左右，甚至失眠、昏睡，如此持续一周即行分别退热，诸症若失，经三至十日又复同上发作。

试述回归热之治法

回归热之治法：本病初起，宜用"知母解肌汤"（麻黄、知母、葛根、石膏、甘草）；高热发疹时，宜用"香豉汤"（香豉、葱须、石膏、栀子、生姜、大青、升麻、芒硝）；发疹、呕吐、胸部压痛时，宜用"黄连橘皮汤"（黄连、橘皮、杏仁，枳实，麻黄、葛根、厚朴、甘草）。

20. 鼠　疫

试述鼠疫之病原

鼠疫之病原体为鼠疫杆菌，生存于患鼠之血液中，经跳蚤吮吸传播给人类，鼠疫杆菌侵入人体而发病。

略言鼠疫之主要症候

腺鼠疫：寒战、高热，头痛、目赤，颈部、腋窝、腿部之淋巴腺肿胀压痛，进而化脓溃烂，并见神昏、谵妄。

肺鼠疫：胸痛、气喘，手足青紫色，大量吐血，渐次昏迷不醒。

败血性鼠疫：寒战、高热，意识昏迷，肌肤遍着紫色斑点，甚而吐血、咯血、尿血、便血等。

皮肤鼠疫：先发小水疱，迅速化脓、破溃，而成坏疽，他处皮肤亦现表在性出血斑，颜色青紫或赭黑。

试述鼠疫之治法

鼠疫之治法：腺鼠疫，宜用"应验疫证方"（紫花地丁、紫背天葵、甘草节、荆芥穗、生大黄、穿山甲、牙皂、土银花、野菊花、西藏红花、熊胆）；肺鼠疫，方宜"升麻鳖甲汤"（升麻、鳖甲、当归、甘草）；败血性鼠疫，宜用"二一解毒汤"（金银花、连翘、荆芥穗、贝母、紫草皮、板蓝根、生石膏、赤芍药、桃仁、红花、生地黄、大青叶、正脑片、雄黄精、鲜芦根）；皮肤鼠疫，宜用"八宝散"（珍珠、血竭、儿茶、石膏、炉甘石、赤石脂、陈丝棉、冰片）涂。

21. 破伤风

试述破伤风之病原

破伤风之病原体为破伤风杆菌，常生存于田园、庭院土壤中，及牛尿、马粪等肥料中，以及人粪及尘埃之中，以皮肤及黏膜之创伤为其侵入传染之门户。

试述破伤风之主要症候

破伤风之主要症候：先出现咀嚼肌强直、紧张，因而咀嚼运动障碍，继则颜面肌肉紧张强直，口裂横扩微开露牙，状如微笑，鼻翼上掣，鼻唇沟明显可见，前额折皱，睑裂缩小，表情动作由此全止，渐次项背强直、角弓反张、腹陷如舟，伴有全身剧烈疼痛，体温上升，38℃至44℃者有之。

试述破伤风之治法

破伤风之治法：初生儿破伤风，宜用"驱风潜阳汤"（荆芥、防风、秦艽、甘菊、天蚕、桑叶、枳实、钩藤、连翘、蒺藜、茯神、胆星、薄荷、天竺黄）；产褥性破伤风，宜用"驱风养血汤"（当归、阿胶、蒲黄、豆衣、茯苓、川芎、天麻、桑叶、沙苑、赤芍、钩藤、人参、大熟地，甘杞子）；痉挛频复发作、痛苦不胜者，宜用"升麻加黄芪汤"（升麻、茯神、人参、防风、犀角、羚羊角、羌活、官桂、黄芪）。

22. 百日咳

试述百日咳之病原

百日咳之病原体为百日咳杆菌，其传染多由人直接传人，而与患者接触，则咳嗽、喷嚏、谈话等，亦可作飞沫传染。而患者同胞、医师、看护人之携带为间接媒介者亦有之也。

试述百日咳之主要症候

发炎期：鼻腔、眼结膜发炎，伴有喷嚏、咳嗽。

痉挛期：出现痉挛性咳嗽，先之以如奏笛鸦鸣之深吸气，继之以连接不断之咳嗽，伴有颈静脉怒张、眼球微突、大汗淋漓、涕泗滂沱。

恢复期：诸症减轻，一如发炎初期。

试述百日咳之治法

百日咳之治法：痉咳、喘息、微见水肿者，宜用"越婢加半夏汤"（麻黄、石膏、生姜、大枣、甘草、半夏）；痉咳上气、痰多者，宜用"外台苏子汤"（苏子、干姜、茯苓、半夏、桂枝、太子参、甘草）；高热时，宜用

"麻杏石甘汤"（麻黄、杏仁、甘草、石膏）。

23. 流行性感冒

试述流行性感冒之病原

流行性感冒之病原体为滤过性病毒，是一种接触性传染病；其发病常在一地区流行，或可全世界大流行，传播速度非常迅速，多为人与人直接传染；其病毒可长久浮游于空气中，故患者咳嗽、喷嚏、谈话之际，随其上气道之分泌物飞沫，而致传染，即其病室之空气，亦可为传染之媒介也。

试述流行性感冒之主要症候

流行性感冒之主要症候：发热、恶寒，头背、荐骨、四肢均痛，倦怠，食欲不振；呼吸性者，并发鼻炎、咽喉炎、支气管炎，咳嗽频作；神经性者，关节酸疼，甚至失眠；胃肠性者，食欲缺乏，消化障碍，甚至呕吐、腹泻。

试述流行性感冒之治法

流行性感冒之治法：项背强痛、发支气管炎者，宜用"葳蕤汤"（葳蕤、石膏、甘草、川芎、麻黄、杏仁、木香、葛根、白薇、独活）；肢节酸楚、胸闷腹胀、咽头炎痛者，宜用"甘露消毒丹"（滑石、茵陈、黄芩、贝母、石菖蒲、木通、藿香、射干、连翘、薄荷、豆蔻）；咳嗽甚者，宜用"止咳散"（荆芥、桔梗、紫菀、百部、白前、甘草、陈皮）。

24. 梅　毒

试述梅毒之病原

梅毒之病原体为梅毒螺旋体，经母体胎盘移行于小儿者，曰"先天性梅毒"；由不洁之性交而感染或因间接媒介而感染者，曰"后天性梅毒"。

试述梅毒之主要症候

梅毒之主要症候：第一期，发生浸淫性之硬结，名曰"下疳"；第二期，出现发热、全身痛，同时发丘疹状或脓疱性鳞屑性梅毒疹；第三、四期，皮肤及内脏均生炎症性浸淫之树胶瘤，而兼有破坏之趋势，甚至引发麻痹性痴呆症等。

试述梅毒之治法

梅毒之治法：硬性下疳，已溃未溃，均宜用"大百中饮"（土茯苓、牛膝、甘草、黄连、槟榔、太子参、大黄、桂枝、黄芩、沉香、川芎、杜仲）；梅毒二期，宜用"紫根牡蛎汤"（当归、芍药、川芎、升麻、牡蛎、黄芪、紫根、大黄、甘草、忍冬藤）；溃烂甚者，宜用"小解毒汤"（土茯苓、滑石、泽泻、阿胶、木通、忍冬、大黄）；梅毒性关节炎，宜用"六物解毒汤"（金银花、川芎、薏苡仁、木瓜、大黄、土茯苓）。

25. 黑热病

试述黑热病之病原

黑热病之病原体为杜氏利什曼原虫，借白蛉子之刺螫人体而传染。

试述黑热病之主要症候

黑热病之主要症候：症见微热、困顿，食思缺乏，腹部膨胀痞满，贫血萎黄，日渐消瘦，而腹大如蜘蛛状，皮肤黝黑或苍黑，极易出血，如鼻衄、齿龈出血等，口颊黏膜发坏疽，及可见溃疡性大肠炎发生。

试述黑热病之治法

黑热病之治法以杀虫健胃滋补强心并行，一般处方如次："集圣丸"（炙虾蟆、芦荟、五灵脂、夜明砂、砂仁、陈皮、青皮、木香、黄连、使君子肉、川芎、当归、猪胆汁和丸）；散痞丸（鳖甲、雄黄、槟榔、桂心、芍药、大黄、木香、当归）；消痞膏（松香、阿魏、皮硝、蓖麻子、独头大蒜、穿山甲，做膏外贴）。

26. 天 花

试述天花之病原

天花之病原体，为滤过性病毒，或与患者接触，或由患者之呼气，或由器物及尘埃之媒介等均可传播，侵入门户以上气道之黏膜为主。

试述天花之主要症候

天花之主要症候：病初可见大寒、大热，体温可达40℃以上；一二日后下降，隔一二日后复又上升，同时于头皮上出现红疹，渐及全身，均为丘疹形；五六日渐变成水疱，中心陷凹，及三次发热，疹疱全身灌浆；经两周后，脓疱渐干瘪结痂而痊愈。

试述天花之治法

天花之治法：初期，宜发汗排毒，用"葛根解肌汤"（葛根、前胡、薄荷、防风、桔梗、陈皮、山楂肉）；第二期宜透发疹毒，用"松肌透表汤"（羌活、荆芥、葛根、牛蒡子、蝉衣、连翘、红花、山楂肉、陈皮、甘草、荸荠）；第三期宜强壮脱毒，用"回浆饮"（人参、黄芪、白术，何首乌、白芍、茯苓、甘草）；在高热时，可用"清瘟败毒散"或"犀羚二鲜汤"。

27. 沙虱病

试述沙虱病之病原

沙虱病之病原体，为寄生于沙虱之双球菌状、球菌状或杆菌状之微生物，每因经沙虱螯刺之皮肤小伤口而传染于人，且多流行于夏季。

试述沙虱病之主要症候

沙虱病之主要症候：症见恶寒、发热，热型稽留；前额颧颥等部异常疼痛，皮肤感觉过敏，肌肉握痛而且搐搦，意识浑浊，时有谵妄、狂躁；咳嗽、唾痰，可继发支气管肺炎；伴有口唇干燥出血、大便秘结、尿浓厚暗赤；螯口以腋窝阴囊为多，可见发赤、肿胀，渐化作小脓疱而溃疡；远隔之淋巴腺亦多肿赤；颜面、躯胴、前膊、下腿发蔷薇疹，而上膊大腿并不明显，为此病象之一奇。

略述沙虱病之治法

沙虱病之治法：内服，宜"五香散"（甲香、犀角、鳖甲、薰陆香、丁香、沉香、乌婓、青木香、川连、甘草、牡蛎、羚羊角、吴萸、川柏）；涂布方，用"犀角"水磨成浆糊状，涂螯口周围，干燥后再涂之，或加"麝香"少许亦可；洗涤方，用"食盐"煎水洗涤患处。

28. 流行性脑炎

试述流行性脑炎之病原

流行性脑炎之病原体，为滤过性病毒，以黑蚊为媒介而传染于人，常流行于夏秋季，尤易侵犯小儿。

试述流行性脑炎之主要症候

流行性脑炎之主要症候：急性者，症见恶寒、发热，体温达 40℃ 以上，伴有头痛、呕吐、斜视，数日以后即陷于谵妄不安或昏睡状态；慢性者，体温不甚高，每在 38℃ 以下，伴有头痛、晕眩，迁延数日，出现上眼睑下垂症，似睡非睡，而神志并不昏迷，即所谓嗜眠状态也。

略述流行性脑炎之治法

流行性脑炎总以消炎解毒为主，处方例如："黄连赤小豆汤"（黄连、赤小豆、百合、白芍、甘草、泽泻、栀仁、胆草）；"泻心汤"（半夏，黄芩、人参、干姜、黄连、甘草、大枣）；"加减葱枣汤"（大枣、葱白、银花、泽泻、麝香）等。

29. 淋　　病

试述淋病之病原

淋病之病原体，为淋病双球菌；其侵入门户，为男女泌尿生殖器之黏膜；传染方式，大多为直接接触传染。

试述淋病之主要症候

淋病之主要症候：最初症见排尿困难，且感疼痛，尿中可见有黏液，竟转化为脓汁，鼠鼷腺亦常有肿胀化脓表现；肘关节、膝关节等亦因而并发炎症，可见肿胀、剧痛，伴有恶寒、发热；并发膀胱炎、肾盂炎时，尿意频数，里急后重，全尿浑浊，有时且带血液，是为出血性炎症。

略述淋病之治法

淋病之治法：急性淋、尿道炎，宜用"八正散"（木通、车前子、萹蓄、大黄、滑石、生甘草、瞿麦、山栀）；慢性淋，宜用"广济疗淋散"（滑石、冬葵子、瞿麦、石韦、蒲黄、陈皮、芍药、茯苓、芒硝、黄芩）；淋浊性关节炎，宜用"土茯苓汤"（土茯苓、忍冬藤、大黄、荆芥、防风、川芎、地骨皮）。

第二章 呼吸器疾病

1. 急性鼻炎

试述急性鼻炎之病因

急性鼻炎之原因，以感冒引发为主，亦有为急性传染病之一分症者，他如尘埃及有害气体之侵入，器械及化学之刺激，亦能招致本病。急性鼻炎之病原体，尚不明确，而葡萄球菌、链锁球菌、肺炎菌等，皆能引发本病也。

试述急性鼻炎之主要症候

急性鼻炎之主要症候：鼻腔干燥，灼热瘙痒，常打喷嚏，黏膜充血或发赤、肿胀，因而鼻塞、涕泗稠黏、呼吸障碍，炎症蔓延不止，常并发前额窦炎、中耳炎、眼结膜炎等，全身违和常伴有中等度发热。

试述急性鼻炎之治法

急性鼻炎之治法：感冒性鼻炎，宜用"荆薄汤"（荆芥、薄荷、安南子、葛根、鲜葱）；全身症状重笃者，宜用"香苏散"（紫苏叶、香附、陈皮、川芎、蔓荆、防风、荆芥、秦艽、生甘草、生姜、葱白）；外用，宜"苦薏熏洗法"，用苦薏（野菊花）煎浓汤，略加食盐，以脱脂棉花蘸洗。

2. 慢性鼻炎

试述慢性鼻炎之病因

慢性鼻炎的原因有四：由急性鼻炎迁延而发病；因局部之持久性化学或机械的刺激；由于鼻中隔弯曲或鼻腔狭窄，而障碍其营养与呼吸；各种急慢性传染病之助长，及或有遗传病史等。

试述慢性鼻炎之主要症候

慢性肥厚性鼻炎之主要症候：鼻黏膜肿胀肥厚，鼻道壅塞，以口腔代偿呼吸，嗅觉消失，语声带鼻音，鼻腔分泌物稠黏，常诱发口腔黏膜炎及咽喉炎。

慢性萎缩性鼻炎之主要症候：鼻黏膜萎缩，菲薄苍白，骨质亦萎缩，鼻腔宽阔，洞见底蕴，分泌物呈脓性黏液；分泌物不干、不臭者，曰"单纯性萎缩鼻炎"；分泌物干燥固着，强剥之出血，放恶臭者，曰"臭鼻症"。

试述慢性鼻炎之治法

慢性肥厚性鼻炎，宜用"辛夷散"（辛夷、藁本、防风、白芷、升麻、木通、川芎、细辛、生甘草）；鼻液腥秽者，宜用"苍耳散"（苍耳子、薄荷、辛夷、白芷、葱白、嫩茶叶）；萎缩性鼻炎，宜用"松花散"（松花不拘多少，吸入鼻孔）；臭鼻症，宜用"加味葛根汤"（葛根、桂枝、麻黄、赤芍、桔梗、薏苡仁、甘草、生姜、大枣）。

3. 鼻衄

试述鼻衄之病因

鼻衄原因有七：素具出血性素质；由于郁血或血压亢进；因传染病并发；原于鼻腔局所之疾病；头盖及鼻部之外伤；妇女月经病之代偿衄血；由外气压低降之结果。

试述鼻衄之主要症候

鼻衄之主要症候：多发于一侧鼻孔，普通为一过性，出血量多而反复发作者，常见有贫血症状。

试述鼻衄之治法

鼻衄之治法：具出血性因素者，宜用"四生丸"（生侧柏叶、生艾叶、生荷叶、鲜生地）；妇女因月经病之代偿性出血者，宜用"桃仁承气汤"（桃仁、桂枝、生大黄、芒硝、甘草）；贫血甚者，宜用"胶艾四物汤"（阿胶、艾叶、地黄、白芍、当归、川芎）；由急性热病并发者，宜用"翘栀汤"（连翘、山栀子、银花、淡豆豉、薄荷、荆芥穗）；外用，用"鲜旱莲草"，不拘多少，捣汁，以消毒棉花浸渍后晒干，再浸再晒，以黑色为度，制成棉球塞入鼻孔，止任何性质的鼻衄。

4. 急性咽炎

试述急性咽炎之病因

急性咽炎颇与急性鼻炎相同，多有传染性，乘感冒之诱因，由多种病原体之感染而发，好发于小儿及壮年，虚弱、贫血及腺病质者，尤易患之。

试述急性咽炎之主要症候

急性咽炎之主要症候：咽部有干燥、瘙痒、紧张、异物等感觉，甚至吞咽困难及疼痛，咽黏膜潮红肿胀，常发38℃左右之中等热，及謦欬。

略述急性咽炎之治法

急性咽炎之治法，以消炎解热为主。参考处方如下："消毒犀角饮"（防风、犀角、荆芥、甘草、鼠粘子）；"千金贝母汤"（贝母、生姜、桂心、麻黄、石膏、甘草、杏仁、半夏）；"桔梗汤"（桔梗、半夏、羌活、荆芥、甘草）；"古今录验射干汤"（当归、白芷、升麻、射干、甘草、犀角、杏仁）。

5. 慢性咽炎

试述慢性咽炎之病因

慢性咽炎之病因：因于职业，如剧艺工作者、音乐家、纺织工、烟草工人等；由于鼻障碍，常行口腔呼吸者；咽鼻慢性炎症蔓延，或经烟酒之持久刺激者；由于血液淋巴之瘀滞变化；急性病之反复侵袭。

试述慢性咽炎之主要症候

慢性咽炎之主要症候：咽部有干燥、瘙痒、异物感，咽黏膜肥厚、硬固，呈暗赤色或灰白色，常发声謦欬及咳嗽，吞咽困难，及轻度之声音嘶嗄，可并发喉炎。

略述慢性咽炎之治法

慢性咽炎之治法：一般用"响声破笛丸"（连翘、桔梗、甘草、大黄、砂仁、诃子、川芎、百药煎、薄荷），尤适宜于剧艺工作者及音乐家；体质衰弱者，宜用"黄芪汤"（黄芪、人参、桂枝、赤茯苓、炙甘草）；小儿，宜用"清肺饮"（麻黄、麦门冬、桔梗、知母、荆芥穗、天花粉、石菖蒲、诃子肉）；咳嗽剧者，宜用"小太平丸"（人参、五味子、徽墨、天门冬、麦冬、玄参）；外治，宜用"冰硼散"（冰片、朱砂、玄明粉、硼砂）作涂布。

6. 急性扁桃腺炎

试述急性扁桃腺炎之病原

急性扁桃腺炎之病原体不定，最多见为链状球菌、葡萄状球菌、肺炎球菌、白喉杆菌等，多以感冒为其诱因，传染病之并发亦为习见。

试述急性扁桃腺炎之主要症候

急性扁桃腺炎之主要症候：扁桃腺充血、肿胀、疼痛，因分泌亢进伴有流涎，吞咽困难，周围亦有炎症变化，腺体表面可见互相融合的斑点如义膜者，一般均伴有恶寒、发热、头痛、倦怠、食欲不振等全身症状。

试述急性扁桃腺炎之治法

急性扁桃腺炎之治法以消炎解热为主。参考用方："清利汤"（冬桑叶、山豆根、贝母、薄荷、元参、山栀仁、金银花、竹叶、射干、前胡、桔梗、鲜芦根、钩藤）；"解郁散"（半夏、苏梗、竹茹、香橼皮、昆布、海藻、土苓、川朴）；"加味二陈汤"（半夏、陈皮、茯苓、甘草、黄芩、枳壳、萝卜子、苏子、栀子、白蔻）。

7. 急性喉炎

试述急性喉炎之病因

急性喉炎之病因：因感冒所致；尘埃、氯气、烟酒等，及化学、器械之刺激；附近炎症之蔓延；急性传染病之并发症；喉头之过劳。

试述急性喉炎之主要症候

急性喉炎之主要症候：喉部有瘙痒、灼痛、疵伤及异物感，咳声粗糙而嘶嗄，吐混浑浊白色或微带血色痰，声音变调，喉黏膜强度充血、肿胀，可现一时性窒息为特发者，尤伴有恶寒、发热等全身症状。

试述急性喉炎之治法

急性喉炎之治法：一般宜消炎、镇咳、滋润；干咳嘶嗄无痰者，宜用

"养阴清肺汤"（生地、麦冬、玄参、丹皮、甘草、贝母、薄荷、白芍药）；黏痰咯出不易者，宜用"甘桔汤"（生甘草、桔梗）；由急性热病并发者，宜用"利膈汤"（薄荷、荆芥穗、防风、桔梗、甘草、牛蒡子、玄参）；特发性者，宜"山豆根汤"（山豆根、玄参、升麻、青橄榄、甘草、蝉衣、胖大海）；结核性或腺病质者，宜用"清咽滋肺汤"（元参、牛蒡子、荆芥穗、葳蕤、贝母、栝蒌、薄荷、马兜铃、桔梗、麦冬、甘草）。

8. 慢性喉炎

试述慢性喉炎之病因

慢性喉炎之病因，或由急性移行而来，尤以鼻腔炎症经口之代偿呼吸而继发者为多，凡喉部过劳及滥用烟酒者，亦易患之。

试述慢性喉炎之主要症候

慢性喉炎之主要症候：症见喉部灼热、瘙痒、干燥、咳声嘶哑粗糙，惟晨早稍清朗，喉黏膜肿胀潮红，不如急性之鲜赤而微带青色或黯色，喉部内有颗粒状之新生增生物，声带缘生小结节，且往往兼患有鼻塞，惟少见呼吸障碍及疼痛。

略述慢性喉炎之治法

慢性喉炎之治法：嘶哑、干咳，分泌物不易咯出者，宜用"噙化丸"（西月石、元明粉、胆南星、百药煎、诃子、梅片、乌梅，捣乌梅肉和为丸）；灼热、瘙痒，干燥异常者，宜用"甘露饮"（天门冬、麦冬、黄芩、生地、熟地、枇杷叶、鲜石斛、枳壳、茵陈蒿、甘草）；身体衰弱者，宜用"知柏地黄丸"（知母、黄柏、熟地、茯苓、怀山药、茱萸肉、泽泻、丹皮）；结节性及颗粒性者，宜用"半夏苦酒汤"（姜半夏、苦酒、鸡卵清）。

9. 声门水肿

试述声门水肿之病因

声门水肿之病因，多自喉黏膜下组织及软骨膜之炎症继发，急慢性传染病中之并发症，邻近炎症之迁延，以及为全身性水肿之一分症。

试述声门水肿之主要症候

声门水肿之主要症候：喉部狭窄、呼吸困难，吸气时胸廓陷没；伴有声音嘶哑、吞咽疼痛，甚则发生窒息，声带下现红肿之隆起，中央有一小孔，恰如声门下犹有更狭窄部分存在之观；炎症性者发病急剧，单纯性者发病徐缓。

试述声门水肿之治法

声门水肿之治法：由邻近炎症或全身性水肿而来者，宜用"五虎汤"（麻黄、杏仁、甘草、石膏、嫩茶叶、生姜）；喉头肿闭、呼吸困难者，宜用"一捻金"（生大黄、黑牵牛、白牵牛、人参、槟榔）；急剧欲发窒息者，宜用"沃雪汤"（麻黄、细辛、五味子、桂心、干姜、半夏）；咳嗽喘急者，宜用"百合丹"（百合、天冬门、杏仁、木通、桑白皮、葶苈子、石膏、大黄）。

10. 喉软骨膜炎

试述喉软骨膜炎之病因

喉软骨膜炎之病因，由喉黏膜炎症向深部蔓延，达于软骨膜而起，多继发于喉结核及梅毒，间并发于伤寒、白喉、痘疮等传染病。

试述喉软骨膜炎之主要症候

喉软骨膜炎之主要症候：喉部肿胀疼痛、吞咽困难、咳嗽声嘶哑，肿胀既破则见溃疡或游离之软骨片，甚者发生喉腔之高度狭窄。

略述喉软骨膜炎之治法

喉软骨膜炎之治法：颈部可用冰罨包、水蛭、发泡膏或芥子泥等局部泻血法及诱导法；疼痛甚者，可用镇痛剂涂患处；急性化脓性者，宜用"射干丸方"（射干、豆豉、川芎、杏仁、犀角、升麻、甘草）；红肿胀痛、喉腔狭窄者，宜用"白降雪散"（煅石膏、硼砂、焰硝、胆矾、元明粉、冰片）吹患处；局限性隆起而不溃裂、肿塞喉头、便秘壮热者，宜用"射干丸"（射干、升麻、杏仁、甘草、木鳖子、大黄）；由他种急性传染病继发者，宜用"紫雪散"（犀角、羚羊角、生石膏、寒水石、升麻、元参、生甘草、沉香、木香）。

11. 急性支气管炎

试述急性支气管炎之病原

急性支气管炎之病原，多由于细菌之传染，或毒瓦斯蒸气之吸入，尘埃异物之刺激而发病。其病原菌之主要者，为卡他尔性球菌、链状球菌、葡萄状球菌、肺炎球菌等之混合传染。由气候急变寒暖无常致生感冒促成之，原发性者为独立之疾病，继发者多由咽、喉、气管等炎症而来，抵抗力弱者，尤易患之。

试述急性支气管炎之主要症候

急性支气管炎之主要症候：以咳嗽为主症，初干咳无痰，渐咳出黏液脓样痰，痰量亦增加，伴有头痛、倦怠、恶寒轻热，如继发毛细支气管炎，则会发高热，常升降于38℃与39℃之间，咳嗽急剧时常呈痉挛状，侧胸、心窝等部均感疼痛。

略述急性支气管炎之治法

急性支气管炎之治法：因感冒而起者，宜用"毛达可咳嗽散"（荆芥、前胡、桔梗、白前、紫菀、生甘草、百部、生姜）；老人及体质衰者，宜用"苏子降气汤"（苏子、橘皮、当归、半夏、前胡、厚朴、桂枝、甘草、生姜）；小儿排痰力弱者，宜用"桔梗白散"（桔梗、川贝母、巴豆）；继发毛细支气管炎者，宜用"射干麻黄汤"（射干、麻黄、生姜、细辛、紫菀、款冬花、五味子、姜半夏、大枣）。

12. 慢性支气管炎

试述慢性支气管炎之病因

慢性支气管炎之病因：由急性炎症反复发作引起；由尘埃、瓦斯等有害气体之持久刺激；因肺循环障碍而发病；过度之烟酒嗜好引发等。

试述慢性支气管炎之主要症候

慢性支气管炎之主要症候：患者带轻度紫绀，稍动即呼吸困难，咳嗽以早晚为剧，冬季益剧，多吐黏液脓样痰；剧咳痰少常呈痉挛状者，曰"干性支气管炎";咳出多量带绿色之黏液脓样痰,曰"单纯性支气管脓漏";呼气带恶臭,咳痰臭不可闻者,曰"腐败性支气管炎";咳出稀薄透明无色而富泡沫之多量浆液痰者,曰"浆液性气管支漏"。

试述慢性支气管炎之治法

慢性支气管炎之治法:浆液性者,宜用"苓甘夏味姜辛杏仁汤"(茯苓、甘草、半夏、五味子、干姜、细辛、杏仁);老人衰弱者,宜用"二陈汤"(半夏、陈皮、茯苓、甘草);腐败性者,宜用"皂荚丸"(皂荚、大枣);脓漏者,宜用"清肺汤"(桔梗、茯苓、橘皮、桑白皮、当归、杏仁、栀子、黄芩、枳壳、五味子、贝母、甘草);干性者,宜用"炙甘草汤"(炙甘草、生姜、桂枝、麦门冬、生地、麻仁、大枣、阿胶、人参);衰弱体质之急慢性干性支气管炎,宜用"清燥救肺汤"(人参、甘草、麦冬、石膏、生地、杏仁、枇杷叶、胡麻仁、桑叶、阿胶)。

13. 纤维素性支气管炎

试述纤维素性支气管炎之病因

纤维素性支气管炎之病因:原发性者,多为突然而发作,属独立之疾病;继发性者,常继发于纤维素性肺炎、肺结核、白喉等传染病。

试述纤维素性支气管炎之主要症候

纤维素性支气管炎之主要症候:急性者,发病突然,开始症见发热、咳嗽、胸痛、喘息,咳出白色而有弹力之纤维性硬固物,埋封于单纯性黏液性或黏液脓性痰液中,卷缩如丝球状。须经努力烦苦之咳嗽而始能咯出;慢性者亦无他异,但其程度稍轻耳。

略述纤维素性支气管炎之治法

纤维素性支气管炎之治法:咯痰不易出者,宜用"神秘汤"(麻黄、紫苏叶、橘皮、柴胡、杏仁);急性者,宜用"删繁橘皮汤"(橘皮、麻黄、杏仁、紫苏叶、柴胡、生姜、石膏);慢性者,宜用"瓜蒌汤"(瓜蒌仁、橘皮、半夏、枳实、桂枝、桔梗、薤白、厚朴、生姜)。

14. 支气管扩张

试述支气管扩张之病因

支气管扩张之病因：本病多继发于支气管、肺实质及胸膜等慢性疾病，或因支气管壁之紧张减弱，或因管内不断之气压及管外组织之牵引所致。

试述支气管扩张之主要症候

圆柱状或纺锤状支气管扩张之症候：咳嗽，咯痰量多，常咳出夜间积集气管中之大量分泌物，分泌物稀薄且可见有层次。

囊状支气管扩张之症候：常于短时内咳出大量之痰沫，特发于晨起，将通夜贮留于扩张部之分泌物一齐咳出，恰如脓胸向支气管穿透之观。患者卧于一侧，则安然不咳，若转卧他侧，咳嗽随之而起，直至咳出大量痰沫而后止。

略述支气管扩张之治疗法。

支气管扩张之治疗法：慢性支气管扩张并发肺炎支气管炎等，宜用"小青龙加石膏汤"（麻黄、桂枝、干姜、细辛、芍药、甘草、五味子、半夏、石膏）；咳出腐败性恶臭痰涎者，宜用"苇茎汤"（苇茎、薏苡仁、桃仁、冬瓜子）；囊状支气管扩张者，宜用"贝母汤"（贝母、黄芩、干姜、橘皮、五味子、桑白皮、半夏、柴胡、桂枝、木香、甘草）。

15. 气管及支气管狭窄

试述气管及支气管狭窄之病因

气管及支气管狭窄之病因计分三种：气管内性狭窄，如骨片、梅核、纽扣等异物及息肉、恶性肿瘤等占位引起；气管外性狭窄，如淋巴腺瘤、大动脉瘤及其他肿瘤等挤压引起；气管壁性狭窄，如梅毒性溃疡治愈后之瘢痕收缩、支气管周围炎、肿瘤炎症性肥厚等引起。

试述气管及支气管狭窄之主要症候

气管狭窄之主要症候：呼吸困难，时发喘鸣，吸气尤甚，侧胸部锁骨上窝、剑突等处，现吸气陷没，且吸气时脉搏紧张度大减，脉多急速。

支气管狭窄之主要症候：呼吸困难，声音震颤微弱或消失，狭窄度高者，该部肺膨胀不全，终致萎缩而牵引邻接脏器；其因支气管内异物者，常继发小叶肺炎及肺坏疽。

试述气管及支气管狭窄之治法

气管及支气管狭窄之治法：气管狭窄，宜用"半夏厚朴汤"（半夏、厚朴、茯苓、生姜、干苏叶）或"半夏散"（半夏、厚朴、诃梨勒皮、茯苓、枳壳、生姜、苏叶）；支气管狭窄，宜"贝母汤"（贝母、生姜、桂心、麻黄、石膏、甘草、杏仁、半夏）。

16. 支气管哮喘

试述支气管哮喘之病因

由微小毛细支气管之轮状肌收缩狭窄，同时黏膜肿胀而发病，有发作性之特症，而好发于夜间；纯神经性者，发作后即复常态；支气管炎性者，发作后仍留支气管炎症状。

试述支气管哮喘之主要症状。

支气管哮喘之主要症状：发作常见于夜间熟睡之时，顿觉胸内压迫、苦闷，而由梦中醒觉，伴有呼吸困难、分泌固有之痰液，可引起急性肺膨胀，出现特有喘鸣，痰灰白色而稠黏；发作之持续，短则数时，长亘数日，至其反复之频度，或日日发作，或数月一至。

试述支气管哮喘之治法

支气管哮喘之治法：神经性者，宜用"麻贲汤"（麻贲、麻黄、生甘草、桔梗、杏仁）；湿性气管喘息者，宜用"曼陀罗花烟"（曼陀罗花，撕碎，制成卷烟状，烧烟熏，鼻吸入）或"小青龙汤"（麻黄、桂枝、干姜、甘草、白芍、细辛、姜半夏、五味子）；顽固性者，宜用"哮喘紫金丹"（红砒石、豆豉），一般用"加味银杏定喘汤"（银杏、麻黄、苏子、款冬花、半夏、桑白皮、杏仁、黄芩、甘草、马兜铃、桔梗）。

17. 肺水肿

试述肺水肿之病因

肺水肿之病因：凡心肺疾病，高度循环障碍时，多发"急性肺水肿"；慢性肾炎亦常见引发肺水肿，而且反复发作，是为"慢性肺水肿"；此外，其他急性传染病，亦可为致发肺水肿之原因。

试述肺水肿之主要症候

肺水肿之主要症候：咳嗽虽间为干性，然多带大量之痰液，痰呈水样稀薄而富泡沫，色微黄；急性者，呈强度之呼吸困难，凡呼吸辅助肌均紧张；慢性者，胸部有压重感觉，以及轻度呼吸困难与咳嗽，可见咳出特有之痰沫等。

试述肺水肿之治法

治疗肺水肿参考处方如下："射干麻黄汤"（射干、麻黄、生姜、细辛、紫菀、款冬花、五味子、大枣、半夏）；"肺胀方"（麻黄、紫苏、桂枝、细辛、桑白皮、生甘草、郁金、贝母、前胡）；"苏子降气汤"（苏子、半夏、前胡、甘草、厚朴、陈皮、当归、沉香、干姜）；"杏仁饮"（杏仁、柴胡、紫苏子、橘皮）；"百部汤"（百部、生姜、细辛、贝母、甘草、杏仁、紫菀、桂心、白术、麻黄、五味子）。

18. 肺栓塞

试述肺栓塞之病因

肺栓塞之病因：肺脏栓塞形成，闭塞肺动脉分支而发病，其栓子多由下肢大静脉炎、僧帽瓣膜病、急性传染病而来，他如恶性肿瘤细胞等各种细胞，亦为肺栓塞之原因。

试述肺栓塞之主要症候

出血性肺梗塞之主要症候：呼吸困难，胸痛，咳嗽，咳出暗赤色或赤褐色之黏稠痰。

空气栓塞性肺动脉高压：卒发呼吸困难，高度瘀血，意识丧失，出现痉挛，甚至一二日致死者。

试述肺栓塞之治法

治疗肺栓塞参考处方如下："广济疗卒中恶方"（麝香、青木香、犀角）；"中恶方"（杏仁、桂心、甘草、麻黄）；"外台客忤丸"（麝香、茯神、人参、天门冬、鬼臼、菖蒲）；"集验方"（桃枝白皮、珍珠、栀子仁、生姜、肉桂心、附子、香豆豉、吴茱萸、当归）。

19. 支气管肺炎

试述支气管肺炎之病原

支气管肺炎又称"小叶性肺炎"，其直接病原仍不外细菌之侵袭支气管黏膜与肺组织而发病，其中最多见者为肺炎双球菌、溶血性链状菌，各因合并支气管炎之各种传染病而继发。

试述支气管肺炎之主要症候

原发性支气管肺炎之主要症候：此病小儿多患之，症见呕吐、咳嗽、痉挛，高热稽留，呼吸困难特甚，皮肤发紫，谵语骚扰等神经症状亦剧；继发性支气管肺炎，咳黏液脓性痰，呼吸困难，鼻翼张缩不止，皮肤苍白或发紫，发热常呈弛张性或间歇性。

略述支气管肺炎之治法

治疗支气管肺炎参考处方如下："五味子汤"（五味子、桔梗、紫菀、甘草、续断、竹茹、赤小豆、桑白皮、地黄）；"通膈汤"（射干、桑白皮、麻黄、甘草、槟榔、草豆蔻、郁李）；"玄参清肺饮"（玄参、柴胡、陈皮、桔梗、茯苓、地骨皮、麦门冬、薏苡仁、人参、甘草、槟榔）；"五味子散"（五味子、白术、紫苏子、附子、桂枝、桔梗、诃子、半夏、木香）。

20. 慢性间质性肺炎或肺硬化

试述慢性间质性肺炎或肺硬化之病因

慢性间质性肺炎或肺硬化之病因：大叶性肺炎而继发；因僧帽瓣异常，致肺持久瘀血而继发；继发于胸膜炎。

试述慢性间质性肺炎或肺硬化之主要症候

慢性间质性肺炎或肺硬化之主要症候：症见劳作则呼吸困难、咳嗽、咳痰等症；咳嗽常发作性增剧，咳黏液脓样痰且量多，常伴有气管扩张之特征；有因尘肺及肺瘀血而发病者，各有其特异之咳痰可辨识。

试述慢性间质性肺炎或肺硬化之治法

治疗慢性间质性肺炎或肺硬化参考处方如下："蛤蚧散"（蛤蚧、知母、贝母、桑白皮、甘草、人参）；"四顺散"（杏仁、贝母、紫菀、桔梗、甘草）；"劫劳散"（芍药、黄芪、甘草、人参、茯苓、熟地黄、当归、五味子、半夏、阿胶）；"八宝散"（茯苓、桔梗、贝母、人参、五味子、天门冬、胡黄连、熟地）。

21. 尘肺或肺尘埃沉着病

试述尘肺或肺尘埃沉着病之病原

尘肺或肺尘埃沉着病之病原：厨师、矿工，日常吸入粉尘者，易发生"炭粉肺"；铁工、镜工，日常吸入铁粉者，易发生"铁粉肺"；石工、陶工、炼瓦工，日常吸入石粉者，易发生"石粉肺"；要之均由吸入各种尘埃而发病。

试述尘肺或肺尘埃沉着病之主要症候

尘肺或肺尘埃沉着病之主要症候：症见呼吸迫促，持久咳嗽，因职业不同咳出不同之尘埃浊痰；炭粉肺咳痰为灰黑色，铁粉肺咳痰为赤色或灰色，石粉肺之咳痰尚无固定之色泽可检。

略述尘肺或肺尘埃沉着病之治法

治疗尘肺或肺尘埃沉着病参考处方如下："加味桔梗汤"（桔梗、白及、橘红、甜葶苈、甘草、贝母、苡仁、金银花）；"白扁豆方"（白扁豆、生姜、枇杷叶、半夏、人参、白术、白茅根）；"蓬莪术散"（蓬莪术、肉桂、枳壳、三棱、大黄、当归、槟榔、木香、柴胡、干姜、鳖甲、芍药）。

22. 肺脓肿

试述肺脓肿之病因

肺脓肿之病因：因种种肺炎而继发；其他病毒或他种异物经支气管入肺

而发病；因传染性栓塞而发病；通过胸壁而入肺之刺伤或铳创而发病；邻近脏器之炎症蔓延而继发；糖尿病患者及体质弱者之并发症。

试述肺脓肿之主要症候

咳痰为本病最重要之特有症状，其量多而带脓样，得目击其中之肺组织碎片，而带一种臭气，或污秽黄色及暗色，手指末节肥大，所谓鼓槌指是也，热型弛张。

试述肺脓肿之治法

治疗肺脓肿参考处方如下："千金苇茎汤"（苇茎、薏苡仁、桃仁、冬瓜仁）；"葶苈大枣汤"（葶苈子、大枣）；"外台桔梗汤"（桔梗、木香、地黄、甘草、败酱、苡仁、桑白皮、当归）；"肺痈神汤"（桔梗、金银花、黄芪、白及、苡仁、甘草、橘皮、贝母、葶苈、生姜）。

23. 肺坏疽

试述肺坏疽之病原

· 肺坏疽原发者少，继发者多，凡足以致肺发脓肿之疾病，减退或消灭肺组织之生活力者，无不予种种腐败菌以可乘之机，以固着肺组织而使之成坏疽者也。

试述肺坏疽之主要症候

肺坏疽之主要症候："咳痰"为本病主要之症状，因腐败菌分解蛋白质及蛋白样物质，而产生硫化氢等，故呼气既予人以难堪，咳痰尤散发出腐败之恶臭，放置之虽臭气渐消，而搅拌之仍臭不可闻，痰量尤多，间有满口咳出者；伴有咳嗽频作，颜貌呈污秽土色，体力衰弱不堪。

试述肺坏疽之治法

治疗肺坏疽参考处方如下："理肺煎"（百合、贝母、天花粉、丝瓜络、生甘草、杏仁、瓜蒌仁、款冬花、桑白皮）；"百部清肺汤"（百部、天门冬、桔梗、生甘草、白及、贝母、桑白皮、杏仁、瓜蒌仁）；"肺痈排脓汤"（桔梗、葶苈、生甘草、杏仁、贝母、桑白皮、苡仁、大枣、冬瓜仁）；"肺痈汤"（桔梗、杏仁、瓜蒌根、白芥子、贝母、黄芩、甘草）；"肺痈神汤"（桔梗、金银花、黄芪、白及、苡仁、甘草、橘皮、贝母、葶苈、生姜）。

24. 肺气肿

试述肺气肿之病因

慢性实质性或肺气泡之病因：由于肺弹力组织衰弱，以及吸气与呼气之障碍而发病；原发者少，多由于干性支气管炎、哮喘、百日咳等而继发。

叶间性或组织间肺气肿之病因：由于外伤所致；强剧之吸气，及空气之强力吹入；气管异常引发；肺实质之溃疡引发。

试述肺气肿之主要症候

慢性实质性或肺气泡之主要症候：呼吸及血行障碍，为本病主要之症状，因呼吸障碍而障碍血行，因血行障碍而障碍呼吸，致呼吸困难，常有哮喘样发作。

叶间性或组织间肺气肿：因空气窜入横膈膜之前部，颈部、胸部均发皮肤气肿，胸廓明显扩张，脊柱稍向后突，胸廓酷类酒瓮。

试述肺气肿之治法

肺气肿之治法：呼吸困难、面发绀色者，宜用"肺胀方"（麻黄、紫苏、桂枝、细辛、桑白皮、生甘草、郁金、贝母、前胡）；肺胀体虚弱咳喘者，宜用"桑苏饮"（紫苏、桑白皮、干姜、白术、半夏、太子参、款冬花、杏仁、贝母）；哮喘样发作者，宜用"麻杏理肺汤"（麻黄、石膏、杏仁、黄芩、桑白皮、生甘草、前胡、天花粉、桔梗）。

25. 肺膨胀不全

试述肺膨胀不全之病因

先天性肺膨胀不全之病因：此病常见于婴儿，因分娩之时间过长，脐带之压迫或捻转，骨盆狭窄、钳子分娩、回转术以及胎便黏液之吸引而发病。

后天性肺膨胀不全之病因：因某种原因闭塞支气管，空气渐次吸收消失而发病者，曰"闭锁性"或"吸收性"肺膨胀不全；因胸膜炎胸水等疾病之压迫而发病者，曰"压迫性肺膨胀不全"；因重病而呼吸肌微弱，或呼吸中枢之兴奋性减少者，曰"消瘦性肺膨胀不全"。

试述肺膨胀不全之主要症候

先天性肺膨胀不全之主要症候：常见于早产儿、发育不良及假死之初生儿，症见呼吸浅表，不呱哭，不好哺乳，运动不活泼，皮色苍白或发紫。

后天性肺膨胀不全之主要症候：症见呼吸困难，胸部吸气陷没，皮肤苍白，时为他种疾病之一症候。

试述肺膨胀不全之治法

先天性肺膨胀不全之治法：清拭患儿之口腔，气管内如有黏液、胎便用导管吸出；置患儿于温汤后，反复用冷水灌注其背部、头部或颈部，以促进深呼吸；或以手轻拍婴儿之背部亦可。

后天性肺膨胀不全之参考处方如下："人参紫菀散"（桑白皮、紫菀、人参、陈皮、五味子、紫苏叶、贝母、白茯苓、甘草、杏仁）；"补肺汤"（五味子、干姜、桂心、款冬花、麦门冬、大枣、粳米、桑根白皮）；"人参补肺汤"（人参、紫菀、黄芪、鹿角胶、桂枝、白术、紫苏茎叶、五味子、干姜、杏仁）。

26. 肺　　癌

试述肺癌之病因

肺癌多由胃、肝、胰、肾上腺、甲状腺、乳腺等癌细胞经血行或淋巴系统转移而发病，或由食道癌蔓延而来，也见有原发者。

试述肺癌之主要症候

肺癌之主要症候：咳出黏液样痰，色暗赤如胶状，或带草绿色，含多量癌细胞；伴有羸瘦、衰弱、贫血、恶病质，可见间歇式发热；原发者，则见胸廓扩张，呼吸困难，上臂神经、肋间神经痛，吞咽困难、颜面浮肿等。

试述肺癌之治法

治疗肺癌参考处方如下："赚气散"（三棱、莪术、白术、木香、枳壳）；"趁痛汤"（当归、芍药、吴茱萸、桂枝、人参、大黄、甘草、枳壳、茯苓、干姜、附子）；"七宝散"（半夏、厚朴、良姜、甘草、青皮、草果、乌梅）。

27. 胸膜炎或肋膜炎

试述胸膜炎或肋膜炎之病因

原发性胸膜炎，见于胸部打扑、刺创、切创等外伤，及患急性关节偻麻质斯时。继发于其他脏器之炎症之蔓延者为最多，病原体多为酿脓性链状球菌、葡萄状球菌、肺炎球菌、伤寒杆菌等。

试述胸膜炎或肋膜炎之主要症候

干性胸膜炎或纤维素性胸膜炎之主要症候：突发侧胸刺痛，呼吸加速，伴有咳嗽、发热、困倦、食欲不振。

浆液性胸膜炎及浆液纤维素性胸膜炎之主要症候：徐发侧胸刺痛，逐日加甚，渐发呼吸困难、颜面苍白。

化脓性胸膜炎或脓胸之主要症候：亦发胸部刺痛，而热特高，侧胸部发轻度浮肿。

出血性胸膜炎之主要症候：症状与浆液性同。

腐败性胸膜炎之主要症候：渗出液产生瓦斯而散发腐败性恶臭，伴有全身症状，重笃险恶。

试述胸膜炎或肋膜炎之治法

胸膜炎或肋膜炎之治法：侧胸刺痛甚者，宜用"柴胡清肝散"（柴胡、黄芩、地黄、黄连、当归、丹皮、栀子、川芎、升麻、生甘草）或"柴胡疏肝散"（柴胡、赤芍、枳实、生甘草、香附、川芎、青皮）；刺痛、咳嗽、闷气者，宜用"栀子清肝散"（柴胡、山栀、黄芩、广皮、甘草、白芍）；发高热者，宜用"小白汤"（柴胡、黄芩、半夏、太子参、甘草、生石膏、知母、粳米、生姜、大枣）；化脓性或腐败性者，宜用"柴胡解毒汤"（柴胡、黄芩、生地黄、当归、丹皮、川芎、山栀子、黄连、升麻、甘草）。

28. 气　　胸

试述气胸之病因

多见于肺结核空洞形成而破裂于胸膜腔而发病，急性肺结核及迅速进行者，尤多发之。又可见合并肺气肿、肺坏疽等疾病。

试述气胸之主要症候

气胸之主要症候：侧胸部急发剧烈之疼痛，可见呼吸困难及苦闷等症，伴有耳鸣、咳嗽、声音低调，同时咳出大量之脓汁。

试述气胸之治法

气胸之治法：痛不可忍者，宜用"芎葛汤"（川芎、干葛、桂枝、枳壳、细辛、芍药、麻黄、人参、防风、甘草、生姜）；咳嗽吐脓汁者，宜用"平肝消瘕汤"（归身、白芍、白术、柴胡、鳖甲、神曲、山楂、枳壳、半夏）；呼吸困难、咳嗽耳鸣者，宜用"参苏温肺汤"（半夏、人参、肉桂、甘草、陈皮、木香、五味子、桑白皮、紫苏、茯苓、白术）。

29. 水　　胸

试述水胸之病因

水胸之病因有二：大循环之瘀血，心脏病、腹水等病时并见之；肾脏疾病，全身浮肿时可见之。

试述水胸之主要症候

水胸之主要症候：症见呼吸困难、脉搏频数，皮肤苍白，发热、胸痛，两侧胸膜腔中潴留澄清之浆液，胸膜常浑浊，而肺脏常受压迫也。

试述水胸之治法

治疗水胸参考处方如下："平肝饮"（柴胡、芍药、槟榔、香附、青皮、鳖甲、莪术、吴茱萸、甘草）；"疏肝汤"（黄连、柴胡、当归、青皮、桃仁、枳壳、川芎、芍药、红花）；"当归龙荟丸"（当归、龙胆、山栀、黄连、黄柏、黄芩、大黄、芦荟、青黛、木香、麝香）。

1. 卡他性口炎

试述卡他性口炎之病因

卡他性口炎之病因有四：因各种不同之刺激而发病；因重症全身病而引发；附近炎症之波及；由于口腔不洁等而引发。

试述卡他性口炎之主要症候

卡他性口炎之主要症候：急性者，黏膜潮红、肿胀、灼热、疼痛，伴有恶臭、流涎，味觉减退，舌被厚苔；慢性者，黏膜现赤褐色，上皮肥厚浑浊，口内干燥，常破裂而疼痛。

试述卡他性口炎之治法

治疗卡他性口炎参考处方如下："升麻煎"（升麻、玄参、射干、蔷薇根白皮、大青、黄柏、蜜）；"凉膈散"（大黄、朴硝、栀子、甘草、薄荷、黄芩、连翘、竹叶）；"导赤散"（黄连、麦门冬、半夏、地骨皮、茯神、芍药、木通、生地黄、黄芩、甘草）；"升麻散"（升麻、芍药、人参、桔梗、干葛、甘草）。

2. 溃疡性口炎

试述溃疡性口炎之病原

溃疡性口炎之病原，感染一定之纺锤状杆菌及奋森氏螺旋体而发病；水银中毒而发病；因于坏血病及有出血性素质而引发。

试述溃疡性口炎之主要症候

溃疡性口炎之主要症候：下颌齿龈及对臼齿之舌缘与颊黏膜等出现潮红、肿胀，表层坏死而溃疡，被以污秽黄色或绿黄色之痂皮，容易出血，发恶臭，舌黏膜肿胀，语言困难，吞咽疼痛。

试述溃疡性口炎之治法

治疗溃疡性口炎参考处方如下："清阳汤"（红花、酒黄柏、桂枝、甘草、苏木、葛根、当归、升麻、黄芪）；"升麻柴胡汤"（升麻、柴胡、芍药、栀子、木通、大青、黄芩、石膏）；"清热补血汤"（当归、川芎、芍药、熟地、玄参、知母、五味子、黄柏、麦门冬、柴胡、丹皮）；"清热如圣散"（枳壳、花粉、黄连、牛蒡子、连翘、荆芥、薄荷、栀子、柴胡、甘草）。

3. 滤泡性口炎

试述滤泡性口炎之病因

滤泡性口炎之病因：常发于小儿之第一生齿期，又常继发于各种口炎及胃肠病之初期，热性传染病经过中尤易患之。

试述滤泡性口炎之主要症候

滤泡性口炎之主要症候：口黏膜表面发生白色、黄灰色或黄色之微隆起而大如帽针头之斑点，周围绕以充血性红晕，不易剥落，强剥之则出血，好发于舌缘、舌面、舌系带、口唇内面及齿龈翻转部等处，可见口内灼热、干燥、疼痛等症状。

试述滤泡性口炎之治疗法。

治疗滤泡性口炎参考处方如下："柴胡清肝散"（柴胡、黄芩、生地、黄连、当归、升麻、栀子、川芎、丹皮、甘草）；"黄连泻心汤"（黄连、山栀、荆芥、黄芩、连翘、木通、薄荷、牛蒡子、甘草）；"清热化痰汤"（贝母、天花粉、枳实、桔梗、黄芩、黄连、玄参、升麻、甘草）；"玄参升麻汤"（玄参、升麻、赤芍药、桔梗、枳实、黄芩、犀角、甘草）。

4. 鹅口疮

试述鹅口疮之病原

鹅口疮之病原，由鹅口疮菌寄生发育之所致，常侵害哺乳儿；大人则易发于伤寒、肺痨等重症消耗性疾病的病程中。

试述鹅口疮之主要症候

鹅口疮之主要症候：初于舌前、颊部及软腭等处，发生白色、黄色或褐色之小圆形乳皮样斑点，移时互相融合而成膜状，渐扩大于舌面、腭部及口黏膜之大部，甚且蔓延于咽、鼻、喉、气管、胃黏膜等部，伴有吞咽疼痛、流涎等症。

试述鹅口疮之治法

鹅口疮之治法：斑点密布者，宜用"清热泻脾散"（山栀子、石膏、黄连、生地、黄芩、赤苓）；发热易出血者，宜用"清胃散"（升麻、黄连、当归、生地、牡丹皮、石膏）或用"一字散"（朱砂、硼砂、冰片、朴硝）涂布；漱口可用薄荷叶煎水。

5. 急性舌炎

试述急性舌炎之病因

急性舌炎之病因：多由外伤、火伤、腐蚀、昆虫螫刺而发病；或汞剂、碘剂等之内服而发病。

试述急性舌炎之主要症候

急性舌炎之主要症候：表在性者，炎症浅在于舌黏膜；实质性者，炎症深及舌实质，舌亦发赤、肿胀，故一部分挺出于齿间，伴有剧烈疼痛，谈话饮食均有妨碍。

试述急性舌炎之治法

治疗急性舌炎参考处方如下："玄参升麻汤"（玄参、升麻、赤芍药、桔梗、枳实、黄芩、犀角、甘草）；"黄花散"（黄连、黄柏、玄胡索、青黛、密陀僧）；"冰柏丸"（黄柏、薄荷、硼砂）。

6. 慢性舌炎

试述慢性舌炎之病因

慢性舌炎之病因，尚不明悉，然有疑及梅毒、吸烟及慢性消化障碍者。

试述慢性舌炎之主要症候

慢性舌炎之主要症候：舌上皮发生钱大之限局性增生，境界分明，微隆起，色白如珍珠，而触之硬固，生于舌面者最多，而形浑圆；生于颊黏膜、口唇、腭部者次之，而形状椭圆，初虽表皮及其真皮增生，继则乳头萎缩，伴有咀嚼疼痛等症。

试述慢性舌炎之治法

治疗慢性舌炎参考处方如下："清热化痰汤"（贝母、天花粉、枳实、桔梗、黄芩、黄连、玄参、升麻、甘草）；"绿袍散"（黄柏、薄荷、芒硝、青黛、冰片，研细涂布）；"治舌下烂破方"（百草霜、黄柏、甘草、白矾，研细调醋涂之）。

7. 流涎病

试述流涎病之病因

流涎病之病因：口腔炎引发；生齿牙引发；因于其他消化器病引发；碘、铅、汞等中毒引发；生殖器病及妊娠候之反射；神经病及神经衰弱之伴有症。

试述流涎病之主要症候

流涎病之主要症候：唾液分泌旺盛，故咽下多量于胃中，而致胃肠障碍，或时时流出口外，致口周围潮红糜烂、发湿疹，甚且谈话、睡眠均有障碍，而尿量且因之减少。

试述流涎病之治法

治疗流涎病要从其主要原因入手，一般可用"香砂六君子汤"（人参、茯苓、炙草、白术、藿香、香附子、缩砂），"神曲汤"（神曲、山楂、连翘、陈皮、半夏、茯苓、麦芽、莱菔子）。

8. 食道炎

试述食道炎之病因

急性食道炎之原因：硬固坚锐食品异物之器械刺激；过热食品之温度以及酸咸等化学刺激；咽炎、胃炎之蔓延。

慢性食道炎之原因：烟酒之慢性刺激；呼吸器、血行器之瘀血；食道狭窄，或憩室而发于其上部。

试述食道炎之主要症候

食道炎之主要症候：食道内觉有异物介在，伴有疼痛，波及背部、胸部、胃部等，可见吞咽困难；并发蜂窝织炎者，则症见战栗、高热、发汗等全身症状。

略述食道炎之治法

食道炎之治法：急性者，宜用"清咽利膈汤"（连翘、黄芩、甘草、桔梗、荆芥、防风、山栀、薄荷、金银花、黄连、牛蒡子、玄参、大黄、朴硝）或"玄参解毒汤"（玄参、山栀、甘草、黄芩、桔梗、葛根、生地、荆芥）；慢性者，宜用"香连丹"（香附子、黄连）。

9. 食道狭窄

试述食道狭窄之病因

食道狭窄之病因：因之于食道壁者，以癌瘤为最多；因之于食道外者，甲状腺、头肿胀、主动脉肿瘤等之器械压迫；因于食道内者，异物等之嵌入食道引发。

试述食道狭窄之主要症候

食道狭窄之主要症候：首为出现吞咽困难，次为吐逆，狭窄部愈高，其吐逆愈速，伴有营养障碍、呼吸浅表、顽固便秘、尿量减少等症。

试述食道狭窄之治法

治疗食道狭窄参考处方如下："顺气和中汤"（白术、陈皮、山栀子、香附子、茯苓、半夏、砂仁、甘草、黄连、枳壳、神曲、生姜）；"六味平胃散"（苍术、陈皮、厚朴、甘草、茯苓、丁香）；"内消散"（陈皮、半夏、茯苓、山楂、莪术、砂仁、香附、神曲、三棱、干姜、枳实）。

10. 食道癌

试述食道癌之病因

食道癌之病因尚不明，好发于陈旧之瘢痕部与酒客之食道，40 至 60 岁之老人多患之，男子比女子多发。

试述食道癌之主要症候

食道癌之主要症候：因肿瘤渐次发育，初感吞咽困难，伴有逆吐；及其癌瘤溃烂，常致声音嘶哑，出现放散性疼痛，伴有呼吸困难，胃机能虽如常，而营养却明显衰退。

试述食道癌之疗法。

食道癌之疗法：初起吞咽困难时，宜用"噎膈噙化丸"（硇砂、月石、生甘草、冰片、没食子）；吐逆甚而营养衰减者，宜用"外台延年秘录九物五膈丸"（麦门冬、蜀椒、远志、干姜、肉桂、细辛、甘草、附子、人参）；癌肿蔓延甚者，宜用"滋血润肠丸"（当归、白芍、生地、桃仁、红花、大黄、枳壳、韭汁）。

11. 食道扩张

试述食道扩张之病因

食道扩张之病因：由贲门之溃疡糜烂，生成瘢痕，终至收缩而继发者，曰"继发性"或"滞积性食道扩张"；特发性者，乃迷走神经之官能变化，食道不能收也。

试述食道扩张之主要症候

食道扩张之主要症候：首现吞咽困难，继即逆吐食物，成反流之习惯，因食物积滞于食道，胸部有压迫感觉，甚至呼吸困难，吞咽困难虽剧，而患者营养并不甚受害，是其特异之症状；然以持久之反流、失眠，终至于营养不良也。

试述食道扩张之治法

治疗食道扩张参考处方如下："养胃丸"（木香、槟榔子、肉桂、陈皮、白术、茯苓、香附子、莪术、三棱、厚朴、甘草）；"八味平胃散"（苍术、厚朴、甘草、茯苓、丁香、陈皮、缩砂、香附）；"勾气丸"（草豆蔻、橘皮、沉香、人参、益智、檀香、大腹皮）。

12. 食道憩室

试述食道憩室之病因

食道憩室之病因：因先天性肌肉萎缩，而重之以吞咽时内压亢进之压力，致黏膜渐次向外突起，终成囊状者，曰"脱出性憩室"；因食道周围器官之炎症后之萎缩，牵引而生憩室者，曰"牵引性食道憩室"。

试述食道憩室之主要症候

食道憩室之主要症候：因种种食物误入憩室，致憩室膨胀，颈部现肿块，因之压迫食道而吞咽困难，随即反刍吐逆，吐出腐败恶臭内容物。

试述食道憩室之治法

食道憩室之治法：宜行割除根治法，万不得已时，可用"回春破郁丹"（香附子、栀子、黄连、枳实、槟榔、莪术、青皮、瓜蒌仁、苏子），并可用外科手术进行憩室之洗涤。

13. 食道痉挛

试述食道痉挛之病因

食道痉挛之病因：有因食道炎症、溃疡等刺激者；远隔脏器之疾病，以反射而致者；有因烟酒等中毒，及神经系等疾病而引发者。

试述食道痉挛之主要症候

食道痉挛之主要症候：症见胸内压迫、灼热、疼痛、咽下困难、呼吸迫促、心悸亢进，流动性食品比固形食品尤难于咽下是其特点，并具有发作性。

试述食道痉挛之治法

治疗食道痉挛参考处方如下："七珍散"（黄芪、山药、粟米、生姜、大枣、人参、茯苓、炙甘草、白术）；"中正汤"（半夏、白术、藿香、橘皮、干姜、厚朴、大黄、黄连、木香、甘草）。

14. 急性胃炎

试述急性胃炎之病因

急性胃炎之病因：因寒热杂投、饮食不卫生而发病；摄取毒性作用之物质而发病；他种疾病之反射作用而引发；急性热病之继发。

试述急性胃炎之主要症候

急性胃炎之主要症候：食欲缺乏，口渴，嗳气，口臭，恶心、呕吐，吐物多为黏液、胆汁之混合物，腹部膨满伴有剧痛，大便秘结，头重眩晕，衰惫无力。

试述急性胃炎之治法

急性胃炎之治法：胸部痞满、恶心呕吐者，宜用"半夏泻心汤"（半夏、太子参、黄芩、黄连、干姜、甘草、大枣）；发热烦渴、腹胀便秘者，宜用"大黄黄连泻心汤"（大黄、黄芩、黄连）；头痛、烦闷继发于急性热病者，宜用"大柴胡汤"（柴胡、黄芩、芍药、半夏、枳实、大黄、生姜、大枣）；因于摄取毒性作用之物质而发病者，宜用"木香槟榔丸"（木香、槟榔、青皮、陈皮、枳壳、黄柏、黄连、三棱、莪术、大黄、香附子、黑牵牛子、芒硝）。

15. 蜂窝织炎性胃炎

试述蜂窝织炎性胃炎之病因

蜂窝织炎性胃炎之病因：多因各种传染病而继发，间亦因食物不卫生，滥饮酒精，及感冒等而引发。

试述蜂窝织炎性胃炎之主要症候

广泛性化脓性胃炎之主要症候：脱力，出现弛张热，伴有心窝剧痛、呕吐不止，吐物含胆汁，而不含脓液，可见鼓肠、下痢或便秘。

胃脓肿之主要症候：胃脘部剧痛，吐出胆液汁，其他症候多不明显。

试述蜂窝织炎性胃炎之治疗法。

治疗蜂窝织炎性胃炎参考处方如下："葛花解醒汤"（白术、砂仁、肉豆蔻、葛花、茯苓、陈皮、猪苓、人参、神曲、泽泻、干姜、木香）；"保和丸"（山楂、神曲、半夏、茯苓、萝卜子、陈皮、连翘）；"左右丸"（槟榔、陈皮、厚朴、莪术、青皮、香附子、地肤子、山楂子、神曲、麦芽、苍术、缩砂、木香）。

16. 慢性胃炎

试述慢性胃炎之病因

慢性胃炎之病因：原发性者，因急性胃炎反复持续而发病，或因齿牙不

良致咀嚼不充分而发病，或因滥用烟酒及峻下剂而发病；继发性者，因其他疾病影响而发病也。

试述慢性胃炎之主要症候

慢性胃炎之主要症候：症见食欲减退，渴思香料及刺激性食品，食后膨胀、痞闷、嗳气、吞酸、嘈杂、恶心、呕吐，惟酒客常作晨起呕吐，伴有全身倦怠、头痛、晕眩，终至营养衰退，全身贫血。

试述慢性胃炎之治法

慢性胃炎之治法：单纯性者，宜用"吴茱萸人参汤"（吴茱萸、太子参、生姜、大枣）；呕吐痰液、饮食不进者，宜用"香砂六君子汤"（太子参、苍术、茯苓、甘草、陈皮、木香、砂仁）；消化不良、泄泻、呕吐清水者，宜用"胃苓汤"（厚朴、橘皮、苍术、甘草、茯苓、泽泻、猪苓、桂枝）；黏液性者，宜用"枳实薤白桂枝汤"（枳实、厚朴、薤白、桂枝、瓜蒌实）；萎缩性胃炎、痞胀、嗳气者，宜用"良附汤"（高良姜、香附子、太子参、缩砂仁、桂枝、甘草、菖蒲根、肉豆蔻）。

17. 胃溃疡

试述胃溃疡之病因

胃溃疡之病因，常有遗传关系，而好发于胸腺淋巴体质、无力性体质及植物神经易受刺激之人，常食肉类民族多患之；厨役尝试过热食品，靴鞋工人常压心窝，以及胃部外伤、广泛火伤等，均可为其诱因。

试述胃溃疡之主要症候

胃溃疡之主要症候：以溃疡痛、呕吐、胃出血、胃酸过多症等为其特征；其痛在胸骨剑突与脐之中央，压痛剧烈，虽指触亦不能堪，并发第十一胸椎至第二腰椎、第七胸椎至第三腰椎之脊柱两侧痛；食后即吐，吐出无甚变化之食品，幽门溃疡者则吐出酸性糜粥状食物；除出血、下血外，常有潜在性出血。

试述胃溃疡之治法

胃溃疡之治法：慢性溃疡，大便色黑，有潜在性出血者，宜用"和胃汤"（升麻、生甘草、橘皮、石膏、茯苓、半夏、瓦楞子、大枣）；幽门溃疡，压痛剧者，宜用"清郁二陈汤"（半夏、茯苓、橘皮、甘草、香附子、黄连、栀子、苍术、川芎、枳实、神曲、芍药）；胃出血严重者，宜用"乌贼汤"（乌贼骨、阿胶、蛤粉、橘皮、甘草、滑石、代赭石、伏龙肝、太子参、大枣）。

18. 胃　癌

试述胃癌之病因

胃癌之病因，尚在不明，惟胃黏膜常受刺激，如胃溃疡、胃部外伤及嗜酒等，常可促其发生，虽有遗传之说，尚未能尽凭。

试述胃癌之主要症候

胃癌之主要症候：心窝部发持续性的如牵引、烧灼、刺螫之疼痛，食欲明显减退，嫌恶肉类食物，伴有嗳气、呕吐，吐血量少而持久，血色暗褐，可见体力减退，皮肤苍白、干燥，便秘、下痢交互发作，终至贫血而陷恶病质。

试述胃癌之治疗法。

试述胃癌之治疗法：早期，宜用"回春破郁丹"（香附子、栀子、黄连、枳实、槟榔、莪术、青皮、瓜蒌仁、苏子）；体力明显减退时，宜用"张涣养中汤"（附子、人参、半夏、沉香、肉桂、木香）；压痛苦闷、呕吐、贫血羸瘦者，宜用"安胃汤"（吴茱萸、肉桂、当归、人参、罂粟壳、瓦楞子、蒲公英、干姜、半夏）；食欲减退时，宜用"圣惠半夏散"（姜半夏、人参、白术、附子、沉香、厚朴、橘皮、生姜、肉桂）。

19. 胃下垂症

试述胃下垂症之病因

胃下垂症之病因：因无力性体质而发病；腹壁弛缓、腹压骤降所致；因马甲腰带等之紧扎胸部及上腹部而发病；胃癌、胃扩张时之下迫导致；因胸廓变形而发。

试述胃下垂之主要症候

试述胃下垂之主要症候：第一型，腹壁弛缓，腹腔庞大，食后及空腹时均觉痞闷，且感疼痛，须安卧而轻快；第二型，身体瘦削，营养不良，立起时心窝陷没、下腹前突，腹内有牵引、膨满等感觉，伴有嗳气、恶心、呕吐等症状，然皆由仰卧而轻快。

试述胃下垂之治法

试述胃下垂之治法：除施用适当之腹带，以固其内脏外，并宜行理疗法（另详内科专书），可多予滋养，图其肥胖。必要时亦需服用下列方剂："陆氏御院方"（诃黎勒、砂仁、白芥子、豆蔻仁）；"快气汤"（缩砂仁、甘草、香附子）；"人参芎归汤"（当归、半夏、川芎、蓬术、木香、缩砂、乌药、甘草、人参、辣桂、五灵脂）。

20. 胃肌衰弱症

试述胃肌衰弱症之病因

胃肌衰弱症之病因：先天性普泛无力症者，常与胃下垂并发；因腹压减少而发病；因暴饮食致胃负担过重而发病；贫血、结核等病之继发症；植物神经机能失调者。

试述胃肌衰弱症之主要症候

胃肌衰弱症之主要症候：食后胃部膨胀、痞满，伴有嗳气、恶心、吞酸、嘈杂，惟疼痛呕吐者颇少；腹壁弛缓，试空腹饮水一公升测之，其胃大弯常降至脐下。

试述胃肌衰弱症之治法

胃肌衰弱症之治法：可施行理疗法（另详内科专书），需增加营养，必要时可选用下列各方以促进胃之蠕动："七珍散"（黄芪、山芋、粟米、姜、枣、人参、茯苓、炙甘草、白术）；"加减益胃升阳渗湿汤"（人参、白术、附子、炮姜、甘草、升麻、黄芪、茯苓、益智仁、苍术、泽泻）；"补中益气汤"（人参、白术、当归、甘草、陈皮、柴胡、升麻、黄芪）；"补脾散"（人参、茯苓、草果、炮姜、麦芽、炙甘草、厚朴、橘皮、白术）。

21. 胃扩张

试述胃扩张之病因

胃扩张之病因，以幽门及其附近之狭窄为主要原因。其所以狭窄者，一是由于胃壁之器质变化，如胃溃疡等；二是由于胃外之压迫牵引绞扼，致幽门易位，如胆、胰、肝肿瘤等；三是由于幽门痉挛，胃位降低；四是由于慢性胃炎等之胃肌衰弱。

试述胃扩张之主要症候

胃扩张之主要症候：食后胃部膨满痞闷，伴有吞酸、嘈杂，胃疼痛放散于背胸等部；可见反复呕吐，吐后自觉轻快，吐量颇多，夹杂陈旧食品而酸臭；触之胃部有抵抗感；伴有皮肤菲薄、四肢厥冷、大小便量均见减少等症。

试述胃扩张之治法

治疗胃扩张参考处方如下："古今录验一方 I"（吴茱萸、泽泻、芍药、白术、防己、茯苓、大黄）；"古今录验一方 II"（人参、吴茱萸、干姜、黄连）；"丁香温中汤"（人参、干姜、白术、甘草、橘红、半夏、丁香）；"生姜半夏汤"（半夏、生姜汁）。

22. 神经性胃痛

试述神经性胃痛之病因

神经性胃痛之病因：因各种胃疾病而引发；胃附近脏器之疾病所致；子宫、膀胱、腹腔等疾病之反射作用引起；由于中枢神经病所致；中毒引发；神经衰弱之伴有症。

试述神经性胃痛之主要症候

神经性胃痛之主要症候：胃部发生剧烈疼痛，如刺、如咬、如灼、如揉，特发于心窝部，可放散于背、肩、脐、肋等部，压之则痛减，痛极则颜面苍白、四肢厥冷，甚至痉挛失神，腹壁硬固如板，发作有间歇，可见膨满、恶心、呕吐等先兆。

试述神经性胃痛之治法

治疗神经性胃痛参考处方如下："六郁汤"（陈皮、半夏、苍术、川芎、茯苓、栀子、香附、甘草、砂仁、生姜）；"抑气散"（乌药、紫苏叶、陈皮、槟榔、砂仁、沉香、香附、枳实）；"黑丸子"（黄连、合欢木霜、沉香、木香、熊胆）；"奇应丸"（人参、沉香、麝香、熊胆、金箔）。

23. 神经性呕吐

试述神经性呕吐之病因

神经性呕吐之病因：因内耳之刺激或脑内之血行障碍而发病，如晕船、脑贫血等；其他疾病之反射作用引起；病毒之化学作用引起；呕吐中枢兴奋；神经衰弱或歇斯底里（脏躁）等均可为诱因。

试述神经性呕吐之主要症候

神经性呕吐之主要症候：年少而生来衰弱者，因精神过劳或消化不良而发病，吐物混有胆汁，甚且带血液与臭气；周期性呕吐，定时而发病，呕吐既不费力，吐物亦不发酵、不变形，初吐胃内容，后吐黏液、胆汁、肠液，伴有食欲不强、身体衰弱。

试述神经性呕吐之治法

治疗神经性呕吐参考处方如下："白术散"（白术、茯苓、厚朴、橘皮、人参、荜茇、吴茱萸、槟榔、大黄）；"沉香温脾汤"（沉香、丁香、木香、附子、肉桂、人参、缩砂、川姜、白豆蔻、炙甘草、白术）；"红豆丸"（丁香、胡椒、砂仁、红豆）；"代赭石散"（用旋覆花不拘多少，入代赭石细末一钱调服）。

24. 胃酸过多症

试述胃酸过多症之病因

胃酸过多症之病因：胃器质性疾病、胃受慢性之刺激、他脏器疾病之反射作用，由于以上原因，植物神经系之紧张而致胃酸分泌过量，调和机制发生障碍故也。

试述胃酸过多症之主要症候

胃酸过多症之主要症候：食后胃部有痞闷、灼热等感觉，伴有吞酸、嘈杂，剧则胃部紧满、痛楚。

试述胃酸过多症之治法

治疗胃酸过多症参考处方如下："清郁二陈汤"（陈皮、半夏、茯苓、香附、黄连、栀子、苍术、川芎、枳实、神曲、芍药、甘草）；"槟榔散"（槟榔、人参、茯苓、橘皮、荜茇）；"顺气和中汤"（白术、陈皮、山栀子、香附子、茯苓、半夏、砂仁、甘草、黄连、枳壳、神曲、生姜）；"苍连汤"（苍术、黄连、陈皮、半夏、茯苓、神曲、吴茱萸、砂仁、甘草、生姜）。

25. 胃酸缺乏症

试述胃酸缺乏症之病因

胃酸缺乏症之病因：因于神经性分泌机能障碍；因于慢性胃炎；先天性体质异常，或内分泌器官之机能低降；幽门切除术之后果。

试述胃酸缺乏症之主要症候

胃酸缺乏症之主要症候：食后常觉胃部膨满、痞闷、恶心、嗳气、胃痛，食欲不振，常伴有便秘，口唾液分泌常于夜间亢进，消化力减弱，时见慢性下利。

试述胃酸缺乏症之治法

治疗胃酸缺乏症参考处方如下："温中降气汤"（三棱、莪术、青皮、陈皮、干姜、良姜、吴茱萸、木香）；"广济一方"（桂枝、白芍、生姜、大枣、甘草、神曲、枳实）；"枳实导滞汤"（茯苓、黄芩、白术、黄连、泽泻、大黄、枳实、神曲）；"加味平胃散"（苍术、厚朴、甘草、山楂、神曲、陈皮、麦芽）。

26. 神经性消化不良症

试述神经性消化不良症之病因

神经性消化不良症，又称"胃神经衰弱症"，常为神经衰弱及歇斯底里之一分症，又为内脏下垂及无力性体质之结果，他脏器疾病之反射作用亦能导致，纯有精神作用而发病者常有之也。

试述神经性消化不良症之主要症候

神经性消化不良之主要症候：食后觉胃部膨满、痞闷，有呕吐、恶心之趋势，常发嗳气，食物离胃到肠后症状即渐消失，然亦有晨起空腹见上列症状者，上述症状常由患者之喜怒哀乐而消长是其特点。

试述神经性消化不良症之治疗法。

治疗神经性消化不良症参考处方如下："青木香丸"（青木香、槟榔子、大黄、芍药、诃子、枳实、肉桂）；"化食养脾汤"（茯苓、白术、人参、甘草、陈皮、半夏、砂仁、神曲、麦芽、山楂）；"枳实导滞汤"（茯苓、黄芩、白术、黄连、泽泻、大黄、枳实、神曲）；"补脾散"（人参、茯苓、草果、炮姜、麦芽、炙甘草、厚朴、橘皮、白术）。

27. 下　利

试述下利之病因

下利之病因：由于肠管壁之刺激，如肠炎、溃疡之类；由于肠内容物之刺激，如痢疾、肠寄生虫等；肠之分泌及运动神经之亢进或低降等障碍；因肠管刺激之媒介于血行中，如各种传染病、内分泌病等。

试述下利之主要症候

（1）蓄便性下利之主要症候：于慢性便秘中，突于一二日间持续下利，便之先部硬固有形，续部则为粥状或液状。

（2）腐败性消化不良或胃性下利之主要症候：排薄粥状或液状大便，气味恶臭，便带褐色，腹内骚鸣不安，矢气频频

（3）发酵性消化不良症下利之主要症候：矢气频数而无臭味，排鲜黄色带酸臭气之大便，伴有嗳气、腹痛、鼓肠。

（4）神经性下利之主要症候：下痢时无任何不快之症状，大便中亦不含黏液，发于神经过敏之患者。

（5）其他因于各种疾病而发病者，当各有其主症。

试述下利之治法

下利之治法：蓄便性者，宜用"温中汤"（苍术、木香、干姜、厚朴、砂仁、陈皮、芍药、生姜）；腐败性消化不良者，宜用"金饮子"（五苓散、平胃散、草豆蔻）；发酵性消化不良者，宜用"石室一方"（白芍、当归、枳壳、槟榔、甘草、滑石、木香、萝卜子）或"快中丸"（麦芽、枳壳、厚朴、木香、槟榔、青皮、陈皮、白术）；神经性者，宜用"归参芍药汤"（当归、茯苓、芍药、白术、山药、人参、陈皮、甘草）或"真人养脏汤"（肉桂、

人参、当归、诃子、甘草、木香、肉豆蔻、芍药、白术、罂粟壳）。

28. 便　　秘

试述便秘之病因

（1）一时性便秘之病因：因于食无渣滓，或含有鞣酸之食物，以及大汗淋漓或断食者。

（2）继发性或症候性便秘之原因：因于各种疾病而发病。

（3）习常性便秘之原因：为大肠运动机能障碍之结果。

试述便秘之主要症候

便秘之主要症候：大便干燥，排便费力，便时伴有疼痛，大便量少或完全秘结，常发头痛、眩晕、呕吐、膨满等症状。

试述便秘之治法

治疗便秘参考处方如下："大承气汤"（大黄、厚朴、枳实、芒硝）；"脾约丸"（麻仁、枳实、厚朴、芍药、大黄、杏仁）；"润肠汤"（地黄、甘草、大黄、当归、升麻、桃仁、麻仁、红花）；"通幽汤"（当归、升麻、桃仁、熟地黄、生地黄、甘草、槟榔子、红花）。

29. 急性肠炎

试述急性肠炎之病因

急性肠炎之病因：饮食物不洁；化学毒物刺激；由于气候急变；因传染病而引发；机械刺激所致。

试述急性肠炎之主要症候

急性肠炎之主要症候：腹部疼痛，或急或缓，频频下痢，大便初为粥状渐次为液状，放恶臭气，大便富泡沫或如米汤汁样；轻者，伴有倦怠无力、食欲不振而渴；重者，伴有恶心、呕吐、冷汗淋漓、体温下降、腓肠肌痉挛等，终至虚脱。

试述急性肠炎之治法

急性肠炎之治法：下利、腹痛、尿少者，宜用"胃苓汤"（苍术、厚朴、陈皮、甘草、白术、泽泻、猪苓、茯苓、桂枝）；暴食生冷者，宜用"连理汤"（太子参、干姜、黄连、白术、炙甘草，茯苓）；四肢厥冷、体温低落者，"准绳六柱汤"（人参、熟附子、肉豆蔻、白茯苓、木香、诃子）；下利水样便、腹痛呕吐者，宜用"大橘皮汤"（橘皮、木香、槟榔、白术、泽泻、猪苓、茯苓、桂皮、滑石、甘草）。

30. 慢性肠炎

试述慢性肠炎之病因

慢性肠炎之病因：因急性肠炎迁延而来；慢性消化不良而致；因心、肝、肺疾病致门静脉瘀血所致；由肠壁之器质病变而引发；有先天性遗传消化机能薄弱之体质者易患之。

试述慢性肠炎之主要症候

慢性肠炎之主要症候：腹部膨满不快，食后便前腹痛、肠鸣，或下利，或便秘，或两者交互发生，或朝晚间下利，常排软便及液状便，均有黏液带酸臭气，可见营养不良、贫血等症。

试述慢性肠炎之治法

慢性肠炎之治法：下利久而不愈，肠胃机能衰弱者，宜用"禹余粮丸"（禹余粮、赤石脂、龙骨、肉豆蔻、荜茇、干姜、诃子、附子）；腹痛、消化不良者，宜用"厚朴汤"（厚朴、干姜、阿胶、连翘、石榴皮、艾叶）；早晚下痢、体力衰弱者，宜用"固肠汤"（罂粟壳、陈皮、炮姜、甘草、肉豆蔻、木香、生姜、白术）。

31. 溃疡性结肠炎

试述溃疡性结肠炎之病因

溃疡性结肠炎之病因：由于结肠过敏所致，尚无一定之病原体，如赤痢异型菌、大肠杆菌、肠炎杆菌等，习常见也。

试述溃疡性结肠炎之主要症候

溃疡性结肠炎之主要症候：发病急剧，而病程徐缓，多呈有弛张热，下利腹痛、里急后重，便中混有黏液、血液、脓汁等，左肠骨窝触之过敏有压痛，病情反复难愈。

试述溃疡性结肠炎之治法

治疗溃疡性结肠炎参考处方如下："排脓散"（黄芪、当归、金银花、白芷、穿山甲、防风、瓜蒌仁、川芎）；"椒艾丸"（蜀椒、乌梅、陈艾、干姜、赤石脂）；"如神散"（香附子、陈皮、神曲、麦芽、肉豆蔻、苍术、乌药、甘草）；"缩砂丸"（缩砂、黄连、附子、吴茱萸、木香、干姜）。

32. 盲肠炎

试述盲肠炎之病因

盲肠炎之病因：或因化学及机械与细菌等刺激而原发，或因邻接脏器之炎症而继发。

试述盲肠炎之主要症候

盲肠炎之主要症候：慢性者，发病徐缓，大便多秘结或下利，次则盲肠部疼痛，触之有抵抗感而状如肿瘤；急性者，突觉右肠骨窝有激烈之疼痛，体温在38℃左右，伴有呕吐、口臭、大便秘结等症，腹部轻度鼓肠，右肠骨窝隆起如肿瘤状，触之觉有表面且多平滑。

试述盲肠炎之治法

盲肠炎之治法：腹痛、便秘、发热者，宜用"大黄牡丹汤"（大黄、牡丹皮、桃仁、甜瓜子、芒硝）；压痛剧者，宜用"薏苡附子败酱散"（薏苡仁、附子、败酱草）；急剧发作、壮热者，宜用"甜瓜子散"（甜瓜子、薏苡仁、败酱草、当归、槟榔、大黄、牡丹皮、桃仁、芒硝）或"一味红藤酒"（红藤二两，用绍酒煎）或"肠痈方"（生米仁、败酱草、紫地丁、当归、牡丹皮、金银花、桃仁、赤小豆、甘草）。

33. 阑尾炎

试述阑尾炎之病因

①阑尾炎因细菌侵染而发病，如大肠菌、链锁球菌等；②解剖因素所致，

以其狭窄屈曲，易障碍血行而生坏疽；③机械刺激而发病，如不消化物入其中以及外伤等。

试述阑尾炎之主要症候

阑尾炎之主要症候：急性者，突发腹部剧痛，持续而剧烈，除回肠部外，并发散至背、腿、膀胱等处，右侧下部腹壁紧张甚强，吸气时不能膨隆，且该部皮肤感觉过敏，伴有发热、呕吐、舌苔厚等；慢性者，发作徐缓，疼痛亦轻，惟剧动或饮食后，则觉回盲部有持续之牵引痛，或觉胃痛，伴有大便不规律、恶心、嗳气等。

试述阑尾炎之治法

治疗阑尾炎参考处方如下："神仙蜡矾丸"（黄蜡、白矾和为丸）；"会脓散"（穿山甲、白僵蚕、白芷、大黄、乳香、没药、五灵脂）；"梅仁汤"（梅核仁、大黄、牡丹皮、芒硝、冬瓜仁、犀角）。

34. 十二指肠溃疡

试述十二指肠溃疡之病因

十二指肠溃疡之病因：为肠黏液之抵抗力减弱，被流过其上之强力胃液所消化、侵蚀而发病。

试述十二指肠溃疡之主要症候

十二指肠溃疡之主要症候：心窝部中正线之右方或左方，发生如灼、如刺之剧烈疼痛，每发于食后二至六时，可谓随饥饿而至，得食则稍差或全止，右侧卧则痛甚，左侧卧则痛微，可见大便下血，或呕吐、吐血，及胃酸过多症表现。

试述十二指肠溃疡之治法

十二指肠溃疡之治法：呕吐吞酸、嗳气刺痛者，宜用"和胃汤"（升麻、生甘草、橘皮、石膏、茯苓、半夏、瓦楞子、大枣）；大便色黑，有潜在性出血者，宜用"清郁二陈汤"（半夏、茯苓、橘皮、甘草、香附子、黄连、栀子、苍术、川芎、枳实、神曲、芍药）；呕吐血液者，宜用"乌贼汤"（乌贼骨、阿胶、蛤粉、橘皮、滑石、代赭石、伏龙肝、太子参、大枣）。

35. 肠结核

试述肠结核之病原

肠结核之病原，因感染结核菌而发病。直接传染于肠管者，曰"原发性"；因他脏器之结核而继发者，曰"继发性"。

试述肠结核之主要症候

结核性肠溃疡之主要症候：原发性者，下肢微膨大，鼠鼷部触有肿胀之淋巴腺，大便不调，时或下利，大便中混有血液、黏液、脓汁及坏死组织片，恶臭如腐肉，伴有潮热、盗汗、食欲不振、消瘦等症；续出性者，多发朝晚固有之下利，腹部陷凹有压痛。

回盲部结核性肿瘤之主要症候：回盲部有鸡蛋大或拳头大之圆形或椭圆形肿块，伴有肠鸣、酸痛、便秘或下痢。

直肠结核之主要症候：可见里急后重感，排泄黏液、脓汁、血液样便，肛周围常有脓肿。

试述肠结核之治法

治疗肠结核参考处方如下："四圣散"（生瓜蒌、粉草末、没药末、乳香末）；"千金肠痈汤"（薏苡仁、牡丹皮、桃仁、瓜瓣仁）；"正宗排脓散"（黄芪、当归、金银花、白芷、穿山甲、防风、瓜蒌仁、川芎）；"保安散"（甜瓜子、蛇蜕皮、当归）。

36. 肠　　癌

试述肠癌之病因

肠癌之病因尚不明确，常由肠茸瘢痕瘤而发生。

试述肠癌之主要症候

肠癌之主要症候：肠管癌肿部发生疼痛，大便异常，排出混有血液、黏液、脓汁样便，或大便中检出癌瘤组织，且可触知各部之癌肿存在，一般之恶病质进行不止。

试述肠癌之治法

治疗肠癌参考处方如下："清上凉血汤"（川芎、当归、贝母、栀子仁，赤芍药，牡丹皮，熟地黄、桃仁、百合、麦门冬、生地黄、蒲黄、阿胶）；"化积汤"（桃仁、半夏、红花、玄胡、当归、青皮、川芎、三棱、芍药、莪术、地黄、贝母、陈皮、木香、香附子）；"大黄牡丹汤"（大黄、牡丹、桃仁、瓜子、芒硝）。

37. 痔　核

试述痔核之病因

痔核之病因：因血压亢进甚，直肠下部及肛门周围静脉瘀血之结果，痔静脉丛之限局性及广泛性扩张而发病，故反促使腹压反复亢进，妨害血液之逆流而致静脉之扩张者，皆可为其原因。

试述痔核之主要症候

外痔核之主要症候：肛门皮下生蓝青色大如豌豆至榛实之结节，伴有瘙痒、灼热，发生炎症时，则肿胀疼痛。

内痔核之主要症候：大如豌豆至胡桃，常发生如肿瘤，随时可见痔出血，解便时则脱出，继则发生直肠炎，直肠黏膜分泌亢进，不时漏泄，所谓"黏液痔"是也。

试述痔核之治疗法。

治疗痔核参考处方如下："小品生地黄汤"（大生地、侧柏叶、黄芩、阿胶、甘草）；"当归连翘汤"（当归、连翘、黄芩、白芍、生地、山栀子、大黄、阿胶、地榆、乌梅、甘草、人参）；"加味四物汤"（川芎、当归、白芍、生地黄、黄柏、黄芩、槐花）；"如神汤"（秦艽、桃仁、皂角子、黄柏、当归、防风、甘草、红花、大黄、升麻）。

38. 肠狭窄及肠闭塞

试述肠狭窄及肠闭塞之病因

肠狭窄及肠闭塞之病因：肠管外之原因，如各种脏器肿瘤，转位之压迫等；肠管内之原因，如顽固便秘、异物、肠壁之茸瘤等占位引发；肠管壁之原因，以肠管壁之瘢痕收缩及肠肿瘤引起，为最多见。

试述肠狭窄及肠闭塞之主要症候

肠狭窄症候：通便障碍，或便秘，大便细小如铅笔、纽扣，稀便中亦混有硬固粪块；腹壁上见膨胀之肠管，触之硬固如肠结瘤；狭窄上部之管肠，时时痉挛收缩，发剧烈之酸痛，时止时作；障碍严重时可见呕吐，吐物带便臭，甚且脱力而贫血、消瘦。

肠闭塞症候：大便不通，矢气全无，鼓肠，随即现吐粪症；小肠闭塞时，比大肠闭塞吐粪早且剧；下腹疼痛时发时止而不完全消退，肠管不刚劲而受绞扼，肠内容物腐败分解产生瓦斯；于相当之腹壁上形成圆形或不正圆形之境界分明，不可移动，有弹性，而不见蠕动之轮廓者，此为"绞扼性肠闭塞"。

试述肠狭窄及肠闭塞之治法

肠狭窄及肠闭塞之治法：腹痛便秘、呕吐鼓肠者，宜用"厚朴七物汤"（厚朴、甘草、大黄、枳实、桂枝、生姜、大枣）；腹绞痛、吐粪臭物者，宜用"进退黄连汤"（黄连、甘草、桂枝、干姜、吴茱萸、人参、半夏、大枣）；绞扼性者，宜用"厚朴调中汤"（厚朴、人参、枳实、大黄、木香、甘草、附子、芍药、桃仁、当归）；通便矢气俱息止者，宜用"温脾汤"（人参、附子、干姜、甘草、当归、芒硝、大黄）。

39. 肠神经痛

试述肠神经痛之病因

肠神经痛为神经痛之一症候，因神经衰弱、脊髓痨、歇斯底里等疾病而并发，而情绪激动、心神过劳等亦为其诱因，他如肠寄生虫、粪便、瓦斯之蓄积等亦其原因也。

试述肠神经痛之主要症候

肠神经痛之主要症候：疼痛或徐发或突发而概在脐部，可放散于腰、头、四肢痛者，强压之则疼痛轻快，压而愈痛者则少，发作持续数分至数小时，伴有颜面苍白、四肢厥冷、呕吐恶心、便常秘结等症。

试述肠神经痛之治疗法。

治疗肠神经痛参考处方如下："万病丸"（当归、杨梅皮、苦参、白术、莪术、山椒、甘草、黄柏）；"调气散"（白豆蔻、丁香、檀香、木香、藿香、甘草、砂仁）；"金龙丸"（杨梅皮、莪术、胡椒）。

40. 肝脏瘀血

试述肝脏瘀血之病因

试述肝脏瘀血之病因：因循环器病而引发，如心瓣膜、心肌、心包等疾病之引起心脏机能不健全；因呼吸器病而引发，肺气肿、胸膜炎等之致小循环障碍；因主动脉动脉瘤、腹膜后淋巴腺癌瘤之压抑肝静脉而发病；一般血压亢进而发病。

试述肝脏瘀血之主要症候

肝脏瘀血之主要症候：肝脏部、上腹部痞闷、紧张，可见轻度之黄疸，其皮肤因紫蓝色与黄疸色混合，现特殊色彩，伴有食欲减损，恶心呕吐，便秘或下利等症。

试述肝脏瘀血之治法

治疗肝脏瘀血参考处方如下："广茂溃坚汤"（黄芪、红花、升麻、吴茱萸、生甘草、柴胡、泽泻、神曲、青皮、陈皮、厚朴、黄芩、黄连、益智仁、草豆蔻仁、当归梢、半夏）；"半夏厚朴汤"（红花、苏木、吴茱萸、干生姜、黄连、木香、青皮、苍术、肉桂、白茯苓、泽泻、柴胡、陈皮、生黄芩、草豆蔻仁、生甘草、京三棱、当归梢、猪苓、升麻、神曲、厚朴、半夏、桃仁、昆布）；"草豆蔻汤"（泽泻、木香、神曲、半夏、枳实、草豆蔻仁、黄芪、益智、甘草、青皮、陈皮、茯苓、当归）。

41. 肝脏充血

试述肝脏充血之病因

肝脏充血之病因：过量食饵及辛辣香料之摄取；传染病病程中之并发症；因胃肠功能障碍而发病。

试述肝脏充血之主要症候

肝脏充血之主要症候：右季肋部疼痛，放散背部、肩胛等处，在右季肋部下可触知肝脏肿大，压之过敏，间发次急性黄疸，尿中含胆汁盐酸等。

试述肝脏充血之治法

治疗肝脏充血参考处方如下："升麻黄连丸"（白檀、生甘草、生姜、莲花青皮、升麻、黄连、黄芩）；"上二黄丸"（甘草、升麻、柴胡、黄连、黄芩、枳实）；"葛花解酲汤"（木香、人参、猪苓、白茯苓、橘皮、白术、干生姜、神曲、泽泻、莲花、青皮、缩砂仁、白豆蔻仁、葛花）。

42. 急性肝炎

试述急性肝炎之病因

急性肝炎之病因：因于传染病而发病，病原多为伤寒菌、大肠菌、链球菌等；因于食物中毒；饮食不洁，烟酒嗜好，心肾障碍等，亦为其诱因。

试述急性肝炎之主要症候

急性肝炎之主要症候：肝部有压重紧张感，压之过敏，发显著之黄疸，热型弛张，伴有恶心呕吐、通便不调、排食饵性糖尿。

试述急性肝炎之治法

治疗急性肝炎参考处方如下："生津甘露饮子"（藿香、柴胡、黄连、木香、白葵花、麦门冬、当归身、兰香、荜澄茄、生甘草、山栀子、白豆蔻仁、白芷、连翘、姜黄、石膏、杏仁、酒黄柏、炙甘草、酒知母、升麻、人参、桔梗、全蝎，研细末，开水服）；"兰香饮子"（半夏、熟甘草、白豆蔻仁、人参、兰香、升麻、连翘、桔梗、生甘草、防风、酒知母、石膏，研细末，生姜汤下）；"辛润缓肌汤"（生地黄、细辛、熟地黄、石膏、黄柏、黄连、生甘草、知母、柴胡、当归身、荆芥穗、桃仁、防风、升麻、红花、杏仁、小椒）。

43. 萎缩性肝硬化

试述萎缩性肝硬化之病因

萎缩性肝硬化之病因：酒精中毒，肝功能障碍；梅毒引发；辛辣品刺激及慢性中毒引发；内分泌障碍引起；急性传染病之后遗症。

试述萎缩性肝硬化之主要症候

萎缩性肝硬化之主要症候：肝部钝痛，下肢沉重，渐现腹水，触之波动；腹壁皮下静脉怒张，以脐为中心蜿蜒屈曲分派四方，即所谓"海蛇头"；皮肤现泥土样黄色，形容枯槁，颧骨突出，颊部小血管扩张现紫赤色，皮肤、黏膜、视网膜皆易出血，伴有胃部痞闷、食欲不振等症。

试述萎缩性肝硬化之治法

萎缩性肝硬化参考处方如下："广茂溃坚汤"（药味参见肝脏瘀血）；"葶苈丸"（半夏、厚朴、石膏、青皮、当归身、白豆蔻仁、缩砂、茵陈、干葛、炙甘草、羌活、黄芩、苦葶苈、人参、柴胡、独活）；"黄连消痞丸"（泽泻、姜黄、干生姜、炙甘草、茯苓、白术、陈皮、猪苓、枳实、半夏、黄连、黄芩）。

44. 肥大性肝硬化

试述肥大性肝硬化之病因

肥大性肝硬化之病因：由现尚不明之病毒，经胆管上侵于肝，或由血行入肝，再到胆道，先发胆管炎，再发结缔组织增生之所致。

试述肥大性肝硬化之主要症候

肥大性肝硬化之主要症候：初虽食欲不振，终则反而亢进，身体羸瘦，皮肤干燥且带褐黄色或黑黄色，皮肤、黏膜有出血之倾向，可见发热，肝脏逐渐肿大至死不止，引发弥漫性钝痛及压痛。

试述肥大性肝硬化之治法

治疗肥大性肝硬化参考处方如下："调气益中汤"（橘皮、黄柏、升麻、柴胡、人参、炙甘草、苍术、黄芪、茵陈蒿）；"扶脾丸"（干生姜、肉桂、干姜、藿香、红豆、白术、茯苓、橘皮、半夏、诃子皮、炙甘草、乌梅肉、麦芽、神曲，研细，荷叶烧泛为丸）；"消积滞集香丸"（京三棱、黄芪、青皮、陈皮、丁香皮、益智、川楝子、茴香、巴豆，研细末，醋糊为丸）。

45. 瘀滞性黄疸

试述瘀滞性黄疸之病因

瘀滞性黄疸之病因：胆道有狭窄或闭塞等机械障碍，致妨害胆汁流出，而瘀滞于其上部时，则发机械性瘀滞性黄疸；其障碍的位置，有的在胆管内（如肿瘤、胆石等），有的在胆管外（如胆囊癌、胰腺头癌等），有的在胆管壁（如胆道炎之黏膜肿胀等）。

试述瘀滞性黄疸之主要症候

瘀滞性黄疸之主要症候：皮肤黏膜发黄疸，排泄黄疸尿，尿色深黄或赤褐，粪便呈灰白色或带银色而有恶臭，伴有嗜眠、谵妄、皮肤黏膜出血等症。

试述瘀滞性黄疸之治法

治疗瘀滞性黄疸参考处方如下："柴胡茵陈汤"（柴胡、茵陈蒿、黄芩、半夏、青皮、潞党参、甘草、生姜、大枣、木通）；"温肾汤"（柴胡、麻黄根、白茯苓、白术、酒黄柏、猪苓、升麻、苍术、防风、泽泻）；"清震汤"（羌活、酒黄柏、升麻、柴胡、苍术、黄芩、泽泻、麻黄根、猪苓、防风、炙甘草、当归身、藁本、红花）。

46. 卡他性黄疸

试述卡他性黄疸之病因

卡他性黄疸之病因：因饮食不洁，引起急性胃炎或十二指肠炎而发病；因感冒而引发，且具流行性；本病病原体以伤寒菌、大肠菌为主。

试述卡他性黄疸之主要症候

卡他性黄疸之主要症候：突发黄疸，眼结膜、口唇黏膜及全身皮肤皆现黄色，大便缺胆汁而呈白色如陶土，尿如啤酒色，肝脏肿大有压痛，皮肤瘙痒颇剧，夜间尤苦，伴有食欲不振、嗳气、倦怠等症。

试述卡他性黄疸之治法

治疗卡他性黄疸参考处方如下："肾疸汤"（羌活、防风、藁本、独活、柴胡、升麻、白茯苓、泽泻、猪苓、白术、苍术、黄柏、人参、葛根、神曲、甘草）；"麻黄白术汤"（青皮、酒黄连、酒黄柏、橘红、甘草、升麻、黄芪、人参、桂枝、白术、厚朴、柴胡、苍术、猪苓、吴茱萸、白茯苓、泽泻、白豆蔻、炒曲、麻黄、杏仁）；"助阳汤"（生黄芩、橘皮、防风、高良姜、干姜、郁李仁、甘草、柴胡、白葵花）。

47. 胆石病

试述胆石病之病因

胆石病之病因：由于胆道炎症或胆汁瘀滞，促使构成胆石之胆脂素等浓缩凝固而发生本病。

试述胆石病之主要症候

胆石病之主要症候：右季肋部有压重感，心窝右侧钝痛，疼痛为阵痛样发作，以右手食中两指压迫，自脐与第九肋骨软骨结合线之交点，即觉剧痛，可见黄疸及一过性发热，伴有嗳气、呕吐、皮肤瘙痒等症。

试述胆石病之治法

胆石病之治法：急性胆石病而酸痛剧烈者，宜用"剪红丸"（蓬莪术、荆三棱、雄黄、木香、槟榔、贯仲、干漆、陈皮、大黄，炼蜜为丸）；发热及黄疸者，宜用"当归龙荟丸"（当归、黄芩、黄连、黄柏、木香、芦荟、龙胆草、麝香、黑山栀、大黄、青黛，炼蜜为丸）；嗳气、呕吐、酸痛甚者，宜用"尊生龙荟丸"（龙胆草、芦荟、当归、栀子、广木香、黄连、黄芩、麝香）。

48. 门静脉血管栓塞症

试述门静脉血管栓塞症之病因

门静脉血管栓塞症之病因：因肝脏硬化、癌肿、门静脉硬化等而发病；因门静脉疾病而引发血液凝固所致。

试述门静脉血管栓塞症之主要症候

门静脉血管栓塞症之主要症候：急剧者，突发右季肋部疼痛，伴有呕吐、下利、吐血、下血，继发腹水、脾肿大；徐发者，呈类似肝硬化症，而腹水之潴留尤速，并发黄疸，伴有食欲不振、消化功能障碍、排食饵性糖尿等症。

略述门静脉血管栓塞症之治法

治疗门静脉血管栓塞症参考处方如下："千金大腹水肿方"（牛黄、椒目、昆布、海藻、牵牛子、肉桂心、葶苈子）；"茯苓琥珀汤"（茯苓、琥珀、泽泻、滑石、白术、猪苓、甘草、桂枝）；"七气消聚散"（香附子、青皮、陈皮、枳壳、蓬莪术、荆三棱、木香、砂仁、厚朴、甘草、生姜）。

49. 胰腺囊肿

试述胰腺囊肿之病因

（1）胰腺滞留性囊肿之病因：因排泄管闭塞，胰腺液渐次潴留而引发。

（2）胰腺增生性囊肿之病因：由胰腺内囊肿性腺肿、囊肿性上皮肿而引发。

（3）胰腺假性囊肿之病因：囊肿无上壁、周壁，而由结缔组织膜包裹，因胰腺之炎症、坏死、外伤等而引发。

试述胰腺囊肿之主要症候

胰腺囊肿之主要症候：症见恶心、呕吐，上腹有压重感，而疼痛尤为显著，虽钝痛而持续，然亦时有发作性增剧，有神经痛样之特征，反复来去缠绵数日；如系胰尾囊肿，则疼痛之起发作点在心窝左侧，如系头部，则在右侧，而皆可放散于脐腰等处。

试述胰腺囊肿之治法

治疗胰腺囊肿参考处方如下："金铃子散"（金铃子、延胡索）；"瓜蒌薤白半夏汤"（瓜蒌实、薤白、半夏、白酒）；"左金丸"（吴茱萸、黄连）；"乌药汤"（当归、甘草、木香、乌药、香附子）。

50. 腹　　水

试述腹水之病因

腹水之病因：因于心肺疾病之瘀血引发；门静脉干受压迫所致；肾脏病引发；腹膜疾病引发；胸管闭塞、乳糜管破裂等因素。

试述腹水之主要症候

腹水之主要症候：因腹水之潴留，腹部逐渐膨大，自觉紧满压重；腹部触之有波动，且由体位之变换而形态移易，脐窝消失或突出如泡，下腹皮下组织常断裂，现红色或青色之线纹，伴有呼吸障碍、心悸亢进，颜面呈紫蓝色。

试述腹水之治法

治疗腹水参考处方如下："金匮肾气丸"（熟地、萸肉、怀山药、丹皮、茯苓、泽泻、附子、肉桂、怀牛膝、车前子）；"己椒苈黄丸"（防己、椒目、葶苈、大黄）；"舟车神佑丸"（黑丑、大黄、甘遂、大戟、橘皮、青皮、木香、槟榔、轻粉、芫花）。

51. 腹膜炎

试述腹膜炎之病原

腹膜炎之病原：盖因细菌及其产生之毒素，传染于腹膜而发病，而通常所见之病原菌，有大肠菌、链球菌、肺炎球菌、淋毒球菌及嫌气性细菌等。

试述腹膜炎之主要症候

腹膜炎之主要症候：腹壁紧张陷没、硬固如板，炎症之发起点紧张尤甚，吸气时亦不膨隆，呼吸概胸式；腹部疼痛甚剧，如切、如抉，初痛发在起点处，继而波及全腹，腹部过敏，脐部尤甚；重笃者舌干燥被厚苔，舌边缘发赤而见沟裂，伴有烦渴、呕吐；炎症经一段时间后，肠管膨大，腹部膨满，大便不通，腹壁皮肤紧张光亮，排尿亦不通利；伴有颜貌痛苦、眼腔陷没呈紫蓝色、四肢厥冷等症，甚至冷汗淋漓，见严重之虚脱现象。

试述腹膜炎之治法

治疗腹膜炎参考处方如下："延胡丁香丸"（羌活、当归、茴香、延胡索、麻黄根节、肉桂、丁香、木香、甘草、川乌头、防己、蝎，研细末，酒煮面糊为丸）；"拈痛汤"（白术、人参、苦参、升麻、葛根、苍术、防风、知母、泽泻、黄芩、猪苓、当归身、炙甘草、黄芩、茵陈、羌活）；"黄连消痞丸"（泽泻、姜黄、干生姜、炙甘草、茯苓、白术、陈皮、猪苓、枳实、半夏、黄连、黄芩）。

第四章　循环器疾病

1. 急性血液循环机能不全

试述急性血液循环机能不全之病因

急性血液循环机能不全之病因：身体过度劳损引发；酒精、酸、碱等中毒所致；急性传染病之并发；火伤、外伤等引发；血清注射之过敏引起。

试述急性血液循环机能不全之主要症候

急性血液循环机能不全之主要症候：心脏急剧衰弱时，意识浑浊，皮肤苍白、发紫，呼吸迫促浅表，脉搏细小、频速，瞳孔散大，黑视失神，冷汗如沈，血压下降，体温低落，四肢厥冷。

试述急性血液循环机能不全之治法

治疗急性血液循环机能不全参考处方如下："苏合香丸"（苏合香油、安息香、丁香、青木香、白檀香、沉香、荜茇、香附子、诃子、乌犀、朱砂、薰陆香、片脑、麝香，共研细炼蜜为丸）；"至宝丹"（生乌犀屑、生玳瑁屑、琥珀、朱砂、雄黄、龙脑、麝香、牛黄、安息香、银箔、金箔，研细捣安息香膏为丸）；"赤圆"（茯苓、半夏、乌头、细辛）。

2. 慢性血液循环机能不全

试述慢性血液循环机能不全之病因

慢性血液循环机能不全之病因：由于伤寒、心肌之各种疾病引发；因失去代偿机能之心脏瓣膜病、动脉瘤之压迫等引发；各脏器之疾病而引发；因持久性急剧肌劳之结果；烟酒等损害心脏及血管的结果。

试述慢性血液循环机能不全之主要症候

慢性血液循环机能不全之主要症候：主要表现为呼吸困难，安静时亦觉憋气，不能平卧，心悸亢进，心胸部有压重狭窄感，心尖部有局限性疼痛，伴有夜尿多、皮肤发紫，足踝或腰部浮肿渐及全身，脉搏细小频数，体温在常温以下。

试述慢性血液循环机能不全之治法

治疗慢性血液循环机能不全参考处方如下:"桂枝加厚朴杏子汤"(桂枝、白芍、生姜、大枣、甘草、厚朴、杏仁);"麦冬汤"(麦冬、半夏、人参、甘草、粳米、大枣);"定喘汤"(麻黄、款冬花、半夏、桑皮、苏子、杏仁、白果、黄芩、甘草);"小青龙汤"(桂枝、麻黄、生姜、白芍、甘草、细辛、半夏、五味子)。

3. 急性及亚急性心内膜炎

试述急性及亚急性心内膜炎之病因

急性及亚急性心内膜炎之病因:因急性关节偻麻质斯症而并发;由种种急性传染病而继发;由肺结核、肾脏病等慢性病而诱发。

试述急性及亚急性心内膜炎之主要症候

单纯性心内膜炎之主要症候:心悸亢进,呼吸困难,皮肤发紫,心胸部觉压迫狭隘,胸骨部疼痛。

急性败血性或恶性心内膜炎之主要症候:恶寒发热,意识浑浊,关节疼痛,皮肤苍白,可见多数之点状出血,甚至脓肿,脉搏频数。

迁延性心内膜炎之主要症候:颜面苍白,关节疼痛,末梢发紫,下肢浮肿,呼吸困难,皮肤出现多数之小出血点。

试述急性及亚急性心内膜炎之治法

治疗急性及亚急性心内膜炎参考处方如下:"桂枝白芍知母汤"(桂枝、白芍、甘草、生姜、麻黄、苍术、知母、防风、附子);"羌活散"(茯苓、羌活、菊花、川芎、前胡、黄芩、细辛、枳壳、蔓荆子、麻黄、防风、石膏、甘草);"清湿汤"(独活、防风、泽泻、薏苡仁、防己、芍药、黄柏、黄芩、甘草);"忍冬化毒汤"(忍冬藤、连翘、牛蒡子、荆芥、牡丹皮、桃仁、茯苓、木通、甘草)。

4. 急性心肌炎

试述急性心肌炎之病因

急性心肌炎之病因:由各种传染病之病原体及其产生的毒素侵害心肌而

发病；由心内膜等炎症而传播；因关节偻麻质斯而诱发。

试述急性心肌炎之主要症候

试述急性心肌炎之主要症候：皮肤黏膜发紫，颈部静脉怒张，咳嗽咳痰，呼吸困难，右季肋部及心窝部疼痛，伴有脾肝肿大、恶心、呕吐等症。

试述急性心肌炎之治法

治疗急性心肌炎参考处方如下："犀角地黄汤"（犀角、生地黄、丹皮、芍药）；"犀角解毒汤"（乌犀角、大生地、防风、川黄连、全当归、荆芥穗、连翘、赤芍药、白桔梗、牛蒡子、黄芩、薄荷叶、甘草）；"牛黄凉膈丸"（牛黄、甘草、寒水石、枯牙硝、石膏、紫石英、龙脑、麝香、胆星）。

5. 慢性心肌炎

试述慢性心肌炎之病因

慢性心肌炎之病因：由急性心肌炎迁延而来；因慢性局限性传染病而引发；因心脏之血行障碍，心肌之营养缺失所致；中毒引发；心内膜及心包之炎症而引发；甲状腺机能亢进而诱发。

试述慢性心肌炎之主要症候

慢性心肌炎之主要症候：呼吸迫促，心悸亢进，胸内苦闷，心胸部疼痛，咳嗽咳痰，皮肤浮肿，倦怠乏力，通常无发热。

试述慢性心肌炎之治法

治疗慢性心肌炎参考处方如下："正神正心丹"（龙齿、远志、人参、茯神、酸枣仁、柏子仁、当归身、石菖蒲、生地、肉桂、山药、五味子、麦门冬、朱砂）；"黑锡丹"（黑锡、硫黄、沉香、木香、金铃子、附子、茴香、胡芦巴、阳起石、破故纸、肉桂、豆蔻）；"复元丹"（附子、木香、茴香、川椒、独活、厚朴、白术、橘皮、吴茱萸、桂心、泽泻、槟榔、肉豆蔻）。

6. 脂肪心

试述脂肪心之病因

脂肪心之病因：病因与肥胖病同，盖由多量之脂肪浸淫心肌所致。

试述脂肪心之症候。

脂肪心之症候：患者运动时呼吸迫促，皮肤发紫，有朝退而夕发之下肢浮肿表现，伴有哮喘或心痛。

试述脂肪心之治法

治疗脂肪心参考处方如下："越婢加半夏汤"（麻黄、石膏、生姜、大枣、甘草、半夏）；"苓甘五味姜辛汤"（茯苓、甘草、干姜、细辛、五味子）；"苓甘五味加姜辛半夏杏仁汤"（茯苓、甘草、细辛、干姜、五味子、半夏、杏仁）；"小半夏加茯苓汤"（半夏、生姜、茯苓）。

7. 心绞痛

试述心绞痛之病因

心绞痛之病因：因冠状动脉之硬化、血塞、栓塞等引发；梅毒、主动脉瘤等引发；烟酒中毒引发；心包炎及急性传染病后而并发；过分劳其心神者诱发；遗传性疾病等因素。

试述心绞痛之主要症候

心绞痛之主要症候：心脏部或胸骨后部有剧烈之痉挛性疼痛，放散于左肩胛及左上肢之尺神经领域，或放散于右上肢、颈部、头部、上下颌、胃部、阴部等，其痛如绞缢，有压迫感如铁腕当胸、如钢板夹持，经数秒或数分钟后缓解，特排泄多量之稀薄小便而发作告终，发作时可见颜面苍白、冷汗淋漓、皮肤冰冷、麻痹、呕吐等症。

试述心绞痛之治法

治疗心绞痛参考处方如下："乌头赤石脂丸"（乌头、蜀椒、干姜、附子、赤石脂）；"小乌沉汤"（乌药、香附、甘草）；"加味七气汤"（蓬莪术、青皮、香附、延胡索、姜黄、草豆蔻、陈皮、三棱、益智仁、藿香、桂心、甘草）；"当归汤"（当归、青木香、槟榔、麝香）。

8. 心脏神经症

试述心脏神经症之病因

心脏神经症之病因：具神经质者，常因精神作用而发病；烟草、酒精等之滥用，亦常为致病之诱因。

试述心脏神经症之主要症候

心脏神经症之主要症候：心悸亢进，心脏部、背部、左上肢等均感疼痛，呼吸浅表，甚至气闷、头痛、眩晕、眼花缭乱，伴有胃部痞闷、嗳气、四肢无力、感觉异常等症，常由精神兴奋、情绪激动而发作或加剧。

试述心脏神经症之治法

心脏神经症参考处方如下："橘皮枳实生姜汤"（橘皮、枳实、生姜）；"大建中汤"（蜀椒、干姜、人参、胶饴）；"桂枝加芍药汤"（桂枝、白芍药、甘草、生姜、大枣）；"小柴胡汤"（柴胡、大枣、半夏、枯芩、生姜、人参、甘草）。

9. 发作性心动过速症

试述发作性心动过速症之病因

发作性心动过速症之病因：因心脏及血管之器质性病变而引发；因脑梅毒等中枢神经系疾病所致；植物神经系失其平衡或由胃肠疾病之反射而诱发。

试述发作性心动过速症之主要症候

发作性心动过速症之主要症候：心胸部压迫不安，突发心痛，呼吸迫促，心悸亢进，脉搏超过平时二三倍，细弱不可数，伴有头晕耳鸣、皮肤黏膜苍白、手足厥冷，更番迭至、急去速来为特点。

试述发作性心动过速症之治法

治疗发作性心动过速症参考处方如下："无比山药丸"（熟地、赤石脂、巴戟天、茯苓、牛膝、山茱萸、泽泻、干山药、五味子、肉苁蓉、菟丝子、杜仲，研细炼蜜为丸）；"还少丹"（山药、牛膝、远志、山萸肉、茯苓、五味子、楮实子、巴戟天、肉苁蓉、石菖蒲、杜仲、茴香、枸杞子、熟地，研细末，炼蜜枣肉为丸）；"秘方补心丸"（当归、川芎、粉甘草、生地、远志、枣仁、柏子仁、人参、胆星、朱砂、金箔、麝香、琥珀、茯苓、石菖蒲，研细末，饼糊丸）。

10. 心包炎

试述心包炎之病因

心包炎之病因：多由急性关节偻麻质斯、舞蹈病、结核病、急性传染病等继发或并发，尤以急性关节偻麻质斯为最常见。

试述心包炎之主要症候

心包炎之主要症候：症见心胸部如刺、如灼之刺痛，吸气及起立时加剧，心悸亢进，呼吸困难，脉搏异常，其渗出液潴留大量时心部更有压重紧缚感，常高举上体或取左斜卧位。

试述心包炎之治法

治疗心包炎参考处方如下："桂枝生姜枳实汤"（桂枝、生姜、枳实）；"瓜蒌薤白半夏汤"（瓜蒌实、薤白、半夏）；"小陷胸汤"（黄连、半夏、瓜蒌实）；"桂枝去芍药加麻辛附子汤"（桂枝、生姜、大枣、甘草、麻黄、细辛、附子）。

11. 缩窄性心包炎

试述缩窄性心包炎之病因

缩窄性心包炎之病因：为急性或亚急性心包炎后遗之慢性炎症，由各种急性炎症迁延而来，心包两层瘢痕化而互相愈着是其主要原因。

试述缩窄性心包炎之主要症候

缩窄性心包炎之主要症候：脉搏微弱不整，动易失神，呼吸困难，皮肤发紫，心部有压迫感，伴有四肢末梢浮肿等症。

试述缩窄性心包炎之治法

治疗缩窄性心包炎参考处方如下："黄芪桂枝五物汤"（黄芪、芍药、桂枝、生姜、大枣）；"桂枝芍药知母汤"（桂枝、芍药、甘草、麻黄、附子、生姜、白术、知母）；"独活寄生汤"（独活、桑寄生、秦艽、细辛、归身、生地、白芍、川芎、桂心、茯苓、杜仲、牛膝、人参、甘草、防风）。

12. 心包积水

试述心包积水之病因

心包积水之病因：本病无特发者，皆由慢性肺炎、脑膜疾病等致心冠状动脉血行障碍而发病，肾炎、癌瘤等之血水症亦能致之。

试述心包积水之主要症候

心包积水之主要症候：心包蓄积大量之浆液时，其症候与渗出性心包炎一致，而横膈膜下降，肺脏尤有压迫感。

试述心包积水之治法

除对致病原因予以对证治疗外，余可参照心包炎处方。

13. 动脉硬化症

试述动脉硬化症之病因

动脉硬化症之病因：在老人为退化现象之结果；其四十岁以前有此者，一是由于血管抵抗力减弱、新陈代谢障碍、内分泌异常等之内因，二是由于肉体急剧劳役、烟酒中毒、梅毒等之外因而致。

试述动脉硬化之主要症候

动脉硬化之主要症候：患者年未衰老而肉体及精神作业力减退，易疲劳而难恢复，血压升高，身体各处现不定之疼痛及手足之感觉异常等类似神经衰弱之症状，皮肤苍白弛缓而生皱褶，肌肉亦萎缩无力，常伴有头痛、眩晕、不眠，甚且食欲不振、羸瘦贫血、身心疲惫，进而呈恶病质状态。

试述动脉硬化症之治法

动脉硬化症之治法：血压高而为微热者，宜用"竹叶黄芪汤"（淡竹叶、生地黄、生黄芪、麦门冬、当归、川芎、甘草、黄芩、芍药、人参、半夏、石膏）；血压高，头痛、眩晕，泌尿障碍者，宜用"竹叶汤"（淡竹叶、黄芩、犀角、木通、车前子、黄连、元参、芒硝、栀子仁、大黄）；羸瘦贫血者，宜用"续断汤"（当归、陈皮、芍药、细辛、生地黄、干地黄、川续断）或"地黄丸"（熟地黄、干地黄、牛膝、石斛、肉苁蓉、茵芋、防风、川芎、五味子、桂心、附子、薏苡仁）；动脉硬化甚者，宜用"海藻玉壶汤"（海藻、陈皮、贝母、连翘、昆布、半夏、青皮、独活、川芎、当归、甘草、海带）或"海藻散坚丸"（海藻、昆布、小麦、龙胆草）。

14. 原发性高血压病

试述原发性高血压病之病因

原发性高血压病之病因：血管运动神经中枢，受精神作用而脑内压亢进，致细小动脉管痉挛收缩，紧张度增加，内腔狭窄，以致动脉血液流行困难而发生本病。

试述原发性高血压病之主要症候

原发性高血压病之主要症候：运动呼吸困难，心悸亢进，心胸部以及颈、背、上肢、胸骨后部、脚部等，有不定之牵引疼痛，其最高压上升至 160 ~ 250mmHg，间有达 300mmHg 者，低压亦在 100mmHg 以上，伴有倦怠、不眠、眩晕、耳鸣，脉搏实数。

试述原发性高血压病之治法

治疗原发性高血压病参考处方如下："海藻连翘汤"（海藻、连翘、陈皮、姜半夏、白茯苓、黄芩、黄连、制胆星、牛蒡子、柴胡、三棱、莪术、昆布、僵蚕、羌活、防风、桔梗、夏枯草、川芎、升麻）；"消解散"（南星、半夏、陈皮、枳壳、桔梗、柴胡、前胡、黄连、连翘、赤芍、防风、独活、紫苏子、莪术、木通、白附子、甘草、蔓荆子）；"消血饮"（延胡索、当归尾、苏木、桃仁、红花、赤芍、五灵脂、没药）。

15. 动脉低血压症

试述动脉低血压症之病因

动脉低血压症之病因：特发者，由血行器之能力低降而发病；继发者，因大出血、脑震荡、心脏病、中毒以及急慢性传染病等恶病质而引发。

试述动脉低血压症之主要症候

动脉低血压症之主要症候：特发者，身体、精神缺乏作业能力，心神不爽，容易疲劳而动辄失神，手足厥冷而常发紫绀，劳动则呼吸困难，最高血压 100～110mmHg，最低血压在 50～60mmHg 内外；继发者，除血压低降外，由其致病原因之不同各现特有症候。

试述动脉低血压症之治法

治疗动脉低血压症参考处方如下："参附汤"（人参、附子）；"炙甘草汤"（炙甘草、桂枝、生姜、麦门冬、麻仁、阿胶、人参、大枣、生地黄）；"桂枝附子汤"（桂枝、芍药、生姜、甘草、附子、大枣）；"四逆汤"（炙甘草、干姜、附子）。

16. 动脉瘤

试述动脉瘤之病因

动脉瘤之病因：以因于梅毒者为多见，因于动脉硬化者次之，要皆由于血管壁抵抗力减弱，而于种种原因致血压亢进时，薄弱部分因之扩张膨大而成瘤肿。

试述动脉瘤之主要症候

动脉瘤之主要症候：最主要表现为疼痛，甚且痛不可忍，疼痛部位或在胸骨后面，而传播于肩胛及上肢，或由背部左侧肋间而放散于身前；瘤肿压迫返回神经则声带麻痹而发音嘶哑，压迫气管返回神经则见咳嗽、呼吸困难，压迫运动神经则上肢运动麻痹，压迫脊柱神经则发疼痛性紧张感，甚而伛偻步迟；每每胸前皮肤静脉怒张。

试述动脉瘤之治法

动脉瘤之治法：瘤肿压迫胸部现紧压疼痛者，宜用"血癥丸"（五灵脂、大黄、甘草、桃仁泥、生地黄、牛膝、官桂、延胡索、当归身、三棱、莪术、赤芍、川芎、琥珀、乳香、没药）；镇痛，宜用"当归桃仁汤"（桃仁、当归尾、延胡索、川芎、生地黄、赤芍、吴茱萸、青皮、丹皮）；瘤肿破裂出血者，宜用"姜棕散"（炮姜、棕炭、乌梅）；压痛不可耐者，宜用"没药散"（没药、红花、延胡索、当归）；栓塞甚者，当用诱导，宜用"消下破血汤"（柴胡、川芎、大黄、赤芍、当归、栀子、五灵脂、木通、枳实、红花、牛膝、泽兰叶、苏木、生地黄、黄芩、桃仁）。

17. 动脉血塞

试述动脉血塞之病因

动脉血塞之病因：由败血性心内膜炎及僧帽瓣口狭窄而引发者多见，由静脉血栓而引发者次之，其起血塞之脏器以肺、肾为多见，而脾、脑、肠、心肌、四肢、甲状腺、眼等，依次次之。

试述动脉血塞之主要症候

动脉血塞之主要症候：动脉干或主支闭塞时，可见突然呼吸困难、面色苍白，因心脏麻痹而速致死命；较小动脉之血塞，可见寒战发热、侧胸刺痛、呼吸困难、咳嗽咳痰，痰中混血液或竟咳血；塞在脑血管，则发脑积水；塞在股部血管，则两脚麻痹或剧痛，皮肤苍白发紫。

试述动脉血塞之治法

动脉血塞之治法：主动脉塞栓而急发者，宜用"黑锡丹"（沉香、附子、胡芦巴、肉桂、茴香、破故纸、肉豆蔻、金铃子、木香、黑锡、硫黄）；较小动脉血塞，宜据其主症而施治，如"逐瘀汤"（川芎、白芷、赤芍、干地黄、枳实、阿胶、茯苓、五灵脂、莪术、茯神、木通、生甘草、桃仁、大黄）或"通幽导气汤"（当归身、升麻梢、桃仁泥、甘草、红花、熟地黄、生地黄）等，均可酌用。

18. 静脉炎

试述静脉炎之病因

静脉炎之病因：急性者，专由周围炎症之传播而发病；慢性者，多由急性症迁延而引发，亦有由梅毒、结核而诱发者。

试述静脉炎之主要症候

静脉炎之主要症候：发炎所在即现剧痛，疼痛部位与静脉之径路一致，好发于上肢，炎症侵及周围组织则皮肤潮红、灼热、浮肿，伴有发热等症；慢性者，常见静脉怒张，动辄急性发作，伴有持久性头痛、持续性发热等症。

试述静脉炎之治法

治疗静脉炎参考处方如下："泻心汤"（大黄、黄连、黄芩）；"龙胆泻肝汤"（胆草、木通、泽泻、柴胡、车前仁、生地黄、当归、栀仁、黄芩）；"导赤散"（生地黄、木通、甘草梢）；"当归六黄汤"（当归、生地、熟地、黄芩、黄连、黄柏、黄芪）；"逍遥散"（芍药、当归、白术、茯苓、甘草、柴胡）。

19. 静脉瘤或静脉扩张

试述静脉瘤或静脉扩张之病因

静脉瘤或静脉扩张之病因：或因静脉血之流入过多，或因右心室机能不全，静脉血之远流有碍；或因血管壁之病变，致抵抗力减弱；或因静脉血行障碍而血瘀滞；好发于下腔静脉之分布区域。

试述静脉瘤或静脉扩张之主要症候

静脉瘤或静脉扩张之主要症候：病初，则长久步行或立起时静脉扩张，后则扩张持续不退，而静脉管延长而蜿蜒曲折，瓣膜附着部且膨大，累累如念珠，微现浮肿而剧瘙痒，搔破则溃疡而起湿疹，皮肤亦肥厚着色，伴有下肢沉重而疲惫，可并见食道静脉及痔静脉瘤，且易出血，此病顽固难治。

试述静脉瘤或静脉扩张之治法

治疗静脉瘤或静脉扩张参考处方如下："升麻和气汤"（升麻、葛根、白芷、陈皮、苍术、桔梗、当归、半夏、茯苓、干姜、枳壳、大黄、芍药、甘草）；"当归饮子"（当归、川芎、芍药、生地黄、防风、蒺藜、荆芥、何首乌、黄芪、甘草、生姜）；"消风散"（当归、生地、防风、蝉蜕、知母、苦参、胡麻、荆芥、苍术、牛蒡子、石膏、甘草、木通）。

20. 静脉血栓

试述静脉血栓之病因

静脉血栓之病因：此病好发于静脉硬化或发炎之部位，因血行徐缓，血液中之血小板趁集合一处之机，而继之以凝固故也。其好发部位为耻骨静脉丛、下肢静脉等，而深部腓肠静脉发之尤多。

试述静脉血栓之主要症候

静脉血栓之主要症候：耻骨静脉血栓者，症见排尿障碍，或阴茎强直剧痛；肠骨静脉血栓者，则可见与患部同侧之下肢浮肿；栓塞于上腔上半身时亦如之，其浮肿部位在血栓以下，与不浮肿之皮肤境界判然；肠静脉血栓，则可见剧烈之腹痛。

试述静脉血栓之治法

可参照静脉炎处方。

第五章　血液及造血器官之疾病

1. 贫　血

试述贫血之病因

贫血之病因：因于各种大出血之反复持续而发病；毒素直接破坏血液之赤血球，如砒化氢、蛇毒等；因于疟疾，寄生虫病等引发；萎黄病等内分泌脏器障碍之结果；营养不良。

试述贫血之主要症候

急性贫血之主要症候：出血著甚者，则衰弱眩晕而有气息仅属之感，脉搏细数，呼吸浅表微弱，体温下降，伴有烦渴、呕吐、皮肤苍白带黄、四肢厥冷等症，时发谵语，终致冷汗淋漓，意识丧失，痉挛致死。

慢性贫血之主要症候：皮肤黏膜苍白带黄，显著于口唇、口腔、眼结膜等处，动辄呼吸迫促，心悸亢进，而常伴有头痛、眩晕、耳鸣、呕吐、恶心、失神等发作，四肢厥冷，全身倦怠，终至疲惫不堪，缠绵病榻。

试述贫血之治法

贫血之治法：慢性继发性者，宜用"当归芍药汤"（当归、芍药、人参、麦门冬、熟地黄、桂心、生姜、大枣、粳米）；继化脓病外疡而发者，宜用"固本养营汤"（熟地黄，当归、白芍、川芎、牡丹皮、人参、山萸肉、白术、山药、黄芪、北五味、甘草、肉桂、生姜、大枣）；营养缺乏者，宜用"当归羊肉汤"（当归、羊肉、黄芪、生姜）；大失血后者，宜用"当归补血汤"（当归、黄芪）；屡屡出血者，宜用"补阴丸"（知母、侧柏叶、枸杞子、五味子、杜仲、砂仁）；急性贫血者，宜用"十全大补汤"（当归、川芎、地黄、芍药、人参、白术、茯苓、甘草、黄芪、肉桂）。

2. 萎黄病

试述萎黄病之病因

萎黄病之病因：因卵巢发育迟缓，机能不全，致怀春期各种内分泌素之间之平衡有碍，骨髓之血球生成机能亦从之而衰弱所致。

试述萎黄病之主要症候

萎黄病之主要症候：因贫血而面色苍白，颜面如肿，营养障碍，微劳则心悸亢进、大汗淋漓、呼吸困难；伴有月经不调，经血减少，或全闭止；病势渐进，则见头痛、耳鸣、眩晕卒倒、四肢厥冷等症，午前疲惫不堪，午后渐进缓解。

试述萎黄病之治法

治疗萎黄病参考处方如下："茸附汤"（鹿茸、附子、肉桂、生龙骨、防风、牡蛎、当归、干姜）；"茵陈四逆汤"（茵陈蒿、干姜、附子、甘草）；"绿矾丸"（绿矾、碱砂、五倍子、神曲）；"黄胖丸"（铁粉、蕨粉、硫黄、枯矾）；"大神汤"（茵陈、大黄、人参、栀子、茯苓、缩砂、黄芩、甘草）。

3. 红血球增多症

试述红血球增多症之病因

红血球增多症之病因：多因氧气吸取困难，促使赤血球增生所致；因于脾肿大等疾病而致者，曰"代偿性"或"继发性"或"症候性"赤血病；赤血球原发增多，血液亦加量，是为"真性赤血病"。

试述红血球增多症之主要症候

红血球增多症之主要症候：最可注目者，颜面、耳、手足及黏膜等呈深红色，并不带青赤色调，可见衄血、痔核出血、眼及皮肤出血等症，肝胸部有压痛感，心脏部有压重感，伴有头痛、眩晕、易出汗、兴奋不眠而作业力减退等症。

试述红血球增多症之治法

治疗红血球增多症参考处方如下："千金犀角地黄汤"（犀角、生地黄、芍药、丹皮);"四生丸"(生荷叶、生艾叶、侧柏叶、生地);"黄连散"(黄连、白龙骨、牙硝、白矾、龙脑);"犀角地黄汤"(犀角、大黄、黄芩、黄连、生地)。

4. 白血病

试述白血病之病因

白血病之病因:慢性骨髓性白血病,多由外伤及流行性疾病而引发;慢性淋巴细胞白血病,最为少见;急性白血病,为造血器官及血液之异变所致;三者之真正原因,迄尚未明。

试述白血病之主要症候

白血病之主要症候:慢性骨髓性白血病者,症见疲劳倦怠,短日间内形瘦骨立,左季肋部压重疼痛,鼻腔、耳内、眼底可见出血,甚则偏瘫,贫血明显,皮肤苍白,呼吸迫促,伴有浮肿、腹水;慢性淋巴腺白血病者,症见淋巴腺肿胀增大,颈腺最著,间亦浸淫而生小结节或肿瘤,可见偻麻质斯样疼痛,伴有湿疹、痒疹、羸瘦、倦怠等症。急性白血病者,与前者症状完全相同,惟多发病急剧而以战栗,出现弛张或稽留之高热,前两者之白血球增加至10万和20万之间,而急性白血病则不甚增加,数在一二万之间。

试述白血病之治法

白血病之治法:骨髓性白血病者,宜用"养血汤"(当归、地黄、秦艽、杜仲、桂枝、茯苓、防风、牛膝、禹余粮、川芎、甘草);淋巴腺白血病者,宜用"延年半夏汤"(半夏、柴胡、鳖甲、桔梗、吴茱萸、枳实、槟榔、人参、生姜);发腹水者,宜用"行湿补气养血汤"(人参、苍术、茯苓、当归、芍药、川芎、木通、厚朴、大腹皮、萝卜子、海金沙、木香、橘皮、甘草、艾叶);各部出血甚者,宜用"消斑青黛饮"(青黛、犀角、大青、人参、生地、柴胡、元参、栀子、生甘草)。

5. 紫斑病

试述紫斑病之病因

紫斑病之病因:本病之病原究为细菌之感染,究为代谢之障碍,其根本原因尚不明。

试述紫斑病之主要症候

单纯性紫斑病之主要症候：皮肤有针帽头大之出血点，再大者曰"血斑"，隆起者曰"血瘤"，新旧杂布，褐、绿、黄色之不同，压之不退，好发于下肢之伸侧，上肢躯干亦常见，伴有皮肤紧张、灼热，而颜面苍白。

偻麻质斯性紫斑病之主要症候：皮肤出血同前，而伴有膝、足等关节肿胀疼痛为其特点。

出血性紫斑病之主要症候：头部、躯干部之皮肤出血比四肢多，而鼻出血尤为顽固难治，所见症候均较严笃，甚有引发脑出血者。

试述紫斑病之治法

紫斑病之治法：单纯性紫斑病，宜用"羌活汤"（羌活、防风、荆芥、川芎、赤芍、枳壳、山楂、木通、生甘草、葱白、生姜）；偻麻质斯紫斑病，宜用"消毒救苦汤"（麻黄根、羌活、防风、升麻、黄柏、柴胡、川芎、细辛、藁本、葛根、黄芩、苍术、黄连、当归、苏木、白术、生甘草、橘皮、吴茱萸、红花、连翘、生地黄）；出血性紫斑病，宜用"消斑青黛饮"（青黛、黄连、甘草、石膏、知母、柴胡、元参、生地黄、山栀、犀角、人参）。

6. 血友病

试述血友病之病因

血友病之病因：因于遗传者，并必以女子为媒介而传之于男子，惟女子本人并不患之也。

试述血友病之主要症候

血友病之主要症候：主要为虽经轻微之外伤，其出血即难以制止，甚至不可能，血液缺乏凝固力，即使凝固亦费时而不巩固，身体内外各部随时自然出血，尤以鼻出血频繁发作，关节出血则以膝肘为多，内脏以肾出血为常见，一般伴有发热、头痛、眩晕、心悸亢进、呼吸困难等症。

试述血友病之治法

治疗血友病参考处方如下："止衄散"（黄芪、当归、赤茯苓、白芍药、干地黄、阿胶）；"犀角地黄汤"（犀角、地黄、芍药、丹皮）；"芎归胶艾汤"（川芎、阿胶、甘草、当归、芍药、艾叶、地黄）；"黄土汤"（黄芩、阿胶、黄土、白术、地黄、甘草、附子）。

7. 脾肿大

试述脾肿大之病因

脾肿大之病因：急性脾肿大，多由各种急性传染病、外伤、栓塞、急性瘀血等引发；慢性脾肿大，多由慢性传染病、血液病以及门脉瘀血而引发。

试述脾肿大之主要症候

脾肿大之主要症候：脾肿大常达脐处，胀满时可见疼痛；继则贫血显明，颜面苍白，时发呕血，而屡屡经年，大便中亦常有潜在性出血；病之末期，渐发腹水与黄疸。

试述脾肿大之治法

治疗脾肿大参考处方如下："消积保中丸"（白术、陈皮、半夏、茯苓、香附、莱菔子、白芥子、黄连、栀子、神曲、槟榔、三棱、莪术、麦芽、干漆、青皮、砂仁、木香、阿魏）；"消血饮"（玄胡索、当归尾、苏木、桃仁、红花、赤芍药、五灵脂、没药）；"枳实散"（枳实、木香、槟榔、赤茯苓，五味子、甜葶苈、诃黎勒、炙甘草、杏仁）；"阿魏化痞散"（阿魏、川芎、当归、白术、赤茯苓、红花、鳖甲尖、大黄、荞麦面）。

8. 肉芽肿样淋巴腺疾病

试述肉芽肿样淋巴腺疾病之病因

肉芽肿样淋巴腺疾病之病因迄今尚不明。

试述肉芽肿样淋巴腺疾病之主要症候

肉芽肿样淋巴腺疾病之主要症候：热型有如回归热之反复发作，热度于39℃~40℃，发热时淋巴腺明显肿胀，颈部尤甚累累如葡萄，甚至迫发支气管炎，伴有皮肤湿疹、瘙痒等症，淋巴压迫门静脉时，致发腹水、黄疸。

试述肉芽肿样淋巴腺疾病之治法

治疗肉芽肿样淋巴腺疾病参考处方如下："连翘消毒软"（连翘、陈皮、桔梗、元参、黄芩、赤芍、当归、山栀、葛根、射干、天花粉、红花）；"人参蛤蚧散"（蛤蚧、杏仁、甘草、人参、茯苓、贝母、知母）；"内消瘰疬丸"（夏枯草、元参、青盐、海藻、贝母、薄荷、天花粉、海蛤粉、白蔹、连翘、大黄、甘草、生地、桔梗、枳壳、当归、硝石）；"赤苓散"（赤小豆、茯苓、雄黄、瓜丁、女菱、甘草）；"桂枝加黄芪汤"（桂枝、芍药、甘草、生姜、大枣、黄芪）。

9. 淋巴肉芽肿

试述淋巴肉芽肿之病因

淋巴肉芽肿之病因：由类似于淋巴母细胞之大淋巴细胞而成之淋巴腺组织之肿瘤。

试述淋巴肉芽肿之主要症候

淋巴肉芽肿之主要症候：肿瘤生于纵隔窦者，则有上半身发紫，皮静脉怒张，颈部颜面浮肿，呼吸、吞咽困难；肿瘤在扁桃腺舌根者，吞咽与呼吸均困难；生于咽后壁者，则闭塞后鼻孔，而有难听、耳聋、颜面发紫、眼球突出等症；生于脊柱管内者，即引发截瘫；生于头盖腔内者，则致脑神经麻痹；生于肠管淋巴滤胞，则肠管变硬。

试述淋巴肉芽肿之治法

治疗淋巴肉芽肿参考处方如下："陷肿散"（乌鲗、石硫黄、钟乳、紫石英、白石英、丹参、琥珀、附子、胡燕屎、大黄、干姜）；"五瘿丸"（菖蒲、海蛤、白蔹、续断、海藻、松萝、桂心、蜀椒、倒挂草、半夏、神曲、羊靥）；"骨蒸方"（龙胆、黄连、瓜蒌、栀子、芒硝、青葙子、苦参、大黄、黄芩、芍药）。

第六章　泌尿生殖器疾病

1. 血　尿

试述血尿之病因

血尿之病因：由一切肾脏疾病而来者，为"肾性血尿"；由输尿管、膀胱、尿道等之结石、肿瘤、溃疡而来者，曰"肾外性血尿"。

试述血尿之主要症候

血尿之主要症候：

（1）只于放尿之始末可见血尿，而中间段尿液透明者，为尿道前列腺部或膀胱颈部之病变。

（2）排尿之初见血者，或不排尿亦见血者，为尿道出血之特征，其出血量大，一部分流入膀胱，自始至终全排血尿者亦常见之。

（3）只于排尿之终末见者，为膀胱及尿道后部出血之所见，而肾脏出血，血液沉降于膀胱底，而最后排出，亦有同样之病态。

试述血尿之治疗法

治疗血尿参考处方如下："瞿麦散"（瞿麦穗、赤芍、车前子、白茅根、赤茯苓、桑白皮、石韦、生干地黄、阿胶、滑石、黄芩、甘草）；"神效方"（海螵蛸、生干地黄、赤茯苓，研细末，柏叶、车前子煎汤送下）；"玉屑散"（黄芪、人参，研细末，用萝卜切块蜜炙蘸药末，盐汤送下）；"鹿角胶丸"（鹿角胶、没药、油头发绳，研细末，茅根汁打面糊为丸，盐汤送下）。

2. 无尿症及寡尿症

试述无尿症及寡尿症之病因

无尿症及寡尿症之病因：因于情绪激动或外科手术后并发症；尿石之闭塞引发；膀胱、子宫、前列腺等肿瘤引起；因心肾器质疾病之变化引发；水分丧失引发。

试述无尿症及寡尿症之主要症候

无尿症及寡尿症之主要症候：因于结石而发者，尿意频数，点滴而止，病久可引发尿毒症；其因膀胱、子宫等肿瘤之压迫输尿管引发；由寡尿症而渐移于无尿症者，则可致肾脏积水诸症。

试述无尿症及寡尿症之治法

治疗无尿症及寡尿症参考处方如下："小便不利方"（通草、茯苓、葶苈）；"蒲黄滑石散"（蒲黄、滑石）；"小便不通方"（滑石、葵子、榆根白皮）；"瓜蒌瞿麦丸"（瓜蒌根、茯苓、薯蓣、附子、瞿麦）；"石韦散"（木通、石韦、白术、滑石、瞿麦、芍药、葵子、当归、甘草、王不留行，研细末，小麦煎汤下）。结石者，最好用外科手术剔除之。

3. 浮　肿

试述浮肿之病因

浮肿之病因：由于肾外之毛细管壁内皮细胞及组织细胞之机能发生障碍，致膨胀变化等；其所以膨胀，实由于某种毒物之侵害也。

试述浮肿之主要症候

浮肿之主要症候：浮肿先见于颜面，眼睑肿胀，颜面苍白，渐次蔓延，波及于躯干、四肢及阴部等；浮肿的皮肤紧张，以指压之则深印凹陷，去压则渐次复旧；甚至皮下结缔组织中之弹力纤维断裂，而于腹壁、大腿等处生出妊娠线状之斑纹。

试述浮肿之治法

治疗浮肿参考处方如下："调营饮"（蓬术、川芎、当归、元胡索、槟榔、陈皮、赤芍、桑皮、大腹皮、赤茯苓、葶苈、瞿麦、大黄、细辛、官桂、甘草、生姜、大枣）；"防己茯苓汤"（防己、黄芪、桂枝、甘草、茯苓）；"牡蛎泽泻散"（牡蛎、泽泻、瓜蒌根、蜀漆、葶苈、商陆根、海藻）；"麻豆汤"（麻黄、乌豆、桑根白皮）。

4. 尿毒症

试述尿毒症之病因

尿毒症之病因：因急性肾小球肾炎及妊娠肾（妊娠肾病综合症）而引发者多见，慢性肾炎之末期、肾萎缩、升汞中毒、非肾炎性无尿症等，亦常可引发此病。

试述尿毒症之主要症候

尿毒症之主要症候：多以后头部疼痛、强直性痉挛开始，渐呈癫痫样发作，但不发叫声，通常以不定之间歇性反复发作，发作时瞳孔散大、反应微弱或消失，脉搏细速不整；发作停止后伴有头痛、倦怠之症。

试述尿毒症之治法

治疗尿毒症参考处方如下："柴胡加龙骨牡蛎汤"（柴胡、龙骨、人参、茯苓、铅丹、黄芩、桂枝、半夏、大黄、牡蛎、生姜、大枣）；"范汪大甘遂丸"（芫花、甘遂、葶苈、大黄、苦参、大戟、芒硝、贝母、桂心、杏仁、巴豆、乌喙，研细末，捣巴豆、杏仁如膏，蜜和为丸）；"桂枝去芍药加蜀漆龙骨牡蛎救逆汤"（桂枝、生姜、大枣、甘草、蜀漆、牡蛎、龙骨）。

5. 急性肾炎

试述急性肾炎之病因

急性肾炎之病因：因于急慢性传染病之细菌毒素或其新陈代谢产物，侵害曲细尿管及肾小球而发病；有机性、无机性毒物之中毒引发；因于糖尿病、痛风、妊娠等之新陈代谢之毒素引发。

试述急性肾炎之主要症候

急性肾炎之主要症候：先出现颜面苍白而浮肿，上眼睑尤甚，渐次身体下部肿胀，而下肢尤著；肾部有压迫性疼痛；尿量减少，甚且无尿，尿色污秽浑浊，富有细胞成分，并含大量蛋白质；渐而尿意频数，排尿时疼痛；伴有发热，及筋肉、关节出现牵引性疼痛。

试述急性肾炎之治法

急性肾炎之治法：排尿痛涩者，宜用"八正散"（车前、瞿麦、大黄、滑石、栀子、萹蓄、木通、甘草）；小便闭者，宜用"胞转方"（滑石、寒水石、冬葵子）；排尿浑浊短赤者，宜用"茯神汤"（茯神、瓜蒌根、生麦冬、葳蕤、知母、生地、小麦、大枣、竹叶）；发热、浮肿、尿意频数者，宜用"降火清热汤"（黄连、石膏、甘草、麦门冬、丹皮、犀角、滑石、竹叶、灯心）。

6. 慢性肾炎

试述慢性肾炎之病因

慢性肾炎之病因：自急性肾炎迁延而来，故其原因与急性肾炎相同，大多基因于细菌之感染，而以"扁桃腺炎"引发者尤多见。

试述慢性肾炎之主要症候

慢性肾炎之主要症候：有高度之浮肿，明显之蛋白尿，尿量特少，尿残渣中含多量之脂肪及类脂体；并发肾小球肾炎者，尿中有红血球，并可见血压亢进、心脏肥大，伴有头痛、眩晕等症，终至尿毒症心脏衰弱而死亡。

试述慢性肾炎之治法

慢性肾炎之治法：慢性实质性肾脏炎，症见颜面苍白、皮肤浮肿者，宜用"瓜蒌瞿麦丸"（瓜蒌根、茯苓、薯蓣、附子、瞿麦，研细，炼蜜为丸）；尿郁积及郁血症者，宜用"参苓琥珀汤"（人参、茯苓、琥珀、甘草、川楝子、延胡索、泽泻、柴胡、归尾）；水肿或胸肋膜炎者，宜用"己椒苈黄丸"（防己、椒目、葶苈、大黄）；慢性间质性肾炎，心悸亢进，视力减退者，宜用"金匮肾气丸"（熟地黄、山药、山茱萸、茯苓、丹皮、泽泻、附子、桂枝）。

7. 肾萎缩

试述肾萎缩之病因

肾萎缩之病因：继发性者，多由于肾小球性肾炎以及急性肾炎之移行于慢性，以致大量肾小球被破坏，遂肾实质崩溃而萎缩；原发性者，多因如酒精等之慢性中毒，使动脉硬化，障碍肾小球及细尿管之血行，使之退行而萎缩。

试述肾萎缩之主要症候

肾萎缩之主要症候：症见肾脏部疼痛、尿意频数、多尿、夜尿、口渴；可见发顽固头痛或偏头痛，伴有耳鸣、眩晕、羸瘦、贫血等症；皮肤苍黄灰白干枯憔悴，毛发枯涩无光泽，易脱落；伴有出血、瘙痒，可见种种皮疹、心悸亢进、视力障碍等症，内踝部可见一般性浮肿，终以羸瘦、脱力而陷于恶病质致死。

试述肾萎缩之治法

治疗肾萎缩参考处方如下："金匮肾气丸"（见前）；"滋肾丸"（知母、黄柏、肉桂）；"桑螵蛸散"（甘草、桑螵蛸、远志、石菖蒲、人参、茯神、当归、龙骨、鳖甲）；"三仙丸"（川乌头、茴香、苍术）。

8. 化脓性肾炎

试述化脓性肾炎之病原

化脓性肾炎由链状球菌、葡萄状球菌、普通大肠菌等之感染而引起，其感染之途径为外伤、周围脏器化脓之组织、尿道、血行等。

试述化脓性肾炎之主要症候

化脓性肾炎之主要症候：肾脏部剧痛，排脓尿、血尿，或尿闭等；试以两手夹肾，一手冲突而触诊之，觉有浮球感觉之肿块；多伴有战栗，发弛张热，间有腰部脓肿，附近皮肤炎症性浮肿等症。

试述化脓性肾炎之治法

化脓性肾炎之治法：发热排脓尿者，宜用"龙胆泻肝汤"（柴胡、泽泻、车前子、木通、生地黄、当归尾、龙胆草）；剧痛者，宜用"当归和血散"（当归、没药、乳香、芍药）；高热、尿闭者，宜用"犀角汤"（犀角、防风、木通、赤茯苓、桑白皮、甘草）；腰部有脓肿者，宜用"五子五皮散"（大腹皮、五加皮、陈皮、茯苓皮、姜皮、紫苏子、香附子、葶苈子、车前子、莱菔子）。

9. 肾瘀血

试述肾瘀血之病因

肾瘀血之病因：因肾脏静脉血之循环障碍而发病，临床上最主要为慢性心脏疾病及呼吸器疾病致全身静脉瘀血而引发肾瘀血；致肾静脉之局部闭塞或受压迫时亦可发生本病。

试述肾瘀血之主要症候

肾瘀血之主要症候：尿之变化最为明显，尿量减少，每日只 800～500 毫升，尿浓厚带微赤色，呈酸性反应，放之冷处则生炼瓦红色之沉渣，含少许蛋白质及圆形细胞、上皮细胞、红血球等。

试述肾瘀血之治法

治疗肾瘀血参考处方如下："万全木通散"（滑石、木通、茯苓、车前子、瞿麦）；"萆薢分清饮"（石菖蒲、乌药、益智仁、萆薢、茯苓、甘草）；"薏苡仁散"（薏苡仁、当归、小川芎、干姜、甘草、官桂、川乌、茵芋、人参、羌活、白术、麻黄、独活）。

10. 肾脏梗塞

试述肾脏梗塞之病因

肾脏梗塞之病因：因心内膜疾病、主动脉瓣膜病、主动脉瘤而方生之血栓，一部剥离后随血漂流，嵌入肾动脉或其分支而发病。

试述肾脏梗塞之主要症候

肾脏梗塞之主要症候：突然肾脏部发生剧烈疼痛，压之过敏，常因反射刺激而战栗、发热、呕吐，尿中含有血液、蛋白质等。

试述肾脏梗塞之治法

治疗肾脏梗塞参考处方如下："肾著散方"（杜仲、桂心、甘草、干姜、牛膝、泽泻、茯苓、白术）；"千金治腰疼不得立方"（甘遂、桂心、杜仲、人参，研细纳羊肾中炙熟服）；"杜仲酒"（杜仲、干姜、萆薢、羌活、细辛、防风、川芎、秦艽、乌头、天雄、桂心、川椒、五加皮、石斛、瓜蒌皮、地骨皮、续断、桔梗、甘草）。

11. 游走肾

试述游走肾之病因

游走肾之病因：因支持肾脏之结缔组织弛缓，或因其周围之脂肪荚膜消失，致固定不牢而发病，凡体质异常、衣带紧缚压迫、腹壁弛缓、腹压下降等均能致之。

试述游走肾之主要症候

游走肾之主要症候：腰部钝痛，每因立起、运动、月经等而加剧，安静平卧而缓解，于发作中常有酸痛样之疼痛感，伴有消化障碍、神经衰弱，见恶心、呕吐、冷汗、尿量减少、尿中混血等症。

试述游走肾之治法

治疗游走肾参考处方如下："蠲痹汤"（当归、黄芪、羌活、芍药、独活、甘草）；"五痹汤"（人参、茯苓、当归、白芍、川芎、白术、细辛、甘草、五味子）；"消肝散"（五味子、山药、山茱萸、川芎、当归、黄芪、熟地黄、白术、木瓜、独活）；"加味四物汤"（川芎、当归、白芍、生地、牛膝、木瓜）。

12. 肾脏肿瘤

试述肾脏肿瘤之病因

肾脏肿瘤之病因：肾脏肿瘤多为腺样肉瘤，先天性者多发于小儿，肾上腺瘤、癌瘤多发于老年人，盖由胎生时肾上腺组织迷入肾脏，至年老恶性增生而发病。

试述肾脏肿瘤之主要症候

肾脏肿瘤之主要症候：突来血尿，倏忽而止，初无痛感，继因尿中有水蛭状之凝血闭塞输尿管而发酸痛，肿瘤增大便可以触及，患侧腰部紧张钝痛，并放散于阴囊、臀部、大腿等处。

试述肾脏肿瘤之治法

治疗肾脏肿瘤参考处方如下："没药丸"（桃仁、乳香、川芎、川椒、当归、赤芍、自然铜，研细熔黄蜡为丸）；"解毒排脓散"（连翘、川芎、柴胡、黄芩、青皮、忍冬、牛蒡子、黄芪、皂角刺、大黄、当归）；"滋阴内托散"（当归、川芎、白芍、熟地、黄芪、皂角刺、泽泻、穿山甲）。

13. 肾脏囊肿

试述肾脏囊肿之病因

肾脏囊肿的原因尚不明，而常表现为有遗传关系。

试述肾脏囊肿之主要症候

肾脏囊肿之主要症候：肾脏部发生牵引性钝痛，运动则加剧，安静则缓解，疼痛虽为发作性而终至持续不止，以排血尿时尤甚，囊肿增剧可以触及其表面凹凸不平之状况，渐进而可见同于肾萎缩诸症候。

试述肾脏囊肿之治法

治疗肾脏囊肿参考处方如下："滋肾保元汤"（人参、白术、茯苓、甘草、当归、杜仲、山萸肉、丹皮、熟附子）；"仙方活命饮"（穿山甲、赤芍药、甘草节、当归尾、乳香、没药、贝母、皂角刺、陈皮、金银花、花粉、防风、白芷）；"瞿麦散"（瞿麦穗、赤芍、车前子、白茅根、赤茯苓、桑白皮、石韦、生干地黄、阿胶、滑石、黄芩、甘草、血余炭）。

14. 肾脏积水

试述肾脏积水之病因

肾脏积水之病因：因于先天性者，输尿管缺如及闭塞，或肾盂输尿管连接部窄小，或管中生皱襞等；因于后天性者，输尿管之通路障碍，尿道之变化等。

试述肾脏积水之主要症候

肾脏积水之主要症候：肾脏部肿块可以触及，患部发钝痛，或发酸痛样之剧痛；积水发于一侧者排尿无障碍，两侧积水则不能通排尿管于肾盂而成闭塞性；伴有恶寒、战栗、呕吐、肾石酸痛诸症，经大量排尿后则诸症轻减。

试述肾脏积水之治法

治疗肾脏积水参考处方如下："大黄牵牛散"（大黄、牵牛末）；"茯苓散"（郁李仁、赤茯苓、甘遂、槟榔、白术、橘皮）；"葶苈圆"（甜葶苈、郁李仁、白术、牵牛、桑白皮、赤茯苓、汉防己、羌活、橘皮、泽泻）；"甘草干姜茯苓白术汤"（甘草、白术、干姜、茯苓）。

15. 肾结石

试述肾结石之病因

肾结石之病因：遗传因素、坐业工作者、嗜好酒肉食者，易患此病；石灰富饶地区病；女子尿道短而广，即使尿瘀滞也不易得此病。

试述肾结石之主要症候

肾结石之主要症候：时觉肾脏部有持续性钝痛，运动时尤甚，并放散于膀胱、耻骨联合、大腿等处，尿意频数，排尿难且伴有疼痛，尿量甚少，可见反复尿血。

试述肾结石之治法

治疗肾结石参考处方如下："杜仲酒"（杜仲、丹参、川芎劳）；"参苓琥珀汤"（人参、茯苓、琥珀、甘草、川楝子、延胡、泽泻、柴胡、归尾）；"郁李仁汤"（通草、郁李仁、车前子、黄芩、朴硝、瞿麦）；"淋沥汤"（滑石、石韦、榆皮、葵子、通草）。

16. 肾盂肾炎

试述肾盂肾炎之病因

肾盂肾炎之病因：急性肾盂肾炎，因大肠杆菌、葡萄球菌等，经血行、淋巴管、输尿管、膀胱感染到肾脏而发病；慢性肾盂肾炎，或由急性迁延而来，或因输尿管受到肿瘤等的压迫致排尿障碍，而尿液潴留肾盂又受细菌感染而发病。

试述肾盂肾炎之主要症候

肾盂肾炎之主要症候：急性者，突发恶寒战栗，出现弛张性或间歇性高热，肾脏部剧痛，并沿膀胱、阴部、大腿、肩胛、背部等上下放散，尿意频数，尿中含细菌、上皮、黏液等；慢性者，放尿频数而疼痛，有如膀胱炎症。

试述肾盂肾炎之治法

肾盂肾炎之治法：高热、尿浊者，宜用"热淋方"（车前子、通草、葵根、芒硝）；体力衰弱者，宜用"牛车肾气丸"（地黄、山茱萸、山药、泽泻、牡丹皮、车前子、牛膝、桂枝、附子、茯苓）；脓尿而呈衰弱者，宜用"菟丝丸方"（菟丝子、蒲黄、干地黄、白芷、荆实、葵子、败酱、当归、茯苓、川芎）；血尿者，宜用"柏叶汤"（生地黄、柏叶、黄芩、阿胶）。

17. 膀胱炎

试述膀胱炎之病因

膀胱炎之病因：由大肠菌、化脓性链状菌、葡萄状球菌之感染而发病，感染途径可经尿道、血行等。

试述膀胱炎之主要症候

膀胱炎之主要症候：急性者，尿意窘迫，放尿频数，尿时疼痛，甚引发疼痛性括约肌痉挛，尿淡黄色，尿液含黏液、脓汁、上皮细胞等，放尿末常见血液；慢性者，与急性无异，而随时消长，可因大气温度之移易而变化，寒冷则加剧，温暖则缓解。

试述膀胱炎之治法

治疗膀胱炎参考处方如下："五淋散"（赤苓、当归、甘草、赤芍、栀子）；"茅根饮"（茅根、茯苓、人参、干地黄）；"滑石汤"（滑石、王不留行、冬葵子、车前子、桂心、甘遂、通草、石韦）；"五味散"（瞿麦、冬葵子、榆白皮、桑根皮、白茅根、石韦）。

18. 结核性膀胱炎

试述结核性膀胱炎之病因

结核性膀胱炎之病因：多因他脏器如肺、胸膜、骨、关节等结核病窟之病原菌，藉血行侵入膀胱而发病。

试述结核性膀胱炎之主要症候

结核性膀胱炎之主要症候：尿意促迫、排尿时疼痛、尿中含脓汁及血液，为其三主症；急剧发作时无分昼夜均尿意频数，排尿时疼痛尤以尿终为甚；病势再进，即呈全闭或尿失禁，而速陷衰弱之境地。

试述结核性膀胱炎之治法

治疗结核性膀胱炎参考处方如下："干地黄丸"（黄芪、防风、远志、茯神、瓜蒌、子芩、鹿茸、龙骨、人参、滑石、石韦、当归、芍药、蒲黄、甘草、戎盐、车前子，研细炼蜜为丸）；"近效疗淋方"（茯苓、地骨皮、甘草、黄芩、前胡、生姜、麦门冬、竹叶、蒲黄）；"清骨散"（银柴胡、鳖甲、青蒿、知母、地骨皮、川连、秦艽、甘草）。

19. 膀胱感觉过敏症

试述膀胱感觉过敏症之病因

膀胱感觉过敏症之病因：因精神过劳、房事过度、酒精烟草滥用及手淫等而诱发。

试述膀胱感觉过敏症之主要症候

膀胱感觉过敏症之主要症候：虽膀胱内尿量甚少，然患者亦为频数之尿意所烦苦。

试述膀胱感觉过敏症之治法

膀胱感觉过敏症处方如下："黄芪束气汤"（黄芪、人参、白芍、升麻、破故纸、益智仁、肉桂、五味子）；"牡蛎汤"（牡蛎、鹿茸、阿胶、桑螵蛸）；"桑螵蛸散"（桑螵蛸、鹿茸、黄芪、牡蛎、人参、赤石脂、厚朴）。

20. 膀胱痉挛

试述膀胱痉挛之病因

膀胱痉挛之病因：本病常因神经衰弱等神经疾病而引发；子宫、卵巢、肠寄生虫等疾病之反射性刺激亦为其原因。

试述膀胱痉挛之主要症候

膀胱痉挛之主要症候：症见尿意频数促迫；亦如膀胱感觉过敏症，第其有发作性，间歇时排尿但并不困难，此其不同也；发作时，排尿有发放散性疼痛，此又不同也。

试述膀胱痉挛之治法

治疗膀胱痉挛参考处方如下："滑石汤"（滑石、王不留行、冬葵子、车前子、桂心、甘遂、通草、石韦）；"加味五苓散"（猪苓、白术、茯苓、泽泻、肉桂、桃仁、红花）；"滋营养卫汤"（人参、归身、白术、山药、芍药、山萸、益智、甘草、酸枣仁）。

21. 膀胱麻痹症

试述膀胱麻痹症之病因

膀胱麻痹症之病因：此为脊髓炎、脊髓痨、多发性硬化症及脊髓震荡等疾病之频发症候，歇斯底里、神经衰弱、手淫过度、老人衰弱等亦常患之也。

试述膀胱麻痹症之主要症候

膀胱麻痹症之主要症候：症见排尿困难，虽尽力努责而排尿力亦甚微，因之膀胱充斥顶高达脐，虽用导尿管亦不能达到完全排尿之目的。

试述膀胱麻痹症之治法

治疗膀胱麻痹症参考处方如下："琥珀葱白汤"（真琥珀、葱白）；"通神散"（全蝎、地龙、蝼蛄、明矾、雄黄、麝香）；"田螺饼"（大田螺一个，去壳捣烂，入冰片、麝香少许，捣匀，罨放脐中，覆以小碗，用布缚紧，勿令通气）；"加味五苓散"（方见前膀胱痉挛）。

22. 阳 痿

试述阳痿之病因

阳痿之病因：先天性短小或因疾病之短缩屈曲等阴茎之疾病引发；睾丸废绝分泌精液的功能；强度之津液丧失及体力衰颓引发；溴化钾等中毒引起；并见于脊髓痨及神经衰弱等疾病；手淫过度等引发。

试述阳痿之主要症候

阳痿之主要症候：阴茎勃起不充分或不能勃起，而无射精能力。

试述阳痿之治法

治疗阳痿参考处方如下："右归丸"（熟地、肉桂、附子、山茱萸、怀山药、杜仲、枸杞子、菟丝子、鹿角胶、全当归）；"还少丹"（山药、牛膝、茯苓、山茱萸、楮实、杜仲、五味子、巴戟、苁蓉、远智、小茴香、石菖蒲、熟地、枸杞子）；"鹿角散"（鹿角屑、鹿茸、茯苓、人参、川芎、当归、桑螵蛸、补骨脂、龙骨、韭子、柏子仁、甘草）。

23. 遗精症

试述遗精症之病因

遗精症之病因：以因于手淫及房事过度引发为多见，而精神过劳、烟酒滥用及其他疾病之反射刺激，亦为其原因。

试述遗精症之主要症候

遗精症之主要症候：常于夜间做梦（或无梦）而阴茎勃起，有特异之快感，并漏遗多量之精液，因反复发作而日益疲惫，甚至见色而遗者，伴有颜色苍白、腰痛、头晕等症。

试述本病遗精症之治法

治疗遗精症参考处方如下："金锁固精丸"（沙苑蒺藜、芡实、莲须、龙骨、牡蛎）；"三才封髓丹"（天门冬、熟地、人参、砂仁、川柏、炙甘草）；"桂枝龙骨牡蛎汤"（桂枝、芍药、甘草、生姜、大枣、龙骨、牡蛎）；"黄连清心饮"（黄连、生地、川楝、远志、茯神、当归、人参、酸枣仁、甘草、莲肉）；茯菟丸（白茯苓、石莲肉、山药、菟丝子）。

第七章　神经系疾病

1. 脑贫血

试述脑贫血之病因

急性脑贫血之病因：血管运动神经兴奋，致脑之小动脉收缩；因大出血或急剧下利，血液及体液之减少；孕妇分娩等大部血液灌注于胸腹部，致头部血量减少；心脏衰弱，以脑动脉闭塞；颈动脉之病变，致输送于脑之血液减少。

慢性脑贫血之病因：盖为全身贫血之一并发症，凡种种影响于血液之疾病，皆可为其病因

试述脑贫血之主要症候

急性脑贫血之主要症候：突然颜面苍白，四肢厥冷，出冷汗；或忽然失神卒倒，反射消失，脉搏细小不整；伴有耳鸣、目暗、恶心、呕吐等症。

慢性脑贫血之主要症候：精神颓废，作业力低降，动易疲劳，激烈运动与急速起立时，最易卒倒；伴有伸欠、头痛、耳鸣、弱视、嗜眠不眠、记忆力减退等症。

试述脑贫血之治法

脑贫血之治法：急性失神卒倒者，宜用"通关散"（细辛、皂角、薄荷、

雄黄，研细吹鼻孔中）；大出血卒倒者，宜用"芎归汤"（川芎、当归）；猝然发作者，宜用"白薇汤"（白薇、当归、人参、甘草）；神经麻痹者，宜用"黄芪桂枝五物汤"（黄芪、白芍、桂枝、生姜、大枣）；视神经障碍者，宜用"益阴肾气丸"（泽泻、茯苓、生地黄、丹皮、山茱萸、当归、五味子、干山药、柴胡、熟地黄）；全身衰弱者，宜用"地黄引子"（山萸肉、石斛、麦冬、五味子、菖蒲、远志、茯苓、苁蓉、肉桂、附子、巴戟天、薄荷、生姜、大枣）。

2. 脑充血

试述脑充血之病因

动脉性脑充血之病因（急性）：身体过劳、神经兴奋、脑表面加温、心脏肥大、月经闭止、中毒等因素均可引起脑充血；因冷浴而皮肤贫血，或因其他身体血流减弱，而头部血量加多；颜面丹毒、脑髓脑膜、血压亢进等疾病，亦能导致脑充血。

静脉性脑充血之病因（慢性）：脑还流静脉受压迫、呼吸器循环器等疾病引发；咳嗽，吹奏、努责等引发一时性脑充血。

试述脑充血之主要症候

急性脑充血之主要症候：症见眩晕、头痛、痉挛；或卒倒人事不省，颜面潮红，瞳孔缩小，脉搏充实，呼吸深大，鼾声雷动；或见昏睡。

慢性脑充血之主要症候：症见气上冲、头重、头痛、眼花乱、耳鸣、不眠，间发神经异常，而平卧时重，直立时轻也。

试述脑充血之治法

治疗脑充血参考处方如下："凉膈散"（大黄、芒硝、连翘、黄芩、甘草、山栀、薄荷、竹叶）；"清火滋阴汤"（天门冬、麦门冬、生地黄、丹皮、赤芍、山栀、川连、山药、山萸肉、泽泻、甘草、赤苓）；"泻青赤汤"（龙胆草、青黛、羌活、防风、栀子、生地黄、黄芩、川连、木通、甘草）；"镇心丸"（牛黄、铅霜、铁粉、朱砂、龙齿、龙胆草、天竺黄、远志、生地黄、干地黄、金箔、人参、犀角、茯神，研细，炼蜜为丸）。

3. 脑出血

试述脑出血之病因

脑出血之病因：动脉硬化、脑动脉陷于粥瘤样或玻璃样之变性，同时脑实质发生酵素性或毒素性之化学变化，都会致血管壁变得脆弱，举凡足以亢进一时之血压者，皆可促致血管破裂而出血，且不问其诱因如何，均有遗传之素质存在，凡脂肪肥胖、头短胸厚、面色红赤体质者多患之。

试述脑出血之主要症候

脑出血之主要症候：最明显者，为卒中发作，症见人事不省，意识全失，呕吐、昏睡、颜面潮红，脉搏充实而徐缓，呼吸深长，鼾声如雷，头、眼、背部麻痹，侧面如睨望出血病窟之状，虽强持头部于正中部，亦被迫而复其原状，体温多下降而复上升；慢性者，多呈出颊、鼻、口唇各肌肉运动障碍，偏侧麻痹等症状，以致口眼偏斜，意识昏浊，四肢偏废，语言不能，两便失禁等，皆所常见也。

试述脑出血之治法

治疗脑出血处方如下："强神汤"（红花、僵蚕、棕榈叶、甘草）；"解语汤"（桂枝、防风、独活、附子、羚羊角、甘草、酸枣仁、天麻）；"资寿解语汤"（羚羊角、桂枝、羌活、甘草、防风、附子、酸枣仁、天麻、竹沥、姜汁）；"犀角防风汤"（犀角、防风、甘草、天麻、羌活、滑石、石膏、麻黄、独活、生山栀、荆芥、连翘、当归、黄芩、全蝎、薄荷、桔梗、白术、细辛）。

4. 脑梗塞

试述脑梗塞之病因

脑梗塞之病因：由于脑供血障碍引起脑组织缺血、缺氧而发生坏死、软化形成梗死的脑血管疾病，常见的类型有"脑栓塞"和"脑血塞"。

脑栓塞之病因：因心脏疾病、主动脉粥瘤样或脂肪样变性、腐败性支气管炎或肺坏疽等，导致有栓子脱落而引发。

脑血塞之病因：因动脉壁硬化或其内膜炎，肺炎、伤寒等重笃疾病，肿瘤压迫致脑血管闭塞，脑膜炎等炎症，颈动脉椎骨动脉血塞之蔓延等引发，致成此病为"脑血栓形成"。

试述脑梗塞之主要症候

脑栓塞之主要症候：卒然发作而如脑出血，症见昏睡不如脑出血之深，持续不如脑出血之久，额面不如脑出血之潮红而苍白。

脑血塞之主要症候：初只上肢麻痹，渐次下肢麻痹，以致发生瘫痪颓废者也。

试述脑梗塞之治法

治疗脑栓塞参考处方如下："竹叶汤"（竹叶、葛根、防风、桔梗、桂枝、人参、甘草、附子、大枣、生姜）；"乌药顺气散"（乌药、陈皮、僵蚕、干姜、麻黄、川芎、白芷、桔梗、甘草、枳壳、生姜、大枣）；"匀气散"（白术、沉香、天麻、乌药、青皮、白芷、甘草、人参、紫苏、木瓜）。

治疗脑血塞参考处方如下："五痹汤"（羌活、白术、防己、姜黄、甘草）；防风汤（防风、独活、当归、茯苓、秦艽、芍药、黄芩、桂枝、杏仁、甘草）；"开结舒经汤"（紫苏、陈皮、香附、乌药、川芎、苍术、羌活、南星、半夏、当归、桂枝、甘草）。

5. 脑积水

试述脑积水之病因

脑积水之病因：先天性者，原因迄尚不明；后天性者，多为肿瘤压迫，脑质因炎症软化萎缩所致。

试述脑积水之主要症候

脑积水之主要症候：先天性者，头盖大逾平常一倍，颜面狭小，眼球突出，视神经萎缩，眼肌痉挛，伴有运动迟钝、头发稀疏、颜貌痴呆等症；后天性者，头盖增大，视力障碍，项部强直，四肢强硬，精神迟钝，间发脑肿瘤之症状。

试述脑积水之治法

治疗脑积水参考处方如下："狗脑丸"（狗脑、五加皮、甘草、白术、防风、钟乳石、干地黄、牛黄，研细，捣狗脑为丸）；"半夏散"（半夏、川芎、桂心、草乌头、细辛，酒煮浸渍，乘微热漉出绵裹熨头部）；"四味鹿茸丸"（鹿茸、五味子、当归身、熟地黄）。

6. 脑脓肿

试述脑脓肿之病原

脑脓肿之病原：为链状菌、葡萄状菌、肺炎菌、腐败菌等化脓性细菌侵入脑中而发病，凡外伤、附近炎症之波及、其他化脓病窟之移转，皆足以致之。

试述脑脓肿之主要症候

脑脓肿之主要症候：出现持续深在性之头钝痛，扣之则过敏，稍动则加剧，伴有眩晕、呕吐、发热、出汗、颜面苍白、意识障碍、情绪异常等症，甚至四肢痉挛、偏瘫、失语、半盲者有之。

试述脑脓肿之治法

治疗脑脓肿参考处方如下："羚犀汤"（羚羊角屑、旋覆花、紫菀、石膏、甘草、细辛、前胡、犀角屑、生姜、大枣）；"玉真丸"（硫黄、石膏、半夏、硝石，研细，和生姜汁为丸）；"茶调散"（白芷、甘草、羌活、川芎、细辛、防风、薄荷，研细，清茶调服）；"痛风饼子"（五倍子、全蝎、土狗，研细，调醋成饼子，贴痛部，炙热敷之，啜浓茶）。

7. 脑性痉挛性小儿麻痹

试述脑性痉挛性小儿麻痹之病原

脑性痉挛性小儿麻痹之病原：因滤过性病毒侵染大脑皮质而发病，一至四岁小儿多患之，常继发于"猩红热""白喉"等急性热病。

试述脑性痉挛性小儿麻痹之主要症候

脑性痉挛性小儿麻痹之主要症候：忽然发热、恶心，继而昏迷、痉挛，出现偏瘫，半身上下肢、颜面及舌均麻痹，皮肤苍白厥冷，麻痹侧之肌肉强硬拘挛紧张，腱反射亢进，患侧常有运动性刺激症状，而有共同运动之半身手足徐动症。

试述脑性痉挛性小儿麻痹之治法

脑性痉挛性小儿麻痹之治法：初起时，可用"截风丹"（白附子、全蝎、僵蚕、南星、天麻、朱砂、蜈蚣、麝香）；偏瘫、麻痹时，可用"定搐散"（天麻、白附子、制南星、蝎尾、白花蛇头、朱砂、雄黄、乳香、代赭石、赤脚蜈蚣、龙脑、麝香）；麻痹症状剧者，可用"消风化痰汤"（白附子、木通、天南星、半夏、赤芍药、连翘、天麻、僵蚕、天门冬、桔梗、金银花、苍耳子、白芷、防风、羌活、皂角、全蝎、陈皮、甘草）。

8. 脑肿瘤

试述脑肿瘤之病因

脑肿瘤之病因：多为胎生期之组织异常，以外伤为其诱因，由外伤而诱发的头盖骨骨膜、脑膜之肉瘤或神经胶质瘤，尤足明证。

试述脑肿瘤之主要症候

脑肿瘤之主要症候：首为头痛，其痛深在而朦胧，可见眼底乳头膨隆，静脉怒张扩大或出血；意识迟钝，昏迷、谵妄、吐逆、眩晕，于偏侧躯干之一部常发癫痫样痉挛；肿瘤发育，头盖常因之增大，头盖及颜面之静脉迂曲扩张，甚有穿出于外者。

试述脑肿瘤之治法

治疗脑肿瘤参考处方如下："大竹沥汤"（竹沥、独活、芍药、防风、茵芋、甘草、白术、葛根、细辛、黄芩、川芎、桂心、防己、人参、石膏、麻黄、生姜、茯苓、乌头）；"柴胡发泄汤"（柴胡、升麻、黄芩、细辛、枳实、栀子仁、芒硝、淡竹叶、生地黄、泽泻）；"防风汤"（防风、川芎、白芷、牛膝、狗脊、萆薢、白术、羌活、葛根、附子、杏仁、薏苡仁、石膏、桂心、麻黄、生姜）。

9. 脑梅毒

试述脑梅毒之病原

脑梅毒之病原：因感染梅毒而发病。常见类型有：梅毒性脑树胶肿、梅毒性脑膜炎、梅毒性脑动脉炎。

试述脑梅毒之主要症候

梅毒性脑树胶肿之主要症候：发作性头剧痛，入夜尤甚，伴有呕吐、眩晕、痉挛、昏睡、烦渴、多尿等症，可见眼底乳头瘀血，半盲或失明。

梅毒性脑膜炎之主要症候：有限局而剧烈之顽固头痛，常并发皮质性癫痫与单瘫、失语等。

梅毒性脑动脉炎之主要症候：症见头痛、眩晕，一过性上下肢萎缩，感觉异常，语言障碍，可见半身不遂、失语等。

试述脑梅毒之治法

治疗脑梅毒参考处方如下："仙遗粮汤"（土茯苓、皂荚子、当归、白鲜皮、川芎、米仁、木通、威灵仙、防风、金银花、木瓜、苍术、甘草）；"愈风丹"（甘草、赤芍、川芎、桔梗、白僵蚕、细辛、羌活、南星、麻黄、白芷、防风、天麻、全蝎）；"忍冬汤"（金银花、黑料豆、土茯苓、生甘草）；"胰子汤"（米仁、川芎、金银花、牛膝、木通、胡黄连、当归、川黄连、防风、甘草、白僵蚕、土茯苓、肥皂子、猪胰子）。

10. 麻痹性痴呆

试述麻痹性痴呆之病原

麻痹性痴呆之病原：本病因梅毒而发，由螺旋体之直接作用，形成实质性梅毒性脑炎，复由其产生之毒素，出现中毒性原发性神经消耗症而致之也。

试述麻痹性痴呆之主要症候

麻痹性痴呆之主要症候：患者性情剧烈变化，大异于平时，记忆力锐退而精神过敏，智力减退而呈麻痹痴呆，甚且夸大妄想，忧郁性成；可见瞳孔大小不一，眼睑下垂，言语单调缓慢而带鼻音，吃吃不能出口，发词错误，甚至全不可能，写字则笔迹震颤而不能确实，且遗落错误、行列歪斜；常常卒中发作，不省人事，局部肌肉强直痉挛，上肢粗大有力，但笨拙而不能作精细事务。

试述麻痹性痴呆之治法

治疗麻痹性痴呆参考处方如下："五痫丸"（白附子、半夏、皂角、天南星、生白矾、乌蛇、全蝎、白僵蚕、蜈蚣、麝香、朱砂、雄黄，研细，生姜汁为丸）；"芩连清心丸"（黄芩、黄连、天花粉、茯神、麦门冬、丹参、牛黄、菖蒲、远志）；"金箔镇心丸"（胆星、朱砂、西琥珀、天竺黄、牛黄、雄黄、珍珠、麝香，研细，炼蜜为丸）。

11. 进行性延髓（球）麻痹

试述进行性延髓（球）麻痹之病因

进行性延髓（球）麻痹之病因：原因尚不明，颇多置有遗传性之疑。

试述进行性延髓（球）麻痹之主要症候

进行性延髓（球）麻痹之主要症候：发病甚为徐缓，常有项部后头部疼痛样感觉之前驱症状，因舌之运动障碍故先有构音困难，次则腭帆之反射运动减退，经时既久此等运动障碍尤甚，因舌、口唇、腭、咽头、喉头之各肌及咀嚼肌皆进行性萎缩之结果，致咽下、咀嚼、发音等均有困难也。

试述进行性延髓（球）麻痹之治法

治疗进行性延髓（球）麻痹参考处方如下："地黄饮"（熟地黄、巴戟天、山茱萸、肉苁蓉、金石斛、附子、白茯苓、石菖蒲、远志、肉桂心、麦门冬、五味子）；"顺风匀气散"（白术、人参、天麻、沉香、白芷、紫苏叶、木瓜、青皮、甘草、乌药）；"小续命汤"（麻黄、桂枝、炙甘草、杏仁、白芍、川芎、防风、人参、黄芩、防己、大附子）；"五痹汤"（人参、茯苓、当归、白芍、川芎、白术、细辛、甘草、五味子）。

12. 脑膜出血

试述脑膜出血之病因

脑膜出血之病因：头部外伤、血压亢进、动脉硬化、出血性体质、静脉窦血塞等血行障碍等，均可引发此病。

试述脑膜出血之主要症候

脑膜出血之主要症候：卒然以头部或项部之剧痛，伴有强直、痉挛、呕吐等，渐次嗜眠、昏朦或狂躁不安，间且叫号卒倒，肌肉弛缓，腱反射减退，颜面神经麻痹，可见视乳头瘀血、视力障碍等。

试述脑膜出血之治法

治疗脑膜出血参考处方如下："丹参煮散"（丹参、川芎、杜仲、续断、地骨皮、通草、当归、干地黄、麦门冬、禹余粮、麻黄、甘草、桂心、牛膝、生姜、牡蛎、升麻）；"十物独活汤"（独活、桂心、生葛根、甘草、防风、当归、生姜、芍药、附子、半夏）；"录验续命汤"（麻黄、防风、石膏、黄芩、干地黄、川芎、当归、甘草、杏仁、桂心）。

13. 浆液性脑膜炎

试述浆液性脑膜炎之病原

浆液性脑膜炎之病原：因感染伤寒杆菌、肺炎球菌、链状球菌、葡萄状球菌等而发病，常因各种流行性传染病以及耳鼻等炎症蔓延之所致。

试述浆液性脑膜炎之主要症候

浆液性脑膜炎之主要症候：头痛剧烈而弥亘全头，朦昏睡，时或狂躁谵妄，肌肉痉挛，颜面、四肢或半身、全身拘挛震颤，腹壁后陷如舟，项强轧牙；可见瞳孔缩小，皮肤感觉过敏；试使患者仰卧，伸展下腿，以一手托其足踵，他手压膝盖，抬举而屈曲之于股关节，则其膝关节迅速屈曲，若强压而伸展之患者必痛极而号，此为本病必发之克匿格氏症候也；凡此症候，比化脓性脑膜炎多轻微，而又为一过性，多可治愈。

试述浆液性脑膜炎之治法

治疗浆液性脑膜炎参考处方如下："钩藤饮"（羚羊角屑、天麻、全蝎、钩藤、太子参、甘草）；"羚羊熄风汤"（羚羊角尖、甘菊花、粉丹皮、大生地、薄荷叶、赤芍、白芍、天花粉、肥知母、枯芩、菖蒲、苍耳子、青蒿、玉枢丹）；"大定风珠"（白芍、阿胶、龟板、干地黄、火麻仁、五味子、牡蛎、麦冬、炙甘草、鸡子黄、鳖甲）。

14. 流行性小儿麻痹

试述流行性小儿麻痹之病原

流行性小儿麻痹之病原：本病病原体为球状或椭圆形而有滤过性之小体，

存在于患者口腔及鼻黏液中，由细滴传染，经鼻腔、咽头等黏膜，侵入脑脊髓腔而发病。

试述流行性小儿麻痹之主要症候

流行性小儿麻痹之主要症候：急发高热，头痛，呕吐，羞明，项强，搐搦痉挛，皮肤持久出汗，可见皮疹而带状疱疹多见，渐而运动麻痹，由下肢而躯干及上肢，甚至瘫痪，麻痹之肌肉弛缓柔软，病况虽经好转，而麻痹犹持久留在。

试述流行性小儿麻痹之治法

治疗流行性小儿麻痹参考处方如下："截风丹"（白附子、全蝎、僵蚕、南星、天麻、朱砂、蜈蚣、麝香，研细，炼蜜为丸）；"镇惊丸"（人参、甘草、茯苓、白僵蚕、枳壳、白附子、白茯苓、制南星、硼砂、牙硝、全蝎、麝香，研细，糯米粉清水煮糊为丸）；"大黑龙丸"（胆星、礞石、天竺黄、青黛、芦荟、辰砂、蜈蚣、僵蚕）。

15. 脊髓炎

试述脊髓炎之病因

脊髓炎之病因：由急慢性传染病而引发；因药剂中毒而引发；因恶性肿瘤、痛风、慢性肾炎等而引发；由外伤造成。

试述脊髓炎之主要症候

脊髓炎之主要症候：初觉脊柱过敏，下胸部有束带之感，继而下肢运动麻痹而出现截瘫，膀胱及直肠麻痹，出现尿闭、便秘或失禁，伴有全身不适、恶寒、发热等症，因营养障碍而皮肤粗糙，甚则足趾部常发巨大之褥疮。

试述脊髓炎之治法

治疗脊髓炎参考处方如下："星附散"（天南星、半夏、川乌、白附子、黑附子、白茯苓、人参、白僵蚕、没药）；"拒风丹"（川芎、天麻、甘草、防风、荜茇、细辛）；"防风汤"（石斛、干地黄、杜仲、丹参、防风、川芎、麦门冬、桂心、川独活）；"竹沥汤"（威灵仙、桔梗、防风、蔓荆子、枳壳、当归、生姜、竹沥）。

16. 脊髓痨

试述脊髓痨之病因

脊髓痨之病因：本病与患者体质有关，与梅毒螺旋体之感染有关。该病程可分三期：神经痛或失调前期、共济失调期、截瘫期。

试述脊髓痨之主要症候

神经痛或失调前期之主要症候：经过约数周、数月或数年，四肢出现电击样疼痛，躯干有束带状感觉，膝盖腱反射消失，可见瞳孔强直、视力障碍，患侧跟腱之压痛觉减退或消失。

共济失调期：此期亦亘数年，下肢渐发协调能力之障碍，运动不能如意调节，步行现特有之姿态。

截瘫期：至此不能步行，掩卧床笫，常因膀胱麻痹、膀胱炎、肾盂炎、褥疮等病而致于死亡。

试述脊髓痨之治法

治疗脊髓痨参考处方如下："玉圣散"（当归、肉桂、延胡索）；"羌活散"（茯苓、羌活、菊花、川芎、前胡、黄芩、细辛、枳壳、蔓荆子、麻黄、防风、石膏、甘草）；"虎骨散"（虎骨、当归、赤芍药、川续断、白术、藁本、蛇肉）；"木防己汤"（木防己、黄芪、桂心、茯苓、甘草）。

17. 进行性肌萎缩

试述进行性肌萎缩之病因

进行性肌萎缩之病因：脊髓性者，有资料证明与遗传有关，与职业亦殊有关系；神经性者，为末梢神经变性所致，也有遗传性或家族性；肌病性或原发性，原因尚不明。

试述进行性肌萎缩之主要症候

脊髓性肌萎缩之主要症候：多由右上肢发生，侵袭拇指球肌、小指球肌等短肌，症见肌肉萎缩瘦削，有如猿手；手背骨间陷没，恰如鹰爪；甚至蔓延颈项、躯干等肌肉，常有纤维性挛缩，腱反射消失。

神经性肌萎缩之主要症候：多侵害两足之肌肉，而排骨肌、总伸趾肌及足之小肌等萎缩特甚，足内翻而趾拳曲如鹰爪，渐次上下肢之肌肉全然萎缩。

肌病性或原发性肌萎缩之主要症候：常由躯干或四肢中枢端之肌肉始，由一肌群渐次侵他肌群，肌力减退，腱反射消失，患侧肌肉萎缩，常侧又假性浮大，不见纤维性挛缩，且具血缘性与遗传性发作，而好发于小儿期与青春期。

试述进行性肌萎缩之治法

进行性肌萎缩之治法：脊髓性者，宜用"瘫痪神验方"（侧子、五加皮、磁石、甘菊花、汉防己、羚羊角、杏仁、干姜、芍药、麻黄、薏苡仁、防风、川芎、秦艽、甘草）；神经性者，宜用"独活葛根汤"（羌活、桂心、干地黄、葛根、芍药、生姜、麻黄、甘草）；肌病性者，宜用"十九味丸"（防风、羌活、五加皮、芍药、人参、丹参、薏苡仁、元参、麦门冬、干地黄、大黄、青木香、松子仁、磁石、槟榔、枳实、牛膝、茯神、桂心）。

18. 急性脊髓蛛网膜炎

试述急性脊髓蛛网膜炎之病因

急性脊髓蛛网膜炎之病因：以急慢性传染病及脊髓附近之炎症而继发。

试述急性脊髓蛛网膜炎之主要症候

急性脊髓蛛网膜炎之主要症候：脊柱部感觉剧痛，并向四肢放散，感觉过敏；试扣打腰椎，即迅速向前弯，项部强直，四肢伸屈肌紧张；渐而运动麻痹，下肢截瘫，甚则上肢亦麻痹，麻痹之肌肉萎缩；伴有大便秘结或尿闭，可见持续高热，言语、吞咽、呼吸均障碍。

试述急性脊髓蛛网膜炎之治法

治疗急性脊髓蛛网膜炎参考处方如下："归神丹"（朱砂、酸枣仁、茯苓、人参、当归、西琥珀、远志、龙齿、金箔、银箔，研细，酒糊为丸）；"桑尖汤"（嫩桑枝尖、汉防己、当归、黄芪、茯苓、威灵仙、秦艽、川芎、升麻）；"八仙汤"（人参、茯苓、白术、甘草、川芎、当归、白芍、地黄、羌活、半夏、陈皮、秦艽、牛膝、桂枝、柴胡）。

19. 慢性脊髓蛛网膜炎

试述慢性脊髓蛛网膜炎之病因

慢性脊髓蛛网膜炎之病因：多由急性脊髓蛛网膜炎迁延而来，其初为慢性者，多因于梅毒、酒精中毒、外伤等所致也。

试述慢性脊髓蛛网膜炎之主要症候

慢性脊髓蛛网膜炎之主要症候：与急性者同，但不发热，病情进展亦缓慢。

试述慢性脊髓蛛网膜炎之治法

治疗慢性脊髓蛛网膜炎参考处方如下："五色丸"（朱砂、水银、雄黄、铅、珍珠，研细，炼蜜为丸），尤宜因于梅毒者；"乌头汤"（川乌头、赤芍药、干姜、桂心、细辛、熟地黄、当归、吴茱萸、甘草）；"三痹汤"（人参、黄芪、白术、当归、川芎、白芍、茯苓、炙甘草、桂心、防己、乌头、细辛、生姜、红枣）。

20. 脊髓肥厚性硬膜炎

试述脊髓肥厚性硬膜炎之病因

脊髓肥厚性硬膜炎之病因：常因梅毒而引发，他如结核、酒精中毒、感冒、外伤、过劳等，亦为其致病原因。

试述脊髓肥厚性硬膜炎之主要症候

脊髓肥厚性硬膜炎之主要症候：先觉项部、后头、肩胛、上肢等处剧痛，运动尤剧；上肢尺骨及正中两神经区域感觉异常或钝麻；渐次小手肌、屈腕肌等变性萎缩而麻痹，可见纤维性萎缩，手腕屈于背侧、掌指关节伸展、各指之第二及第三节则向掌面屈曲，而现特有之姿态；下肢亦常发痉挛性之不全麻痹或完全麻痹。

试述脊髓肥厚性硬膜炎之治法

治疗脊髓肥厚性硬膜炎处方如下："独活寄生汤"（独活、桑寄生、秦艽、防风、细辛、归身、生地、白芍、川芎、桂心、茯苓、杜仲、牛膝、人参、甘草）；"史国公酒"（当归、虎胫骨、羌活、鳖甲、萆薢、防风、秦艽、牛膝、松节、晚蚕砂、枸杞子、茹根，为粗末，浸无灰酒）；"思仙续断圆"（思仙术、生地、五加皮、防风、米仁、羌活、川续断、牛膝、萆薢，研细，好酒三升，化青盐三两，用大木瓜半斤，去皮以盐酒煮木瓜成膏，杵丸）。

21. 震颤瘫痪症

试述震颤瘫痪症之病因

震颤瘫痪症之病因：病因尚不明悉，或谓因线状体及苍白球之病变所致，或谓与黑质及赤核病变有关，或因椎体外路之变化而来，盖不容疑。

试述震颤瘫痪症之主要症候

震颤瘫痪症之主要症候：除头部外，肢体持续震颤，震颤剧烈者多为手与前膊，其手指互相捻搓，如捻丸药状，肌肉紧张而刚强，颜面不能表情，项强而头向前倾，躯干前屈，背圆如龟，各种运动均有障碍，腹背等部有热感，伴有皮肤潮红，唾、汗、尿、皮脂等分泌均增多。

试述震颤瘫痪症之治法

治疗震颤瘫痪症参考处方如下："小八风散"（天雄、当归、人参、附子、天冬、防风、蜀椒、独活、乌头、秦艽、细辛、白术、干姜、麻黄、五味子、桔梗、山萸、柴胡、莽草、白芷，研细酒服）；"八风防风散"（防风、独活、川芎、秦椒、干姜、黄芪、附子、天雄、麻黄、五味子、山茱萸、石膏、秦艽、桂心、薯蓣、细辛、当归、防己、人参、杜仲、甘草、贯众、甘菊、紫菀）；"温中生姜汤"（生姜、桂心、橘皮、甘草、麻黄）。

22. 舞蹈病

试述舞蹈病之病因

舞蹈病之病因：本病病因以急性传染病为最重要，而并发于急性关节偻麻质斯者多见，与遗传素质亦颇有关，常发于七至十三岁之小儿，成人少见之。

试述舞蹈病之主要症候

舞蹈病之主要症候：初则精神异常、过敏，出现偻麻质斯样疼痛；继则身体某部或各部之肌肉发生不随意运动而不能自止，初发于手指，次及手腕，终侵及颜面，以上肢之不随意运动最为明显，下肢次之；可见口角歪斜，颦颜皱额、不断开闭眼睑、行坐不得、辗转床第、饮食为难等症。

试述舞蹈病之治法

治疗舞蹈病参考处方如下："茵芋圆"（茵芋叶、铅丹、秦艽、钩藤皮、石膏、杜衡、菖蒲、黄芩、松萝、蜣螂、甘草，研细，炼蜜为丸）；"白羊鲜汤"（白鲜、蚱蝉、大黄、甘草、钩藤皮、细辛、牛黄、蛇蜕皮）；"龙胆汤"（龙胆、钩藤皮、柴胡、黄芩、桔梗、芍药、茯苓、甘草、蜣螂、大黄）。

23. 手足徐动症

试述手足徐动症之病因

手足徐动症之病因：多为脑性小儿麻痹、偏瘫、脑炎等病而引发，原发性者颇少见，多发于第二小儿期或青春期。

试述手足徐动症之主要症候

手足徐动症之主要症候：因颜面肌之收缩而显奇形怪象，项颈肌收缩而点首摇头，肩胛高举低降不一，手指或开或闭甚而反张，饮食、语言障碍，于身神安静或睡眠之际则运动停止或缓解。

试述手足徐动症之治法

治疗手足徐动症参考处方如下："保命散"（珍珠、牛黄、琥珀、胆星、白附子、蝉蜕、天虫，茯苓、皂角、防风、茯神、天竺黄、橘红、甘草、薄荷、朱砂、天麻、全蝎、礞石、冰片、麝香，研末）；"断痫丹"（黄芪、钩藤钩、细辛、甘草、蛇蜕、牛黄，研细，煮枣肉为丸）；"钩藤钩饮"（钩藤钩、蝉蜕、防风、人参、麻黄、白僵蚕、天麻、蝎尾、甘草、川芎、麝香，研细）。

24. 嗅神经障碍

试述嗅神经障碍之病因

嗅神经障碍之病因：本病不局限于神经炎、头盖底疾病等嗅神经病变而

发病，即由嗅球至大脑皮质中枢间之器质病化，及鼻黏膜疾病、精神病、歇斯底里等，亦常为其病因

试述嗅神经障碍之主要症候

嗅神经障碍之主要症候：过敏者，一嗅香气，即头痛、眩晕、失神而发痉挛；嗅觉脱失者，则对于香臭无任何感觉；嗅觉异常者，则以臭为香，以香为臭，即嗅觉异常。

试述嗅神经障碍之治法

治疗嗅神经障碍参考处方如下："香膏"（白芷、川芎、通草、当归、细辛、薰草、辛夷，苦酒浸一宿，下猪脂煎至白芷呈黄色则成，绵沾纳鼻中）；"鼻窒气息不通方"（小蓟一把，煎服）；"槐叶汤"（槐叶、葱白、豉）；"鼻有息肉不闻香臭方"（瓜丁、细辛，绵裹塞鼻中）。

25. 视神经炎

试述视神经炎之病因

视神经炎之病因：球内视神经炎多因脑脊髓疾病而引发；球后视神经炎则因副鼻腔、扁桃腺、齿牙等局部炎症所传染，以及烟草、酒精中毒所致。

试述视神经炎之主要症候

视神经炎之主要症候：球内视神经炎，症见眼底乳头充血、肿胀，视力障碍，可见一时视力减退而频繁反复；球后视神经炎，症见视力迅速减退，伴有剧烈头痛。

试述视神经炎之治法

治疗视神经炎参考处方如下："栀子仁煎"（栀子仁、决明子、蕤仁、车前叶、秦皮、石膏、苦竹叶、细辛、赤蜜）；"洗肝甘蓝煎"（甘蓝、车前、苦竹叶、细辛、秦皮、蕤仁、栀子仁、芍药、决明子、升麻）；"补肝丸"（青葙子、桂心、葶苈、杏仁、细辛、芜蔚子、枸杞子、五味子、茯苓、黄芩、防风、地肤子、泽泻、决明子、麦冬、蕤仁、车前子、菟丝子、干地黄、兔肝，研细，炼蜜为丸）。

26. 视神经萎缩

试述视神经萎缩之病因

视神经萎缩之病因：本病可由视神经炎、脑膜炎、脉络膜炎等引发，并因脑肿瘤、脑积水压迫视索而引发，脊髓痨、麻痹狂、中毒等亦能致之。

试述视神经萎缩之主要症候

视神经萎缩之主要症候：症见中心视力减退，视野缩小，甚且失明，瞳孔散大，而对光线无反应，眼底乳头陷没且色灰白或苍白，眼底血管亦狭小。

试述视神经萎缩之治法

治疗视神经萎缩参考处方如下："瓜子散"（冬瓜子、青葙子、茺蔚子、枸杞子、牡荆子、蒺藜子、菟丝子、芜菁子、决明子、地肤子、柏子仁、牡桂、木通、蕤仁、车前子、细辛）；"补肝丸"（兔肝、柏子仁、干地黄、茯苓、细辛、蕤仁、枸杞子、防风、川芎、山药、车前子、五味子、甘草、菟丝子，研细，炼蜜为丸）；"补肝散"（决明子、蓼子、青羊肝）。

27. 动眼、滑车、外展等神经疾病

试述动眼、滑车、外展等神经疾病之病因

动眼、滑车、外展等神经疾病之病因：外伤及炎症渗出物之压迫而引发；急性传染病与中毒等因素而引发；因于偻麻质斯、糖尿病、贫血等而引发；脊髓病而引发。

试述动眼、滑车、外展等神经疾病之主要症候

动眼神经麻痹之主要症候：上眼睑下垂，前头肌收缩而眉毛高于健侧，外斜视，瞳孔散大，眼球微向前突。

滑车神经麻痹之主要症候：眼球不能转向于下内方，可见复视、眩晕等。

外展神经麻痹之主要症候：眼球不能越正中线而转向于外方，且因内直肌收缩，故内斜视，亦可见复视。

试述动眼、滑车、外展等神经疾病之治法

治疗动眼、滑车、外展等神经疾病参考处方如下："磁朱丸"（磁石、辰

朱、神曲，炼蜜为丸）；"石斛夜光丸"（天门冬、菟丝子、人参、茯苓、甘菊、山药、枸杞、石斛、杏仁、草决明、麦冬、熟地、生地、肉苁蓉、青葙子、羚羊角、蒺藜、川芎、炙甘草、黄连、防风、枳壳、乌犀、牛膝，研细，炼蜜为丸）；"七宝散"（琥珀、珍珠、珊瑚、决明子、紫贝、石胆、马珂、朱砂、蕤仁，研极细，敷目中）。

28. 三叉神经麻痹

试述三叉神经麻痹之病因
三叉神经麻痹之病因：常因头盖骨之骨折及肿瘤，与夫梅毒性脑底脑膜炎，梅毒性骨膜炎等，而引发。

试述三叉神经麻痹之主要症候
三叉神经麻痹之主要症候：咀嚼肌之运动麻痹，开口时微倾患侧，患侧头部、颜面之感觉脱失，动易发生眼结膜炎，味觉、听觉同时障碍，甚而齿牙脱落。

试述三叉神经麻痹之治法
治疗三叉神经麻痹参考处方如下："治诸风痹方"（防风、甘草、黄芩、桂心、当归、茯苓、秦艽、葛根、生姜、大枣、杏仁）；"解语汤"（桂枝、防风、独活、附子、羚羊角、甘草、酸枣仁、天麻）；"拒风丹"（川芎、天麻、甘草、防风、荜茇、细辛）。

29. 三叉神经痛

试述三叉神经痛之病因
三叉神经痛之病因：主要为感冒及传染病而引发；而头盖骨及骨膜之疾病，与夫内颈动脉瘤、动脉硬化等，亦常为其病因；其他反射作用异常而患此病者亦有之。

试述三叉神经痛之主要症候
三叉神经痛之主要症候：第一支尤好发于眼窝神经，第二支好发于下眼窝神经，第三支好发于齿槽神经，先有感觉异常，继而剧烈疼痛，初局限于神经之一支，渐而弥漫大部，持续时间甚短，而有其压痛点，且多发于运动之时，以及左右之一侧也。

试述三叉神经痛之治法

治疗三叉神经痛参考处方如下："茶调散"（白芷、甘草、羌活、荆芥、川芎、细辛、防风、薄荷，研细，清茶调下）；"玉液汤"（半夏，泡汤七次，切片，作一服，加生姜十片，水煎去滓，纳沉香末少许）；"止痛太阳丹"（天南星、川芎，等分为末，同连须葱白捣烂作饼，贴痛处）；"三祛汤"（黄芩、苍术、羌活、防风、苍耳子）。

30. 听神经障碍

试述听神经障碍之病因

听神经障碍之病因：因颞颥骨岩部骨折、骨膜炎、中耳炎等引发；急性热病致神经变质而引发；过服水杨酸剂、奎宁等引发；脑脊髓疾病而引发。

试述听神经障碍之主要症候

听神经障碍之主要症候：症见听力减退、耳鸣、眩晕，可见两眼相对而出现调节之不随意性震颤，甚而迷路机能障碍，不能起立，而卧于健侧。

试述听神经障碍之治法

治疗听神经障碍参考处方如下："苁蓉丸"（肉苁蓉、山萸肉、石龙芮、石菖蒲、菟丝子、羌活、鹿茸、石斛、磁石、附子、全蝎、麝香，研细，炼蜜为丸）；"补肾治五聋方"（蓖麻仁、杏仁、桃仁、蜡、菖蒲、磁石、巴豆仁、石盐、附子、通草、薰陆香、松脂，研细，和松脂蜡为丸）；"通气散"（茴香、木香、全蝎、玄胡、陈皮、菖蒲、羌活、僵蚕、川芎、蝉蜕、穿山甲、甘草，研细调酒服）。

31. 迷走神经麻痹

试述迷走神经麻痹之病因

迷走神经麻痹之病因：由于各种传染病而引发，尤以白喉引发者为多见；感冒、偻麻质斯病而引发；颈部外伤引发；肿瘤渗出物等之压迫而引发；中毒、其他神经官能病等因素引发。

试述迷走神经麻痹之主要症候

迷走神经麻痹之主要症候：患侧软腭、咽头、喉头等均可出现麻痹，声音带鼻音，吞咽有障碍，呼吸困难，可见发作性咳嗽。

试述迷走神经麻痹之治法

治疗迷走神经麻痹参考处方如下："苏子煎"（苏子、生姜汁、白蜜、杏仁）；"清音丸"（桔梗、诃子、甘草、硼砂、青黛、冰片，研末，炼蜜为丸）；"射干麻黄汤"（射干、麻黄、生姜、紫菀、款冬花、五味子、细辛、半夏、大枣）；"泽泻汤"（半夏、紫参、泽泻、生姜、白前、甘草、黄芩、人参、桂枝）。

32. 舌下神经麻痹

试述舌下神经麻痹之病因

舌下神经麻痹之病因：病变在舌下神经核以下，则发于一侧；病变在舌下神经核，则发于两侧；延髓以上之病变，则障碍于一侧；常兼发偏瘫。

试述舌下神经麻痹之主要症候

舌下神经麻痹之主要症候：一侧之舌下神经麻痹，舌尖微倾于健侧，患侧舌根微隆起，使挺舌斜向患侧突出，咀嚼障阻，味觉减退，麻痹持久，则舌萎缩而菲薄，构音困难。

试述舌下神经麻痹之病因

治疗舌下神经麻痹处方如下："疗舌肿方"（戎盐、黄芩、黄柏、大黄、人参、桂心、甘草，研细，炼蜜为丸）；"归芍异功散"（人参、白术、陈皮、白芍、当归、茯苓、甘草、灯心）；"五香丸"（豆蔻子、丁香、藿香、白芷、青木香、当归、桂枝、零陵香、甘松、香附子、槟榔，研细，炼蜜为丸）。

33. 后头神经痛

试述后头神经痛之病因

后头神经痛之病因：因外伤、脊柱疾病、动脉硬化、疟疾、伤寒、流行性感冒、狭性咽峡炎、脑脊髓膜炎等而引发；神经质者，又因精神过劳所致。

试述后头神经痛之主要症候

后头神经痛之主要症候：疼痛由后头以绵亘于颅顶，头部运动、咳嗽、喷嚏之时更加剧烈，且患部皮肤感觉过敏，间或头发脱落与变白。

试述后头神经痛之治法

治疗后头神经痛参考处方如下："碧云散"（鹅不食草、川芎、青黛，研细，吹左右鼻内，取嚏）；"川芎散"（甘菊花、石膏、川芎，研细，清茶送下）；"头风神方"（土茯苓、金银花、玄参，蔓荆子、防风、天麻、辛夷花、川芎、灯心、黑豆、芽茶）；"钩藤散"（钩藤、陈皮、半夏、麦冬、茯苓、人参、菊花、防风、甘草、石膏、生姜）。

34. 横膈膜神经麻痹

试述横膈膜神经麻痹之病因

横膈膜神经麻痹之病因：因脊柱、颈髓膜等疾病引发；因于传染病引发；因中毒、感冒等因素而引发。

试述横膈膜神经麻痹之主要症候

横膈膜神经麻痹之主要症候：呼吸困难，动易窒息致死，尤以运动时为甚；麻痹发于两侧者，呼吸时胸廓上部运动剧烈，两季肋部运动微弱，且吸气时上腹部陷没，呼气时反而膨隆，横膈膜高举；若麻痹发于偏侧者，则其机能障碍不明显也。

试述横膈膜神经麻痹之治法

治疗横膈膜神经麻痹参考处方如下："自拟方"（羚羊角、通草、橘皮、吴茱萸、厚朴、干姜、乌头）；"通气汤"（半夏、生姜、桂心、大枣）；"补肺汤"（五味子、干姜、桂心、款冬花、麦冬、桑根白皮、大枣、粳米）；"半夏汤"（半夏、生姜、桂心、甘草、厚朴、人参、橘皮、麦冬）。

35. 横膈膜痉挛

试述横膈膜痉挛之病因

横膈膜痉挛之病因：因消化器及腹膜疾病而引发；呼吸器疾病所致；神

经系疾病而引发；因于传染病、心包炎、主动脉瘤、中毒等因素而引发；重疾之末期而发恶病质者常见之。

试述横膈膜痉挛之主要症候

横膈膜痉挛之主要症候：症见呃逆，其剧烈者可见全腹、全胸、头部、肩胛等皆随而运动，虽多属一时现象，然反复来袭，缠绵甚久者亦有之，甚且谈话、咀嚼、睡眠等均有妨碍。

试述横膈膜痉挛之治法

治疗横膈膜痉挛参考处方如下："丁香柿蒂汤"（丁香、柿蒂、人参、生姜）；"撞气阿魏丸"（茴香、陈皮、青皮、川芎、丁香皮、蓬莪术、甘草、缩砂仁、肉桂、生姜、白芷、胡椒，研细，用阿魏丸之）；"旋覆代赭汤"（旋覆花、人参、生姜、半夏、代赭石、大枣、甘草）。

36. 桡骨神经麻痹

试述桡骨神经麻痹之病因

桡骨神经麻痹之病因：因外伤压迫或损伤神经而发病；因急性传染病而引发；铅砒中毒者可见此症。

试述桡骨神经麻痹之主要症候

桡骨神经麻痹之主要症候：使患者平伸前膊，则其手因重力而下垂，不得平伸其手背，是谓"悬垂手"；其第一指节亦下垂，第二、第三指节不受障碍，手指微屈曲，以小指环尤甚，不能充分握手，拇指外转与伸展亦不可能；肌肉萎缩，前膊之伸侧尤甚，手背各腱常肿胀肥厚，间有腕关节拘挛，皮肤滑泽放光，爪甲变性等。

试述桡骨神经麻痹之治法

治疗桡骨神经麻痹参考处方如下："橘皮通气汤"（橘皮、白术、石膏、细辛、当归、桂心、茯苓、香豉）；"五加酒"（五加皮、薏苡仁、枳实、火麻仁、猪椒根皮、丹参、干姜、川芎、桂心、当归、甘草、天雄、秦椒、白鲜皮、通草，清酒渍之）；"人参酒"（人参、防风、茯苓、细辛、秦椒、黄芪、当归、牛膝、桔梗、干地黄、丹参、薯蓣、钟乳、矾石、山茱萸、川芎䓖、白术、麻黄、五加皮、生姜、乌麻、大枣，清酒渍之）。

37. 坐骨神经麻痹

试述坐骨神经麻痹之病因

坐骨神经麻痹之病因：凡脊柱下部之疾病，荐骨及骨盆之骨伤，下肢之脱臼与骨伤，骨盆肿瘤或炎症，或难产，或感冒等，皆足以致之。

试述坐骨神经麻痹之主要症候

坐骨神经麻痹之主要症候：上腿之外旋障碍，不能屈曲其小腿，步武状态，如装假足之观，所谓"鸡足"是也；足与趾之基节亦不得屈曲，趾尖下垂，足外缘向下，而成内翻马足；或足向背侧屈曲如钩，内缘向下，外缘向上，而成外翻马足；第一趾节伸展，第二及第三趾节屈曲，状如鹰爪者亦有之；下腿通常感觉障碍，而血循环运动亦有妨害。

试述坐骨神经麻痹之治法

治疗坐骨神经麻痹参考处方如下："丹参散"（丹参、川芎、杜仲、续断、地骨皮、干地黄、当归、通草、升麻、麦门冬、禹余粮、麻黄、牛膝、甘草、桂心、生姜、牡蛎）；"虎骨酒"（虎骨、干地黄、地骨皮、干姜、川芎、猪椒根、五加皮、白术、枳实，清酒浸之）；"虎骨四斤丸"（宣木瓜、天麻、苁蓉、牛膝、附子、虎骨，研末，用无灰酒浸，用浸药酒打面糊为丸）。

38. 腓肠肌痉挛

试述腓肠肌痉挛之病因

腓肠肌痉挛之病因：因登山、远行、游泳等，致肌肉过劳而发病；霍乱、赤痢、糖尿病等身体水分过量消失时之并发症；与夫骨盆肿瘤、妊娠等致下腿静脉瘀血时，皆可为其病因

试述腓肠肌痉挛之主要症候

腓肠肌痉挛之主要症候：腓肠肌发生剧烈疼痛，可见腓肠肌强直性痉挛，发于夜间睡梦中者多见，经数秒或数分时后始弛缓也。

试述腓肠肌痉挛之治法

治疗腓肠肌痉挛参考处方如下："茱萸汤"（吴茱萸、甘草、干姜、蓼

子、乱发、桂心）；"芍药甘草汤"（芍药、甘草）；"广济高良姜汤"（高良姜、桂心）；"四逆汤"（甘草、干姜、附子）。

39. 坐骨神经痛

试述坐骨神经痛之病因

坐骨神经痛之病因：由于寒冷之刺激而引发；由于传染病而引发；因新陈代谢病、酒精中毒等而引发；局部病变压迫神经之结果。

试述坐骨神经痛之主要症候

坐骨神经之主要症候：疼痛持续，而时时发作增剧，如灼、如刺，入夜尤甚，大多疼痛部位，自腰部经臀部、大腿后侧、下腿后外侧以至足外缘及足背，间有至足者，其疼痛之部位则恰与神经之经路符合，此其特点。

试述坐骨神经痛之治法

治疗坐骨神经痛参考处方如下："摩腰散"（附子尖、乌头尖、南星、朱砂、雄黄、樟脑、丁香、干姜、麝香，研细，炼蜜为丸）；"青娥丸"（胡桃、破故纸、杜仲，研细为丸）；"甘姜苓术汤"（甘草、白术、干姜、茯苓）；"左金丸"（黄连、吴茱萸，研细为丸）。

40. 神经炎

试述神经炎之病因

神经炎之病因：外伤、附近炎症之波及、中毒、寒冷刺激、传染病菌之侵入、体内产生毒素之侵害、贫血、动脉硬化等，均可成为致病的原因。

试述神经炎之主要症候

神经炎之主要症候：末梢神经分布之区域，有剧烈之持续性疼痛或压痛，间发钝麻，亦有感觉脱失者，麻痹之肌肉萎缩，反射运动消失，而发"痉挛性麻痹"，患部皮肤潮红或苍白厥冷，急性者且多少有发热症候。

试述神经炎之治法

神经炎之治法：营养不良，肌肉萎缩者，宜用"五补七宣丸"（人参、茯苓、地骨皮、干地黄、牛膝）；入夜发剧痛者，宜用"广济疗白虎方"（犀角、当归、芍药、牛膝、沉香、青木香、虎头骨、麝香、楝叶）；钝麻或感觉脱失者，宜用"麝香丸"（麝香、川乌、全蝎、黑豆、地龙）；多少发热者，宜用"知母汤"（知母、麻黄、黄芪、甘草、羌活、白术、枳壳）。

41. 疱　疹

试述疱疹之病原

疱疹之病原：由疱疹病毒引发；疱疹特发者每具流行性特征；疱疹继发者，因脑脊髓梅毒、肺结核、糖尿病等而继发也。

试述疱疹之主要症候

疱疹之主要症候：症见恶寒、高热、倦怠、恶心、呕吐，继则发疹；先发赤色之充血斑，速变成水疱或脓疱，多数簇生，绕躯干之半侧而配列如带，旬日后结疤脱落，留色素斑，以三叉神经之分布区域，发之尤繁；伴有剧烈疼痛，虽皮疹已散而疼痛犹存，惟小儿或有不疼痛者。

试述疱疹之治法

治疗疱疹参考处方如下："五香连翘汤"（青木香、沉香、丁香、薰陆香、麝香、连翘、射干、升麻、独活、桑寄生、通草、大黄）；"白薇散方"（白薇、防风、射干、白术、麻黄、秦艽、当归、防己、乌头、青木香、天门冬、枳实、独活、葳蕤、山茱萸、柴胡、白芷、莽草、蜀椒）；"内消散"（赤小豆、人参、甘草、瞿麦、当归、猪苓、黄芩、白蔹、薏苡仁、黄芪、防风、升麻）。

42. 指端感觉异常

试述指端感觉异常之病因

指端感觉异常之病因：因中枢神经有缺陷，而血管运动神经不稳定之际，重以寒冷、过劳等因素影响，致局部毛细管痉挛之结果也。

试述指端感觉异常之主要症候

指端感觉异常之主要症候：手与指尖、足与趾尖觉瘙痒，有蚁走、灼热感，夜间至拂晓尤剧烈，终且疼痛不眠，患部冷感劲直，感觉钝麻，可见皮肤苍白或潮红。

试述指端感觉异常之治法

治疗指端感觉异常参考处方如下："西川续命汤"（麻黄、生姜、当归、石膏、川芎、桂心、甘草、黄芩、防风、芍药、杏仁）；"石南散"（石南、薯蓣、芍药、天雄、桃花、甘菊花、黄芪、珍珠、山茱萸、石膏、升麻、葳蕤）；"大黄芪酒"（黄芪、桂心、巴戟天、石斛、柏子仁、泽泻、茯苓、干姜、蜀椒、防风、独活、人参、天雄、芍药、附子、乌头、茵芋、半夏、细辛、瓜蒌根、白术、黄芩、山茱萸，以酒浸之）。

43. 对称性坏疽

试述对称性坏疽之病因

对称性坏疽之病因：病因尚不明悉，或因体内外之有害因素影响，贻害于血管运动神经或其中枢，致血管挛缩之所致。

试述对称性坏疽之主要症候

对称性坏疽之主要症候：常于四肢相对之指、趾末端以及耳、鼻、颊、臀等处，症见肤色苍白或蜡黄、厥冷、瘙痒、有蚁走虫行感，或剧痛，经反复发作后继而患部肿胀，色青黑、有辛辣感、剧痛，渐化脓而陷坏疽，伴有皮肤、爪甲、肌肉、关节等营养障碍之症状。

试述对称性坏疽之治法

治疗对称性坏疽处方如下："治瘭疽秘方"（射干、甘草、枳实、升麻、干地黄、黄芩、麝香、前胡、犀角、大黄）；"治瘭疽著手足瘥后复发方"（黄芪、升麻、款冬花、附子、苦参、赤小豆，研细调酒服）；"鲫脂膏"（鲫鱼、乱发、猪脂，煎膏敷之）；"治瘭疽浸淫多汁日渐大方"（黄连、胡粉、甘草、蔺茹，研细撒布）。

44. 皮硬化

试述皮硬化之病因

皮硬化之病因：因血管运动神经障碍，致皮肤及皮下组织肥厚、硬化、萎缩而成。

试述皮硬化之主要症候

皮硬化之主要症候：症见颜面、手、小腿、躯干等皮肤呈现弥漫性斑状或索状之变化，先浸淫肿胀，继则硬固不能撮举，皮肤萎缩，毛发脱落，皮脂分泌减退，间有运动困难者。

试述皮硬化之治法

治疗皮硬化参考处方如下："蒟蒻蒸汤"（蒟蒻根叶、菖蒲叶、桃叶皮枝、细糠、秋米，煎汤乘热蒸洗）；"解风痹汤"（麻黄、防己、枳实、细辛、白术、生姜、附子、甘草、桂心、石膏）；"五加酒"（五加皮、枸杞皮、干地黄、丹参、石膏、杜仲、干姜、附子，清酒渍之）。

45. 局部浮肿

试述局部浮肿之病因

局部浮肿之病因：有神经病素质者易患此症，常有遗传性，因寒冷、外伤、消化障碍、情绪波动、急性传染病等而诱发。

试述局部浮肿之主要症候

局部浮肿之主要症候：多急性发作，皮肤迅速发生界限分明之浮肿，肤色苍白或微红，指压之有印痕，好发于眼睑、颊部、口唇等处，或亦有发于四肢、躯干者，可持续数时至数日则迅速消散，而反复发作，发于喉头者则呼吸困难，有类似荨麻疹者曰"浮肿性荨麻疹"。

试述局部浮肿之治疗法。

治疗局部浮肿参考处方如下："葶苈丸"（葶苈子、牵牛子、泽漆叶、海藻、昆布、桑根白皮、甘遂、椒目、郁李仁、桂心）；"禹余粮丸"（蛇含石、禹余粮、真针砂、羌活、木香、茯苓、川芎、牛膝、桂心、白豆蔻、大茴香、蓬术、附子、干姜、青皮、三棱、白蒺藜、当归，研细为丸）；"乌鲤鱼汤"（乌鲤鱼、赤小豆、桑皮、白术、陈皮、葱白）。

46. 头　　痛

试述头痛之病因

头痛之病因：因急慢性传染病而引发；因体内体外之毒素或中毒而引发；

心肺疾病、血液疾病、歇斯底里等神经疾病等引发；头盖疾病及外伤所引发；耳、鼻、眼、口腔等疾病之反射作用。

试述头痛之主要症候

头痛之主要症候：头痛之部位，或在前头，或绵亘全头部，或限局偏侧，或限局于一处，或在浅表，或在深层；痛轻者，颅顶前额，有受重物压迫之感，或觉头内空虚、朦胧；因瘀血或充血者，则平卧觉轻快；尿毒症者，晨起剧烈头痛，而常伴有呕吐；梅毒者，夜间头痛剧烈。

治疗头痛参考处方如下："芦荟散"（芦荟、防风、丹砂、龙脑、天麻、白附子、白术、白芷）；"头风神方"（土茯苓、金银花、玄参、蔓荆子、防风、天麻、辛夷花、川芎、灯心、黑豆、芽茶）；"羌活汤"（茯苓、羌活、菊花、川芎、前胡、黄芩、细辛、枳壳、蔓荆、麻黄、防风、石膏、甘草）；"姜黄汤"（防风、独活、桂枝、芍药、樱皮、姜黄、甘草）。

47. 偏头痛

试述偏头痛之病因

偏头痛之病因：有因脑皮质发生病变者；有因脑盖之软部生硬结者；有因胃、肠、子宫病之反射刺激者；有因血管痉挛或扩张，血管壁之渗透作用随而亢进者；有因过敏者。成因不一，迄无定论。

试述偏头痛之主要症候

偏头痛之主要症候：头痛多发于晨起；其部位多在颞颥部及其附近，亦有发于前额、后头及眉毛附近者，通常发于偏侧，而左侧尤多；伴有颜面皮肤潮红灼热、眼球陷没、脉搏徐缓者，为"交感神经麻痹性偏头痛"；反之，颜面苍白，眼球突出，瞳孔散大，脉搏频数者，为"交感神经痉挛性偏头痛"；均常伴有呕吐、恶心等症状。

试述偏头痛之治法

治疗偏头痛参考处方如下："川芎散"（川芎、柴胡、半夏曲、甘草、甘菊花、细辛、人参、前胡、防风）；"羌活散"（羌活、蔓荆子、甘草、甘菊花、川芎、防风、黄芩、石膏）；"温风散"（川芎、当归、细辛、白芷、荜茇、露蜂房）；"白芷散"（郁金、香白芷、石膏、薄荷、芒硝）。

48. 癫 痫

试述癫痫之病因

癫痫之病因：原因不明，而遗传因素为最切近之疑点。

试述癫痫之主要症候

癫痫之主要症候：有头痛、感觉异常等前兆发生，忽然大声号叫，失神卒倒，肌肉强直痉挛或后弓反张，眼睑开张固定，眼球凝视上内方，颜貌紧张，两手拳紧握，头部动摇不止，口吐泡沫，皮肤反射及腱反射均消失，伴有大小便失禁、体温微上升等症，或有狂暴、自杀等倾向，反复发作是其特征之一。

试述癫痫之治法

治疗癫痫参考处方如下："风癫方"（葶苈子、铅丹、瓜蒌、虎掌、乌头、白术、鸱头、铁精、蔺茹、椒、大戟、甘遂、天雄，研细，炼蜜为丸）；"疗风癫方"（茯神、白龙骨、龙齿、龙角、龙胆草、蔓荆子、铁精、干姜、远志、黄连、大黄、川芎、白芷、黄芩、当归、桂心，研细，炼蜜为丸）；"远志丸"（远志、朱砂、南星、白附子、白茯苓、酸枣仁、人参、金箔、麝香，研细，炼蜜为丸）。

49. 书 痉

试述书痉之病因

书痉之病因：为支配书字运动之大脑皮质中枢之机能障碍所致，为一种职业之神经官能症，而常发于书记、司书等人群，于遗传素质颇有关系。

试述书痉之主要症候

书痉之主要症候：症见书写障碍，每感疲劳而发痉挛性震颤，甚且疼痛，上膊亦有障碍，惟于其他运动则无任何异常。

试述书痉之治法

治疗书痉参考处方如下："舒筋饮"（片姜黄、赤芍、当归、海桐皮、白术、羌活、炙甘草、生姜）；"拔痹膏"（生半夏，为末，同广胶等分，先用姜汁，将膏煎烊，调入半夏，涂）；"黄芪桂枝五物汤"（黄芪、芍药、桂枝、生姜、大枣）。

50. 歇斯底里症

试述歇斯底里症之病因

歇斯底里症之病因：歇斯底里症相当中医所谓之"脏躁"，其病因与遗传素质、精神之被打击、神经系抵抗力之减弱有关，子宫月经病可诱发此病，学校教育之不良而发于儿童亦可见之。

试述歇斯底里症之主要症候

歇斯底里症之主要症候：常以腹部有球状物上升之感觉为其前兆，皮肤感觉过敏，有冷、温、蚁走等感觉，甚且感觉脱失，凡饥饿、口渴、阴部黏膜皆一无所知也；五官感觉亦常过敏，如羞明、好恶臭等亦常见之；运动障碍，或为痉挛，或为麻痹，或为拘挛，变化无常；精神易受刺激，易为感动；血管运动障碍而现手足厥冷，且发作常在日间午后，不发热。

试述歇斯底里症之治法

治疗歇斯底里症参考处方如下："桂枝加龙骨牡蛎汤"（桂枝、芍药、生姜、大枣、龙骨、牡蛎、甘草）；"茯神散"（茯神、柏子仁、酸枣仁、黄芪、人参、熟地黄、远志、五味子）；"针砂汤"（针砂、牡蛎、茯苓、桂枝、人参、甘草、苍术）；"奔脉汤"（半夏、葛根、芍药、当归、川芎、李根白皮、黄芩、甘草、生姜）。

51. 神经衰弱

试述神经衰弱之病因

神经衰弱之病因：以遗传之神经素质为最重要，其次由于衰弱神经之许多疾病而发。

试述神经衰弱之主要症候

神经衰弱之主要症候：患者精神易兴奋而又易疲劳，杞忧疑惧常存于怀；伴有头痛、头重、眩晕、健忘不眠、腰痛、厥冷、耳鸣、重听、疲惫等症；

甚至遗精、早泄，均所常见；可见眼睑震颤、皮肤苍白等症。

试述神经衰弱之治法

治疗神经衰弱参考处方如下："炙甘草汤"（甘草、生姜、桂枝、人参、地黄、阿胶、麦冬、麻仁、大枣）；"八珍汤"（川芎、芍药、茯苓、人参、地黄、当归、白术、甘草，可加鳖甲）；"酸枣仁汤"（酸枣仁、甘草、知母、茯苓、川芎）；"归脾汤"（当归、白术、茯苓、黄芪、龙眼肉、酸枣仁、远志、木香、人参、甘草）。

52. 外伤性神经官能病

试述外伤性神经官能病之病因

外伤性神经官能病之病因：因震撼于外伤时之惊恐，深虑乎外伤后之结果而发病，尤能于无意中诱发之。

试述外伤性神经官能病之主要症候

外伤性神经官能病之主要症候：多同于神经衰弱与歇斯底里之症候，而以基于外伤之后为特有。

试述外伤性神经官能病之治法

外伤性神经官能病之治法：以心理疏导为首要，必要时辅以方药治疗。参考处方如下："安肝定惊丸"（茯苓、远志、防风、人参、柏子仁、龙骨、牡蛎、大枣、甘草）；"正心汤"（当归、茯苓、地黄、羚羊角、甘草、枣仁、远志、人参）；"竹茹温胆汤"（柴胡、橘皮、半夏、竹茹、茯苓、香附、枳实、黄连、人参、桔梗、麦冬、甘草、生姜）；"治肝虚内热汤"（羚羊角、半夏、当归、防风、天麻、茯苓、酸枣仁、人参、白术、钩藤）。

第八章 内分泌腺疾病

1. 黏液性水肿

试述黏液性水肿之病因

黏液性水肿之病因：由于甲状腺之缺如或变性，或手术剔出甲状腺后所贻留部分过小，或为甲状腺体萎缩之所致，亦有因颈部创伤化脓而发病者，又常因甲状腺炎而引起。

试述黏液性水肿之主要症候

黏液性水肿之主要症候：皮肤肿胀、硬固，具特有之弹性，捏之有如捏粉之感，虽有皱折而撮举甚难，指压之不留印痕，穿刺之不流浆液，终且皮肤肥厚；尤好发于颜面，眼睑肿胀而眼裂狭小，口唇肥厚隆起，颊部下垂，鼻亦肥厚广阔，舌亦肿胀挺出，皮肤呈苍白黄色间带青紫，皮肤干燥粗糙，爪甲脆弱易裂；伴有顽固便秘、月经闭止、精神反应迟钝等症。

试述黏液性水肿之治法

治疗黏液性水肿参考处方如下："五瘿丸方"（菖蒲、海蛤、白蔹、续断、海藻、松萝、桂心、蜀椒、倒挂草、半夏、神曲、羊靥，研细，以牛羊髓脂为丸）；鹿靥酒浸，炙干再浸，炙香，含咽之；"治瘿瘤方"（昆布、桂心、海藻、干姜、羊靥，研细，炼蜜为丸）。

2. 克汀病

试述克汀病之病因

克汀病之病因：因甲状腺机能完全废绝而发病，可发于胎儿期、小儿期，多发在甲状腺肿流行地区；具地方病性者，曰"地方性克汀病"；因母体碘素缺乏，致妨碍胎儿或初生儿甲状腺之发育所致，散发于别处者，曰"散发性克汀病"。

试述克汀病之主要症候

散发性克汀病之主要症候：身体生长发育障碍，虽成人亦矮小如儿童，骨端永不结合，囟门久不闭锁，体格粗短，腹部膨隆，下肢短而弯，头盖特大，生殖器发育不全。

地方性克汀病之主要症候：全身发育不全、白痴、聋哑、甲状腺肿大等为主症，全身渺小，指趾短粗，头盖大，颜面小，颌部尖出，前额深皱而难伸展，颜面臃肿，鼻小口张，语言、行坐、学习等迟延。

试述克汀病之治法

克汀病之治法：与黏液性水肿同，于多发甲状腺肿之地带的妇人在妊孕时，当于食盐中附加少量之碘化钾以预防之。

3. 突眼性甲状腺肿

试述突眼性甲状腺肿之病因

突眼性甲状腺肿之病因：本病与遗传大有关系，故生来具神经质者多患之，而有神经病体质之家族，患之尤易，他如精神感动、身体过劳、衰弱、传染病等皆为其诱因。

试述突眼性甲状腺肿之主要症候

突眼性甲状腺肿之主要症候：早期现心悸亢进，渐而腺体一般增大，甲状腺明显肿胀突出甚者，则眼睑之闭锁不全、眼球运动困难，试使患者凝视上方再转注下视时，则因上眼睑不随之下降而致上眼睑缘与角膜上缘之间现白色之巩膜，睑裂异常扩大，眨眼运动减少，甚至目不转瞬。

试述突眼性甲状腺肿之治法

治疗突眼性甲状腺肿参考处方如下："镇肝散"（胡黄连、栀子仁、甘草、马牙硝、青葙子、珍珠末、牛黄）；"散热消毒饮"（牛蒡子、羌活、黄连、黄芩、薄荷、防风、连翘）；"散翳补肝散"（当归、熟地、木贼、防风、白芍、川芎）。

4. 手足搐搦症

试述手足搐搦症之病因

手足搐搦症之病因：本病因甲状旁腺之机能不全或废绝，钙盐之排泄增进，体液中之钙游子与钾游子失其平衡，血液之碱性加强，而神经系之兴奋性亢进所致。

试述手足搐搦症之主要症候

手足搐搦症之主要症候：本病因痉挛发显于某一神经支配下之肌群，故其发作时该肢节亦显特异之姿势；如发于手腕，第一指节强屈，二三指节伸展，拇指内转，对小指他四指则密接而掩蔽之，同时手与肘关节均屈曲，而上膊亦内转，左右同发，肌肉硬固而形态毕露，压之觉疼痛；发于足者，足蹶屈曲肌痉挛，两足均外翻；发作间歇时，试紧扼上膊而压迫其神经干或动脉干，则数分时后痉挛发作，压迫既去发作亦止。

试述手足搐搦症之治法

治疗手足搐搦症参考处方如下："麻黄加独活防风汤"（麻黄、桂枝、杏仁、甘草、独活、防风）；"瓜蒌桂枝汤"（瓜蒌根、桂枝、芍药、甘草、生姜、大枣）；"葛根汤"（葛根、芍药、甘草、生姜、大枣、桂枝）。

5. 爱迪生氏病

试述爱迪生氏病之病因

爱迪生氏病之病因：因两侧肾上腺之功能不全而发病。

试述爱迪生氏病之主要症候

爱迪生氏病之主要症候：皮肤现污秽黄色或黄褐色，渐次变为暗色，口唇、颊部及软腭黏膜生暗褐色之斑点，肌力减退，动易疲劳，贫血赢瘦，心悸亢进，呼吸困难，血压低降，渐陷于恶病质。

试述爱迪生氏病之治法

治疗爱迪生氏病参考处方如下："常山太守马灌酒"（天雄、商陆根、踯躅、蜀椒、乌头、附子、桂心、白蔹、茵芋、干姜，酒渍）；"桂枝酒"（桂枝、川芎、独活、牛膝、薯蓣、甘草、附子、防风、天雄、茵芋、杜仲、葫蓼根、白术、干姜、踯躅、猪椒叶根皮、大枣）；"茵陈汤"（茵陈、黄连、黄芩、大黄、甘草、人参、栀子）。

注："葫蓼根"可参考"水蓼根"；"踯躅"即"闹羊花"。

6. 肢端肥大症

试述肢端肥大症之病因

肢端肥大症之病因：本病因垂体前叶中之嗜 Eosin 细胞增生，致其内分泌机能亢进之所致也。

试述肢端肥大症之主要症候

肢端肥大症之主要症候：最可注目者为鼻、口唇、颐部、手、足等增大肥厚，而指趾尤甚，鼻增大，唇肥厚，下颌前突，齿间松疏，颧骨隆起，颜面丑陋，耳、舌、喉等均增大，故声音粗而低，手腕关节、足跗关节、小腿、前臂、脊柱、胸骨、锁骨并肥大，而皮下及肌间之结缔组织增生，常伴有显著之肥胖。

试述肢端肥大症之治法

治疗肢端肥大症参考处方如下："调荣饮"（蓬术、川芎、当归、元胡索、槟榔、陈皮、赤芍、桑皮、大腹皮、赤茯苓、葶苈、瞿麦、大黄、细辛、官桂、甘草、生姜、大枣）；"五香散"（木香、丁香、沉香、乳香、藿香）；"香砂六君子汤"（人参、白术、茯苓、甘草、木香、砂仁）。

7. 宦官病

试述宦官病之病因

宦官病之病因：因生殖腺之机能废绝而发病。

试述宦官病之主要症候

宦官病之主要症候：外生殖器发育不全，髭须、腋毛、阴毛均不发生，骨盆仍保持小儿性，身长加高，膝外踝而足扁平，性欲绝灭，下腹、阴阜、胸部等沉着脂肪。

试述宦官病之治法

治疗宦官病参考处方如下："羊骨汤"（羊骨、饴糖、生地、白术、大枣、枣皮、厚朴、阿胶、麦冬、人参、芍药、生姜、甘草、茯苓、桂心）；"枣仁汤"（枣仁、泽泻、人参、芍药、桂心、黄芪、甘草、茯苓、白龙骨、牡蛎、生姜、半夏）；"棘刺丸"（棘刺、干姜、菟丝子、天冬、乌头、小草、防葵、山药、萆薢、细辛、石龙芮、枸杞子、巴戟天、葳蕤、石斛、厚朴、牛膝、桂心，研细，炼蜜为丸）。

8. 性腺功能不全

试述性腺功能不全之病因

性腺功能不全之病因：男子性腺功能不全又称"类宦官症"，因先天、后天生殖腺发育不全所致，成年男子因睾丸外伤、重症淋病，致其性腺功能减退而发病；成年妇女则因附属器广泛疾病之结果。

试述性腺功能不全之主要症候

性腺功能不全之主要症候：男子阴囊阴茎均渺如小儿，外阴部有半阴阳之观；在女子则生殖器发育不全，腋毛、阴毛均无，月经闭止。

试述性腺功能不全之治法

治疗性腺功能不全参考处方如下："薯蓣丸"（山药、荆实、续断、茯苓、牛膝、菟丝子、巴戟、杜仲、苁蓉、五味子、山萸肉、蛇床子）；"肾气丸"（地黄、远志、防风、干姜、牛膝、麦冬、葳蕤、山药、石斛、细辛、骨皮、甘草、附子、桂心、茯苓、山萸肉、苁蓉、钟乳粉、羚羊角，研细，炼蜜为丸）；"黄芪汤"（黄芪、干姜、当归、羌活、川芎、甘草、茯苓、细辛、桂心、乌头、附子、防风、人参、白芍、石斛、地黄、苁蓉、枣膏、羊肾，研细，炼蜜为丸）。

9. 松果腺肿瘤

试述松果腺肿瘤之病因

松果腺肿瘤之病因：本病原因尚不明。

试述松果腺肿瘤之主要症候

松果腺肿瘤之主要症候：症见头痛、眩晕、痉挛、嗜眠、眼肌麻痹、吞咽障碍、多尿等；发于幼年者，小儿之生殖器长大如成人，身长加高，体重加大，精神早熟，并发过度之脂肪沉着或恶病质。

试述松果腺肿瘤之治法

治疗松果腺肿瘤参考处方如下："泻肾汤"（芒硝、茯苓、黄芩、生地汁、菖蒲、磁石、大黄、元参、细辛、甘草）；"栀子汤"（栀子仁、芍药、通草、石韦、石膏、滑石、黄芩、生地、榆白皮、淡竹叶）；"治肾劳热方"（丹参、牛膝、葛根、杜仲、干地黄、甘草、猪苓、茯苓、远志、子芩、五加皮、石膏、羚羊角、生姜、橘皮、淡竹叶）。

10. 胸腺淋巴体质

试述胸腺淋巴体质之病因

胸腺淋巴体质之病因：胸腺、淋巴腺逾越生理范围，一般由淋巴腺肥大增剧所致，如胸腺死、胸腺性哮喘等。

试述胸腺淋巴体质之主要症候

胸腺淋巴体质之主要症候：小儿皮肤苍白，皮下脂肪丰富，颜面如肿，扁桃腺、咽舌根等淋巴腺组织增生，淋巴球增加，红血球缺乏；若胸腺附近之神经受刺激，因反射作用而致心脏骤停，曰"胸腺死"；小儿生后未几，专发吸气之呼吸困难，随闻喘鸣，宛如哮喘发作者，曰"胸腺性哮喘"。

试述胸腺淋巴体质之治法

治疗胸腺淋巴体质参考处方如下："枳实丸"（枳实、菊花、蛇床子、防风、刺蒺藜、白薇、浮萍、天雄、麻黄、漏芦，研细，炼蜜为丸）；"牛黄鳖甲丸"（牛黄、厚朴、茯苓、桂心、白芍、干姜、麦曲、柴胡、大黄、鳖甲、枳实、川芎，研细，炼蜜为丸）；"八味生姜煎"（生姜、干姜、桂心、甘草、款冬花、紫菀、杏仁、蜜）。

第九章　新陈代谢疾病

1. 糖尿病

试述糖尿病之病因

糖尿病之病因：其主要因素多为遗传，凡具有肥胖病、痛风及动脉硬化等体质疾患者常患之，而肥胖者患之尤多。

试述糖尿病之主要症候

糖尿病之主要症候：症见尿量增多，其一昼夜间所排泄者，由 3000 至 5000 或 10000 毫升以上，因之尿频数而夜间排尿尤多，尿液清澄而色淡，重积之则呈鲜黄色或微绿色，尿有甘味，新鲜者且有果实样芳香，伴有口干渴、皮肤干枯、羸瘦脱力。

试述糖尿病之治法

治疗糖尿病参考处方如下："增损肾沥汤"（羊肾、远志、人参、泽泻、桂心、当归、茯苓、龙骨、干地黄、黄芩、甘草、川芎、麦门冬、五味子、生姜、大枣）；"地黄丸"（生地黄汁、生瓜蒌汁、生羊脂、白蜜、黄连）；"黄连丸"（黄连、生地黄，绞地黄汁浸黄连，暴干再浸，令汁尽，研细，炼蜜为丸）。

2. 尿 崩 症

试述尿崩症之病因

尿崩症之病因：为遗传病之一；头部外伤与脑底之疾病、脑下垂体及其附近之肿瘤引发；因于猩红热、麻疹等传染病引发。

试述尿崩症之主要症候

尿崩症之主要症候：多尿与烦渴，尤夜间排尿增加最明显，尿量一昼夜为3至5或10公升，甚可过之，口渴牛饮不止。

试述尿崩症之治法

治疗尿崩症参考处方如下："神效散"（白浮石、蛤粉、蝉蜕，研细，鲫鱼胆汁调服）；"茅麦汤"（麦门冬、茅根、瓜蒌、乌梅、小麦、竹茹）；"茯神散"（茯神、石斛、瓜蒌、甘草、五味子、苁蓉、知母、黄连、丹参、人参、当归、小麦、葳蕤）。

3. 肥 胖 症

试述肥胖症之病因

肥胖症之病因：以美馔肉食、旨酒嘉肴、优游宴逸、懒于运动为其外因；以遗传素质、分解脂肪之机能减退、内分泌腺之机能丧失等为内因。

试述肥胖症之主要症候

肥胖症之主要症候：体重逾恒，脂肪沉着遍布全身，方头大脸，脑满肠肥，心力减弱，动易呼吸迫促，胃部膨满，鼓肠，伴有头重、眩晕、嗜眠等症。

试述肥胖症之治法

治疗肥胖症参考处方如下："牛术汤"（黑牵牛、白牵牛、茅术、厚朴、赤茯苓、五加皮、青皮、莪术、陈皮、防己、熟大黄、滑石、泽泻、老茵陈、枳实、猪苓、楂肉炭、麦芽）；"香砂六君子汤"（人参、白术、茯苓、甘草、陈皮、半夏、木香、砂仁）；"小半夏加茯苓汤"（半夏、生姜、茯苓）。

4. 痛 风

试述痛风之病因

痛风之病因：与遗传素质有关；与肥胖病、糖尿病等有密切关系；酒精、铅中毒等因素引发。

试述痛风之主要症候

急性痛风之主要症候：好发于跖趾关节，而左侧尤甚，亦有侵及手、肩胛等部，总以末梢关节居多，每一发作只侵一关节，深夜突发剧痛，如灼、如刺，可见关节肿胀、带青红色，天明缓解，反复发作。

慢性痛风之主要症候：关节肿胀，可见脱臼不全与畸形，肢节异位，运用有碍，疼痛发作，惟无急性之剧烈；耳翼软骨关节及其周围软部，常发白色大如帽针头或豌豆或鸡蛋之结节，初发疼痛，触之柔软，内有石灰样或糜粥样之物质，名"痛风石"，此为慢性者之重要症候。

试述痛风之治疗法。

治疗痛风参考处方如下："栀子汤"（栀子、子芩、石膏、淡竹叶、生大黄、榆白皮、芍药、通草、石韦、滑石）；"甘姜苓术汤"（甘草、干姜、茯苓、白术）；"加味四苓散"（猪苓、木通、泽泻、赤茯苓、川连、淡芩、牛蒡子、车前子）。

5. 眼干燥症及角膜软化症

试述眼干燥症及角膜软化症之病因

眼干燥症及角膜软化症之病因：因维生素甲缺乏而发病，哺乳儿及幼龄儿多患之，顽固下利、鼓肠及营养不良之小儿尤易患此两症。

试述眼干燥症及角膜软化症之主要症候

眼干燥症及角膜软化症之主要症候：泪液分泌减少，眼结膜干燥且生白色斑点，角膜周围充血，伴羞明而眼睑痉挛，渐次角膜浸淫而生灰白色斑，次第化脓，致角膜软化崩坏，继发前房蓄脓、虹彩脱出、全眼球炎等症，并发夜盲者亦不少。

试述眼干燥症及角膜软化症之治法

治疗眼干燥症及角膜软化症参考处方如下："补肝散"（决明子、蓼子、青羊肝，研细粥饮）；"补肝丸"（兔肝、柏子仁、干地黄、茯苓、细辛、蕤仁、枸杞子、防风、川芎、山药、车前子、五味子、甘草、菟丝子，研细，炼蜜为丸）；"洗肝甘蓝煎"（甘蓝、车前子、苦竹叶、细辛、青皮、蕤仁、栀子仁、芍药、决明子、升麻）；"大枣煎"（大枣、黄连、淡竹叶，煎成去滓，令净敷目眦中）。

6. 脚气病

试述脚气病之病因

脚气病之病因：以维生素乙缺乏为主因，而湿地、霉雨亦为诱发之因素。

试述脚气病之主要症候

脚气病之主要症候：症见膝关节弛缓，腓肠肌紧张，伴有疼痛、沉重、疲惫等症；渐次出现小腿、大腿、手及前臂等肌肉麻痹，运动不灵，甚至手指不能动，肌肉萎缩，腱反射消失，感觉障碍；重以循环障碍而致发水肿，伴有心悸亢进、呼吸困难、尿量减少而浓厚等症。

试述脚气病之治法

治疗脚气病处方如下："第一竹沥汤"（竹沥、甘草、秦艽、葛根、黄芩、麻黄、防己、细辛、桂心、干姜、防风、升麻、茯苓、附子、杏仁）；"茱萸木瓜汤"（吴茱萸、木瓜、槟榔、生姜）；"苏子粥"（紫苏子、粳米）；"石刻安肾丸"（鹿茸、肉苁蓉、白茯苓、赤石脂、远志肉、菟丝子、小茴香、肉桂、川楝子、川石斛、柏子仁、山萸肉、附子、茅术、韭菜子、杜仲、川椒、破故纸、胡芦巴、白茯神、川乌、巴戟天、青盐、怀山药，研细，将怀山药酒煮，青盐化水和糊打丸，或以石斛煎汤代水为丸）。

7. 坏血病

试述坏血病之病因

坏血病之病因：长久不吃新鲜之肉类、蔬菜、马铃薯、果实等，致维生素 C 缺乏所致；而换气之不良、居室之潮湿、大气之寒冷酷热以及劳身苦形、忧伤劳瘁等，可为其诱因；各种传染病，并可促进其发病。

试述坏血病之主要症候

坏血病之主要症候：因贫血症见皮肤黏膜苍白，眼球陷没，眼睑周围生暗色轮，伴有精力疲惫、动则汗出；可见齿龈肿胀发暗青紫色，且浸润糜烂而易出血，伴有口腔疼痛、口臭等症；皮肤、皮下结缔组织、肌肉等常有出血倾向，可见大小不同之血点、血斑；关节、肌肉，常觉疼痛。

试述坏血病之治法

治疗坏血病参考处方如下："活络流气饮"（苍术、木瓜、羌活、附子、山楂肉、独活、怀牛膝、麻黄、黄柏、乌药、干姜、槟榔、枳壳、甘草）；"加味二妙汤"（黄柏、苍术、牛膝、槟榔、泽泻、木瓜、乌药、当归尾、黑豆、生姜）；"神功丸"（黄连、缩砂仁、生地黄、生甘草、木香、当归、升麻、兰香叶）；"止血四生汤"（生荷叶、生柏叶、生地黄、生艾叶）。

8. 佝偻病

试述佝偻病之病因

佝偻病之病因：因缺乏维生素 D 之所致，多发于小儿之慢性营养障碍，因骨质之石灰盐类减少，致骨与骨体均变形也。

试述佝偻病之主要症候

佝偻病之主要症候：患儿出生三四个月后，头盖骨软柔，后头部菲薄如纸，大部被压平，前头骨铅直耸立，囟门扩大，久不闭锁，下颌现六角形，上颌腭部高耸，下鼻道狭窄，齿牙发生迟延而不整齐，肋软骨端肥大隆起而上下排如捻珠，胸骨前突，脊柱后弯，四肢关节膨隆变形，或如 X 字母或如

O 字母，学步迟徐，脂肪缺乏，营养不良，皮肤苍白贫血。

试述佝偻病之治法

治疗佝偻病参考处方如下："五兽三匮丸"（鹿茸、麒麟竭、虎胫骨、牛膝、金毛狗脊、附子、木瓜，附子去皮脐中心入朱砂细末一两，上药共研细，附子、木瓜重汤蒸极烂合捣为丸）；"补阴丸"（败龟板、黄柏、知母、侧柏叶、枸杞子、五味子、杜仲、砂仁、甘草，研细，猪脊髓加地黄膏为丸）；"证治补阴丸"（黄柏、知母、熟地黄、龟板、白芍药、陈皮、牛膝、虎胫骨、锁阳、当归，研细，酒煮羖羊肉为丸）。

9. 骨质软化

试述骨质软化之病因

骨质软化之病因：由于维生素 D 缺乏之结果，即成人之佝偻病。

试述骨质软化之主要症候

骨质软化之主要症候：初因骨膜充血，觉微有持续之钝痛性疼痛，多由步行、久立或坐卧时诱发，症见肌肉弛缓，衰弱疲劳，步行蹒跚有如鸭步，体态前倾，脊柱后弯，躯干缩短，荐骨岬深入骨盆腔内，肠骨窝深向内陷，肌肉纤维性挛缩，膝盖腱反射亢进，骨的有机成分钙盐含量降低，骨质变软。

试述骨质软化之治法

治疗骨质软化参考处方如下："心肾丸"（牛膝、熟地黄、苁蓉、菟丝子、鹿茸、附子、人参、龙骨、黄芪、五味子、茯神、山药、当归、远志，研细，酒煮米糊为丸）；"天元二仙丹"（浑元散、人参、黄芪、附子，浑元散即胎盘阴干为末者也，上药研细白蜜调匀服）；"生干地黄散"（生干地黄、乌骨鸡，乌骨鸡用酥涂炙黄，共研细粥调服）；"加减四斤丸"（肉苁蓉、怀牛膝、天麻、木瓜、鹿茸、熟地黄、五味子、菟丝子，研细，炼蜜为丸）。

1. 肌痛及肌肉偻麻质斯

试述肌痛及肌肉偻麻质斯之病原

肌痛及肌肉偻麻质斯之病原：病原体虽不明确，而多为传染性疾病而引发，以流感、扁桃腺炎、蓄脓症等为多见，多见寒冷、湿气、过劳等为诱因，体质及遗传亦有关系。

试述肌痛及肌肉偻麻质斯之主要症候

肌痛及肌肉偻麻质斯之主要症候：全身各部分肌肉突发电击样之剧痛，尤以颈肌、腰肌、胸肌、肩胛、腹肌等最为习见；运动、压迫则尤剧烈，因之运动大受障碍，肌肉微肿胀而浸淫，紧张加甚，常觉有过敏之硬结；间且炎症波及肌腱、肌膜、腱膜，因而疼痛益剧；亦有肌肉疼痛不固定于一部，而出没无常，此起彼伏；气候不良则加剧，天朗气温则缓解。

试述肌痛及肌肉偻麻质斯之治法

治疗肌痛及肌肉偻麻质斯参考处方如下："外台冷痛方"（槟榔、当归、牛膝、芍药、枳实、人参、白术、桂心、川芎、吴茱萸、橘皮）；"外台药极方"（芍药、生地黄、虎骨）；"桂枝芍药知母汤"（桂枝、芍药、甘草、麻黄、生姜、白术、知母、防风、附子）；"九味羌活汤"（羌活、防风、苍术、细辛、川芎、白芷、生地黄、黄芩、甘草）。

2. 皮肌炎

试述皮肌炎之病因

皮肌炎之病因：原因尚不明，而与寒冷、疲劳均有关系，多继发于流行性感冒、产褥热等传染病。

试述皮肌炎之主要症候

皮肌炎之主要症候：上臂、肩胛、前臂等肌肉发生牵引样或痉挛样疼痛，自动或被动等运动时尤剧，皮肤潮红灼热，可见硬固之炎性浮肿，指压之无印痕；先见于颜面，次发于四肢；常兼发荨麻疹、结节性红斑、丹毒样皮肤炎；间有皮肤出血者，膝盖腱反射消失，伴有发热。

试述皮肌炎治法

治疗皮肌炎参考处方如下："羌活胜湿汤"（羌活、独活、川芎、甘草、藁本、蔓荆子、防风）；"定痛三痹汤"（人参、白术、当归、川芎、黄芪、芍药、茯苓、甘草、乌头、桂心、防己、防风、细辛）；"茯苓汤"（赤茯苓、桑根白皮、防己、桂枝、川芎、芍药、当归、麻黄、甘草）。

3. 急性关节偻麻质斯症

试述急性关节偻麻质斯症之病原

急性关节偻麻质斯症之病原：病原体尚不明，而常发现有葡萄球菌、链球菌、双球菌、偻麻质斯菌等感染，盖以咽部之淋巴为其主要侵入之门户，举凡寒冷、潮湿、空气不良、身体过劳等，均足为其诱因。

试述急性关节偻麻质斯症主要之症候

急性关节偻麻质斯症主要之症候：以关节之病变为主要表现，如滑液膜及关节囊之浆液性浸淫等；关节腔内之渗出液增多、关节周围软部之炎症等，致该关节肥厚肿胀、皮肤潮红，触之觉灼热，压之留指痕，局部压痛甚剧烈，且不限于一关节，可见辗转相传此起彼伏，而日常以膝、足两关节病变为多见；伴有高热，常在 39.5℃ 左右，初则稽留热，后则弛张热。

试述急性关节偻麻质斯症之治法

治疗急性关节偻麻质斯症参考处方如下："乌头汤"（麻黄、芍药、黄芪、甘草、乌头）；"黄芪汤"（黄芪、人参、芍药、桂心、生姜、大枣）；"治诸风痹方"（防风、甘草、黄芩、桂心、当归、茯苓、秦艽、葛根、生姜、大枣、杏仁）；"治风痹大痛方"（萆薢、薯蓣、牛膝、泽泻、地肤子、白术、干漆、蛴螬、狗脊、车前、天雄、茵芋、山茱萸、干地黄，研细，炼蜜为丸）。

4. 偻麻质斯病

试述偻麻质斯病之病因

偻麻质斯病之病因：因链状球菌、葡萄状菌等之败血症贻留关节而发病；因尿道淋、前列腺炎等淋菌病窟转移于关节而发病。前者称"败血症关节炎"，后者称"淋病性关节炎"。

试述偻麻质斯病之主要症候

败血症关节炎之主要症候：除关节病变外，并有败血病之症候。

淋病性关节炎之主要症候：多数关节疼痛，渐则一二关节明显变形，而以膝关节之受害为最多见，症见关节肿胀甚烈，渗出液甚多，皮肤潮红灼热，疼痛甚剧，伴有稽留或弛张性之高热。

试述偻麻质斯病之治法

治疗偻麻质斯病处方如下："茯苓琥珀汤"（茯苓、泽泻、苍术、猪苓、桂枝、琥珀、滑石、甘草）；"仙遗粮汤"（土茯苓、皂荚子、当归、白鲜皮、川芎、薏苡仁、木通、威灵仙、防风、金银花、木瓜、苍术、甘草）；"忍冬化毒汤"（忍冬藤、连翘、牛蒡子、荆芥、丹皮、桃仁、茯苓、木通、甘草）。

5. 畸形性骨关节炎

试述畸形性骨关节炎之病因

畸形性骨关节炎之病因：原因尚不明，而外伤、关节过用及其肢体之变形或麻痹，致身体失其平衡之结果，皆有密切关系。

试述畸形性骨关节炎之主要症候

畸形性骨关节炎之主要症候：关节僵强，运动时疼痛，如抉如灼，皆发于关节使用之始初，如膝肢等关节起立时则觉疼痛，未几即消失，长久步行则又始疼痛，停止运动时则缓解，甚者有压痛、灼热、潮红、运动受限等症，及一过性肿胀等刺激症状亦常可见。

试述畸形性骨关节炎之治法

治疗畸形性骨关节炎处方如下："治游风著脚方"（海藻、茯苓、防风、独活、附子、白术、大黄、当归、鬼箭，清酒渍）；"独活寄生汤"（独活、寄生、杜仲、牛膝、细辛、秦艽、茯苓、桂心、防风、川芎、干地黄、人参、甘草、当归、芍药）；"治风湿体痛方"（附子、干姜、芍药、茯苓、人参、甘草、桂心、白术）；"犀角汤"（犀角、羚羊角、前胡、黄芩、栀子仁、射干、大黄、升麻、豉）。

6. 畸形性骨炎

试述畸形性骨炎之病因

畸形性骨炎之病因：原因尚不明，惟与动脉硬化、内分泌障碍、梅毒及遗传因素均有关系。

试述畸形性骨炎之主要症候

畸形性骨炎之主要症候：头盖骨增大，内腔扩张，胫骨肥大而柔软，脚向前外方弯曲，脊柱弯而僵强，上肢弯曲，骨盆扩大，身材缩短，步行跛踵，胫骨疼痛步行及夜间尤著，间有脚肌肉挛痛等。

试述畸形性骨炎之治法

治疗畸形性骨炎处方如下："补髓丹"（杜仲、鹿茸、补骨脂、没药）；"薯蓣丸"（薯蓣、苁蓉、菟丝子、杜仲、五味子、干地黄、巴戟天、茯神、山茱萸、赤石脂，研细，炼蜜为丸）；"钟乳散"（钟乳、鹿角、白马茎、硫黄、铁精、石斛、人参、磁石、桂心、僵蚕、蛇床子，研细，以枣膏和捣为丸。）

7. 胎儿软骨营养不良症

试述胎儿软骨营养不良症之病因

胎儿软骨营养不良症之病因：常因先天性遗传而来，因羊膜狭小紧包胎儿，后因羊水渐次增量，压迫未成熟之骨骼而诱发。

试述胎儿软骨营养不良症之主要症候

胎儿软骨营养不良症之主要症候：四肢短而弯曲，躯干如常，手与头盖骨均增大，而颜面相对比较小是其固有之表现。

试述胎儿软骨营养不良症之治法

治疗胎儿软骨营养不良症，可酌用"钟乳散""补髓丹"之类，然不甚有效。

中国小儿
传染病学

任应秋　沈仲圭　张右孚合编
1952 年

任 序

这本书，原不是我的东西，然而却经过我的消化和整理。

在沈仲圭和张右孚同志编写这书的初稿时，我曾经和他们漫谈过编写的某些细节问题，但说不上是交换意见。他们的初稿完成了，当时我参加了川东卫生厅的工作，沈仲圭同志把稿子全部交给我看，要我提出意见，我便粗枝大叶地看了一遍，觉得很可以，简切明白，颇合实用。过几天，再看一遍，我便向沈同志提出了下列意见：①研究传染病，少不了一件最重要的工作，即预防、消毒，初稿于这部门，颇有些缺陷；②中医治病，一般只谈治疗，不谈护理，这是很大的缺点，于小儿疾病不加护理，流弊滋大，若是小儿感染了传染病，更非特别照顾着意护理不可，这一内容不应缺少；③一般中医都还没有物理诊断的知识和技能，于每一种传染病如果不抓住它的主要症状、特殊体征，以及足以置疑的临床表现，是无从进行诊断的，因此，关于每一疾病的诊断要点，实有特别提出来的必要。

我这些不成熟的意见，沈仲圭同志表示完全同意，随即要我捉笔把这些意见参加进去，也就是邀我与他们合作，当时因为工作太忙了，手边又没有很好的参考材料，也就把这份稿子搁置起来。今年因为工作调动，回到了我的老家江津，沈仲圭同志一再函促至急，要我早些时间完成这个工作，这时适逢我的《脉学批判十讲》一稿正待杀青，仍然没有动起手来。直到三月的国际劳动妇女节日，在我住的深巷斗室里，"为着下一代做好保健工作而奋斗"的呼声，此起彼落地从小小的纸窗里传播进来。这时我脑子里突然出现了一个责问：你为什么总是把保护下一代的工作搁置不管呢？这一个富有刺激性的责问提醒了我，于是便马上提起笔来。

经过半个多月的努力，重新把这份稿子仔细地"消化"了一遍，并先把"凡例"写好，决定了我着手整理的方向；将以上几个意见参入外，于每种疾病都从经典文献中略加考订，藉以引起中医们逐渐对中国医学予以正确批判的兴趣；同时把原稿的"概述"，在内容上扩大了十分之八，完成了现在的"概论"；文末又补充了"免疫制剂要义"一章，使一般中医都渐次能够运用这些现代化的预防知识！

《千金方》说："六岁以下，经所不载，所以乳下婴儿有病难治者，皆为无所承据也。"我于儿科，可说是毫无承据，而沈仲圭同志于我属望甚殷责成至切，因此，我现虽生活于忧患之中，仍勉力以赴，得以完成，这也可说是我给下一代尽到了一份责任吧！

任应秋

1952 年 3 月于川东江津

沈　序

　　张君右孚，成都人，行医于渝，新中国成立后专治虚弱症，诊余之暇，欲对小儿病加以研究，由张觉人兄介绍，问学于余。张君广购儿科典籍，阅读后继以笔述，将小儿传染病二十五症，一一述其病原、症状、并发症、诊断、预后、预防诸项，其治疗方剂一项，由余选定效方，方后作简单之解释，四阅月而蒇事。余阅其书，颇觉简明，可供一般中医初步进修之用。例如"百日咳"治法颇难，而本书载有简效之方；"回归热"中医书中无相似之病，本书有新订合理之方剂；"疟""痢""猩红热"等病，选方尤为周备。中医同志苟能取此书细阅之，对于传染病之认识与治疗，似可增加几许知识也。惟病势急剧死亡堪虞之病，如"鼠疫""狂犬病""细菌性痢疾""真性霍乱""脑脊髓膜炎""白喉""破伤风"（脐风）等，宜劝导病家或送传染病医院，或另就西医注射特效药品。盖中药性缓，须由口服，于此等危急病之救治，诚不如西药之优胜也。至本书所列处方，大人、小儿并可应用，分量以六七岁小儿为准，小于六七岁及大于六七岁者，可酌量加减；处方来源，未及一一注明，深以为歉。书成日拉杂记之，以为读者告。

沈仲圭

1951 年 4 月时客重庆

任应秋 医学全集

一、共同纲领第四十八条规定："提倡国民体育，推广医药卫生事业，并注意保护母亲、婴儿和儿童的健康。"全国卫生工作总方针确定以"预防为主"，本书结合以上两项政策，提高一般对小儿传染病之认识，而进一步做好儿童的预防保健工作，保护下一代，建设新中国。

二、本书为切实配合当前全国展开中医进修之桥梁教育运动，完全用科学方法记述各种好发于小儿之传染病。每病记述之体系如次：①概说（并不标出"概说"题目，仅直书于每病之首）；②病原；③症状；④并发症；⑤诊断要点；⑥护理；⑦预后；⑧预防及消毒；⑨治疗。

三、"概说"中，于古代对某病所有之认识皆作扼要叙述，使读者参互理解，温故知新，逐渐能以科学观点，对中国医学进行批判。

四、在"预防为主"的全国卫生工作总方针号召下，凡我中医均负有协助人民政府首先作好疫情报告之责任。本书特于"诊断要点"中，将各病之主要特有症状及疑似症状，足资为诊断者分别列入，以期虽无物理诊断之技能与设备，而亦可获得比较正确之诊断，作好疫情报告工作。

五、关于疾病之护理，向为中医所忽略。本书为重视儿童健康，提高治疗效能，于各病护理知识必详为报道。

六、治疗方剂，完全采用中国药物的选方标准，概以经验有效为主，便于缓解广大农村以及边远县区新药缺乏之状况。其用量，为便利起见，仍以钱为单位；小数点以上为"钱"，小数点以下为"分"；容量有以毫升计算者，须用量杯（或注射器），方能准确。

七、为帮助中医进修，充实现代预防医学之知识，故于每病之预防及消毒，皆作简要叙述，期其能知能行，但非一般所能为者，概从省略。

八、疫苗接种注射，为直接扑灭传染病的主要方法，本书特于末章，将各种免疫制剂之原理及作用、方法等，分别列述，使一般中医均能运用。

九、凡好发于小儿之传染病，本书已包括无遗，足供一般应用。

十、为照顾广大中医界文化水平之高低不一，故本书文字力求简洁明了，不作艰涩语，也无俚俗词。

第一章 概 论

人类生活史上之小儿期，颇类似其他生物之幼苗，其生命基础异常脆弱，不善培植之，时有夭折之虞也。谚云：百日关和千日关，痘麻关口实难翻。意为三月（百日）与三岁（千日）之小儿，适应环境之能力极弱，时遭疾病侵胁，颇难养育也。一般习俗，凡小儿经过天花、麻疹等疾患，便以"恭喜"相贺，其意为经过天花、麻疹等凶恶疾病之"痘麻关"，小儿已可无虑，遂其苗壮。

小儿生命基础之所以如此其脆弱，原因有二：第一，体力增长率大，所需营养较多，而于各种传染病，复缺乏免疫力；第二，天花、麻疹、结核、百日咳、白喉、伤寒等传染病，皆易于侵胁小儿，天花、麻疹尤甚，一经侵胁，又极易引发并发症，而扩大其危险性，此理于古人亦有同样之观察。

《诸病源候论》中云："小儿始生，肌肤未成，不可暖衣，暖衣则令筋骨缓弱，宜时见风日；若都不见风日，则令肌肤脆软，便易伤损。……其饮乳食哺，不能无痰癖，常当节适乳哺；若微不进乳，仍当将护之……当令多少有常剂。……儿稍大，食哺亦当稍增。"衣着过多与缺乏营养，均足以减低其抵抗力。"常见风日"包括二义：一为多呼吸新鲜空气，强其体力；一为利用日光照射皮下胆脂素，即能产生丁种维生素。

又《诸病源候论·小儿中客忤候》中云："小儿神气软弱，忽有非常之物，或未经识见之人触之，与鬼神气相忤而发病，谓客忤也；亦名中客，又名中人。"所云虽较抽象，而道出疾病经人之媒介，或其他媒介物（非常之物）之传染，而好发于小儿之理则一。

《备急千金要方》中云："少小所以有客忤病者，是外人来气息忤之，一名中人，是为客忤也。虽是家人，或别房异户，虽其乳母及父母，或从外还，衣服经履鬼神粗恶暴气，或牛马之气，皆为忤也。……凡诸乘马行，得马汗气臭，未盥洗易衣装，便向儿边，令儿中马客忤……特重一岁儿也。……凡非常人及诸物从外来，亦能惊小儿至致病。欲防之法，诸有从外来人及有异物入户，当将儿避之，勿令见也（隔离法）。……天下有女鸟，名曰姑获……阴气毒化，生喜落毛羽于人庭，置儿衣中，便令儿作痫病。……天行非节之气，其亦得之，有时行疾疫之年，小儿出腹，但患斑者也。治其时行节度，故如大人法。"此所云小儿感染疾病之情况，虽不甚具体，然其亦颇有精义存焉！其要为：小儿感染疾病之机会甚多，应切实注意带菌者之接触传染，应予隔离，并历行消毒；所谓的"姑获鸟毛羽"及"马汗气臭"，乃其对病原体之初步认识（感性认识），凡此病原体于"天行非节之气，疾疫之年"，愈为威胁小儿之机会。

如此认识疾病之唯物辩证精神，若中国医学一直由此发展，能于反复从实践中提高理论，而不走入玄学歧途，其于今日之成就，当不可以道里计也。由于数千年来封建思想之影响，以及国民政府多年统治之结果，中国儿童自小即陷入贫困、失学，与乎非人地被剥削之深渊。儿童牺牲于营养不良、疾病侵胁之下者，不知凡几。

据 1949 年上海市婴儿死亡之调查，计略如下：

死亡于急性传染病者，为 25.7%：麻疹 10.37%，天花 6.26%，脑膜炎 4.54%，白喉 2.16%，百日咳 1.94%，猩红热 0.43%。

死亡于肠胃传染病者，为 13.61%：腹泻 11.02%，赤痢 2.59%。

死亡于呼吸系传染病者，为 12.74%：肺炎 11.0%，结核病 1.72%。

死亡于其他传染病者，为 25.92%：破伤风 11.66%，先天梅毒 2.16%，其他 12.10%。

是知上海市之婴儿死亡于传染病者为 77.92%。上海如此，其他中小城市以及广大农村之儿童，营养卫生弗如也，预防治疗弗如也，可以测知一般儿童死亡于传染病率之大也。

新兴勃起之新中国已于旧社会中解放出来，"共同纲领"第四十八条规定："提倡国民体育，推广卫生医药事业，并注意保护母亲、婴儿和儿童的健康。"而传染病与儿童健康，是互为因果的，威胁小儿之传染病不可能完全灭绝，惟从事增加儿童营养，保持其健康，斯足以防御之。反之，儿童营养缺乏，身体不健康，适足以造成传染病威胁之机会。《诸病源候论》云"小儿血气衰弱者，精神亦羸，故尸注因而为病"，良指此也。因此，本书于未分别叙述传染病之前，特先将有关于小儿健康之一般注意事项胪列于后，亦本于政府"预防为主"之卫生工作总方针，而遵循先哲"上工治未病"之旨欤！

小儿保健事宜如下：

1. 保持清洁　保持清洁为防止病原感染之本，肮脏乃传染病之媒介。儿童之手、脸、衣服，均宜时时清洗，全身沐浴亦必适当施行，即于冬季亦未可全付缺如。小儿能于每日入睡以前，都经洗脸、洗手、洗臀部，应为常规，能如此非仅保持清洁，亦为健康皮肤之道。

2. 卧室通风　卧室的窗户宜常开，虽夜间，非有不得已之原因，决不应关闭。使卧室空气充分流通，保持空气新鲜，惟不宜太冷，常保持摄氏 15.5 度（华氏 60 度）之恒温。习之稍久，虽摄氏 5 度左右（华氏 40 度）亦甚适宜。被盖以爽快轻松为原则，不宜过暖，以训练儿童对寒冷与伤风之抵抗力。《诸病源候论》中云："若常藏在帏帐之内，重衣温暖，譬如阴地之草木不见风日，软脆不任风寒。"良是。

3. 衣着舒适　幼儿的衣服以宽大为宜，过小或过紧，均能束缚儿童之运动，甚至阻碍其发育，尤其手足、腿腰各部，务使其丝毫不受拘束。亦不应穿着过厚，而养成多衣畏寒对寒冷抵抗力不强之恶习，偶尔遭凉便害伤风。《诸病源候论》中云："暖衣则令筋骨缓弱……又当薄衣。薄衣之法，当从秋习之，不可以春、夏卒减其衣，则令中风寒；从秋习之，以渐稍寒，如此则必耐寒；冬月但当著两薄襦，一复裳耳。……非不忍见其寒，适当佳耳，爱而暖之，适所以害之也。"此皆前人经验之谈。盖儿童之手足寒冷，并不足以表示其为真冻，若穿着过暖，其手反而觉得更冷也。

4. 饮食适当　幼儿之饮食当侧重于营养之调节，无使其徒滋口腹。如"黄豆"所含之蛋白质，几等于乳类之蛋白质；"鸡蛋"富含蛋白、脂肪、矿质、维生素；蔬菜尤含多种矿物质与维生素。凡此食物，不独其营养价值高，抑且至为经济，颇合一般工农群众条件，宜广为提倡。食量之过多过少，均非所宜，亦如《诸病源候论》所谓"当令多少有常剂也"。婴儿当以母乳哺育为最好。

5. 睡眠充足　睡眠为消除疲劳之要件，睡眠时间以年龄大小而不同。初生婴儿应保持 20 小时或 22 小时；六个月以后，夜宜 12 小时，昼宜 4、5 小时；周岁以后，夜宜 12 小时，昼宜 3、4 小时；不足二岁者，午前、午后皆宜睡 2 小时；二岁以上者，昼宜睡 2 小时。白昼睡眠习惯，应持续至六七岁为止，儿童稍大，不能熟睡，亦应届时行之，习以为常，使其于床榻上安静玩耍，心身获得一定之休息。若儿童健康状况欠佳与乎发育不良者，缺乏睡眠，亦为其主要原因之一。

6. 日光浴　日光中之紫外线于人体健康至有帮助。于未试行日光浴之前，除盛暑外，应常令其日下嬉耍，春秋佳节应渐次习行日光浴。《诸病源候论》中云："天和暖无风之时，令母将抱日中嬉戏，数见风日，则血凝气刚，肌肉硬密，堪耐风寒，不致疾病。"其时知识虽尚未及知皮下胆脂素经日光照射而产生丁种维生素之理，而其谓能使"肌肉硬密，堪耐风寒"，良由实践得来之经验也。

7. 定时大小便　儿童大小便应有定时，习以为常，婴儿初生数星期后，即应开始习惯，纵使不易，亦必持久耐心训练之。《诸病源候论》云："凡不能进乳哺，则宜下之，如此，则终不致寒热也。又小儿始生，生气尚盛，无有虚劳，微恶则须下之，所损不足言。及其愈病，则深致益，若不时下，则成大疾。"所谓"下"，应视为准时通便之义，不应看作大小承气汤之泻下。要之，准时通便，于减少疾病，保持健康，有莫大之益也。

8. 疫苗接种　疫苗接种注射，为直接制止传染病之有效方法。婴儿坠地，最易感染者，莫如"天花"，故于婴儿期即应接种牛痘，"不出"隔一星期应再行接种，"又不出"或为婴儿由其母体中获有免疫力之故，但终必将随其成长而消失，仍应再种，直至出痘为止。他如白喉、百日咳、猩红热等预防性注射，仍须准时依次行之，若接种卡介苗之预防结核病，尤关重要。兹将各种预防接种注射程序列表如下：

年　龄		预防接种	预防疾病	免疫期限
1岁	脐带脱落	牛痘	天花	一二年
	1个月	卡介苗	结核病	六年
	2个月	百日咳疫苗第一次	百日咳	
	3个月	百日咳疫苗第二次	百日咳	
	4个月	百日咳疫苗第三次	百日咳	
	5个月	白喉类毒素第一次	白喉	
	6个月	白喉类毒素第二次	白喉	
	7个月	伤寒疫苗第一次	伤寒	
	8个月	伤寒疫苗第二次	伤寒	

年　龄		预防接种	预防疾病	免疫期限
1 岁	9 个月	伤寒疫苗第三次	伤寒	一至二年
	11 个月	百日咳疫苗加强	百日咳	四年
	12 个月	白喉类毒素加强	白喉	四年
2 岁		牛痘伤寒疫苗	天花伤寒	一至二年
4 岁		牛痘	天花	一至二年
		伤寒疫苗	伤寒	一至二年
		百日咳疫苗	百日咳	四年
		白喉类毒素	白喉	四年

9. 纠正坏习惯　小儿往往有遗尿、吸指头、啼哭等不良习惯，必相机以鼓励或教育诸方式纠正之，不可随便打骂，因其原有羞耻与自卑心理，打之骂之，反足以增其自恶而姑息也。如遗尿，经教育不能纠正时，当作全身检查，盖有寄生虫、包皮太长、肾脏炎等病理原因均足以致之。吸指头，最是一两岁小儿之坏习惯，因由婴儿期起，其感觉最敏捷者莫如口，便将一切东西都向口内塞。须常有洁净物品在其手，可以玩、可以咬，或可减少其吸指头之机会；稍大，指头涂以苦液汁，如黄连水之属，必不再吸；再大，用理由说服可也。啼哭，尤普遍见于小儿，以娇生惯养者为尤甚，可随其年龄之不同，而分别设法纠正。哭时而打骂之，适足以增其啼哭耳。

备此九者，于增加小儿健康，防止其被传染病之侵胁，均有绝大之帮助与实效，允宜普遍深入推行而不容忽者。

所谓小儿传染病，亦与一般传染病无殊，凡具有辗转传播性质之疾患，统谓之传染病。第以其好发于小儿期，或小儿最易感染者，因以名之也。略如《诸病源候论》有云："人无问大小，腹内皆有尸虫，尸虫为性忌恶，多接引外邪，共为患害。小儿血气衰弱，精神亦羸，故尸注因而为病。"《千金方》亦云："小儿病与大人不殊，惟用药有多少为异。"是古今同此认识，非谓成人感染疟疾之病原体，与小儿感染疟疾之病原体有所不同也。

既无所不同，在小儿传染病中，若按其流行传播性质而分类，亦有急性、慢性之分。其来势凶猛，发病经过短促者，曰急性；来势温和，发病经过长久者，曰慢性。若其流行颇广，而严重侵害人类健康，由国家用法律规定，时时针对其开展防治工作者，是曰"法定传染病"。若就其病灶所在而分类：

属于发疹性者，曰发疹性传染病，如麻疹、天花之类是也；属于消化系统者，曰消化系传染病，如白喉、痢疾之类是也；属于神经系统者，曰神经系传染病，如脑膜炎、流行性脑脊髓膜炎之类是也；属于呼吸系统者，曰呼吸系传染病，如百日咳、大叶性肺炎之类是也。若流行性感冒、流行性腮腺炎等，都不属于以上范畴，名之曰其他传染病。

凡属传染病，必有其"病原体"之存在，今日所已能知者有五：一曰"微菌"，乃单细胞生物，形态不一，或细长如杆，或圆小如球，或半圆如肾，或弯曲如弧，因之有杆菌、球菌、弧菌之分，此外尚有不属于是类之放线状菌；二曰"螺旋体"，不如细菌有被膜，而纵横裂均有细丝联系，如黄疸出血性螺旋体、回归热螺旋体之类；三曰"原虫"，为单细胞动物，种类繁多，形质不同，如变形虫、胞子虫、鞭毛虫等；四曰"立氏病原体"，其特点有二，一是必由节足虫吸血而传染，二是必发特异之皮肤上斑疹，如地方性斑疹伤寒病之类，为墨西哥医生"立克次"氏所发现，故名；五曰"病毒"，即滤过性病原体之总称，其特点为普通显微镜所不能视见，而能通过特制之滤过器是也。

中医于传染病之病原体亦有其一定限度之认识，如文献记载的尸虫、蛊注、沙虱、蠷螋毒、蚘虫、蛲虫、蛔虫、寸白虫、蝎螫、蛘虫、蜈蚣、射工、野道等，皆限于肉眼所能视见者；其不能视见者则臆度之，曰鬼舐、恶毒、殃注、氏羌毒、猫鬼、丧注、水毒、忤注，不一而足。凡此虫毒，均明白载其形状、性质、侵袭、传播途径等，惜其未能获得科学之帮助，仅徒为历史上之陈迹耳。今日研究古人在病理历史上之陈迹，于临床实用虽无裨益，但亦足以征知中国医学并非仅存"阴阳五行"之论，亦曾有其按照科学实际发展之过程。乃多数中医不此之顾，于现代之细菌、寄生虫学，亦望望然不相浼，反视为西方医学所专有者，诚为不智之甚！

若病原体之传染路径，及其侵入门户，概言之即"外皮"与"内膜"也。外皮乃包括全身皮肤而言；内膜则指消化系统、呼吸系统、泌尿系统等黏膜而言。其感染之方式如次。①接触传染：即患病者与无病者相互接触而传染，如梅毒、淋病之类属之。②点滴传染及吸入传染：与病人谈话，或因病人唾沫飞散于空中，经呼吸道及口腔黏膜而传染，如结核、白喉、流行性感冒、肺炎之类属之。③间接传染：第一为饮食物之不洁，经消化器黏膜而传染，如伤寒、霍乱、赤痢之类属之；第二为土壤、污水中存在之病原体感染，经损伤之皮肤而传染，如破伤风、丹毒之类属之；第三为病人所污染之衣服、用具，均能间接带病原体传染他人。④动物媒介传染：因小昆虫之啮螫，损伤外皮，将病原体输入人体而传染，如回归热、疟疾之类属之；经大动物之咬伤而传染者，如狂犬病、鼠咬病之类是也。

《诸病源候论·恶风须眉堕落候》云"体痒搔之，渐渐生疮，经年不瘥"，是为皮肤传染。《诸病源候论·中客忤候》云"忽有非常之物，或未经识见之人触之，与鬼神气相忤而发病"，是为媒介传染。《诸病源候论·生注候》云"与患注人同共居处，或看侍扶接，而注气流移，染易得上，与病者相似"，是为直接传染。《诸病源候论·伤寒令不相染易候》云"人感其乖戾之气而发病者，此则多相染易"，是为点滴传染。《备急千金要方·客忤第四》云"得马汗气臭，未盥洗易衣装，便向儿边，令儿中马客忤"，又云"姑获……喜落毛羽于人庭，置儿衣中，便令儿作痫"，是为间接传染。《诸病源候论》中列载"甘鼠啮候""蝈蜍着人候""蜂螫候"等，皆属于昆虫传染。然则，古人不仅知有各种传染病之病原体，亦颇知分别其不同之侵入门户及其传染路径也。

小儿最易感染之传染病，厥为发疹性传染病，如麻疹、天花、水痘、猩红热、风疹等，均为易见。但猩红热以二至八岁之小儿为最多，乳婴则反少见。结核性脑膜炎（慢惊风）专犯儿童或青年，三十岁以上则极少见。就死亡率而言，小儿于伤寒之死亡率最小，多半预后均良好。惟赤痢、白喉、破伤风、结核、流行性脑脊髓膜炎、丹毒等，于幼儿期之预后多半不良。百日咳死亡率，一般为3%，不周一岁者，可能高至25%。真性肺炎死亡率，乳儿为50%。天花死亡率为30%。麻疹死亡率，不满两岁者，约为60%，一般为30%。猩红热之死亡率，小儿较成人为高。六个月以内之婴儿，由其母体之血液中带来有部分免疫力，复因其接触传染之机会较少，因之一般疾病均较少感染，及二三岁后，罹病率则渐高，五至八岁，更为增加。是知传染病与小儿年龄实有绝大关系，故为父母者与医工同志，均不可不注意及之。

第二章　分　　论

一、麻　疹

【麻疹概说】 庞安常《伤寒总病论》中云："发斑，俗谓之麻子。"朱奉议《南阳活人书》亦云："小儿疮疹……身热、耳冷、尻冷、咳嗽。"则知麻疹已早见于宋代。钱仲阳《小儿药证直诀·疮疹候》中云："面燥腮赤，目胞亦赤，呵欠顿闷，乍凉乍热，咳嗽嚏喷，手足梢冷，夜卧惊悸，多睡，并疮疹症，此天行之病也。"所谓"天行"，便含有流行传染之义。吕坤《麻疹拾遗》中云："古人重痘、轻疹，今则疹之惨毒，与痘并酷，麻疹之发，多在天行疠气传染，沿门履巷，遍地相传。"是麻疹于明代已大为流行也。第其称谓颇不一致，越人曰"瘄子"，秦晋曰"糠疮"，北人曰"疹子"，南人曰"麸疮"，四川通称"麻子"，盖因各地风俗习惯不同，致名称各异耳。

麻疹为屡见于小儿之传染病，患儿多为二至五岁，一岁以下及五岁以上者均较少见，成人更为稀有，非成人不易感染，缘其大都于儿时已罹患本病，而获得终身免疫之力也。本病之传染力颇强大，世界各国均有流行，在较大的都市每隔二至四年即有大流行出现。发病季节多在晚春，夏秋较少，入冬渐多。

【麻疹病原】 麻疹病原体为滤过性病毒。多潜在于患者口腔、鼻腔及眼黏膜之排泄物内，由直接接触或飞沫、扬尘等传播。

【麻疹症状】 麻疹发病潜伏期十日左右，一般无甚症状，偶有现泛恶、腹泻等胃肠障碍症状，及眼、鼻、咽喉等轻微发炎，全病程经过可分为三期叙述。

1. 侵袭期（或称卡他期）　为起病至出疹之一段时期。此期出现高热，可能到摄氏 38.5 至 39.5 度，全身不适，流泪、畏光、喷嚏、咳嗽等症状毕现。两三日后，热度稍下降，发炎遍及眼、鼻、咽喉等处。此际患儿颊内黏膜近白齿处现针头大之小白点，四周绕以红晕，其数目为三五粒至十余粒不等，此为本病之特征，乃科浦里克（Koplik）于 1896 年所发现，故名曰"科氏斑"。此斑颇有助于本病之早期诊断，诊视时最好利用日光，否则不易检得。偶尔于侵袭期内有类似伤寒玫瑰疹，或轻性药物红斑疹，或猩红热红斑之前驱疹出现，然此仅为暂时之现象，于正型皮疹出现前，常即消失。

2. 发疹期　始于发热后三四日（即感受后两周许）。体温攀升，疹子始于耳根、颈部间出现，渐及额部、颜面，继则蔓延全身。起始时为极细之红斑，以后渐渐加密，比皮肤稍稍隆起，色如桃花，摩之刺手；较重之症，每至丘疹互相融合，呈暗赤色。皮疹透发时，热度达于顶点（摄氏 40 至 41 度）。患儿全身不适，伴有干咳频作，一般症状增剧，各种发炎症状亦达于极点，二三日左右，皮疹即行出齐。

3. 恢复期　皮疹出齐后，病情即渐好转，体温下降，皮疹依发疹次序逐渐消失，一般症状减轻，各部炎症减退，咳嗽减少。以后四至七日，剥落糠样细屑，至十日左右完全恢复。自发生至痊愈，共约三周。

病例中有偶见恶性者，其中以出血型麻疹最为剧烈。患儿发高热，呈衰竭与休克征象，出疹时全身现无数紫斑，鼻、咽等黏膜多见出血，间有便血者。又中毒型麻疹亦甚严重，发病时即有高热、谵妄、搐搦、昏迷等症状。

【麻疹并发症】

1. 麻疹并发症中最常见而又最严重者为"支气管肺炎"。发疹之初即并发肺炎者，往往皮疹停止进展，肤色苍白，此种不良征象，俗称"疹陷内攻"，为不可忽视之险症。发疹晚期发现肺炎者，多呈衰竭及肢端现青蓝色，婴儿及体弱儿，每因此毙命。又中耳炎、喉炎，亦常易与本病并发。

2. 麻疹之并发各种口腔炎者，以"走马牙疳"最凶恶。大都先侵牙龈内面黏膜，继及颊之全部，或有涉及眼、鼻、咽、腭等处。病程急进者，颊、唇之皮肤红肿光耀，不数日即见穿孔，甚且鼻腭溃烂，故有"走马"之称。

3. 麻疹之发疹期及痊愈期，有并发"脑炎"者，重症可致死亡。

4. 婴儿多并发频繁之腹泻，有时可引起危险。

5. 患儿若有潜在性肺结核者，于麻疹后每易加重（旧称"麻疳"或"麻后痨"），或发生粟粒结核。

6. 小儿感染麻疹后，每易同时染患各种急性传染病，如百日咳、白喉、猩红热、天花、水痘等，其中以百日咳、白喉最为习见。

【麻疹鉴别要点】发热时即详查其有无"科氏斑"便可确定；初热期不作寒战，此与天花、猩红热不同；热型截然分作两次，于二三日后，必一度下降，猩红热绝无是种热型；而且口围有疹，亦与猩红热迥异。

【麻疹护理】患儿发热期间，宜使其保持安静，喂以流动性食物；退热后，仍须经数日始可离床；室温以摄氏15.5度（华氏60度）左右为宜；室中宜多放散水蒸气，使空气湿润，尤以呼吸器官发生变化时，使空气湿润最为切要；冬季当避寒冷，室中不宜太光亮，尤以发生剧烈结膜炎时为然；于结膜炎之处理，可用硼酸水洗眼，过分发痒时，可用锌氧粉撒布；慎勿感冒，以杜其可怕的肺炎症之并发；病愈后，经二三星期，始许出外，冬季尤宜从缓外出，外出亦当留意衣着。

【麻疹预后】四五岁以内之小儿，死亡率较高，因易遭肺炎而难获救。兼患其他传染病者，预后欠佳。营养不良，体质素弱，或有潜在性肺结核者，预后多不良。又流行性质之良否、并发症之轻重、护理之合宜与否，均与预后有关。

【预防及消毒】早期注射麻疹恢复期病人之血清（麻疹热退后七至九日内所采之血清），四岁以下者三至六毫升，五岁以上者六至九毫升，行肌肉注射；或用胎盘球蛋白制剂，按小儿体重行肌肉注射。另一法在吾国易于普遍施行，即抽取父或母静脉中之血液（最好用母亲血液），直接注射于小儿臀部肌肉内（普通以15至20毫升一次注射）。

上述方法，均有防御麻疹或减轻病状之功能。已患麻疹之小儿，必将其隔离，患儿之鼻涕、咯痰等，应以石灰水消毒，或掩以热灰。病室开放，使充分射进日光，以达消毒之目的。

【麻疹治疗方剂】

1. 麻疹初起方

主治：症见发热、烦闷、口干、流泪。

组成：防风0.8①，薄荷0.8，浙贝2，淡芩1.5，淡豆豉2，荆芥1，连翘3，牛蒡3，蝉衣0.8，竹茹2。

方解及加减：此方有散表解热、祛痰镇咳诸作用。有汗或口渴甚者，去"防风"加"白僵蚕"；泄泻者，加"葛根"；目糊多眵者，加"钩藤"或"桑叶"；惊恐啼叫者，去"防风"加"钩藤""茯神""灯心"；便艰者，加

---

① 方药用量，为便利起见，仍以钱为单位；小数点以上为"钱"，小数点以下为"分"。（详见本书凡例）

"瓜蒌""知母"。

2. 麻疹见点方

主治：麻疹见点，伴有发热、口渴、咳嗽、面浮、腮赤、小便赤涩。

组成：僵蚕2，牛蒡子3，连翘3，荆芥1，赤苓2，蝉衣0.8，前胡1.5，薄荷0.8，知母2，栀子2。

方解及加减：此方之作用，仍为散表解热，但解热之力较前方为大。舌尖燥、胸烦者，加"黄连"；口干、咳不爽者，加"黄芩"；狂热躁怒者，重用"栀子"；壮热干燥或见衄血者，加"元参""生地"；胃热口臭者，加"石膏"；痰多或呕吐者，加"贝母""杏仁""陈皮"；泄泻者，去"知母""栀子"加"葛根"；伴食积者，加"麦芽""神曲"。

3. 麻疹透缓方

主治：疹出透缓，伴有咳嗽、气急、舌白、口干、烦闷、神昏。

组成：天麻1，前胡1，郁金1，竹茹2，连翘2，僵蚕2，樱桃核2，牛蒡2，豆豉2，浙贝2。

方解及加减：此方之作用，主要为透发皮疹，兼能清热、化痰。疹出透迟，咳艰，热不甚，汗不出者，去"天麻"加"麻黄"；热甚、口渴、便艰或傍流者，去"天麻"加"麻黄""石膏"；大便结而不下者，加"大黄""枳实"；咽痛加"山豆根""射干"，或"山慈菇""板蓝根"；疹色紫而不显者，加"赤芍"。

4. 麻疹内陷方

主治：麻疹内陷，点现复隐，红紫成块，伴有神昏、气促、谵语闷乱。

组成：羚羊角0.4，天麻1，知母2，茯神2，防风0.8，玄参3，黄芩1.5，灯心0.4。

方解及加减：此方有镇痉、清热、安神等作用。毒盛口臭者，加"川连"；血分热极者，去"防风"加"酒炒大黄"；痰盛气促者，加"胆星""竹茹"；谵语闷乱者，加"至宝丹"。（以上四方见吴克潜儿科）

5. 麻疹将收方

主治：麻疹将收，热仍炽盛，及有神昏之象者。

组成：犀角0.4，生地2.5，丹皮1，赤芍1.5，羚羊角0.4，知母1.5，藏红花0.4。

方解：此方即"犀角地黄汤"加"羚羊角""知母""红花"，其意在凉血解毒。

6. 麻疹将收方

主治：麻疹将收，热仍炽盛，舌红津干者。

组成：生地2.5，玄参2，寸冬1.5，丹皮1，知母1.5，藏红花0.4，赤芍1.5，连翘1.5。

方解及加减：此方之作用，为养阴生津，清解血热。神昏者，加"紫雪丹"；日轻夜重者，加"至宝丹"；用量皆为0.2至0.4。

7. 麻疹已收方

主治：麻疹已收，津液干涸者。

组成：西洋参0.7，知母1.5，白芍1.5，腊梅花0.5，麦冬1.5，元参1.5，石斛1.5，菖蒲0.6。

方解：此方甘凉回津，退热解毒，于其他热性病后，亦适用之，因热性病后，多见阴亏津干之症，不仅麻疹如此。

8. 麻疹已收方

主治：麻疹已收，儿体虚寒，大便不实，精神不振。

组成：党参1.5，云苓2，白芍1.5，陈皮1，白术1.5，炙草0.8，当归1.5，法半夏1.5。

方解：此方有扶元健胃作用。

二、风　疹

【风疹概说】《诸病源候论》中曰："邪气客于皮肤，复逢风寒相折，则起风瘙瘾疹。若赤疹者，由凉湿折于肌中之热，热结成赤疹也。"殆即指本病而言。《养生方》云："汗出不可露卧及浴，使人身振、寒热、风疹。""风疹"之名于此具体出现。《外台秘要》载有"崔氏疗风疹遍身方"，及《近效方》疗风疹方，皆足证明隋、唐时期即有本病。

"风疹"为良性传染病。其症状粗视之颇与轻症麻疹相似，故有将本病包括于麻疹内而言者，然事实上确系两种不同之疾患。1834年，F. 韦格纳氏证明本病确系一种独立疾病。盖患过风疹者，对麻疹不能免疫；反之，患过麻疹者，亦不能免去风疹之传染。此足证实 F. 韦格纳氏之说不虚也。风疹屡侵及五岁以下之小儿，未满半岁之乳婴亦偶见感染。风疹流行期多见于春冬二季。

【风疹病原】本病病原体系滤过性病毒。潜藏于患儿口腔、鼻黏膜内。多系直接传播于其他健康小儿，如小孩较多之大家庭、小学校、幼稚园等，均以辗转传播而引起本病流行。

【风疹症状】风疹潜伏期普通为九至十八日，然颇有上下。本病无前驱症状，仅于发疹前数小时或一日左右，症见倦怠、头重，略示发热，食欲不振，亦有呕恶或腹痛者，眼、鼻等黏膜轻微发炎。发疹进展很快，约一日即波及全身。皮疹比麻疹稍小，疹色淡红，呈圆形或椭圆形，周围绕以一圈白晕，成散在形式，互不融合。此际体温较前上升，惟最高者不过摄氏 39.5度，间有无热者。皮疹于二至四日隐退，大都无落屑现象。患儿耳部及颈部淋巴腺肿胀，虽间有压痛，而不化脓，此为本病之特征，可佐鉴别诊断。

【风疹鉴别要点】发热中等，而持续时间短，淋巴腺肿胀，无"科氏斑"，此与麻疹截然不同；一般症状轻微，皮疹并不弥漫融合，此与猩红热又截然不同。

【风疹护理】与麻疹同。

【风疹预后】风疹预后概属佳良，死亡者罕闻。并发症仅属偶见，就有此类病例，亦多获痊愈。

【风疹预防及消毒】于接触传染后一周内，注射人体血清20至40毫升于肌肉内，可以免疫或减轻症状。患者应予隔离，一切消毒如麻疹。

【风疹治疗方剂】

透肌解表法

组成：大豆卷3，粉前胡0.8，苦桔梗0.8，桑叶1，薄荷尖1（后入），嫩钩藤2（后入），蝉衣0.5，浙贝2，杏仁2，牛蒡子2，马勃0.3，枳壳0.8，南楂炭2。

方解：此方有祛风、解表、泄肺治咳之功，兼治麻疹初起尚未见点者。

三、天　花

【天花概说】《肘后备急方》中云："比岁有病时行，仍发疮头面及身，须臾周匝，状如火疮，皆戴白浆，随决随生，不即疗，剧者数日必死。疗得瘥后，疮瘢紫黯，弥岁方灭，此恶毒之气。世人云，永徽（唐高宗年号）四年（653），此疮从西东流，遍于海中……以建武（东晋元帝年号，公元317年，又说为汉光武之建武）中于南阳击虏所得，乃呼为虏疮。"《外台秘要》引张文仲录陶隐居方书亦有此云。是"天花"初由印度传来。《诸病源候论》《外台秘要》《千金方》都称"豌豆疮"，于南宋后始称"痘"，明以后始称"天花"。

"天花"为急性传染病之一，疫势猖獗，历史上早具盛名，1589年全欧洲大流行最为有名。本病传染力强大，无论老幼皆能感受，多流行于春冬二季。罹过本病后，可获终身免疫，鲜见再患者。

【天花病原】"天花"病原体系滤过性病毒。以飞沫传染为主，亦可能由接触传染。传染力最强之时期，为患者发疹期及落痂期。天花病毒既不畏寒冷，又不怕干燥，经久而不失其传染力，故每易流行成疫。近来卫生教育逐渐普及，多数人皆知接种牛痘预防，故流播已渐趋减少。

【天花症状】"天花"潜伏期十日至十三日，无明显症状，以后则渐次出现下列症状。

1. 前驱期　天花前驱期，经过二至三日，突然发热（体温升达摄氏40度），现寒战、眩晕，诉剧烈腰痛及头痛，鼻腔、咽头、结合膜等发炎，以后下腹部、股内、腋窝等处发生疹点，间有弥漫如猩红热疹者，亦有如麻疹者，此种疹子屡于一二日内消失，一般称此疹为前驱疹。

2. 发疹期　前驱疹消失后，体温稍降，一般症状减退，开始见固有发疹。疹子如小米粒大之红色斑点，稍见隆起，疹子先现于面部，一日内波及全身，逐渐扩大凸起，成为豌豆大之丘疹（旧称"见点"），患儿有吞咽困难等现象。丘疹逐渐形成透明小水疱，继则扩大，开始化脓（旧称"起胀"），水疱变为脓疱，周围绕以红晕（俗称"根盘"）。以后脓渐成熟，皮肤肿胀，患儿有疼痛、搔痒之感觉（旧称"灌浆"）。开始化脓时，体温即再度上升，一般症状增剧。

3. 结痂期　脓疱渐至干燥，随出现次序慢慢转为苍老，体温下降（旧称"收靥"），脓疱内容干燥，上结痂皮，诉剧痒，体温恢复（旧称"结痂"）。痂皮一二周脱落（旧称"落痂"），落痂后本病即已告终，但须二三周后始能恢复健康。

【天花并发症】天花易于并发者，如脓疮、疖疮脓疱疹等；又喉炎、中耳炎、支气管炎、支气管肺炎，亦系常见；心力衰竭、肾脏炎、脑膜炎或脑炎，偶于重症见之。

【天花鉴别要点】急剧发高热，三日前后便发红色疹，同时出现腰痛，渐凸起而成丘疹，这绝不同于麻疹；发疹时体温下降，这又不同于斑疹伤寒、猩红热等；化脓时复发高热，脉搏可加速到120至以上。

【天花护理】有热期（至化脓期为止）之护理，略同于伤寒之有热时，举如使病人安静，给以流动食物，尤宜常常漱口，吸入蒸气，用2%硼酸水时时洗眼。对于发疹之紧张感及发痒，可涂稀薄碘酒，撒布锌氧粉，涂亚铅华橄榄油。患儿可使戴手套，防以手爪抓痒；至干燥期，可使时时入浴或更衣，注意身体清洁。为防落屑飞散，可于室中放散水蒸气，或用喷雾器喷散2%硼酸水，落屑则宜投入消毒液中。

【天花预后】天花之预后，视流行疫势之凶善，年龄之大小，合并症之轻重而决定。小儿体质素弱，或营养不良者，预后多属不良。

【天花预防及消毒】预防天花之唯一方法，即为接种牛痘。种痘时期，以春秋两季为宜，若在天花流行的时期，就不问小儿体质如何、年龄长幼，均应随时接种。接种牛痘，为引入牛痘毒于皮组织内（注意：并非皮下），普通牛痘疫苗含有少量非病原菌（称为"腐物寄生菌"），若接种时，能按照外科无菌操作，又能采用一致的标准压刺法，则结果保证充满而无其他传染或并发症之危险。接种技术之操作最好为压刺法，先于接种前一日，告知被接种人，预先将左臂用肥皂及热水洗净（全身沐浴更好），换着清洁衣服，婴儿及儿童（初种者）内衣衣袖要宽大。将已经消毒之普通缝衣针尖，浸入盛痘苗之小杯内，蘸苗浆少许，移置于已消毒之左臂三角肌上端皮肤上，轻轻下压而斜刺入皮组织内（不可过深，不使出血为要），即行向前、向上挑上皮。此项轻压微刺又带挑的摆动，连续在半公分之皮面内，很快地在有弹性的皮组织内压刺，20次以上30次以下（初种时压刺20多次，复种时则增加至30多次），种后无须用纱布包裹，干后即穿上清洁内衣。若系初种者，嘱其于第七日，保护所发疱疹，勿使破裂而受染污，结痘痂时，应任其自落。每接种一次，可能有五年的免疫力。健康小儿接种时期，以生后一月至六个月最为适宜，若小儿身体衰弱，时常多病，或有其他原因者，可延至第二年接种。

天花患儿之分泌物、排泄物及皮疹等，可用3%石碳酸、6%来苏水，加至同量以上，放置至2小时以上。其衣服、器具，宜用蒸汽消毒，或煮沸消毒，有时亦用石碳酸、来苏水消毒。病室内，宜用福尔麻林消毒为最佳，并应将房屋密闭7小时以上。

【天花治疗方剂】昔人对于天花主张分期治疗：一、二日，宜于发表，使痘易出；三、四、五日，宜轻解表毒，使痘易长；六、七、八日，宜温补气血，使浆易灌；十、十一、十二日，宜清利敛气，使靥易收。此皆经验有得之言，堪为诊治之借镜。

1. 松肌透表汤

主治：痘疮见点，适用此方。

组成：羌活1.5，荆芥1.5，葛根2，红花0.5，连翘2，山楂3，牛蒡子2，蝉衣1.5，陈皮1，甘草0.8，荸荠5个。

方解：此方发表、排毒、活血，使痘易透之法也。

2. 保元汤加当归川芎方

主治：痘疮起胀，适用此方。

组成：人参2，黄芪2，甘草2，当归2，川芎1。

方解：此方滋养、强壮、排毒，使痘易长之法也。

3. 行血助浆汤

主治：痘疮灌浆，适用此方。

组成：黄芪2，防风1，当归2，川芎1，丹皮1.5，僵蚕2，连翘2，陈皮1，桔梗1，甘草1，糯米1撮。

方解：此方滋养、活血、解毒，使浆易灌之法也。

4. 回浆饮

主治：痘疮收靥，适用此方。

组成：人参2，白术2，黄芪2，茯苓2，甘草1，首乌2，白芍2。

方解：此方滋养、强壮，使靥易收之法也。

5. 固元解毒汤

主治：痘疮结痂，适用此方。

组成：当归 2，银花 2，连翘 2，桔梗 1，甘草 1，丹皮 1.5，黄芩 1.5，薏仁 3，扁豆 3，茯苓 3，山楂肉 3，陈皮 1。

方解：此方清血、利尿，使痂易结之法也。

6. 凉血解毒汤去紫草黄连方

主治：痘疮结痂，适用此方。

组成：生地 3，红花 0.5，丹皮 1.5，连翘 2，当归 2，桔梗 1，甘草 1，白芷 0.8。

方解：此方活血、清血，使痂易落之法也。

四、水　痘

【水痘概说】蔡维藩在《痘疹方论》中云："水痘不同，状如水珠，易出、易靥。"《景岳全书》论水痘云："凡出水痘，先十数点，一日后，其顶尖上有水泡；二日三日，又出渐多；四日浑身作痒，疮头皆破，微加壮热即收矣。但有此疾，须忌发物，七八日乃痊。"两氏对水痘的认识，均极明确。先于此者，记载殊鲜，似可确定明代始有本病。

"水痘"为发疹性传染病之一。较大都市几乎四季皆有发生，尤以春冬更甚。患者多系一至十岁之小儿，生后未满三个月之乳婴及十岁以上者，均鲜见感染，成人则更为稀有。本病有免疫性，一经罹过，终身不致再染。

【水痘病原】水痘病原体系滤过性病毒。传染力强大，多由直接接触传染，或飞沫喷射传播。侵入门户以呼吸道为主。

【水痘症状】水痘潜伏期十三至十七日，大都无前驱症状。开始现微热（体温多为摄氏 37.5 度）和不安，随即于颜面、发间出现米粒大之皮疹，继则躯干亦见发生。以后疹子扩展至豌豆大，中央形成透明小水疱，水疱再迅速扩大，约一日达成水疱极期。继乃逐渐退行，内容被吸收，中央凹陷，经二三日后，渐形干燥，结黑褐色痂盖，痂盖需数日或十数日始行脱落，而告痊愈。本病最初数日内，屡有新皮疹陆续出现，故诊察时每见丘疹、疱疹与痂盖均可同时存在。水痘病程经过轻快，患儿仅有不适之感或食欲不振而已。

【水痘并发症】体质素弱者，易并发脓疱症及丹毒。

【水痘诊断要点】凡十岁以下之小儿，无前驱症状，发热同时发疹，皮疹陆续发生，新旧杂出，且经过甚速，不遗痘痕。

【水痘护理】无需特别护理，惟在发疹时，宜使患儿静卧，并勿使健康之兄弟、姊妹与之同居一室。衣服等沾有溃破之水疱液，宜用热肥皂水洗涤；水疱可撒布锌氧粉。

【水痘预后】水痘预后大都佳良。久病未愈之小儿及营养恶劣之幼婴，预后欠佳。

【水痘预防及消毒】水痘因预后佳良，故多不甚重视预防。目前有以水痘痊愈者之血清，在潜伏期之前半期行肌肉注射 10 至 15 毫升，约有 90% 可免染患本病。

【水痘治疗方剂】

疏解化毒法

组成：荆芥 1，薄荷 1（后入），桔梗 0.8，前胡 0.8，桑叶 1.5，牛蒡子 2，连翘 2，浙贝 2，枳壳 0.8，银花 1.5，川芎 0.8，丹皮 1，甘草 0.8，防风 1。

方解：此方有疏风、解毒、泄肺、清血之功用。

五、白　喉

《诸病源候论》载："马喉痹者，谓热毒之气结于喉间，肿连颊而微壮热，烦满而数吐气，呼之为马喉痹。"又云："喉里肿塞痹痛，水浆不得入也。……令人壮热而恶寒，七八日不治，则死。"皆为剧烈之白喉症状。《医学纲目》亦云："小儿肺胀喘满，胸膈起急，两胁扇动，陷下作坑，两鼻窍张，闷乱嗽喝，声嘎而不鸣，痰涎潮塞，俗云马脾风。"此为小儿白喉的明确记载。《重楼玉钥》述白缠喉病云："喉间起白如腐一症，其害甚速。乾隆四十年前无是症即有亦少，自二十年来患此者甚多，惟小儿尤甚，且多传染。一经误治，遂至不救。……按白腐一证。即所谓白缠喉是也。……缘此症发于肺肾，本质不足者，或遇燥气流行，或多食辛热之物，感触而发。"其对白喉的认识益为具体，盖已确知有传染性也。

"白喉"为急性传染病之一，由白喉杆菌所致之一种黏膜疾患也。多发生于扁桃体、咽门、咽头、喉头及鼻腔之黏膜，偶亦发生于结合膜、阴道、皮肤创伤等处。本病早已流行于吾国，史册历历可征。今则随时随地均可发现，尤以气候干燥之地，春初、秋末之时，发病数更甚。患者多为二至六岁之小儿，乳婴及年幼儿较少感染。罹过本病而得痊愈者，多有免疫性，然一生患白喉两次或以上者非无有也。

【白喉病原】白喉病原体为白喉杆菌，先由克来勃氏发现，后由吕弗氏确定。传染途径多为与患者及病愈带菌者直接接触而传染，其他如手巾、餐具、用具或玩具等，均有间接传染之可能。

【白喉症状】白喉潜伏期颇不一定，短者一二日，长者一周左右。症状中最普通者，为咽部白喉，其次为喉部白喉，至于鼻腔白喉兹附述于咽部白喉内，其他部分之白喉则从略。

1. 咽部白喉（包括扁桃体及咽门） 咽部白喉起病时除发微热外，年长儿多诉喉痛，过一二日后体温逐渐上升，可达摄氏 39 度以上，伴有精神疲乏、食思不振、头痛、恶心等症状，间有呕吐者；检视其咽部，扁桃体及软腭红肿，表面附着白色薄膜，以后变成灰白色，难以剥离，更进则变为污秽而略带蓝色之义膜，其边缘高出扁桃体之平面，周围充血；伴有吞咽困难，较大儿每诉剧痛，轻者仅止于此，重者每延及颚弓、悬雍垂、咽后壁，甚至口腔各部；咽部白喉之义膜延及鼻部，可引起鼻白喉；因毒素作用，致患儿颈部及颌淋巴腺肿大；患者除全身症状外，还有鼻塞、鼻腔红肿、时淌脓汁或血液等现象，甚或鼻孔及上唇糜烂（此种鼻白喉易见于婴儿）。

2. 喉部白喉 大都由于咽、鼻白喉蔓延所致。症见患儿哭声改变，语音嘶嗄，时作犬吠状之咳嗽，呼吸困难、辗转不安、声门闭塞，更甚时气体交换极度艰难；患儿颜面、口唇现青蓝色，心窝部及胸骨上部每现凹陷，多因窒息而毙命。间亦有喉部白喉病例不如上述症状之严重者。

【白喉并发症】重性白喉病例，常出现心力衰竭及全身麻痹或瘫痪；其他易于与本病并发者，为颈部淋巴腺炎、支气管肺炎、中耳炎等。

【白喉诊断要点】一般症见发热、咽部疼痛、声音嘶嗄、犬吠状咳嗽、颌下淋巴腺肿胀，喉咽及鼻腔等现特有之灰白色或灰白绿色及暗褐色义膜，周绕炎症性充血斑，初虽为圆形或不正形之小斑点，但迅速扩大而成厚膜，且剥脱非易，强剥之则出血。

【白喉护理】宜施行血清注射。在发病第一周，须使患儿绝对安静，饮食用流动性食物，有时病人难于吞咽，宜时时使食少许。在第五周后，且已退热，尚有白喉后麻痹危险，即使为轻症病人，仍须使安静四周左右，离床及运动均宜徐徐行之。病程中宜随时漱口及吸入蒸气。

【白喉预后】白喉的死亡率甚高，年龄愈小者预后愈不良，自抗生素疗法应世后，死亡率已渐减少。喉部梗阻或并发肺炎及心力衰竭者，多难获救。脉搏每分钟五十至以下者，即为死征。

【白喉预防及消毒】患儿应行隔离，其痰涎、鼻涕及衣被、用具，甚至病室，均需消毒。白喉菌抵抗力较大，非必要之器具可烧毁之。小儿需预防注射，第一次以白喉类毒素 0.5 毫升由皮下注射，三周后再注射 1 毫升，再隔两周又注射 1 或 1.5 毫升（按此法反应很轻，效力颇大），可保持三至四年之免疫力。

【白喉治疗方剂】

1. 养阴清肺汤

组成：大生地 4，寸冬 2，白芍 1.5，丹皮 1，元参 3，川贝 1.5，薄荷 1，甘草 1。

方解：此方专消咽喉炎肿，主治咽头白喉之轻者；若重症须注射白喉血清，兼服此汤。

2. 聂氏养阴清肺汤

组成：黄芩 1，黄连 0.5，银花 1.5，连翘 1.5，石膏 2.5，人中黄 1.5，生地 3.5，元参 1.5，白芍 1.5，浙贝 1.5，木通 1，桑叶 1.5，薄荷 1，鲜芦根 10。

方解：此方以清热为主，兼佐以养阴、祛风、利尿、化痰之品。

3. 喉科吹药

组成：青黛、黄连、人中白、青果炭、萝葡霜、冰片、硼砂、人指甲炭、地栗等分，麝香、犀黄各少许，共研末，乳细。

六、猩红热

【猩红热概说】《诸病源候论·阴阳毒候》云："若病身重腰脊痛，烦闷，面赤斑出，咽喉痛，或下利狂走，此为阳毒。若身重背强，短气呕逆，唇青面黑，四肢逆冷，为阴毒。或得病数日，变成毒者；或初得病，便有毒者，皆宜依证急治。"此为叙述猩红热之一般症状,第不能如其"阴""阳"割裂论症也。清叶香岩《痧疹咽喉经验秘传》中云:"烂喉痧一证,发于冬春之际,不分老幼,遍相传染;发则烦热、烦渴,痧密肌红,宛如锦文,疼痛肿烂,一团火热内燃。"此于猩红热之记载尤为详尽。亦有称为"疫痧"者,如虞山陈道耕是也。

"猩红热"多流行于秋冬,屡犯二至七岁之小儿,一岁以下者,鲜见感染。罹过本病后,多获终身免疫,再染者颇属稀有。

【猩红热病原】猩红热病原体为溶血性链球菌及葡萄球菌。此等细菌常潜藏于患者之分泌物、排泄物或落屑中,藉接触或空气而传播。侵入门户以咽喉为主,亦有因细菌侵入创伤而感染者。

【猩红热症状】症状中,有不现发热之无热型,不现发疹之无疹型,皆为不全型之轻症。又有病毒猛烈之败血性猩红热、电击性猩红热,则为难治之重症。其他尚有无扁桃腺炎之创伤性猩红热等,均为异常症状,其详从略。一般猩红热潜伏期二至七日,自发病至痊愈,可分三期:前兆期、发疹期、落屑期。

1. 前兆期(或称侵袭期) 快者数小时发病,迟者亦不过一二日内。初起即现高热(约摄氏 39 度以上)、寒战,伴有心悸、倦怠、呕恶、咽头赤肿,间有腹泻者;患儿舌被黄白色浊苔。

2. 发疹期 体温较前期更高,脉搏频数;皮疹依秩序出现,先颈部,次胸部,再次躯干,终蔓延于四肢;疹子密生而不隆起,弥漫如一片鲜红云彩,苟施指压,立即消失,去指又复出现,斑与斑之间仍有健全之皮肤存在,然须细检之始能发现;红疹虽满布全身,然口唇及颐部独不见发,致形成苍白色之口围,为本病特有之象征;患儿舌呈暗赤色,现菌状之乳头隆起,舌之边缘如锯刺样,最似覆盆子形,故称为"覆盆子舌",亦为本病特有之象征;咽头赤肿、疼痛,吞咽困难,扁桃腺红肿,且带有黄白色之斑点,两侧颚下腺及颈腺亦现肿胀;三五日后,疹渐退色,一周左右即可消失,若无并发症,则热候于此时涣然下降,疹子渐乃退净。

3. 落屑期 约为发病后半月,开始时先见毛囊尖端之点状落屑,次则颈部、躯干及四肢现膜状落屑,特以手掌及足更为著明,手掌及手指之落屑有大如手套状者,全部告终须三四周,或七八周,尤以足部较迟。

【猩红热并发症】猩红热常并发中耳炎、关节炎、白喉等病，又病愈后常有遗留肾炎、淋巴腺炎等症者。

【猩红热诊断要点】高热、呕吐，急剧发病；其特有之皮疹，特显现于鼠蹊、上膊、大腿，而唇颐部缺如；并由咽头扁桃腺炎症、覆盆子舌等，足为有力之鉴别诊断。尤应注意于发疹及咽头炎之联系检查。

【猩红热护理】发热时之护理，约与伤寒、白喉同，宜注意安静及饮食卫生，时时漱口；无热时，应注意其尿量，如减少恐发肾脏炎；落屑时应勿使飞散，室内时时放散水蒸气，或用喷雾器散布 2% 硼酸水，落屑宜投于消毒液中；此外，勿忘却对于合并症之处理。

【猩红热预后】视当时流行之疫势而定，无并发症者预后大都佳良；年龄幼小，其死亡率较年长儿为高。

【猩红热预防及消毒】预防接种法，分自动免疫法及被动免疫法二种。自动免疫法，用本病恢复期病人血清皮下或肌肉注射 5 至 10 毫升，可获三四周之免疫；被动免疫法，用类毒素作皮下注射（第一次 0.5 毫升，第二次 1 毫升，第三次 1 毫升），可获一至三年之免疫力。已患者应行隔离，患儿之衣被、什物、分泌物、排泄物，均须严格消毒。

【猩红热治疗方剂】

1. 解肌透痧汤

主治：专治痧麻初起，恶寒、发热，咽喉肿痛妨于咽饮，遍体酸痛，烦闷、泛恶等症。

组成：荆芥 1，甘草 0.8，马勃 0.2，连翘 1.5，竹茹 1，蝉衣 0.8，葛根 1.5，桔梗 0.8，炙僵蚕 1.5，紫背浮萍 1，射干 1.5，牛蒡 1.5，前胡 0.8，淡豆豉 1.5。

方解：此方治猩红热初起，丹痧未透，故以解肌发汗为主，稍佐"射干""马勃"二味，以清咽喉。

2. 辛凉透疹法

主治：身热咽痛，遍体红疹。

组成：元参 2，浙贝 1.5，川郁金 1.5，桔梗 0.8，连翘 1.5，薄荷 1，前胡 0.8，牛蒡子 1.5，板蓝根 1.5，射干 1.5，银花 1.5，甘草 0.8。

方解：此方有退热、透疹、清咽部炎肿之功用，宜于猩红热初起。

3. 加减升麻葛根汤

主治：专治丹痧虽布，头面、鼻独无，身热、泄泻、咽痛不腐之症。

组成：升麻0.8，炙僵蚕1.5，银花1.5，赤芍1.5，甘草0.8，葛根1.5，蝉衣0.8，干荷叶1角，连翘1.5，桔梗0.8，薄荷1，陈莱菔2.5。

方解：丹痧不布于面，仍须发表，故用"升麻""葛根""蝉衣""僵蚕""桔梗""银花""连翘"辛散解表。

4. 凉营清气汤

主治：专治痧麻虽布，壮热、烦躁、渴欲饮冷，甚则谵语妄言，咽喉肿痛腐烂，脉洪数，舌红绛或黑糙无津之重症。

组成：犀角尖0.5（磨冲），丹皮1.5，川连0.5，石膏2.5，竹叶1，鲜石斛5，赤芍1.5，甘草0.8，鲜生地5，黑山栀1.5，茅根1.5，薄荷1.5，元参1.5，连翘1.5，鲜芦根10。

加减：痰多加"竹沥"（原方有"金汁"，近以查系伪药停止销售，故删去）。

5. 加味珠黄散（吹喉用）

主治：治喉痛，立能消肿止痛，化毒生肌。

组成：珠粉0.7，西黄0.5，琥珀0.7，西瓜霜2。

方解：凉营清气汤用"石斛""生地""元参""赤芍""丹皮"清血分之热；用"连翘""山栀""竹叶""石膏"清气分之热；"犀角""竹沥"主治神昏；更用"珠黄散"以消咽肿，化毒生肌。盖治猩红热之重剂也。

七、百日咳

【百日咳概说】旧籍中专论小儿咳者，多包括有"百日咳"在内，如所谓小儿久嗽、小儿咳作呀呷声、小儿嗽声不出等，都非一般之咳嗽。《诸病源候论·嗽候》中云："百日内嗽者，十中一两瘥耳。"一般感冒咳嗽，绝不致如此之重笃。又《诸病源候论·病气候》中云："肺气有余，即喘欬上气。若又为风冷所加，即气聚于肺，令肺胀，即胸满气急也。"均可置疑本病，惟不甚具体耳。亦有称"呛咳""痉咳""趸咳""鹭鹚咳"等。

百日咳为呼吸道急性传染病。易流行于幼儿聚集场所，如育婴堂、幼稚园等。本病四时皆有，惟春冬二时较甚。患者多为三岁以下之小儿。一经罹过本病，多能获得免疫，再染者甚少。

【百日咳病原】百日咳病原体系百日咳嗜血杆菌，为博德氏于1906年所发现。传染途径，藉患儿咳嗽、谈话混入涎沫喷射，侵入健康儿之呼吸道而传播。

【百日咳症状】百日咳潜伏期七至十四日。病程历二三月不等，计分三期，每期占全病程三分之一，亦有不拘此规定者。

1. 发炎期（或称卡他期）　初见微热、咳嗽、鼻塞、喷嚏，呼吸道黏膜发炎，继则咳嗽增加，入夜更为剧烈。

2. 阵发期（或称痉挛期）　此期咳嗽更剧，显示特有之阵发痉咳，阵发开始，患儿舌先外挺，再作如鸦鸣之深吸气，后乃继以不断之咳嗽，如此反复多次，始能咯出少许黏痰（有时虽咯出而被患儿吞咽）；咳时患儿颜面浮肿呈紫红色，颈静脉怒张、眼球微突、泪汗交加，时作呕吐，其状甚为痛苦；每一阵发，需二三分钟，一日数阵或十数阵不等，夜间尤较频繁。

3. 减退期（或称恢复期）　此期阵咳和缓，呕吐不作，呼吸气匀；以后咳嗽轻微，阵咳全去；咯痰已呈浓厚之黏液状；此时苟无其他外因袭击，未几即可恢复。

【百日咳并发症】本病常并发支气管炎、肺炎等症，间有出现口鼻出血，或直肠脱出者。

【百日咳诊断要点】每为阵咳发作，夜间尤多，发鹳声样的吸气，咳时常带呕吐，吐黏性透明之痰，颜面稍浮肿。

【百日咳护理】以使起居于新鲜空气中最为切要，在温暖之日，可使于郊外闲游，夜间更宜换室内空气一二次。亦须注意患儿之营养，使吃易于消化之滋养物品。常常吸入蒸气与漱口。

【百日咳预后】年龄愈小，预后之严重性愈大；有并发症者，预后常不良；死亡率一岁以下之幼婴约占25%，二岁左右者占10%，五岁以上者，则鲜见死亡。

【百日咳预防及消毒】早期注射百日咳疫苗（最好施行于半岁至一岁之幼婴，用量为八百亿细菌，分三次用完，每周一次），可获一年之免疫力，以后每年再注射一次，即可收相当之防卫功效。已染患之小儿应行隔离，其痰涎、吐物必须消毒，患儿之衣被、用具等，均需严格消毒。

【百日咳治疗方剂】

1. 鹭鸶涎丸

组成：麻黄 1.6，杏仁 6，煅石膏 4，甘草 4，桔梗 2，细辛 1，射干 1，天花粉 3，炒牛蒡 1，蛤粉 1，青黛 1，鹭鸶涎半小杯。研末，以白萝卜汁打和为丸，如绿豆大，每日早晚各服三丸，开水下，以愈为度。

方解：此方有镇咳、排痰、消炎之功用，由"麻杏石甘汤"扩充而成。西南各地无"鹭鸶涎"，可删去不用，功亦相近。

2. 小青龙加石膏汤

组成：净麻黄 1，川桂枝 1，杭白芍 1.5，法半夏 1.5，北细辛 0.5，北五味 0.5，淡干姜 0.5，生甘草 0.8，生石膏 5。

方解：此方之功用为发汗、消炎、解热、平喘，用于百日咳初起，高热气喘者。

3. 生柏红枣汤

生扁柏、红枣二味，水煎一至二小时，五六次分服，病势渐减而愈。但初服一二次时，病势未必顿挫，必须继续煎服，服至三四次，咳嗽略减轻，仍须续服，至痊愈为止。

4. 大蒜饮

生大蒜头去皮切碎，以沸水冲泡，盖好，浸足 10 小时，加入糖浆，每两小时服一食匙，每日八至十次，连续服用三四周。用量：一岁左右之婴儿，用大蒜头六瓣（小瓣者加倍，下同），五岁儿十瓣，十岁儿十六瓣，沸水约一饭碗，糖浆为沸水量八分之一或十分之一。

方解：此方经保加利亚华西赉夫医生首先采用，上海吴曼青等曾大量试用，据称极有效。

八、流行性感冒

【流行性感冒概说】《内经》认为：卑下之地，春气常在，故东南卑湿之区，风气柔弱，易伤风寒。《伤寒论》中云："太阳病，或已发热，或未发热，必恶寒，体痛，呕逆，脉阴阳俱紧者，名曰伤寒。"《金匮要略》中云："湿家病，身疼，发热，面黄而喘，头痛，鼻塞而眩，其脉大，自能饮食，腹中和无病，病在头中寒湿，故鼻塞。"此皆为流行性感冒之症候。北宋以后，杨仁斋的《仁斋直指医书》始有"感冒"之称。

感冒有流行性及散发性二种，前者称流行性感冒，后者为普通感冒，实际上二病之区别并不明显，旧时统名之曰"伤风"。

【流行性感冒病原】 大流行时之流行性感冒，为一种杆状细菌所致，系普淮斐氏于1889年所发现。散发性者或小流行时之感冒，为滤过性病毒而引起，此说为赖特劳、史密斯及安德鲁士三人于1933年所证明。以事实而论，一般感冒多为滤过性病毒作祟。流行性感冒虽四季皆有发生，惟秋末、冬初较甚。传染途径多藉咳嗽、喷嚏及谈话时细沫飞扬而传播，其他如玩具、手巾、餐具等，均可为传染之媒介。

【流行性感冒症状】 流行性感冒潜伏期一日至四五日不等。起病多为突然性，患儿有倦怠、懒食、头痛、畏寒等症状，鼻现壅塞，淌清水状之鼻汁，鼻黏膜有发炎现象，继现高热（摄氏39至40度），项强体酸，幼小者每因痛楚而呈不安或叫泣。

流行性感冒轻重常不一致，故病程亦多有不同，兹依其临床症状类列其病型如下：①单纯型，除应有之鼻塞、淌涕、发热、畏寒、全身疼痛外，并屡起眼结膜充血，及发暂时性之皮疹；②呼吸型：除应有之症状外，鼻腔、咽部及气道现显明之炎症，咳嗽剧烈，有似呛咳之状态；③胃肠型：以懒食、呕恶、腹痛、下利、舌有浊苔为主征，间有现口唇匍行疹者；④神经型：现谵妄、不眠，甚者现抽搐，亦有现昏睡、神迷者，幼小儿屡烦啼不安。

感冒之种种症候，小儿虽亦如成人以呼吸系统之障碍为主；然显明之胃肠障碍或神经障碍之征候，屡见于小儿感冒；其他如关节疼痛，或高热持久不退，似皆合并症之关系。各病型之症状，每易互见，分别较为困难，脉搏与体温常不一致。

【流行性感冒并发症】 流行性感冒并发症常见者有，支气管炎、支气管扩张、肺炎、中耳炎、关节炎、化脓性脑膜炎、多发性神经炎、败血症等。

【流行性感冒诊断要点】 流行性感冒通常急剧发作，咽喉炎症著明，呈特殊热型（二三日高热后，忽而一二日无热，然后再相当地上升），脉搏数少。

【流行性感冒护理】 在有热期，应绝对保持安静，即在退热后三四日间，仍须以安静为宜。食饵照一般热性病例，用清淡之流动食物，渐入恢复期后乃恢复常食。如为神经型病人，病室宜清静；如为呼吸器型及胃肠型，可依照其症状而护理之。患儿离床，应在已退热之三四日后。须待呼吸器症状已完全消失后，乃可行室外运动。夏季宜近水边，冬季宜上山地调养。

【流行性感冒预后】无并发症之单纯型流行性感冒预后佳良，其他因流行之性质及并发症之轻重而异，小儿之预后较成人为佳。

【流行性感冒预防及消毒】在流行可能来袭时，或刚开始时（此或指大流行之流行性感冒），应行浓缩流行性感冒疫苗之注射，可收预防之效，然亦非绝端可靠。儿童行扁桃体截除术或增殖腺截除术后，可以减少感冒之发生，但此乃无奈之举。

患者之痰涎、鼻涕等，应有合理之处置。流行时需戴口罩来预防，特别是呼吸器不健全之儿童及接近病人者，在可能范围内，应隔离患儿。被沾污之衣服、器具，应置于同容量之3%石碳酸水中消毒。

【流行性感冒治疗方剂】

1. 风寒温散方

主治：适用于单纯型流感。

组成：荆芥1.5，防风1，苏叶1.5，半夏1.5，陈皮1，枳壳1，桔梗0.8，甘草0.8，生姜2片。

方解及加减：此方有散寒、和胃、化痰之功用。头痛加"藁本""蔓荆子"。

2. 风热凉散方

主治：适用于单纯型流感。

组成：防风1，荆芥1.5，薄荷1.5，桑叶1.5，竹叶1，连翘1.5，山栀1.5，橘红0.8，枳壳1，甘草0.8，连须葱白2支。

方解及加减：此方有祛风、清热、利气之功用。凡"羌活""独活""柴胡""川芎""白芷""升麻""葛根""前胡""桔梗"等，随症可加。

3. 风寒夹食方

主治：适用于胃肠型流感。

组成：荆芥1.5，防风1，神曲2，焦二芽各2，莱菔子1.5，楂炭2，桔梗0.8，苏梗1.5。

方解及加减：此方有祛风、消食之功用。或加"鸡内金"，或加"槟榔""枳实"。

4. 风寒夹湿方

主治：适用于胃肠型流感。

组成：羌活1，独活1，防风1，苍术1，藿香1.5，木香1，川朴1，猪苓1.5，赤苓1.5，泽泻1.5。

方解及加减：此方有祛风、燥湿、利水之功用。或加"汉防己"。

5. 风寒夹痰方

主治：适用于呼吸型流感。

组成：荆芥1.5，防风1，半夏1.5，陈皮1，莱菔子1.5，白芥子0.5，苏子1.5，江枳实1，竹茹1，云苓2，炙草0.8。

方解：此方有化痰、降气之功用。便溏者"苏子"易"苏梗"。

6. 伤风方

主治：适用于呼吸型流感，主治伤风初起，形寒，头痛，咳嗽痰多，鼻流清涕。

组成：荆芥1.5，防风1.5，桔梗0.8，豆豉2，象贝2，薄荷1，葱白2支。

方解：此方有散寒、化痰之功用。

7. 银翘散

主治：适用于热高的单纯型流感

组成：金银花1.5，连翘1.5，薄荷1，淡竹叶1，荆芥穗1.5，淡豆豉2，牛蒡子1.5，鲜芦根10，生甘草0.8。

方解：此方有散寒、解热、消炎之功用。

九、大叶性肺炎

【大叶性肺炎概说】《金匮要略》中云："咳而上气，此为肺胀，其人喘。"此即大叶性肺炎也。《诸病源候论》则有"肺热"之独立病名，其论亦详。如："肺热病者，先渐然起毛恶风，舌上黄，身热。""肺虚为邪热所客，客则胀，胀则上气也。""肺气有余，即喘咳上气。""咳嗽极甚，伤血动气，俱乘于肺，肺与津液相搏，蕴结成脓，故咳嗽而脓血也。""壅痞不能宣畅，故咳逆短气也。""邪动则气奔逆上，气上则五脏伤动，动于胃气者，则胃气逆而呕吐也。""久不瘥，则胸背痛，面肿，甚则唾脓血。"本病应有之症状，可谓叙述尽致。此后亦有称本病为"马脾风"者。

大叶性肺炎为局部性传染疾患，多属于原发性。所谓原发性者，即无病之小儿忽然发生本病也。本病病变，仅限于肺部之一大叶或其一部分，故有"大叶性肺炎"之名称。患者大都为较大之儿童，婴儿较少。大叶性肺炎多在冬春之间盛行。

【大叶性肺炎病原】原发性肺炎之病原菌大都为肺炎球菌（以第一型为多），偶有链球菌、葡萄球菌等。其传染途径，由口、鼻而入，侵袭肺部，产生毒素而致发炎。

【大叶性肺炎症状】大部骤然发病，现高热、咳嗽、胸痛、头痛、寒战、呕吐、腹痛、腹泻等症状，婴儿多现惊厥；患儿体温保持在摄氏 40 度左右，不多变动，呼吸加速，鼻翼扇动；病初数日内，咳嗽不多，或竟缺如，咳痰多呈铁锈色（惟幼儿不见咳痰，因痰涎咳至咽部，又尽被其吞咽）；重症者多现脑症状，患儿昏迷不省，呈极度衰惫之状态；轻者无中毒现象，大都神志清醒，惟现倦怠、懒食。大叶性肺炎病程较短，热度稳定，大都于一二周骤然退热，渐至痊愈。

【大叶性肺炎并发症】大叶性肺炎常并发脓胸或脓气胸，大都并发于本病之后；腹膜炎、中耳炎、脑炎等均可能并发。

【大叶性肺炎诊断要点】症见寒战、高热、胸痛，咯铁锈色痰，咳嗽、喘息不安。

【大叶性肺炎护理】务必使患儿安静仰卧于温暖室中，火炉上置水使蒸发，以防室内空气干燥，并应按时更换室内空气，惟不可使患者感觉寒冷，或使室温突然降低；患儿胸部可施行温湿布，或使吸入蒸气；饮食在高热期可用流动食物；在发汗分利之前后数日间，最宜注意其脉搏、呼吸等，防其虚脱也。

【大叶性肺炎预后】大叶性肺炎之预后较为良好；据史密斯氏之统计证明，大叶性肺炎之死亡率为 5.5%；见脑症状者，预后较差；其他如体质之强弱，营养之良否，均与预后有关。

【大叶性肺炎预防及消毒】住所不宜拥挤,以免带菌者传染。应避免接触有呼吸道疾患者,已患本病之小儿应行隔离。痰盂中宜注入 20 倍之石碳酸,最好将痰吐于纸上,即行烧毁。一切衣服、用具,应行严密消毒。

【大叶性肺炎治疗方剂】

1. 翘石二参汤

组成:连翘1.5,石膏2.5,杏仁1.5,川贝1.5,远志1.5,茯苓2,银花1.5,沙参1.5,玄参1.5。

方解:此方之功用,为消炎、解热、排痰,兼可养阴。

2. 降气冲和汤

主治:肺炎咳嗽,胸胁喘满,时吐稠痰。

组成:苏子1.5,白芥子0.5,莱菔子1.5,杏仁1.5,瓜蒌仁1.5,贝母1.5,半夏1.5,橘红0.8,海浮石1.5,桑皮1.5,姜汁10滴,沉香0.2;研末,吞服。

方解:此方降气、平喘、排痰之功用特大,如与解热剂配伍用之,捷效可期。

3. 麻杏石甘合泻白散方

主治:高热咳喘,鼻煽、痰滞。

组成:麻黄1,杏仁1.5,甘草0.8,石膏4,地骨皮1.5,桑白皮1.5,加服紫雪丹0.2。

方解:"麻杏石甘汤"为消炎、解热、镇咳、平喘之剂,佐以"泻白散",平喘、镇咳之力愈大,又加"紫雪丹"以治神昏谵语、四肢搐搦,可谓面面俱到矣。

十、支气管肺炎

【支气管肺炎概说】《素问·欬论》中云:"肺欬之状,欬而喘息有音,甚则唾血。"此为支气管肺炎之最初所见,盖"欬而喘息有声"乃支气管肌及肺泡之痉挛,而引发呼吸困难,出现喘息性之咳嗽也。

支气管肺炎常继其他传染病之后而发生,一般称为"续发性肺炎"。支气管肺炎以支气管壁及肺泡壁之发炎及单核性细胞浸润为主体,牵涉之范围甚为普遍，故较大叶性肺炎严重。此种肺炎任何时期均可发生，婴儿及年长儿均可感受。

【支气管肺炎病原】续发性肺炎之病原菌不止一类，大都系溶血性链球菌、发否氏杆菌（流感嗜血杆菌）、葡萄球菌、肺炎球菌等。多继各种传染病而发生，如流行性感冒、百日咳、麻疹、白喉、猩红热、天花等，其他如异物窜入或先患急性支气管炎者，均能引发本病。

【支气管肺炎症状】支气管肺炎发热颇不规则，呈弛张性，往往朝低夕高（高至摄氏 40 度以上，低至 38 度左右）；患者呼吸急促，咳嗽频繁而窘迫，早期呼吸道分泌甚多；通常伴有失眠、烦躁、呕吐或腹泻等症状；重性者胸骨上窝部陷没，呼吸困难加剧，鼻翼扇动，无力作咳，因氧气之缺乏，口唇、爪甲呈恐怖状之青蓝色，并发惊厥者甚多。

【支气管肺炎并发症】支气管肺炎易并发支气管扩张、肺脓肿、肺坏疽等，他如中耳炎、脑膜炎、腹膜炎等，均能与本病同时发生或晚期发生。

【支气管肺炎鉴别要点】弛张热型（朝低夕高）、频繁咳嗽、喘息无力，口唇、指甲常呈青蓝色，痰涎为稠黏脓液状，此与大叶性肺炎之痰有显著之区别，可佐鉴别诊断。

【支气管肺炎护理】与大叶性肺炎同。

【支气管肺炎预后】支气管肺炎的死亡率甚高，据史密斯统计，患支气管肺炎而死亡者占 0.2%，尤以一岁内之婴儿为甚。体质之强弱、营养之良否、并发症等，均与本病预后有关。

【支气管肺炎预防及消毒】见大叶性肺炎。

【支气管肺炎治疗方剂】

1. 华实孚方

组成：吉林人参 0.8，生石膏 2.5，象贝 2，杏仁 2，紫菀 1.5，炙桔梗 1，炒麦芽 2，白茅根 5（去心）。

方解：此方之功用为消炎、解热、镇咳、排痰，更有维护心脏之作用。

2. 麻杏石甘加犀黄汤

组成：蜜炙麻黄 1，杏仁 1.5，石膏 4，生甘草 1，犀角 0.5（磨冲），牛黄 0.5，竹茹 1，桔梗 1，生地 2.5。

方解：此方之功用为消炎、解热、平喘，肺炎型具备而高热未退者用之最宜。又此方亦治脑性肺炎。

3. 麻杏石甘加羚羊角汤

组成：净麻黄1，白杏仁1.5，生石膏4，生甘草1，羚羊角0.8。

方解：此方有消炎、解热、镇痉、平喘之功用，适用于本病并发惊厥者。

十一、流行性脑脊髓膜炎

【流行性脑脊髓膜炎概说】《诸病源候论·风角弓反张候》中云："风邪伤人，令腰背反折，不能俯仰，似角弓者，由邪入诸阳经故也。"所谓"风邪伤人"，颇含有传染意味。又《诸病源候论·痫候》中云："痫者，小儿病也；十岁以上为癫，十岁以下为痫；其发之状，或口眼相引，而目睛上摇，或手足掣纵，或背脊强直，或颈项反折。"同时，又有记"发痫瘥后六七岁不能语候"，是既指出小儿之好发性，及其"不能语"之不良后遗症，皆足以证明其为流行性脑脊髓膜炎也。宋以后则指本病为"急惊风"。《医学纲目》中云："小儿急惊者，本因热生于心，身热面赤，引饮，口中气热，大小便黄赤，剧则发搐。"又云："小儿，目直上视，抽搐昏乱，不省人事，是肝经风热也。"其云"身热"，其云"急惊风"，且为小儿病，据此三者，殆为本病无疑。

流行性脑脊髓膜炎为最易侵犯小儿之急性传染疾患。多发生于春冬之季，每先发于婴儿，渐及年长儿童，而致扩大流行。

【流行性脑脊髓膜炎病原】流行性脑脊髓膜炎病原体系一种双球菌，为魏煦塞鲍氏于1887年发现，称为"革兰氏阴性脑膜炎双球菌"。此菌多潜藏于患者之鼻腔及咽头黏膜等处，藉飞沫而侵入他人之口鼻而发病，其他如手巾、衣被、餐具、玩具等，均为传播之媒介。又人烟稠密之区，空气不洁及疲劳与感冒等，亦为本病之主要诱因。

【流行性脑脊髓膜炎症状】在脑膜被侵犯以前，多数患者先出现上呼吸道发炎症状；流行性脑脊髓膜炎潜伏期一至四日，多为突然发病，且经过迅速；发病时以急骤之恶寒、发热、呕吐、头痛、背痛、四肢酸痛等症状开始，其头痛偏重于后脑部，剧痛之程度有如头脑将要裂开之感觉；经一二日后，现颈肌强硬，头牵向后，如强其向前弯曲，则感剧痛，此为本病之特征，称为"项部强直"；患儿知觉敏感，腱反射亢进；以后随病势恶化而意识混浊、谵妄、狂躁，甚且陷于昏睡或惊厥等脑神经症状；现斜视、眼睑下垂、瞳孔特大或左右不等，颜面神经麻痹等病征；患儿若系乳婴，则屡屡初期症状不甚明显，且起病较缓，发热无定，惟囟门搏动膨隆为可疑症状，可由此点而及时诊断；症状中间有病势猛烈之电击性重症，患者多于数日内毙命；亦有病程徐缓，病势无定，持续数周或数月，症状时轻时重，并见呕吐、下利、饮食不进，每因营养缺乏而渐取死亡之转归。

【流行性脑脊髓膜炎并发症】流行性脑脊髓膜炎可并发关节炎及五官障碍者，故病后常遗留失明、聋哑、白痴等而成残疾。

【流行性脑脊髓膜炎诊断要点】流行性脑脊髓膜炎急剧发病，高热、剧烈头痛、眩晕、呕吐、项部强直、角弓反张；其脉搏亦常随体温而频数；从股关节屈其大腿，再从膝展其下腿，常觉有相当的抵抗，而病人且觉疼痛，是为"克氏症候"；皮肤过敏、牙关紧急、斜视等，大概可以诊断为本病。

【流行性脑脊髓膜炎护理】使病人绝对安静，至诸症皆消退而后已。病室宜稍暗而肃静，饮食用清淡之流动食物，如冷牛乳、茶水等。项部可置水蛭。如便秘、尿闭，可用灌肠、导尿法。

【流行性脑脊髓膜炎预后】重性流行性病势猖獗之时，死亡率较之散发性为高。幼儿较年长儿之预后为劣。治疗之早迟与治疗是否得宜，均与预后有关。

【流行性脑脊髓膜炎预防及消毒】在流行性脑脊髓膜炎大流行时，凡与本病有接触嫌疑之人，可口授"磺二嗪"一至二公分，连服三数日以作预防之用。至于注射预防疫苗，每于流行时施用，其功效尚乏研究。已患者应行隔离，其衣被、什物，应行消毒。健康儿若有上呼吸道发炎症状时，不可忽视。

【流行性脑脊髓膜炎治疗方剂】

1. 葛根解肌汤

主治：头痛、寒战、呕吐、身热、项强、抽搐、苔黄、溲赤、无汗，适用于流行性脑脊髓膜炎初期。

组成：葛根 2，芍药 1.5，麻黄 1，大青 1.5，炙草 0.8，酒芩 1.5，生石膏 3，桂枝 1，大枣 2 枚。

方解及加减：此方有发表解热之作用。如无"大青"用"蓝根"代；若蓝根亦无，加"龙胆草"；苔黄糙，去"桂枝"。

2. 知母解肌汤

主治：头痛、寒战、呕吐、身热、项强、抽搐、溲赤、无汗、苔白、渴甚者，适用于流行性脑脊髓膜炎初期。

组成：麻黄 1，葛根 2，知母 1.5，石膏 3，炙草 0.8。

方解：此方有发表解热之作用。

3. 白虎加全蝎蜈蚣汤

主治：壮热、自汗、心烦、口渴、头项强痛、苔白；适用于流行性脑脊髓膜炎高热时。

组成：石膏 3，知母 1.5，甘草 0.8，粳米 2，全蝎 1.5，蜈蚣 1.5。

方解及加减：此方旨在解热，兼有弛缓神经之作用。甚者加"犀角""羚羊角"。

4. 大承气加羚犀蚯蚓汤

主治：口噤、唇焦，苔燥黑起刺，目赤、便结或黄臭；适用于流行性脑脊髓膜炎高热时。

组成：大黄 1.5，芒硝 1.5，枳实 1.5，川朴 1，羚羊角 0.5，犀角 0.5，蚯蚓 1.5。

方解：此为通便解热法，兼有治神昏、抽搐之作用。

5. 寒石散

主治：舌不燥，但手足抽搐、项强者；适用于流行性脑脊髓膜炎病情危重时。

组成：大黄 1.5，桂枝 1，干姜 1，龙骨 1.5，牡蛎 2，寒水石 2，滑石 1.5，赤石脂 2，紫石英 1.5，石膏 2.5，甘草 0.8，犀角 0.5。

方解及加减：此方以镇静安脑为主，兼有解热、通便之作用，用于手足抽搐者。苔白者"生姜""桂枝"减量；苔黄燥者去"生姜""桂枝"加"钩藤""桑枝""蒺藜"；头痛者加"蝉蜕""僵蚕"。

6. 加味清宫汤

主治：舌不燥，但手足抽搐、项强者、舌赤者；适用于流行性脑脊髓膜炎病情危重时。

组成：犀角0.5（磨汁），玄参2，生地2.5，寸冬2，丹砂0.5（研冲），黄连0.6，竹叶心1，银花1.5，带心连翘2，丹皮1，羚羊角0.5，钩藤3。

方解：此方有清热、解毒、滋阴、镇痉诸作用，用于神智昏迷者。

十二、伤　　寒

【伤寒概说】或谓"伤寒"即肠伤寒，中医所谓的"湿温"病。《难经》中云："伤寒有五，有中风、有伤寒、有湿温、有热病、有温病。"可知此"伤寒"与"温病"，并非二而一。

若以《伤寒论》为依据，论中固有"肠伤寒"之记载。如："伤寒十三日不解，胸胁满而呕，日晡所发潮热，已而微利，此本柴胡证；下之而不得利，今反利者，知医以丸药下之，非其治也。潮热者，实也，先宜小柴胡汤以解外，后以柴胡加芒硝汤主之。"又云："热结膀胱，其人如狂，血自下。"又云："身体则枯燥……口干咽烂，或不大便，久则谵语，甚者至哕，手足躁扰，捻衣摸床。"凡此皆确切为"肠伤寒"证候。

若湿温病，于古代经典中殊无定义性症候之叙述，今强合之，实为时医之言也。要之，旧说之"伤寒"与"湿温"，同为广义的热性病，不能以简单之病名强求牵合，而必以具体的证候互相参证也。

伤寒流行多在夏秋间，小儿感染者较成人为少。一经罹过本病，鲜见再染。

【伤寒病原】伤寒病原体系一种杆状细菌，为埃伯特氏于1880年所发现，称为"伤寒杆菌"。此菌屡附着于不洁之饮水、瓜果或食物中，经口侵入，他如苍蝇，亦为传播之媒介。

【伤寒症状】伤寒潜伏期十至十五日；起病时略感头痛、懒食、倦怠不快，继现便闭及四肢痛等前驱症状；定型症之经过，大约三周；小儿感染多属轻症，其经过轻快，热型无定，仅呈下利、呕吐等胃肠症状；间有因壮热而烦渴者，甚或高热稽留，苔厚津枯，致患儿呈无欲状态；小儿染患本病鲜见脾肿、皮疹及肠溃疡等病变，惟腹胀颇为显著，一般称为假性腹水。

【伤寒并发症】小儿伤寒常有并发口腔炎、腮腺炎、中耳炎、支气管炎或肺炎之虑。

【伤寒诊断要点】小儿伤寒发病徐缓，高热持续，热虽高而脉迟，舌苔干褐色有龟裂，腹部膨满，回肠部压痛伴有肠鸣，下利豌豆汁状，或便秘，见口唇匐行疹，及可见谵语等神经症状。

【伤寒护理】伤寒有热期之护理要点有三：①使患儿身心绝对安静，大小便均于床上行之，平卧排泄，并禁其看书谈话；②保持患儿口腔及身体之清洁，免致发生耳下腺炎、褥疮等，日宜漱口数次，或用纱布湿水，拭净口腔，时时用温汤将全身分别揩净，衣服及寝具有沾污时，应即时更换；③易于发生褥疮之部位，每日至少宜检视一次，用稀薄酒精揩拭。

至无热时，每日可使患儿坐起床上数分钟，逐渐展长时间；降热后十三四日，每日可使在室内步行数分钟，并许患儿入浴；至第二十日左右，可如平日起居。

有热期之食饵：以流食为主，每日以浓粥汤 800 毫升，牛乳 400 至 600 毫升，卵黄二三个为主食；为引起其食欲，可使吃菜羹汤、肉汁、冰淇淋、水果汁、茶、咖啡茶等，有时可用味精等调味，以引起其食欲。

无热期之食饵：第一周可照有热期办理；第二周起，可照下表渐次改为半流食（吃粥汤和粥），又渐次改食粥，副食物用柔软鱼肉、炖蛋、豆腐、菜汤、切碎之肉等；第三周以后，可进常食菜饭。

【伤寒预后】乳婴及幼稚儿预后多佳良，又流行时所现病势之轻重与预后有关。

【伤寒预防及消毒】平时注意小儿饮食之调节与清洁，扑灭苍蝇；不洁之瓜果，陈久之饼饵，未经煮沸之饮水等，均不可食。用伤寒疫苗接种，可预防本病二三年之久（接种方法，近日主张行皮内注射，以 0.1 毫升之伤寒菌苗作皮内注射，可抵过去皮下注射三次，且局部及全身反应均相当轻微）。已患者，应行隔离，其衣被、排泄物等，应严格消毒。

【伤寒治疗方剂】

1. 加味藿香正气散

组成：藿香 1.5，苏梗 1.5，桔梗 0.8，白芷 0.8，半夏 2，陈皮 0.8，云苓 2，苍术 1，川朴 1，甘草 0.8，大腹皮 1.5，葱白 2 支，豆豉 2。

方解：此方之功用为健胃、解表，适用于伤寒初起（即第一周），如见怯寒身热、舌苔白腻、口渴不饮、汗出热仍不退等症，投此最宜。

2. 大橘皮汤

组成：猪苓1.5，泽泻1.5，官桂1，滑石1.5，广皮1，赤苓2，川朴1，苍术1，蔻末0.5，槟榔1.5。

方解：此方之功用健胃、利水，适用于伤寒初起，有呕吐、下利者，尤为相宜。

3. 加减银翘散

组成：桑叶1，连翘2，大豆卷2，黄芩1，淡竹叶1.5，郁金1.5，蚕砂1.5，滑石1.5，通草0.5，枳壳1，芦根4。

方解：此方之功用为清肠、利尿、解热，适用于但热不寒，症见口渴、胸闷、舌苔黄腻等症。

4. 犀地清神汤

组成：犀角0.5（磨汁），生地2.5，银花1.5，连翘1.5，郁金1.5，菖蒲0.8，梨汁10，竹沥5，姜汁10滴；另用芦根、灯心二味煎汤代水，煎成后，冲入犀角汁、郁金汁、梨汁、竹沥、姜汁等，乘热服。

方解：此方之功用为解热、清脑，适用于高热稽留、舌红少苔、神昏、抽搐等症。

十三、斑疹伤寒

【斑疹伤寒概说】《金匮要略》中云："阳毒之为病，面赤斑斑如锦文……阴毒之为病，面目青。"概指斑疹伤寒而言也。"阳毒"乃指出血性疹，故云"斑斑如锦文"；"阴毒"指病者血压低降，面色暗晦，故云"面目青"。《诸病源候论》则直称为"伤寒阴阳毒候"。又《诸病源候论·伤寒斑疮候》中云："伤寒病证在表，或未发汗，或经发汗未解，或吐下后而热不除，此毒气盛故也。毒既未散而表已虚，热毒乘虚出于皮肤，所以发斑疮隐轸如锦文，重者，喉、口、身体皆成疮也。"所谓身体成疮，即患者全身皮肤之栓塞性痈、疖、坏疽。

斑疹伤寒为急性传染病之一，以出血性皮疹及脑症状为其特征。小儿感染者较成人为少。发病时令多在春冬二季。

【斑疹伤寒病原】 斑疹伤寒病原体为形如杆菌之小体，乃立克次氏于1910 年发现，一般称为"立克次氏小体"。衣虱为传播本病之媒介，凡饥荒、流离、人口拥挤等，均适合衣虱繁殖而引发本病流行。

【斑疹伤寒症状】 斑疹伤寒潜伏期七至十五日；起病时大都先见战栗，继发高热（摄氏40 度左右），症见头痛、腰痛、四肢痛、懒食、呕吐，并伴以结合膜炎、鼻炎、扁桃腺炎、支气管炎等症状，脉搏频数，舌被厚苔，脾脏、肝脏显示肿大；病三五日后，发现蔷薇疹布于全身，甚至手掌、足心均见发疹；此际全身症状重笃，如重听、谵妄、攫空摸床、舌燥、脉微均可出现；未几皮疹转为出血性斑，指压之不退色；持续一至三日，皮疹渐渐消退，热候则仍稽留于摄氏 38 至 39 度，经十至十五日，始渐渐下降而消散。

【斑疹伤寒并发症】 重症斑疹伤寒常并发肺炎及化脓性腮腺炎。

【斑疹伤寒诊断要点】 发病急剧，热型稽留，脉搏细小频数，躯干、四肢见出血性皮疹（伤寒疹不出血，并为丘疹），发疹以后，高热仍持续，与其他疾病体温多随发疹而下降，截然不同。

【斑疹伤寒护理】 斑疹伤寒的护理与伤寒同，惟患者作躁狂状，多欲离开病床，应加注意。病室内宜使空气流通，全力驱除虱、蚤、臭虫等传播媒介。

【斑疹伤寒预后】 小儿感染本病，不如成人危险，并发症较少，死亡率亦低。

【斑疹伤寒预防及消毒】 预防注射系用斑疹伤寒立克次小体制成之疫苗，作皮下注射，每隔一星期一次，共注射三次，能预防本病发生或减轻病势。根绝本病，首须消灭衣虱，清除其繁殖处所，注重环境卫生和个人清洁。已患者应行隔离，患者之衣被、什物等均需灭虱或消毒。

【斑疹伤寒治疗方剂】

1. 银翘散去豆豉加生地丹皮大青玄参方

组成：连翘1.5，银花1.5，桔梗0.8，薄荷0.8，竹叶1，甘草0.8，荆芥穗0.8，牛蒡1.5，生地2，玄参4，大青1.5，丹皮1。

方解：方系"银翘散"加味，银翘散为辛凉平剂，稍有透达斑疹之作用，所加四味，则为清血、凉血之品，合而为治气血两燔，兼透斑疹之专方。

2. 化斑汤

组成：石膏5，知母2，甘草1.5，玄参1.5，犀角1，粳米5勺。

方解：方系"白虎汤"加"元参""犀角"，有清热、解血毒之功用，如神昏谵语者，酌加"安宫牛黄丸"（用半丸）"紫雪丹"（用0.5至1）"至宝丹"（用半丸），以上三丸方载《温病条辨》。又吴鞠通的"化斑汤加犀角元参方"内，有"犀角"1钱，目前犀角、羚羊角之价极昂贵，购服非易，可改用"水牛角"。《本草》载："牛角"治时气热毒，铇片3钱，煎服，或烧成炭，研极细末，服0.5钱。医工同志似可试用，如其功用相埒，亦大众方向的良药也。

3. 斑疹伤寒标准方

组成：黄芩1.5，白芍1.5，葛根1.5，青蒿1.5，连翘2，象贝1.5，元参1.5，赤芍1.5，甘草0.4，升麻0.4。

方解及加减：此方系聂云台拟订，亦以清热透斑为旨。斑疹已发，去"升麻""葛根"，加"生地""丹皮"。

十四、杆菌痢疾

【杆菌痢疾概说】《伤寒论》中云："下利便脓血者，桃花汤主之。"又云："热利下重者，白头翁汤主之。"是为杆菌痢疾之最早记载。《诸病源候论·赤白痢候》中云："赤白相杂。重者，状如脓涕而血杂之；轻者，白脓上有赤脉薄血，状如鱼脂脑，世谓之鱼脑痢也。"《诸病源候论·伤寒脓血利候》中云："下脓血如鱼脑，或如烂肉汁，壮热而腹疠痛，此湿毒气盛故也。"其于本病之描写，益为具体也。明、清而远，赤痢流行之记载较夥，如刘宗厚《玉机微义》云："时疫作痢……一方一家之内，上下传染。"孔毓礼的《痢疾论》云："乡邑中疫痢大作，先发热头痛，红白相杂。"凡此记载，愈觉信而有征。

小儿所感染之痢疾大都为杆菌痢疾。据北京协和医院1930年至1939年儿童痢疾病例之统计，发现患杆菌痢疾者有315例，患阿米巴（原虫）痢疾者仅有12例。本病多流行于夏秋。

【杆菌痢疾病原】据诸福棠、吴瑞萍二氏云：在我国所见之杆菌痢疾，以发酵甘露糖之杆菌所致者为最多，此种杆菌亦统称为弗氏痢疾杆菌属；次多者为志贺氏痢疾杆菌。此等细菌，屡附着于不洁之饮食中，藉饮食而传播。

【杆菌痢疾症状】 杆菌痢疾潜伏期一至七日；起病即见腹痛、溏泻，渐至腹痛加剧，时作肠鸣，排出典型之痢疾粪便，其中有黏液溷脓及血液等交杂混合；便意频数，有日达数十次者，便时里急后重；体温呈不规则之弛张热；一般症状多见食欲减退、烦渴不安等；甚至有涉及神经中枢之症状，如昏迷、谵妄、惊厥等。

【杆菌痢疾诊断要点】 杆菌痢疾症见轻微发热，大便含有黏液、血液、脓汁等，便意频窘、里急后重，肠鸣、腹痛，左肠骨窝部有压痛。

【杆菌痢疾护理】 杆菌痢疾有热期之护理约与"伤寒"同。身心应绝对安静。身体应保持清洁。食用流动性食物，但在初发病之一二日间，以绝食为宜。于口渴时，可饮比较多量的水，每次饮少许，分多次饮。每次便后，应将肛门周围揩净，以防肛门糜烂，腹部宜用温罨，尤以乙状部为然。大便时发生脑贫血者（多见于剧烈下痢），可使饮葡萄酒少许，暖其四肢，头部稍放低。已至恢复期，粪便从黏血性转为脓性，或已带正常粪便时，食饵可从流食渐次改为半流食；粪便已全然正常时，如作粥状或有形便时，可使吃鱼肉、蔬菜等副食物，数日后可恢复常食。患儿可比较早日入浴，大便正常时即可入浴。

【杆菌痢疾预后】 杆菌痢疾的预后，视菌种毒力之大小、患儿身体之强弱而定，年龄愈小者，预后愈不良。

【杆菌痢疾预防及消毒】 扑灭苍蝇，改善环境卫生，注意小儿饮食及清洁；已患病之小儿应行隔离，患儿之排泄物及衣被等应行消毒。

【杆菌痢疾治疗方剂】

1. 变通白头翁汤

主治：热痢，下重、腹疼者。

组成：山药5，白头翁2，秦皮1.5，地榆1.5，杭芍2，甘草1，三七1（研吞），鸦胆子30粒（去壳纳入胶囊，分三次吞服）。

方解及加减："白头翁""秦皮"为白头翁汤之主药，功能凉血、止痢；张锡纯加"地榆""三七""鸦胆子"三味，以止血消炎，其治疗功效，自然更大。

2. 疫痢芩连丹

组成：葛根 40，黄芩 30，黄连 20，苦参 50，赤白芍各 10，枳壳 10，青蒿 20，滑石 150，莱菔子 20，鲜荷叶（取汁）80，鲜萝卜净汁（挤汁）30；前七味，煎汤二次，放凉，浸莱菔子及荷叶（荷叶先磨碎），绞汁，加萝卜汁和滑石为丸，重 3.5，干后约重 3，每服半丸，日二次，两日可痊愈。

方解及加减：聂云台云："余用苦参七液丹，治传染性赤痢，虽已十余日，服此丹早晚各三丸，一日即愈。此丹与七液丹相类，故效力亦相同也。"（仲圭按：苦参七液丹，与此丹相较，多姜黄、甘草、藿香、苏叶、佩兰等味，少赤芍、白芍、枳壳三味。）又丹内"滑石"须研至极细，据聂氏云，滑石可交磨粉厂以风飞法磨细，较旧法水飞更为细腻，滑石粉质愈细，则至肠部吸收细菌之力亦愈大。"滑石"即陶土，善于吸收细菌及浊质，西药中称为吸着剂。又此丸甚大，服时须先捣细，以开水送下。

3. 恶性赤痢方

组成：葛根 1.5，黄芩 1，黄连 0.5，苦参 1.5，赤白芍各 1，楂炭 3，荷叶 3（如无荷叶则用茶叶），阿魏丸 9 粒（三次分服）

附：阿魏丸方

阿魏 10，朱砂 3（水飞），雄黄 3（水飞），黄蜡 24。阿魏须烘极干，或略加滑石粉，方能研细，将黄蜡隔汤烊化，加各药，离火搅极匀，捻为豌豆大小丸，每粒约重市秤 7 厘为准，以 9 丸作三次分服，如粒子太大，则每服丸数须酌减。

方解及加减：聂云台云："伤寒下利乃一普通名词，不应限于此一症，凡肠胃实热下利者，皆应通用。余三年前即蓄此理想，后既知'葛根芩连汤'确为治伤寒之效药，乃决定此方必为治赤痢之效方。同时，舍徒弟叠声在衡山遇一医家言：某岁疫痢，渠用槟榔、厚朴、枳实、苍术、大黄之古方，皆不奏效，死者数人，后读《医学心悟》，言治赤痢他方多不全效，惟用'芩连苦参方'则无不效。即照用其方，竟无一不效。"仲圭按：《心悟》治赤痢有二要方，一名"治痢散"，有苦参、葛根，而无芩、连；一名"朴黄丸"，系大黄、厚朴、木香、陈皮、荷叶五味，并无芩、连、苦参，合用之方。又按：苦参、芩、连俱为消肠炎要药；古方如"芍药汤"，芩连与大黄并用；"香连丸"，黄连与木香并用；苦参，古方用以治痢亦多；聂方于此三品外，复益以清热、利气、消积、护肠诸药，宜乎屡经试用，奏效神速也。

4. 润下剂

组成：当归5，白芍5，槟榔3，车前3，甘草1，赤苓3，枳壳3，莱菔子3，黄连1.5。

方解：据萧熙云：此方治菌痢颇效。圭按：萧方自傅青主男科治痢方蜕化而出，并减轻归、芍之分量也。

5. 大蒜浮游液灌肠法

取蒜5至10公分，用磁制乳钵捣碎后，注入煮沸温水100毫升；约一小时，倾入带盖之容器内，最初用5%浮游液灌肠，其后再用10%浮游液灌肠；此项浓度之选择，以患者对蒜之敏感性而决定，所以在病初之数日内，应先使用5%浮游液每日一次，以后再用10%浮游液隔日一次，一直用至肠内病变完全消失为止；注入大蒜浮游液之时，或注入以后10至15分钟，患者通常于直肠及乙状结肠部，觉有灼热感，渐渐在直肠内觉有凉感，患者口内觉有蒜臭，腹痛及乙状结肠等部之疼痛消失；但有很多患者于第一次灌肠后，可能引起与粪便排泄之黏血增加，排便次数也随之增多，这些现象经过二至三次继续灌肠后，即会消失，通便也恢复正常；此种灌肠，可用5至10次，对比较顽固者，可用10至20次；要使患者得到更迅速之效果，须用调制后经过24小时之10%浮游液与磺胺剂同时治疗为佳。

附：阿米巴痢疾

【阿米巴痢疾病原及症状】阿米巴痢疾为阿米巴（原虫）所致之痢疾，小儿较少感染。其症状与杆菌痢疾大同小异，最可靠之鉴别诊断，当凭显微镜检查始能确定。本病之经过为慢性，症见黏液血便时或终止，于排常便数日后，再出现黏液血便，翻来覆去，极其绵缠等。

阿米巴痢疾多为散发性或地方性，潜伏期较长，病程亦长。逐渐发病，大都无热，里急后重及腹部绞痛均不显著，大便次数较少，量较多，常有腐败之臭气，凡此均有助于与杆菌痢疾相鉴别。

阿米巴痢疾预后较杆菌痢疾良好，惟常易转成慢性痢疾，缠绵甚久。患者大都会出现营养不良、身体羸弱。

【阿米巴痢疾治疗方剂】

1. 燮理汤

主治：下痢赤白，腹痛，里急后重；又治噤口痢。

组成：山药 4，银花 2.5，杭芍 3，牛蒡 1，甘草 1，黄连 0.8，肉桂 0.8。

方解及加减：赤痢加"地榆" 2；白痢加"生姜" 2；血痢加"鸦胆子" 20 粒。张锡纯《医学衷中参西录》治痢诸方，用者多云颇效，上方即张氏诸方之一也。

2. 治痢散

主治：痢疾初起，不论赤白皆效；此方治虫痢初起而腹不大痛者，殊佳。

组成：葛根（炒）、松罗茶、苦参各 1 斤，赤芍（酒炒）、山楂（炒）、麦芽（炒）各 12 两，陈皮 1 斤；研细末，每用 2 钱，水煎连药末服下。

十五、疫　痢

【疫痢概说】《诸病源候论·洞泄下利候》中云："小儿有春时解脱衣服，为风冷所伤，藏在肌肉，至夏因饮食居处不调，又被风冷入于肠胃，先后重沓，为风邪所乘，则下利也。其冷气盛，利甚为洞泄。洞泄不止，为注下也。凡注下不止者，多变惊痫。……亦变眼痛生障，下焦偏冷，热结上焦……"所述病发于夏季，洞泄注下而无里急后重，热结上焦而有"惊痫"之神经症状，复有"下焦偏冷"的心脏衰弱现象，是以知其为疫痢也。

疫痢为独见于小儿之传染疾患，多流行于夏秋；二至六岁之小儿，最易感染。

【疫痢病原】疫痢病原体尚未绝对确定，惟大肠杆菌与此症有密切关系。主要诱因为饮食不洁、过啖生冷及零食等。幼小儿腹部受凉，亦可引起本病。

【疫痢症状】疫痢潜伏期至迟不过一日；起病时，平时活泼之儿童，突然沉闷、食欲骤减，体温上升（摄氏 39 度许），排出混有黏液之软便或不消化便，放恶臭；持续五六小时以后，体温再升（达摄氏 40 度以上），继下黄绿色之黏液便，间混少许血液，一昼夜不过排便四五次；排便时并无里急后重之感觉，为此症之特征，可与赤痢鉴别；本病之中毒表现，除高热外，时作呕吐，其吐物呈赤褐色，患儿出现神迷、昏睡、痉挛、肢冷、肢端起紫绀色等症。脉搏细弱不堪，一二日内以心脏衰竭而毙命。

【疫痢诊断要点】疫痢发病急剧，日虽下利数次而不里急后重；高热，排泄多量黏液而有恶臭。

【疫痢护理】疫痢的护理与杆菌痢疾相同；惟此为急性症，且有剧烈之脑症状、中毒症状等，故片刻不能疏忽；腹部宜施行温罨法，并时常注意脉搏。

【疫痢预后】疫痢患儿可出现神迷、痉挛、发紫绀色等中毒征象者，比较难治；反之，则颇有希望。

【疫痢预防及消毒】于相当年龄之儿童，宜注意其饮食卫生，睡时勿使受冷，勿损害胃肠，勿使吃生菜。于本病流行时，尤宜注意儿童动作，如见突然脱力，纵未发热、下痢，亦必及时就诊。消毒与杆菌痢疾同。

【疫痢治疗方剂】

1. 人参败毒散

主治：疫痢有表证者，症见壮热、头痛、恶寒等。

组成：人参2，桔梗0.8，前胡0.8，柴胡1.5，羌活、独活各1.5，川芎1，薄荷1.5，枳壳1，茯苓2，甘草0.8。

方解：此方为发表退热法，"人参"不妨改用"党参"。

2. 加味四逆散

主治：治本病表证已解，下痢未痊者。

组成：柴胡1.5，枳实1.5，白芍1.5，甘草1，焦山楂2，木香1，槟榔1.5。

方解：此方有健胃、清肠之功用。

十六、霍　乱

【霍乱概说】霍乱菌毒有麻痹腹部神经之作用，因而真霍乱必不腹痛。古籍中所记载之霍乱，有真性者，有为急性肠炎者，不可不辨。如《素问》云："太阴所至为中满，霍乱吐下。"斯不言腹痛，应为真霍乱。《诸病源候论·霍乱候》中云："霍乱有三：一曰胃反，言其胃气虚逆，反吐饮食也；

二曰霍乱，言其病挥霍之间，便致缭乱也；三曰走哺，言其哺食变逆者也。"三者中均不言有腹痛。《诸病源候论》中他如"霍乱心腹胀满候""霍乱下利不止候""霍乱欲死候""霍乱呕哕候""霍乱烦渴候""霍乱心烦候"等，亦不言"腹痛"，皆为真性霍乱。又《诸病源候论·霍乱候》中论霍乱脉云："诊其脉来代者，霍乱；又脉代而绝者，亦霍乱也。""代脉"即二连、三连、四连诸脉，多见于心脏的代偿机能，为危险脉候。霍乱因水分大量丢失后，血液因之浓厚，血行随之障碍，必然发生代脉与代而绝之脉，即今之所谓"绝脉期"也。霍乱复多伴有腓肠肌挛痛、痉挛等症，而《诸病源候论》亦载有"霍乱转筋候""霍乱筋急候""霍乱结筋候"等，及不吐、不下之"干霍乱候"，是益足以说明我国在隋代已有真霍乱矣。

霍乱为疫势猛烈之疾患。多流行于夏秋，尤以时续时歇之雨季，更为猖獗。

【霍乱病原】霍乱病原体系弧形杆菌，为郭霍氏于1883年所发现。此菌屡附着于患者之粪便及吐物内，藉各种机会混入饮水、食物中，通过饮食而传播。其他如暴饮、暴食及胃肠原有疾患者，均为致病之主要诱因。

【霍乱症状】霍乱潜伏期多为一至三日，亦有仅数小时即发病者，其经过不一，兹分为三期叙述如下。

1. 初期（即轻症）　有开始即见呕吐、腹泻、腓肠肌拘急，继而吐泻物均呈水样，以后则多转为重症；有起病时以腹泻为主，初见腹部绞痛，时作肠鸣，便下稀粪，继则下多量之水样便，便意频数，患者伴有倦怠、烦渴、食思缺乏，以后腹泻终止，渐趋轻快，而至痊愈；症状不减，反趋向厥冷期者亦有之。

2. 厥冷期（即重症）　此际呕吐时作，水泻愈甚，泻下全无粪质，仅含肠上皮细胞之块屑及黏膜，呈灰白色，恰似米泔汁（俗称淘米水）；尿量减少或闭止，口渴极甚，惟饮入即吐，渐见皮肤干燥而失弹力，如老妪之肌肤；腓肠肌感痉挛性疼痛，眼窝陷没，鼻梁尖锐，嗓音嘶嗄，脉搏频数而细小，四肢厥冷；患者多于此期死亡，亦有因治疗得宜而获救者。

3. 假死期（即极重症）　此际症状恶劣，患者囟门凹陷，眼球陷没更深，鼻梁愈形尖突，颜面著明苍白，口舌干燥无津，口唇及肢端现青蓝色，声音全嗄，显示衰耗之无欲状态，颇似死者之容貌；各处发生肌痛性痉挛，尤以腓肠肌更甚，且极疼痛，脉搏难于触得，一二日内，即陷于虚脱而毙命。

【霍乱诊断要点】霍乱症见剧烈吐泻，腹不痛，腓肠肌挛痛，厥冷，两眼凹陷，呈特殊霍乱颜貌。

【霍乱护理】霍乱护理一般与伤寒护理同。除注意安静、饮食、清洁外，因病人水分丢失甚多，宜时时多予以饮料，并以生理盐水、葡萄糖液行皮下注射及静脉注射。四肢厥冷者，宜注意使之温暖，腓肠肌挛痛，可贴以芥子泥，或施行按摩。

【霍乱预后】小儿染患本病者，预后大都不良，五岁以下者更甚；乳婴感染本病者，死亡率约为80%。

【霍乱预防及消毒】霍乱疫苗接种，能保持三至六个月之免疫力。凡住于霍乱流行区域，或道经霍乱流行地者，有注射霍乱疫苗之价值。控制霍乱，必须严密注意饮水、食物之清洁，扑灭苍蝇。已患者应行隔离，粪便及吐物应作适当处理。

【霍乱治疗方剂】

1. 圣济附子丸

主治：吐利颇甚，颜貌渐趋陷没，四肢厥冷者。

组成：附子2，干姜1.5，黄连1，乌梅2个。

方解：此方有强心、解毒之功用。

2. 茯苓四逆汤

主治：四肢厥冷，转筋、烦躁，呃逆不止，小便不利者。

组成：茯苓3，人参1.5，甘草1，干姜1.5，附子2。

方解：此方有强心、摄液之功用。

十七、破伤风

【破伤风概说】古代多以破伤风概括于痉病中，《金匮要略》云："疮家，虽身疼痛，不可发汗，汗出则痉。"由创伤而痉，其为本病可知。至《三因方》已有"破伤风""破伤湿"之独立症候。《太平圣惠方》记破伤风云："身体强直，口噤不开，筋脉拘挛，四肢颤掉，骨髓疼痛，面目㖞斜……此皆损伤之处，中于风邪，故名破伤风也。"其于本病之认识益明也。

破伤风尤为易见于初生儿之急性传染病。因吾国多数产妇沿用旧式接生婆接生，若彼等毫无消毒常识，致易发生本病。年前全国卫生会议总结报告指出，关于妇婴卫生方面，宜先改造旧产婆，以后出生之婴儿定可减少此种疾病。本节仅述由脐带感染之初生儿破伤风，至于年长儿因肌肤破伤而感染破伤风者，其症状与成人无异，兹不赘述。

【破伤风病原】破伤风病原体为一种杆状细菌，乃尼苦赖氏于1884年所发现。此菌多生殖于动物之肠中，凡牛棚、马房及沃土、农场等地，均为其滋生之处。病菌由脐带伤口侵入儿体，产生猛烈之毒素而致发病。

【破伤风症状】破伤风潜伏期殊不一定，快者二三日，迟者十余日，平均七八日；起病之初，患儿喜啼，吸乳困难，病势逐渐加剧，继至面肌痉挛、牙关紧闭、颈部强直，呈本病特有之苦笑状，即额皱眉举、眼睑深锁、口唇突出、口角外引等症状；痉挛延及颈部肌肉则呈角弓反张，且肘部曲而不伸，两手握拳，而入于阵发性痉挛；此际患儿呼吸断续，全身肌肉紧张，甚或汗出不止，爪甲、口唇现青蓝色，若横膈膜痉挛，每易窒息而致于死；本病发热常不甚高，惟临近死亡时屡发高热。

【破伤风诊断要点】初期现轻度之牙关紧急，渐进而角弓反张、苦笑、破伤风颜貌，及各肌肉之强直疼痛性痉挛发作等特有症状毕露。

【破伤风护理】使患儿身心绝对安静，病室宜肃静、微暗，出入室内外，宜放轻脚步，谈话亦须低声。无必要时，不可触及患儿及病床，床褥须以极柔软为佳。必要时得施行滋养灌肠。

【破伤风预后】破伤风预后大都不良，死亡率甚高。

【破伤风预防及消毒】首应注意脐带之处理，胎儿脱离母体，静置片刻后，脐带脉管已不再跳动时，每隔一寸结一结子，于两结中用消毒剪刀剪断，再用消毒线缚紧，脐带头以无菌消毒纱布擦干，再用另一方消毒纱布包扎。但手须先洗净，并用酒精或上好烧酒干擦，纱布亦宜干燥，使脐带易干，早期脱落，每隔二日交换绷带一次，至脱落为止。

【破伤风治疗方剂】

1. 驱风散

主治：破伤风初起宜从表治，适用本方。

组成：苏叶1.5，防风1.5，僵蚕2，钩藤2，陈皮1，川朴0.8，枳壳1，木香1。

方解：此方有发汗、解痉之功用，适用于初见本病前驱症者。

2. 撮风散

主治：呈破伤风颜貌者，可用本方。

组成：炙蜈蚣半条，钩藤1.5，飞辰砂1，僵蚕1，蝎尾1，麝香0.1；共为细末，每服0.1，竹沥调下。

方解：此方以镇痉为主，如患儿现虚寒之象者，以温脾补虚为主，佐以镇痉；现实热之象者，以清肝泄热为主，佐以镇痉，均非单用本方所能及也。

十八、流行性腮腺炎

【流行性腮腺炎概说】《肘后方》《外台秘要》《诸病源候论》均称流行性腮腺炎为"耳卒肿"。《千金要方》载有"中风，头痛，发热，耳颊急"之症，殆与本病类似。《外科正宗》述"痄腮"云"有冬温后天时不正，感发传染者，多两腮肿痛，初发寒热"，是直为本病也。又有称为"伤寒发颐"者。

流行性腮腺炎为接触性传染病。屡见于春秋二季，多为散在性发生。幼稚园、学校、工厂等集体场合，常易发生流行。患者多系四至十五岁小儿，二岁以下者较少感染，乳婴更少发现。罹过本病一次，可得终身免疫。

【流行性腮腺炎病原】流行性腮腺炎病原体系滤过性病毒。多由直接接触而传染，病毒从口腔侵入，经腮腺管而达腮腺，遂致发病。

【流行性腮腺炎症状】流行性腮腺炎潜伏期二至三周；以发热（体温摄氏38至39度），伴有恶寒、头痛、呕吐、精神不振、食思缺乏等为前驱症状，亦有无此等症状者；起病时，患者先觉颈一侧耳下部隐痛，渐致肿胀，次及于他侧，二三日后达于极度，颊部全体肿胀，且波及颚下腺、舌下腺及颈部淋巴腺，现热感及压痛，触之有弹性；腮腺肿痛每牵连于耳，致发生重听或中耳炎；患者因腮肿而致张口困难，咀嚼和咽下，均被阻碍；本病热型无定，发热大都不高，普通炎症减退时，热亦随之下降；腮肿之全经过多为一至二周；腮肿化脓者，颇属罕见。

【流行性腮腺炎并发症】流行性腮腺炎有并发睾丸炎、卵巢炎者，然概于怀春期后始见。十二岁以下小儿鲜见并发症。

【流行性腮腺炎诊断要点】由其腮腺肿大之著明，一望而知为流行性腮腺炎。

【流行性腮腺炎护理】保持患儿之口腔清洁，实为最切要之件。患部可施行冷罨法，或以烘热之橄榄油涂之。于发热时宜静卧，食饵用流动食物。

【流行性腮腺炎预后】因小儿鲜有并发症，故其流行性腮腺炎预后较成人佳良。

【流行性腮腺炎预防及消毒】流行性腮腺炎流行时，可行预防注射（以痊愈者之血 6 至 12 毫升，注射于接触过本病之小儿肌肉内），功能预防或减轻病势，惟其预防力甚短，仅能保持两三周。已患者宜行隔离。

【流行性腮腺炎治疗方剂】

1. 痄腮方

组成：紫花地丁 1.5，牛蒡子 2，浙贝 2，丹皮 1.5，薄荷 0.8，竹柴胡 0.8，昆布 1.5，银花 1.5，连翘 1.5，山慈菇 1.5，赤芍 2，夏枯草 2，黛蛤粉 2。

加减：或于方内再加"海藻"；湿痰重者加"半夏""新会皮"；热退后加"牡蛎""元参"去"柴胡""牛蒡"。

方解：仲圭按，此病须消散，如"薄荷""柴胡""银花""连翘""牛蒡子""浙贝"合为辛凉消散之品；"昆布""夏枯草""元参""慈菇""地丁"，则为主治炎肿或结核之专药；"丹皮""赤芍"清血消肿；此方见《经验良方》，余用之屡效。

2. 普济消毒饮

主治：普济消毒饮治疗流行性腮腺炎亦良。

组成：连翘 10，薄荷 3，马勃 4，牛蒡 6，荆芥穗 3，僵蚕 5，玄参 10，板蓝根 5，苦桔梗 10，甘草 5；共为细末，每用 3 钱，鲜芦根煎汤代水熬药，去渣服。

十九、疟　　疾

【疟疾概说】中国医学，自有记载，即有疟疾，如《内经》之"牡疟"

"瘴疟""温疟"等，均有详述。张仲景之《金匮要略》中记述尤详，并于久疟之脾脏肿大者，名曰"疟母"。《诸病源候论》于疟疾之观察，尤为进步，首先已知疟疾由传染毒气而来，其次有各类疟型之分析，如"间日疟""发作无时疟""久疟""瘴疟"等。

疟疾因流行地域不同，民间称谓亦各异，如云南、贵州等称为"瘴气"，广西则称"羊毛痧"，四川通称"打摆子"，实则一病也。疟疾多流行于低湿地带及多池沼之地方，患者不拘年龄。

【疟疾病原】疟疾病原为疟疾原虫，常循环寄生于人类及蚊虫之间。其中最主要者可分三种：即间日疟原虫、三日疟原虫、恶性疟原虫是也。传染方式为疟蚊刺螫疟疾患者再刺螫健康人，原虫遂侵入血液而致发病。疟蚊既为传播疟疾之唯一媒介，故凡适宜于彼等滋生繁殖之环境及气候，均为本病流行之重要因素。

【疟疾症状】五岁以上小儿患疟疾者，其症状与成人无异，以发冷、发热、出汗为主症，疟热日久每致脾肿及贫血。幼小儿之症状（五岁以下）则颇有差异，大都不现寒战或出汗，常见四肢寒冷、精神不安、呕吐、下利等症状，甚且有惊厥或昏迷现象；发热无定型，每每间歇，时亦见微热，热阵来袭时；多伴发呼吸器疾患，热退始随之减退。脾脏早期肿大，多见贫血。慢性疟疾病例除贫血、脾大、微热外，多呈营养不良，体力衰弱，甚至四肢浮肿。

【疟疾诊断要点】疟疾发病，由恶寒战栗而体温升腾，后由发汗分利而体温下降，如此反复发作，便可诊断；恶性疟之热型虽不规则，一般每呈稽留而弛张。

【疟疾护理】疟疾在发作时，宜使病人安静；发汗后，可将身体揩净，更衣。于过分贫血者，可使服滋养强壮剂。

【疟疾预后】疟疾预后视患儿体质之强弱、营养之良否，及染患本病之种类而定，不可一概而论。

【疟疾预防及消毒】注意环境卫生，扑灭蚊虫，清除污水。夏秋之季，居室应装置纱窗或蚊帐，以免蚊虫飞入。又可内服小量奎宁，初生至九个月之乳婴服 0.06 毫升，每晚一次，九个月至两岁者加倍，二岁至六岁者加两倍，六岁至十四岁者加三倍。按此剂量继续服用，并无妨碍，虽不能绝对避免疟疾，但即使染患，病势亦较轻微。

【疟疾治疗方剂】

1. 治疟丸

组成：生半夏10，炮姜10，绿矾4，五谷虫5，生鸡内金2，草果10；蜜丸如梧子大，每服0.4。

方解：《圣济总录》治少阴疟疾，用"绿矾""干姜（炮）""半夏（姜制）"三味，本方加"草果"以温脾，"鸡内金""五谷虫"以消食，其效力更大矣。本方为上海聂云台刊布之经验方，用治疟疾颇著功效。

2. 疟疾五神丹

组成：姜半夏8，京川贝10（去心），青皮8，全青蒿10，奎宁粉3；上研细，淡姜水和丸如绿豆大，朱砂为衣，每服0.5。

方解：此方有截疟、解热、化痰诸功用。

何廉臣云：此方为仪征杨赓起军门家传秘方参酌而出，经验多人，历试不爽，妙在并无后患。

3. 疟疾通用方

组成：鸡骨常山0.6（酒炒），草果0.5，青蒿2.5，黄芩1，乌梅2个。

方解：此方中之"常山"为截疟效药，"乌梅"制止常山之副作用（呕吐）；"青蒿""黄芩"清热；"草果"祛寒。本方为上海聂云台刊布之经验方，用治疟疾颇著功效。

4. 截疟丹

组成：鸡骨常山1.5，草果0.7，槟榔1.5，知母1.5，乌梅2个，穿山甲1.5，炙草0.5；水酒各半煎，露一宿，发作前二时服。

方解：此方为截疟清热剂与疟疾通用方，并可用于恶性疟疾。

二十、回归热

【回归热概说】《素问·评热病论》中云："黄帝问曰：有病温者，汗出辄复热，而脉躁疾，不为汗衰，狂言不能食，病名为何？岐伯对曰：病名阴阳交，交者死也。"《诸病源候论》中云："人有染温热之病，瘥后余毒不除，停滞皮肤之间，流入脏腑之内，令人气血虚弱，不甚废食，或起或卧，沉滞不瘳，时时发热，名为温注。"以上皆指本病而言。盖"汗出辄复热"，即本病多量、发汗诸症若失后，又遭同样病症之来袭也；本病之脉搏频数，多达百二十或百四十至，是名"脉躁急"；本病于高热期，常呈谵妄、食欲不振等，是曰"狂言不能食"。

回归热之传染门户，由衣虱等刺螫创伤传染，即《诸病源候论》谓"停滞皮肤之间"也。"阴阳交"与"温注"，不仅同为热性病，而曰"交"曰"注"，均有"回归"之义存焉。

回归热为体虱所致之传染疾患，以来回反复数日间之发热为特征。患者大都系年龄较长之贫儿或乞儿。据诸福棠、钟世藩与狄德克三氏1931年报道，在前北京贫儿救济院曾得流行病例（指回归热）26名，其年龄为八至十二岁，施行灭虱工作后，不复蔓延。回归热四季皆有，惟秋冬二季较为频繁。

【回归热病原】回归热致病菌为螺旋体，乃俄伯迈厄氏于1873年发现，一般称回归热螺旋体。传播本病之媒介为体虱及臭虫。据诸福棠氏云："吾国流行之回归热，曾经罗布松氏、钟惠兰氏与冯兰洲氏等研究，知为体虱所传染；臭虫虽能传染，在我们并非重要之媒介物。"

【回归热症状】回归热潜伏期五至七日；初起突然寒战、发热（体温达摄氏39至41度），伴有头眩、体酸、咳嗽、烦渴、呕吐等症状；脉搏频数，舌被白苔；壮热时或致神昏、谵妄，幼儿或现惊厥；患者精神不振、睡眠不安，时或伴发支气管炎及皮肤瘀点，脾肿早期显著；高热持续约一周后，于一日内骤然退却，退热时辄有大汗及衰竭症状，自后康健如常；经数日或十余日左右，症状又复回归，俨若初起，仅发热时期较短，发作、缓解循环往来，经一次至四次以后，始告结束。

【回归热并发症】回归热易并发急性支气管炎，重症病例有并发肝炎及黄疸者，至于肾脏炎、脑膜炎、肺炎等，罕见与本病并发。

【回归热诊断要点】回归热症见恶寒、战栗，急发高热，具固有热型，肌肉疼痛特甚，皮肤干燥，数日后身着红疹；经三至七日之间歇期，复又发作，过数日又退去，如是反复发作，是其特征。

【回归热护理】经一次、二次发作后，宜使患者静卧二周许，至不虞再发乃已。于有热期，食饵用流食，可用牛乳、肉羹汁、菜羹汁、鸡肉汁等。于支气管肺炎等并发症，应施以相当处置。

【回归热预后】回归热重症及治疗失时者，殊为危险；轻症及无并发症者，预后大都佳良。

【回归热预防及消毒】消灭虱子、臭虫，注意个人清洁及环境卫生，贫民区、贫儿院、收容所等更应特别注意。已患者入医院时，应将其衣被等物施行灭虱处理，皮肤、毛发尽行洗净后，始可进入病室。

【回归热治疗方剂】

1. 变通小柴胡汤

主治：回归热，症见胸闷、呕吐、烦渴等。

组成：柴胡 1.5，黄芩 1.5，青蒿 1.5，半夏 1.5，陈皮 1，枳壳 1，竹茹 1，茯苓 2，碧玉散 2，炙鳖甲 3，沙参 1.5。

方解：此方系著者拟订，以清热为主，佐以和胃、消痰之品。他如"延年知母鳖甲汤"，用"石膏""知母""竹叶""鳖甲""地骨皮""常山"六味，移治此病高热、口渴、汗出、脾肿诸症，亦极吻合。

2. 白虎加人参汤

主治：回归热，症见高热、口渴、汗出、谵妄，或呕吐，或咳嗽，或皮肤现疱疹瘀点，及并发肺炎、神经炎等。

组成：石膏 4，知母 1.5，甘草 0.5，粳米 2，人参 1。

方解：此方有清热、生津及维持心力之功用。

二十一、黑热病

【黑热病概说】《诸病源候论·时气热利候》中云："热气在于肠胃，挟毒，则下黄赤汁也。"又《诸病源候论·时气脓血利候》中云："热伤于肠胃，故下脓血如鱼脑，或如烂肉汁，壮热而腹疗痛。"又《诸病源候论·时气蛊利候》中云："热蓄在脏，多令人下利；若毒气盛，则变脓血，因而成蛊。蛊者，虫食五脏及下部也；若食下部，则令谷道生疮而下利，名为蛊利。"又《诸病源候论·癥候》中云："渐生长块段，盘牢不移动者，是癥也。"《备急千金方》中云："青黑如拇指靥点见颜颊上，此必卒死，脾绝十二日死。"皆为黑热病一类之症候，惜其散见而不具体也。

黑热病为黑热病原虫所致之传染病，民间称虾蟆疳或大肚子病。据诸福棠云：“德人马畅氏（1904）解剖一青岛回国之德人尸体，发现本病小体，是为确定本病见于吾国之第一例。”黑热病流行于印度，印人称为“卡拉阿柴”，即“黑热”之意，故释名为黑热病。我国苏北淮海一带农村常见流行，患者多为十二岁以下之小儿。

【黑热病病原】黑热病病原，属于住血鞭毛虫类之黑热病原虫，称“杜氏利什曼原虫”，乃利什曼及朵嗟凡二氏于1903年发现。传染途径，白蛉子为其媒介，白蛉子刺螫黑热病患者时，随将原体吸入胃内，原体在胃内发育繁殖，以后此种白蛉子再去刺螫健康者，原体即随其唾液侵入人体，而致传染本病。

【黑热病症状】黑热病潜伏期无定；最初所见之症状多为不规则的发热，伴以寒战、呕吐、下利，便中多带脓血；发热继续数周或数月，热型或间歇或弛张，大都起伏无定，时而高热，时而低热，时而无热；病后一二月内，可发觉脾肿及肝肿，半年左右脾肿特别显著，经常越至肚脐以下；患者皮肤色泽多呈黄白色，再后即呈褐黑色，最后皮肤及黏膜常见出血，甚至溃疡；患黑热病者最显明之容态为身体消瘦，显示贫血，腹部日渐增大，不久即能于腹部左上方发现痞块（脾肿），此后痞块逐渐增大，患者四肢、脸面、眼睑等处渐现浮肿；黑热病病程经过不一，有数月者，亦有数年者，如不加以治疗，则渐至衰弱，多因并发其他疾病而死亡。

【黑热病并发症】黑热病并发症，冬季常为支气管炎及支气管肺炎，夏季常为肠炎和杆菌痢疾；其他能与本病并发者有走马牙疳、喉炎、中耳炎、肺结核等。

【黑热病诊断要点】黑热病热型不规则，高度脾肿，著明贫血，皮肤呈污秽黑色，应注意其寒热与下脓血痢之关联关系。

【黑热病护理】黑热病护理同杆菌痢疾的护理。

【黑热病预后】黑热病死亡率在90%以上（自使用“锑”制剂以来，死亡率已大减），并发症为死亡之直接原因，影响预后最大。年幼儿之预后，较年长儿更为不良。

【黑热病预防及消毒】预防黑热病，睡觉时应用蚊帐，以防为白蛉子刺螫。注重环境卫生，彻底扑灭白蛉子，清除其所繁殖处，如黑暗不洁之地，污秽之水沟、水坑等。

【黑热病治疗方剂】

1. 新订大黄䗪虫汤方

组成：酒制大黄1.5，桃仁1.5，酒当归1.5，桂心0.5，青皮1，酒炒䗪虫1.5，金铃子1.5，煨干漆0.3，酒炒山甲2.5，枳实1，山楂肉2，延胡索0.8。

方解：此为黑热病主方，系苏州宋爱人拟订，见于《温热标准捷效》，均以破血、消痞为主要目的。

2. 新订鳖甲解肝汤

组成：炙鳖甲2.5，酒炒䗪虫1.5，桂心0.5，青皮1，蜀漆1.5，炙山甲2，酒炒大黄1.5，漂净海藻1，当归1.5，白芍1，生牡蛎2，柴胡1.5。

方解：此为黑热病主方，系苏州宋爱人拟订，见于《温热标准捷效》，均以破血、消痞为主要目的。

3. 秦艽汤

组成：秦艽1.5，葛根1.5，归身1.5，青皮1.5，山甲1.5，柴胡1.5，羌独活各0.8，赤芍2，蜀漆2，桃仁1.5。

方解：此方除退热外，亦有消除痞块之功用。

4. 集圣丸

组成：虾蟆3（炙焦），芦荟2，五灵脂2，夜明砂2，砂仁2，陈皮2，青皮2，木香2，黄连2，使君子肉2，川芎2，归身2，人参3，莪术2；上药为末，以公猪胆一个，和药为丸，如龙眼大，每服一丸。

方解：此方有活血、消痞、兴奋胃机能、杀虫、消炎、除黄疸诸功用。

二十二、鼠　疫

【鼠疫概说】《诸病源候论·恶核肿候》中云："恶核者，肉里忽有核，累累如梅李，小如豆粒，皮肉燥痛，左右走身中，卒然而起……多恻恻痛。不即治，毒入腹，烦闷恶寒即杀人。"是为腺鼠疫。《千金方》中云："凡癋病，喜发四肢，其状脉赤，起如编绳，急痛壮热。……若不急治，其久溃脓，亦令人筋挛缩也。……恶核、癋病、瘰疬等，多起岭表，中土鲜有……"是为皮肤鼠疫。《千金方》又云："其疾初如粟米，或似麻子，在肉里而坚，似庖，长甚速，初得多恶寒，须臾即短气，若不消溃，其热气不散，多作跌病。"是为肺鼠疫。俞曲园笔记云："疫之将作，其家之鼠，无故自毙。"是渐知本病传染之所自。因此有称为"耗子病"者，盖俗呼鼠为"耗子"也。

鼠疫为急性传染病之一，流行于吾国之东北各省，及云南、福建、浙江等省。据陈超常云："1910 至 1912 年，鼠疫自哈尔滨出发，流行于东北各地，成为历史上著名的大流行，死者竟达五六万人之多，可说是恐怖万分。"

【鼠疫病原】鼠疫病原为鼠疫杆菌，乃耶辛及北里二人于 1894 年发现。传染媒介为寄生于鼠体之保菌跳蚤，如被此类跳蚤刺咬，或误将其排泄物侵入破损皮肤，均能染患鼠疫。如患者系属肺炎型鼠疫，则可由飞沫传染于他人，常致引起大流行。其他如群居之陋巷，地方潮湿，人口拥挤，既有利于鼠类之生长及蚤类之繁殖，故此等地区为鼠疫流行之重要因素。

【鼠疫症状】鼠疫潜伏期二至五日，依其病状区别为以下三种类型，无论何型鼠疫患者之脾脏常起肿大，惟通常不易触得。

1. 腺肿型（或称腺鼠疫）　发病急骤，症见寒战或浑身发紧，伴随高热（体温摄氏 40 度左右），伴有头疼、眩晕、体倦、烦渴，脉搏频数，舌被厚苔；以后淋巴腺肿大，其部位以跳蚤所咬之处为准，如咬头部则颈淋巴腺发炎，咬胸部则腋淋巴腺发炎，腺肿处甚为疼痛，其周围发赤；轻病可于一过后渐次消散，或渐次软化破头出脓而趋向痊愈；重病炎症久延，热度续升，患者现精神兴奋或四肢痉挛，终陷于昏睡、谵妄状态，因心脏麻痹而死亡。

2. 肺炎型（或称肺鼠疫）　肺鼠疫有两种情况，一为腺鼠疫加剧而续发者，一为直接接触肺鼠疫患者而发生者，均以出血性肺炎为特征；患者除寒战、高热、昏睡、谵妄外，可见呼吸促迫，咳嗽频发，咯出血痰或吐血，口唇及爪甲变青色，死亡甚速。

3. 败血型（或称鼠疫败血症）　患者除高热、寒战、头疼、眩晕或呕吐外，现全身皮肤及黏膜出血；多于一二日内死亡；小儿多发生此型，死亡甚速。

【鼠疫诊断要点】突然寒战高热，脉搏初期洪大，且有重复性，一二日后即变为频数而细小，皮肤现郁血性之青紫色，一般有意识朦胧或恐怖不安的状态。

【鼠疫护理】将病人隔离，使绝对安静，于有热期，亦如其他热性病之处理。

【鼠疫预后】 大都不良，尤以败血型及肺炎型更无治愈希望。

【鼠疫预防及消毒】 鼠疫菌苗预防注射是防治鼠疫的主要方法。鼠疫菌苗，据王文仲云："有死菌、生菌两种，生菌注射一次有99％的免疫力。"惟欲彻底消灭本病，必须捕鼠、灭蚤、封锁疫区。凡已患鼠疫之人，应速隔离，其脓汁、血液、鼻涕、痰涎及衣被、用具等，均须消毒及妥善处理。病室及其四周，亦须严密消毒。若发现肺鼠疫时，须戴口罩以防呼吸传染。

【鼠疫治疗方剂】 鼠疫治疗，宜采用磺胺哒嗪、磺胺噻唑、链霉素等注射或内服。如因穷乡僻处，药物缺乏时，则可试用下列方剂。

恶核良方

主治：鼠疫宜用此方，"标蛇"同治。此方名原曰"解毒活血汤"，出王清任《医林改错》书内，原方"枳壳"，鼠疫汇编改"厚朴"。

组成：桃仁4（去皮研），红花2.5（后下），连翘1.5，赤芍1.5，生地2.5，柴胡1，葛根1，当归0.8，厚朴0.5（后下），甘草1。原方共十味，清水煎服，再加苏木3、熟石膏粉4更好。

服药法：按症服药，俾人易晓，但病势沉重，其药味之重量，非改用至四五倍大剂速进不能救急，当观病症如何，见景生情可也；切记，切记！核小、色白、不发热为轻症，立即急治，不可迟缓；使用原方单剂，早八点钟服一次，晚六点钟服一次，共服二剂。核虽细而红，头微痛、身微热，为稍重症；使用原方单剂，早八点钟服一次，晚四点钟服一次，夜三鼓服一次，共服药三剂。核大红肿，大热大渴，头痛、身痛，为重症；用双剂合煎，早八点钟服一次，晚四点钟服一次，夜三鼓服一次，共服六剂。核大红肿，舌起黑刺、循衣摸床、狂言乱语、手足摆舞、无脉可按、身体冰冷、手足抽搐、不省人事，由感毒太盛所致，伤人至速，为至重之症；用双剂合煎，早八点钟服一次，午十二点钟服一次，晚四点钟服一次，夜二鼓服一次，四鼓服一次，共服十剂。必须照法服药，方能见功，但服药后如热转增，舌由白而黄，或水泻，病势似加甚，此时病与药相敌，热渐出，不必惊疑，须服至身热大退，结核渐消；则回服单剂，每日二服，夜一服。必俟结核消尽，方可止药，因核未消尽，即热毒未清故也。

加减法：舌苔白，或黄，或渴，或未渴，或呕逆，均宜加"煅石膏"1至2两，或全加"白虎汤"（煅石膏8，竹叶3，知母2）；热甚，或手足冷，或有核，或无核，均加"犀角""羚羊角""西藏红花"各一二钱；痛痹抽搐重，加"羚羊角"3，"煅石膏"1两，"西藏红花"3；水泻、谵语，加"大黄"5；脏结，加"承气汤""生大黄"5（后下），"枳实"2，"朴硝"3（冲服）；昏愦及见血，均加"犀角""羚羊角""西藏红花"各2，"竹叶心""寸冬"各3；小便不通，加"车前""木通"各1，"羚羊角""犀角"各0.8；见斑，加"大青"3；疔疱，加"紫花地丁"3，"生白菊花根叶"5，或"路边菊"10；疹、麻，加"淡竹叶"3，"知母"4；痰瘀滞喉痛，加"牛蒡"3，"瓜蒌仁"4；热渐迟，减轻"柴胡""葛根"用量；下利渐少，减轻"大黄"，或除去不用；舌湿润不渴，减轻"石膏"用量；身既退热，病渐愈，头额有微热，宜服"增液汤"以和血，"元参""寸冬"各3，"生地"5，或用干地日夜服。以上用量，均指大人而言，小儿按其年龄酌减。余热若未清，仍须加"羚羊角""黄芩""石膏"，乃能收功。有一点热未退，不可食粥饭，犯之必翻病，俟热退清，一二日痊愈，乃得进薄粥，渐渐加饭，不必填补，稍用补，又必翻病，慎之，慎之！

二十三、丹　　毒

【丹毒概说】《肘后方》云："恶毒之气，五色无常，痛不可堪，待坏则去脓血。"即言丹毒也。《诸病源候论》载丹毒诸候十三论；《外台秘要》载："删繁方，疗丹毒走皮中淫淫，名火丹。"斯为今之游走丹毒以及淋巴管炎也。

丹毒为急性皮肤传染病，以局部红肿伴发高热及全身症状为特征。红肿多发现于面部，故旧有"大头瘟"或"面游风"之称。患丹毒之小儿年龄大部在五岁以下，其最小者能于生后一日内发生。罹本病后，并无免疫力，常见再度感染，甚或多次感染。流行时期，以春冬二季较盛。

【丹毒病原】丹毒病原为溶血性链球菌，普通称丹毒链球菌。传染途径多由此菌侵入轻微伤口，或藉空气及接触传播而发病。

【丹毒症状】丹毒潜伏期快者数小时，迟者三五日；多突然发病，骤现寒战、高热（摄氏40度以上）；伴有烦躁、头痛、呕吐等症状，亦可见腹泻或便闭者；大约数小时后皮肤呈现红肿光泽，有强直紧张、灼热疼痛等感觉；

并常诉口渴；红肿发于颜面者曰"面部丹毒"，上犯于头部，患儿多现谵妄、惊厥或昏睡，间有红肿波及躯干或蔓延于四肢者；丹毒热型普通，持续四五日降落，红肿亦随之消退，由落屑而告痊愈。

【丹毒并发症】丹毒并发症中以脑膜炎、肺炎、腹膜炎为最凶险，尤以新生儿易染患腹膜炎，其他如皮肤脓疡等，亦为重要之并发症。

【丹毒诊断要点】由其局部证候显明，颇易诊断。

【丹毒护理】于有热期，应当静卧，即热退后，亦仍须静卧，食饵用清淡之流食。发赤肿胀部位，可用 5000 倍之升汞水或 30 倍之硼酸水，施行冷湿布。

【丹毒预后】年龄愈小者预后愈不良，尤以新生儿为更甚；丹毒延及躯干者，预后严重；又并发症之轻重与预后有关。

【丹毒预防及消毒】据西塞尔内科学传染病之部云："预防丹毒有赖于对一切链球菌疾病能加以控制，尤其是上呼吸道疾病，因此它没有特殊的预防法。"病人应行隔离；病床之消毒，可用煮沸肥皂水洗净；寝具、衣服可用蒸气消毒；病室之壁及地板等，可用煮沸肥皂水揩拭。

【丹毒治疗方剂】

1. 犀角解毒饮

组成：犀角、牛蒡子、荆芥穗、防风、连翘、金银花、赤芍、甘草、黄连、生地、灯心。

方解：本方为清血、发汗剂。

2. 清营解毒法

组成：犀角 0.4（磨冲），丹皮 1，赤芍 1.5，鲜生地 5，银花 1.5，连翘 1.5，焦山栀 1，生石膏 5，马兰头 1.5，扁柏叶 0.8，大青叶 1.5，番泻叶 0.8。

方解：本方为清血、解毒、泻下剂。

3. 外敷方

组成：大黄、黄柏、侧柏叶、赤小豆；上药各等分，研细末，以水和蜜调敷。

方解：有消炎散肿之功效。

二十四、狂犬病

【狂犬病概说】《肘后方》云："治卒为猘犬所咬毒方……先嗍却恶血，灸疮中十壮，明日以去。日灸一壮，满百乃止。……又方，仍杀所咬犬，取脑傅之，后不复发。……又方，捣蘹汁傅之，又饮一升，日三，疮乃差。"在千多年前，古人已确知病毒犯脑，及其免疫价值之发现，惜后人反少留意。《千金方》云："凡春末夏初，犬多发狂，必预防之。防而不免者，莫出于灸，百日之中一日不阙者，方得免难。"又曰："凡狂犬咬人着讫，即令人狂，精神已别，何以得知？但看灸时，一度火下，即觉心中醒然惺惺了了。方知咬已即狂。此病至重，世皆轻之，不以为意，坐是死者，尝年有之。"《诸病源候论·狗啮重发候》中云："其猘狗啮疮重发，则令人狂乱，如猘狗之状。"是狂犬病之由来久矣。

狂犬病以六岁至十五岁之男孩为最多，发病时期屡为夏季。此病在厉行避疫法律之各国，已少有发现，吾国各地仍多狂犬病发生。

【狂犬病病原】狂犬病病原系滤过性病毒，多潜藏于疯犬之唾液中。人被疯犬咬伤，病毒随之侵入，自末梢神经损害脑及脊髓，因此伤口愈接近头部，则发病之时间愈速。又如猫、狼、牛、羊等，亦能传播本病，惟不及犬之甚耳。

【狂犬病症状】狂犬病潜伏期无定，大都为半月至二月，但亦有更长者；病状可分三期。

1. 前兆期（或称忧郁期）　狂犬病起病时，伤口有异常痛痒或麻木之感觉，并伴有头痛、失眠、烦躁、易怒、精神沉郁、体温微增，经过三至八日，转入兴奋期。

2. 兴奋期（或称骚动期）　此期狂犬病患者表现为极度不安，显示惊恐状态，每于咽物时发现咽头及呼吸诸肌之痉挛，甚且偶见饮水或遥闻水声，即起恐怖，故有恐水病之称；病作时呼吸紧迫、吞咽困难、声音嘶嗄、全身震颤，间有流涎、伸舌作狂犬状者；发作时间持续数分钟至数十分钟；本期体温较前期增高，经过二三日，即移于麻痹期。

3. 麻痹期　此期狂犬病患者由狂躁渐趋昏迷，终则心脏衰竭，全身麻痹而死；本期持续时间甚短，通常为二至十八小时；间有无兴奋期之重症，起病后迅即陷入麻痹期，一般称此症为"静狂"，惟人类患者甚鲜。

【狂犬病诊断要点】如能预知所咬之犬为狂犬，可不待诊察即断定为本病。

【狂犬病护理】使病人身心安静，避免一切可能引发痉挛之刺激。病室须肃静而微暗，无故不可触及病人身体及病床。痉挛发作时，宜注意勿使病人身体受伤。食饵用清淡之流食，有时须施行滋养灌肠。

【狂犬病预后】狂犬病大都不良，若面部被狂犬咬伤，预后更属险恶。

【狂犬病预防及消毒】扑杀野犬，管制家犬，为根本预防方法。其已被疯犬咬伤者，先处理伤口，应用烧灼法或腐蚀法（普通用浓硝酸烧灼，纯石碳酸腐蚀），或用柳酸水、来苏水洗涤，若一时无上项药品，可用好醋洗净伤口，最好多洗几次。伤口处理完毕，随即注射狂犬病疫苗，每日一剂，皮下注射，普通应用十四剂，若伤口接近头部者，宜多用数剂。注射后能防止狂犬病发生。

【狂犬病治疗方剂】

1. 治狂犬病方

组成：生大黄 2.5，滑石 2.5，泽泻 1.5，木通 1，雄黄精 1.5～2.5（打），制斑蝥 3 条，甘草 1；斑蝥制法，斑蝥去头足，和糯米同炒，加水数滴（取糯米胶质，粘去斑蝥之毛），炒至黑色，取出斑蝥，与上药同煎；服药后以小便出血为度，恶血净后，停服。

方解：此方系胡海天祖传秘方，披露于《星群医药月刊》第三期，其主药为"斑蝥""雄黄""大黄"，考"斑蝥"与"雄黄"原为本病专药；《卫生易简方》：治疯狗咬伤，用斑蝥 7 个，以糯米炒黄，去米为末，酒 1 盏，煎半盏，空心温服，取下小肉狗三四十枚为尽，如数少，数日再服一次，无狗形，永不再发也；又《救急良方》：治疯狗咬伤，用"雄黄" 5 钱、"麝香" 2 钱，为末，酒下作二服；"大黄"为下瘀血要品，"硝石""泽泻""木通"，乃协助斑蝥利小便，使瘀血由大小便排泄。仲圭门人陈絮，治此病之经验方：用"麝香" 0.05，"斑蝥" 1.5 个（去头足翅，但用身，同糯米炒黄），"滑石""雄黄"各 1，研末，为一日量，三次分服，服后泄血为验，重症可续服一二服；陈方亦用"斑蝥""雄黄"，可为胡方宜有良效之佐证也。

2. 桃仁承气去桂枝加红花斑蝥方

组成：桃仁2.5，生大黄1.5，芒硝1.5，生甘草1，斑蝥3条，西红花1。

方解：此方以攻瘀血为目的，水煎服用。又凡峻烈方药，均不宜连服，以隔数日服一剂为妥。

二十五、结核病（疳病）

【结核病概说】《灵枢》中所记载的脉细、皮寒、气少，泄利前后，饮食不入，是为五虚；《金匮要略》中所记载的脉虚、面色薄、喘悸，酸削羸瘦，不能行，目眩、发落、盗汗、肠鸣，甚则溏泄，马刀挟瘿，妇人失产，男子失精；凡此皆包括肠结核、腺结核、腹膜结核、肺结核各型而言。至《外台秘要》，已进一步有了"瘰疬""结核"之独立名称矣。

结核病为结核杆菌所致之传染疾患。小儿被侵之原因，大都由患有结核病之父母，或其家人，或过从较密之亲友，或学校之教师等所传播。传染途径多为飞沫、饮食，或接触而传染。间有孕妇患重性结核病时，其胎盘每有病变，致结核菌能直接达于胎儿，惟此种先天性结核病颇属鲜见。结核病发于儿时者，旧称"疳病"，惟其包罗甚广，有数种"疳病"，已非在结核病范围之内。本节所述，仅就小儿常患之数种结核病，略言梗概，欲明其详，须参阅内科书籍。

幼儿常见结核病包括：支气管腺结核（肺疳）、全身粟粒结核（急疳）、结核性脑膜炎（脑疳）、颈淋巴腺结核（瘰疬）等，分述如下。

【支气管腺结核】

病原：支气管腺结核，结核菌自淋巴管侵入肺门之支气管腺，致该腺肿大而发病。

症状：患儿出现痉挛性咳嗽，类似百日咳，呼吸困难，时作喘鸣，入夜常发潮热，一般症状有食欲减退，精神沉郁，伴有贫血、瘦弱等；与中医"肺疳"表现相近。

预后：本病预后并非绝对不良，惟幼弱者、营养不良者，预后欠佳。

【全身粟粒结核】

病原：由盘踞肺门部之结核菌穿破血管、淋巴管而散布于全身。

症状：高热弛张，呼吸紧迫，咳嗽频繁，面色发青，肝、脾肿大，患儿食欲缺乏，大都伴有贫血、羸弱状态，甚且发现痉挛或脑膜炎症状；与中医"急疳"表现相近。

预后：全身粟粒结核预后极不良，死亡率甚高。

【结核性脑膜炎】

病原：结核性脑膜炎大都为续发症，多由潜在性或现在性结核病灶的细菌穿破血管壁，经血行而进入脑膜，遂致发病；其他如麻疹、百日咳等亦能诱发本病；与中医"脑疳"表现相近。

症状：可分三期。

1. 前驱期　大都有轻度发热，伴有体倦、懒食、精神沉郁、头痛、失眠、呕吐便秘等症状，甚或有惊骇、畏光的现象；本期持续数日至数周。

2. 刺激期　此期刺激症状逐渐显明，虽轻微声光之刺激，亦起惊骇；颊部时现潮红，头痛剧烈，频频呕吐，瞳孔时大时小，眼睑下垂，咬唇切齿，两手攫空；腱反射亢进，颈部强直、角弓反张、腹部陷没、全身痉挛，甚或怪嘘乱叫；患儿若系乳婴，则多呈囟门凸出，紧张搏动。

3. 麻痹期　由刺激症状渐入麻痹状态，患儿现深度昏睡、呼吸不整、牙关紧急、吞咽困难，瞳孔左右大小不等，眼球斜视，脉搏频数细小，时发抽搐，体温高达摄氏41度左右，终因衰竭而死亡。

预后：结核性脑膜炎预后多不良，无论病势急、慢，终难免于一死，鲜有痊愈者。

【颈淋巴腺结核】

病原：大都因原始病灶穿破淋巴管，由淋巴液输送而侵及颈淋巴腺，又可由感染之结核菌经扁桃腺及鼻腔腺样组织，侵入颈淋巴腺，均可发生本病。

症状：发病缓慢，颈部及颐颌部淋巴腺渐次肿大，触之有大小不等之硬核，初不觉痛，肤色如常，其后皮肤红肿，渐次软化，且觉疼痛，终至破溃成瘘；间有经过较好之轻症，硬核并不化脓破溃，经相当时期后，自行缩小或消失；与中医"瘰疬"表现相近。

预后：颈淋巴腺结核破溃成瘘者，病势缠绵，经久不愈，患儿每致贫血羸弱。

【结核病诊断要点】以上各型，各有其主要症候，可资诊断；惟有其共

通性之应注意者，厥为热型，如早起无热，下午潮热，经常如此发作，便可置疑。

【结核病护理】结核病护理如一般传染病之注意而从事护理，最要者，为应尽力维护患儿体力。

【结核病预防及消毒】结核病之一般预防法甚为广泛。除以接种卡介苗为首要外，一般所宜注意者不外下列数端：①天然哺养婴儿，应注意母亲及乳母是否有结核病，若患有结核病，应即改换健康之乳母；②人工哺养婴儿，应注意牛乳是否经科学消毒，有无结核菌；③凡患有结核病之人，不可与小儿接近；④已患者，应注重营养、安静、空气及日光之护理，和各种合理治疗。以上要点对乳婴及幼小者尤其重要。

附：卡介苗接种法

据《华实孚痨病诊疗集》云：BCG 系在 20 世纪初法国医生卡尔密脱与介仑二人所发明之痨病预防菌，有如牛痘苗之可预防天花；美国医生如阿劳森及派列奴等根据十年之经验，证明未经注射 BCG 之儿童，与已注射儿童所发生痨病之人数为七比一，此种效力已足使吾人注意。……BCG 之注射与种牛痘苗相同，应在婴儿时期即须施行，至年龄既长而再注射已觉迟矣。

按 BCG 即 Bdcillus Callmette - Guerin 之缩写，一般称为"卡介苗"，系卡美、介仑二氏于 1921 年用含牛胆汁之马铃薯培养基所培养之牛型结核杆菌，经过 233 次连续培养所获得之一种毒性永久减低、不再致病而有免疫作用之细菌。凡未曾感染过结核菌即结核菌素试验显阴性反应者均可接种（但亦有宜留意者，即感染之最初数星期内试验时不显阳性，又结核感染严重者，如粟粒性结核亦显阴性，此因抗原过多而抗体少，故不显阳性。此外热性病中及病者体液缺乏时，亦显阴性）。接种方法新近提倡用多刺法，接种时先将一滴卡介苗散布于被接种者之上臂皮肤上，再以消毒针尖轻戳皮肤三十次。接种后三四星期，接种部位略现红肿，或脓疱；此种局部反应并不严重，经一月以后，渐渐自愈；在反应过程中，不会有全身症状。吾国制造卡介苗最早者，当推重庆王良氏，彼于 1933 年即制造此苗接种于婴幼儿。

【结核病治疗方剂】

1. 加减保和汤

主治：肺疳，以羸瘦、潮热、咳喘、多痰为主症。

组成：紫菀 1，款冬 1.5，马兜铃 1，百部 0.8，百合 2，米仁 2，归身 1.5，阿胶 1.5，桑白皮 1.5，苏子 1.5，茯苓 2，新会白 0.8。

方解：此方有镇咳、平喘、化痰、强壮之功用。

2. 鳖甲散

主治：肺疳，症见骨蒸潮热、肌瘦、舌红、颊赤。

组成：银柴胡 1，炙鳖甲 3，当归 2，知母 1，地骨皮 2，秦艽 1.5。

方解：此方有解潮热之功用。

3. 熊胆膏

主治：急疳。

组成：熊胆 1.5，蚺蛇胆 0.1，芦荟 0.1，牛黄 0.1，龙脑 0.3，麝香 0.3；共研细末，以井华水搅和拌匀，入瓷器内，重汤煎成膏，每服一豆大，薄荷汤送下。

4. 急疳单丹

主治：急疳。

组成：蟑螂，炙干嚼食，每服一至七枚。

5. 缓肝理脾汤

主治：脑疳。

组成：炒白术 1.5，潞党参 1.5，茯苓 2，甘草 0.8，半夏 1.5，陈皮 1，扁豆 3，山药 3，白芍 1.5。

方解：本方有健胃、强壮之功用。

6. 清心涤痰汤

主治：脑疳。

组成：潞党参 2，茯苓 2，炙甘草 1，法半夏 2，胆星 1，橘白 0.8，竹茹 1，枳实 0.8，生姜 2 片，菖蒲 0.8，枣仁 2，寸冬 2，黄连 0.5。

方解：此方有滋养、强壮、醒脑、涤痰、止呕之功用。

7. 醒脾汤

主治：脑疳。

组成：潞党参 2，土炒白术 2，茯苓 2，炙甘草 1，法半夏 2，橘红 1，天麻 1，全蝎 1，白僵蚕 2，胆星 1，木香 1，陈仓米 1 撮，生姜 2 片。

方解：此方以"六君子汤"补脾，"天麻""全蝎""僵蚕"祛风，"胆星""生姜"涤痰；与前方比较，前方侧重涤痰，此方侧重镇痉（即祛风），而滋养、强壮（即补脾）则两方相同也。

8. 清肝化痰丸

主治：瘰疬。

组成：昆布20，海藻20，海带40，川贝母30，夏枯草40，僵蚕40，柴胡20，连翘30，栀子30，生地50，当归30，丹皮20；研末蜜丸，如梧桐子大，每服一丸半，先嚼碎，以开水送下，朝晚各服一次。

方解：此方有消炎、化结之功用。

9. 消核膏

主治：瘰疬。

组成：藤黄36，制甘遂20，红芽大戟20，生南星16，白僵蚕16，姜半夏16，朴硝16，白芥子8，麻黄4；上用麻油1斤，先投"甘遂""南星""半夏"，熬枯捞出；次入"僵蚕"，三入"大戟"，四入"麻黄"，五入"白芥子"，六入"藤黄"，逐次熬枯，七入"朴硝"，熬至不爆，用绢滤净，再下锅熬滚；徐徐投入炒透"东丹"，随熬随搅，下丹之多少，以膏之老嫩为标准（宜稍嫩不可老）。煎成后，趁热倾入水盆内，扯拔数十次，以去火毒，即可摊贴，宜极厚，不可薄。

第三章　免疫制剂要义

免疫制剂为现代直接扑灭传染病之有力武器，中医欲进一步做好预防工作，不能掌握此武器万难为力也。欲知免疫制剂之原理与作用，即当知免疫性之由来。

免疫云者，将病菌（生或死的）或其毒素注入动物体，经过一定时期，其体内即能产生抗体，足以抵抗其同类菌毒之毒害作用，是曰"免疫性"。吾人偶患传染病，往往有经一定时期不药自愈者，即由产生了"免疫性"之故也。根据免疫学原理研制就药剂，如疫苗、血清（抗毒素）之类，用以预防及治疗某种传染病，是曰"免疫制剂"。

免疫制剂凡二类：曰自动免疫制剂，曰被动免疫制剂。将病菌或毒素经过特别处理，使其毒力减弱或至杀死而制成之药剂注入人体，以引起免疫性，如疫苗即由毒力减弱或死菌而制成，类毒素即由经过特别减毒之毒素而制成，均属于自动免疫制剂；将病菌或毒素注入其他动物体（马、兔、羊等），取其已产生免疫性之血清，注入人体，同样产生免疫性，如此之血清制剂，或称抗毒素制剂，则属于被动免疫制剂。惟以病菌注入动物体而制得之血清，曰"抗菌血清"或"血清"；由毒素而制得之免疫血清，则为"抗毒血清"或"抗毒素"。

自动免疫性，乃人体受刺激后自动而发生，产生较难，历时较久，可获较长时期（三至五年）之免疫性，因之不适于治疗而适于预防，如牛痘疫苗、伤寒霍乱混合疫苗、卡介苗（结核疫苗）、鼠疫疫苗、鼠疫活菌疫苗、百日咳疫苗、斑疹伤寒疫苗、白喉类毒素、破伤风类毒素等自动免疫制剂，均适用于预防也。被动免疫性适与其相反，免疫作用之产生迅速，而持续之时间亦较短，则宜于治疗，如白喉抗毒素、破伤风抗毒素、气性坏疽抗毒素、麻疹血清、猩红热链球菌抗毒素等被动免疫制剂，大多应用于治疗，亦或可以作预防也。

免疫制剂，皆为白色与黄棕色之浮悬液或乳剂，与防腐剂（如生理食盐水、甘油、酚、甲酚）同盛于无色玻瓶或小瓶管，多不能久藏（如卡介苗仅可藏十四日，牛痘疫苗、狂犬疫苗、鼠疫活菌疫苗等亦易败坏），且须冷藏。欲作长期保存，或有可能制成干燥粉末（如破伤风抗毒素、卡介苗等），临时以灭菌蒸馏水溶解，即可供用，惜其成本高、价值昂耳。亦有伤寒、霍乱、赤痢等疫苗片剂，足供内服，但其效力，远不如普通疫苗之确实也。

疫苗与类毒素之一般用法，多为皮下注射，用量以"毫升"为计量单位；注射后每有反应，如局部红肿，或见发热、头痛等是也。

血清多宜肌肉注射，亦可用静脉、皮下、脊椎内注射等，用量常有其特定之单位表示。其反应亦较疫苗所引起者为严重，常发生面部潮红、气喘、呼吸困难、发汗、风疹等，甚至引起"休克"，是时注射肾上腺素 0.5~1 毫升，可以减轻其反应症状，故于注射前应讯明被注射人有无其他疾患，而后行之。

第一节　自动免疫制剂

一、牛痘疫苗

牛痘疫苗，由牛痘疱中含有物，以甘油溶液混合所得之浮悬液，于制造及使用之过程中，应绝对保持其无菌状态。牛痘疫苗为灰色混悬浊液体，略有臭味，或无味，封装于细玻璃管中；其遇热极易失效，应保存于低温中，制成后三个月即无效用。

牛痘疫苗用于预防天花，有 100% 之免疫力，小孩于一周岁以内接种最好，初生儿于断脐后即可接种（接种法详"天花"）。种后十日即发生免疫力，可保持五至十年，因此可于每隔五年接种一次，但于天花流行期或与天花病人接触后，亦应接种。

二、伤寒疫苗

伤寒疫苗，为已死伤寒杆菌于生理食盐水或其他适当之稀释液中之浮悬液，每毫升至少含伤寒杆菌 10 万个。用于预防伤寒之传染，可获二至三年之免疫性。方法是皮下注射 0.5 毫升、1 毫升、1 毫升，共计三次，每次相隔一星期；注射后常发生全身反应；经过注射者，以后每年但须皮下注射 0.5 毫升一次，即可维持其免疫性；五岁以上小儿与成人剂量同；五岁以下，用其三分之一或二分之一的剂量。

三、霍乱疫苗

霍乱疫苗，每毫升含霍乱弧菌 10 亿个。方法是皮下注射，第一次 0.5 毫升，第二次 1 毫升，其间隔七至十日行之。注射后机体反应不大。当霍乱流行时，于注射后四至六月，可再注射 1 毫升。

四、伤寒副伤寒霍乱混合疫苗

伤寒副伤寒霍乱混合疫苗，为目前最为常用的制剂，预防效力可保持一年，故每年均应注射。方法是皮下注射三次，第一次 0.5 毫升，第二、三次各 1 毫升，每次相隔一周，必要时可缩短为三日。

五、卡介苗

卡介苗，由烈性结核菌培养于含有牛胆汁之培养基，每三周移植一次，经过十三年后，病菌毒性即大为减弱。卡介苗注入人体后即能引起免疫作用，以之预防结核感染，约有 80% 之效果。卡介苗多采用皮内接种法，于未种前，宜先作结核菌素反应试验，只适用于阴性反应者（参阅前"结核病"条）。受种者本无年龄之限制，惟以年龄愈小，对结核菌之抵抗力愈弱，愈应接种。平均免疫性可维持四年，接种后六至八周始有免疫力。新鲜疫苗必须冷藏，一般制品，仅能保存十至十四日。

六、鼠疫疫苗

鼠疫疫苗，即由已死鼠疫杆菌制成之疫苗，每毫升约含 20 亿鼠疫杆菌。鼠疫疫苗能预防鼠疫，但效力不及鼠疫活菌苗。方法是皮下注射 0.5 毫升及 1 毫升各一次（或 2.5 毫升一次），相隔七至十日，免疫期六月以上至一年。

七、鼠疫活菌疫苗

鼠疫活菌疫苗为苏联特制，1948 至 1949 年曾广泛应用于我国热河、察北等鼠疫流行区域，其作用比死菌疫苗强四至五倍。鼠疫活菌疫苗乃将毒性减弱之活鼠疫杆菌浮悬于生理食盐水内所得之混悬液，每毫升含活菌约 10 亿个。制成十五日即失效，于冰箱内则可保存一月。因未含防腐剂，最易沾染杂菌，于搬运与使用时，须特加留意。

接种方法：于绝对灭菌环境下，表皮注入，注射前应先作体格检查，如有其他病患，则禁忌使用。用量：每人注射二至三次，第一次 0.5 毫升，以后用 1 毫升，小儿用成人量之一半或三分之一。注射后颇有反应症，忌饮酒、洗澡、做剧烈运动等。

八、百日咳疫苗

百日咳疫苗，为已死百日咳杆菌之灭菌混悬液，混于生理食盐水中，每毫升至少含菌体百亿以上，亦可制成明矾沉淀之混悬液。百日咳疫苗用于预防百日咳，有其相当效用；已曾注射者，于发病初期再注射，足以减轻病势。总剂量约含菌体 600 亿至 900 亿，分三次皮下注射，每次相隔一至二星期。

九、百日咳白喉类毒素混合疫苗

百日咳白喉类毒素混合疫苗，每毫升中含百日咳菌体 100 亿至 150 亿，及白喉类毒素 0.5 毫升。百日咳白喉类毒素混合疫苗用于预防百日咳及白喉；共注射三次，每次 1 毫升，中隔三至四星期。

十、斑疹伤寒疫苗

斑疹伤寒疫苗，是由已杀死之斑疹伤寒立克次氏小体做成之混悬液。用以预防斑疹伤寒。方法是每星期皮下注射 1 毫升，共注射三次，必要时可于数月后再注射一次。

十一、狂犬病疫苗

狂犬病疫苗，为狂犬病固定毒素之消毒混悬液，毒素固定于曾受狂犬病感染或由狂犬病致死之动物（多为兔）之中枢系统组织中，经减毒处理后，混悬于甘油溶液或生理食盐水中而成。

遭受疯狗咬伤后，立即注射本品，可防止狂犬病之发作。方法是每日皮下注射一次（最初数日可每日两次），通常注射十四次，重伤或伤近头部时，可增至二十一次至二十八次，每次注射量不同，须逐日增加，注射后局部常见红肿及微痛，故宜每次调换注射位置。

十二、郭霍氏结核菌素

郭霍氏结核菌素，为结核杆菌培养时分泌之溶解性产物之消毒溶液，为澄清棕色液体，易溶解于水，有特殊臭味，须用低温保存。郭霍氏结核菌素多用于诊断肺结核，经皮下注射，如呈阳性反应时，即足证明其曾患结核。

十三、白喉类毒素

白喉类毒素，为棕黄色澄清或混浊之消毒溶液，内含白喉菌发育时之各种产物，经特别处理，使其毒性减弱，但仍能引起自动免疫性。白喉类毒素用于预防白喉。方法是，第一次皮下注射 0.5 毫升，第二次 1 毫升，第三次 1～1.5 毫升，每次相隔三至四周；小儿用量酌减为 0.5～0.75 毫升。注射后半年，始能充分产生免疫性，可保持三年以上，因此于婴儿时已接种者，待就学时再接种一次，用 0.5～1 毫升即可。

十四、明矾沉淀白喉类毒素

明矾沉淀白喉类毒素，为一种浓缩之白喉类毒素，系将消毒之明矾溶液加入白喉类毒素溶液所生成之沉淀，以生理食盐水洗净，混悬于生理食盐水而成。明矾沉淀白喉类毒素的作用较白喉类毒素强，只需注射 1 毫升，一次或两次（第一次 0.5～1 毫升，三周后再注射 1 毫升）即可。

十五、破伤风类毒素

破伤风类毒素，乃破伤风杆菌生长期中各种产物之消毒水溶液，经减毒处理，对豚鼠已无毒性，但仍能引起自动免疫。破伤风类毒素用于预防破伤风感染。方法是行肌肉或皮下注射，共三次，每次 1 毫升，相隔三周一次，可能于三至五月内产生免疫，且可维持一年，与破伤风抗毒素 1500 单位之效力相等；于受伤或有传染可疑时，应再注射 1 毫升；以后每隔半年注射 1 毫升一次，即能长期维持免疫性。但因其免疫性之产生慢，于病情紧张时，仍以采用抗毒素为宜。

另有白喉破伤风类毒素之混合制剂，用于皮下，分三次注射，每隔三周一次，每次 1 毫升。

十六、明矾沉淀破伤风类毒素

明矾沉淀破伤风类毒素，制作与明矾沉淀白喉类毒素相同。明矾沉淀破伤风类毒素仍用于预防破伤风。方法是皮下注射两次，每次 0.5 ~ 1 毫升，中隔三至四月。明矾沉淀破伤风类毒素的作用比普通类毒素强大而迅速，注射后七至三十日内，即具有相当之免疫力。欲长期保持免疫，只需每年注射 1 毫升即可。

近有明矾沉淀白喉破伤风类毒素之混合制剂，每次注射 1 毫升，共二次，中隔四至六周。

第二节　被动免疫制剂

一、白喉抗毒素（白喉抗毒血清）

白喉抗毒素，将白喉毒素注入健康动物（如马）体内，引起其免疫性，然后制取其血清，经稀释、消毒及伴以防腐剂而成，为黄棕或带乳白色之液体，无臭，或略带防腐剂臭味，每毫升至少含抗毒素 500 单位以上。

白喉抗毒素，预防与治疗白喉均适用。预防方法：肌肉注射 1500 ~ 2000 单位，免疫性可保持半月至一月。治疗方法：普通病例，肌肉注射 10000 ~ 15000 单位；重症多用静脉注射，用量以病情而定，20000 ~ 50000 单位不等；十五岁以内儿童，用上量二分之一；两岁以内小儿，用上量四分之一。

二、破伤风抗毒素（破伤风抗毒血清）

破伤风抗毒素，为抗毒素之消毒水溶液，以破伤风毒素在健康动物体作免疫接种后，采取其血清或血浆加以提制，并入氯化钠、防腐剂而成，为微黄棕、微乳白色之液体，无臭，或略有防腐剂臭味，每毫升至少含 400 单位抗毒素。

破伤风抗毒素对破伤风之预防效力极大，而于治疗效果反不确实。预防方法：皮下或肌肉注射 1000～2000 国际单位，必要时（如头部创伤等）可加至 1500～3000 国际单位，有效期仅七至十日，因此于不能速为愈合之创伤（如复杂骨折等），应每周注射一次，手术前最好再注射一次。治疗方法：第一次静脉注射 50000 国际单位，以后每日静脉或肌肉注射 20000 国际单位，病情严重时可增加至 80000 国际单位；于治疗之前二三日，常用于椎管注射，每日 15000～20000 国际单位，但其效果并不及静脉注射之佳，且亦可能有妨害。

三、猩红热链球菌抗毒素

猩红热链球菌抗毒素，由免疫动物之血清或血浆中提出之抗毒素制成之灭菌溶液，呈微黄或黄绿色液体，常显混浊，每毫升内至少含 400 单位抗毒素。

猩红热链球菌抗毒素，于猩红热能产生暂时之免疫性，适用于治疗。预防方法，用 2000 单位；治疗方法，用 6000 单位。

四、抗赤痢血清

抗赤痢血清，由抗志贺氏杆菌或其他痢疾杆菌之免疫马血清制成。抗赤痢血清用量，皮下或肌肉注射 20～100 毫升。但因其价值昂，且每多反应，故近日少有用之者。

五、人类麻疹免疫血清

人类麻疹免疫血清，为由曾受麻疹侵害之健康人血清中制成之灭菌溶液，其中或含有少量之防腐剂（0.5%以下之酚类）；另有干燥制剂，为灰白粉末，用时以灭菌蒸馏水溶解。人类麻疹免疫血清用于麻疹有预防作用，最好于潜伏期使用，注射 10 毫升。